“十四五”职业教育国家规划教材

供护理、助产专业使用

U0230416

外科护理

（第二版）

主　编　闵晓松　阴　俊
副主编　谭白梅　王起越　孟增果
编　者　（按姓氏汉语拼音排序）
郝　强　（安徽省淮南卫生学校）
李重庆　（山西省晋中市卫生学校）
李底平　（吕梁市卫生学校）
刘　凯　（南昌市卫生学校）
马海龙　（桂林市卫生学校）
孟增果　（天水市卫生学校）
闵晓松　（吉林职工医科大学）
宋春玲　（石河子大学护士学校）
谭白梅　（河池市卫生学校）
王起越　（太原市卫生学校）
夏玉婷　（昆明卫生职业学院）
阴　俊　（长治卫生学校）
张　维　（广西桂东卫生学校）

科学出版社
北　京

内 容 简 介

本教材是“十四五”职业教育国家规划教材之一，按126学时编写，共27章，主要内容涵括了外科护理的基本理论、基本知识和基本技能。教材重点突出了护理岗位及执业资格考核所应具备的理论和技能知识，通过案例模拟情境及数字化资源的引入，提高学生主动学习的兴趣，培养学生在实际工作中分析问题和解决问题的能力。通过考点提示、护考链接、自测题等将护士执业资格考试的内容融入教材中，帮助学生顺利取得执业护士资格，充分体现就业的导向作用。书后附实训指导、教学大纲，配套全部教学内容的PPT课件，便于师生教学中参考。

本教材适合中等卫生职业学校护理专业、助产专业教师和学生使用。

图书在版编目（CIP）数据

外科护理 / 闵晓松，阴俊主编 . —2 版 . —北京：科学出版社，2017.1
“十四五”职业教育国家规划教材
ISBN 978-7-03-050894-2

Ⅰ. 外… Ⅱ. ①闵… ②阴… Ⅲ. 外科学－护理学－中等专业学校－教材 Ⅳ. R473.6

中国版本图书馆 CIP 数据核字（2016）第 287174 号

责任编辑：丁海燕 / 责任校对：彭珍珍　王　瑞
责任印制：张　倩 / 封面设计：张佩战

科 学 出 版 社 出版
北京东黄城根北街 16 号
邮政编码：100717
http://www.sciencep.com
保定市中画美凯印刷有限公司印刷
科学出版社发行　各地新华书店经销
*
2012 年 8 月第　一　版　开本：787 × 1092　1/16
2017 年 1 月第　二　版　印张：27　1/2
2024 年 8 月第十九次印刷　字数：652 000

定价：59.80 元

（如有印装质量问题，我社负责调换）

中等职业教育数字化课程建设项目 教材出版说明

为贯彻《国家中长期教育改革和发展规划纲要（2010—2020）》、《教育信息化十年发展规划（2011—2020）》等文件精神，落实教育部最新《中等职业学校专业教学标准（试行）》要求；为调动广大教师参与数字化课程建设，提高其数字化内容创作和运用能力，结合最新数字化技术促进职业教育发展，科学出版社于2015年9月正式启动了中等职业教育护理、助产专业数字化课程建设项目。

科学出版社前身是1930年成立于上海的龙门联合书局，1954年，龙门联合书局与中国科学院编译局合并组建成立科学出版社，现隶属中国科学院，员工达1200余名，其中硕士研究生及以上学历者627人（截至2016年7月1日），是我国最大的综合性科技出版机构。依托中国科学院的强大技术支持，我社于2015年推出最新研发成果："爱医课"互动教学平台（见封底）。该平台可将教学中的重点内容以视频、语音及三维模型等方式呈现，学生用手机扫描常规书页即可免费浏览书中配套3D模型、动画、视频、护考模拟试题等教学资源。

本项目分数字化教材建设与资源建设两部分。数字化课程建设项目与"爱医课"互动教学平台进行的首次有益结合而成的教材，是我国中等职业层次首套数字化创新教材。2015年10月开展了建设团队的全国遴选工作，共收到全国62所院校575位老师的申请资料，于2016年1月在湖北武汉召开了项目启动会及教材编写会。

（一）数字化教材的编写指导思想

本次编写充分体现了职业教育特色，紧紧围绕"以就业为导向，以能力为本位，以发展技能为核心"的职业教育培养理念，遵循"理论联系实际"的原则，强调"必需、够用"的编写标准，以数字化课程建设为方向，以创新教材为呈现形式。

（二）本套数字化教材的特点

1. 按照专业教学标准安排课程结构 本套数字化教材严格按照专业教学标准的要求设计科目、安排课程。全套教材分公共基础课、专业技能课、专业选修课及综合实训四类，共计39种，体系完整。

2. 紧扣最新护考大纲调整内容 本套系列教材参考了"国家护士执业资格考试大纲"的相关标准，围绕考试内容调整学习范围，突出考点与难点，方便学生的在校日常学习与护考接轨，适应护理职业岗位需求。

3. 呈现形式新颖 "数字化"是未来教育的发展方向，本项目39种教材均将传统纸质教材与"爱医课"教学平台无缝对接，形式新颖。它能充分吸引职业院校学生的学习兴趣，提高课堂教学效果。使学生用"碎片化时间"学习，寓教于乐，乐中识记、乐中理解、乐中运用，为翻转课堂提供了有效的实现手段。

（三）本项目出版教材目录

本项目经中国科学院、科学出版社领导的大力支持，获年度重大项目立项。39种教材具体情况如下：

中等职业教育数字化课程配套创新教材目录

序号	教材名	主编	书号
1	《语文》	孙　琳　王　斌	978-7-03-048363-8
2	《数学》	赵　明	978-7-03-048206-8
3	《公共英语基础教程（上册）》（双色）	秦博文	978-7-03-048366-9
4	《公共英语基础教程（下册）》（双色）	秦博文	978-7-03-048367-6
5	《体育与健康》	张洪建	978-7-03-048361-4
6	《计算机应用基础》（全彩）	施宏伟	978-7-03-048208-2
7	《计算机应用基础实训指导》	施宏伟	978-7-03-048365-2
8	《职业生涯规划》	范永丽　汪　冰	978-7-03-048362-1
9	《职业道德与法律》	许练光	978-7-03-050751-8
10	《人际沟通》（第四版，全彩）	钟　海　莫丽平	978-7-03-049938-7
11	《医护礼仪与形体训练》（全彩）	王　颖	978-7-03-048207-5
12	《医用化学基础》（双色）	李湘苏　姚光军	978-7-03-048553-3
13	《生理学基础》（双色）	陈桃荣　宁　华	978-7-03-048552-6
14	《生物化学基础》（双色）	赵勋蘼　王　懿　莫小卫	978-7-03-050956-7
15	《医学遗传学基础》（第四版，双色）	赵　斌　王　宇	978-7-03-048364-5
16	《病原生物与免疫学基础》（第四版，全彩）	刘建红　王　玲	978-7-03-050887-4
17	《解剖学基础》（第二版，全彩）	刘东方　黄嫦斌	978-7-03-050971-0
18	《病理学基础》（第四版，全彩）	贺平泽	978-7-03-050028-1
19	《药物学基础》（第四版）	赵彩珍　郭淑芳	978-7-03-050993-2
20	《正常人体学基础》（第四版，全彩）	王之一覃庆河	978-7-03-050908-6
21	《营养与膳食》（第三版，双色）	魏玉秋　戚　林	978-7-03-050886-7
22	《健康评估》（第四版，全彩）	罗卫群　崔　燕	978-7-03-050825-6
23	《内科护理》（第二版）	崔效忠	978-7-03-050885-0
24	《外科护理》（第二版）	闵晓松　阴　俊	978-7-03-050894-2
25	《妇产科护理》（第二版）	周　清　刘丽萍	978-7-03-048798-8
26	《儿科护理》（第二版）	段慧琴　田　洁	978-7-03-050959-8
27	《护理学基础》（第四版，全彩）	付能荣　吴姣鱼	978-7-03-050973-4
28	《护理技术综合实训》（第三版）	马树平　唐淑珍	978-7-03-050890-4
29	《社区护理》（第四版）	王永军　刘　蔚	978-7-03-050972-7
30	《老年护理》（第二版）	史俊萍	978-7-03-050892-8
31	《五官科护理》（第二版）	郭金兰	978-7-03-050893-5
32	《心理与精神护理》（双色）	张小燕	978-7-03-048720-9
33	《中医护理基础》（第四版，双色）	马秋平	978-7-03-050891-1
34	《急救护理技术》（第三版）	贾丽萍　王海平	978-7-03-048716-2
35	《中医学基础》（第四版，双色）	伍利民　郝志红	978-7-03-050884-3
36	《母婴保健》（助产，第二版）	王瑞珍	978-7-03-050783-9
37	《产科学及护理》（助产，第二版）	李　俭　颜丽青	978-7-03-050909-3
38	《妇科护理》（助产，第二版）	张庆桂	978-7-03-050895-9
39	《遗传与优生》（助产，第二版，双色）	潘凯元　张晓玲	978-7-03-050814-0

注：以上教材均配套教学 PPT 课件，在“爱医课”平台上提供免费试题、微视频等多种资源，欢迎扫描封底二维码下载

科学出版社
2016 年 12 月

前　言

党的二十大报告指出“人民健康是民族昌盛和国家强盛的重要标志。把保障人民健康放在优先发展的战略位置，完善人民健康促进政策。”贯彻落实党的二十大决策部署，积极推动健康事业发展，离不开人才队伍建设。“培养造就大批德才兼备的高素质人才，是国家和民族长远发展大计。”教材是教学内容的重要载体，是教学的重要依据、培养人才的重要保障。本次教材修订旨在贯彻党的二十大报告精神，坚持为党育人、为国育才。

《外科护理》是一本以案例引导、数字化资源配套、突出国家执业护士资格考试内容的创新性教材，其特色主要见于以下几个方面：①教材在认真贯彻国家颁布的三年制护理、助产专业教学大纲和外科护理教学计划的基础上，更突出了职业标准和执业考试的内容，从护理岗位需求出发、充分考虑执业资格标准组织教学内容，运用所学专业知识，完成护理基本工作。②以案例为先导，引入模拟情境，围绕案例引出教学内容并逐步展开和深化，提高学生主动学习的兴趣，培养学生分析问题和解决问题的能力。③在相应的位置插入数字化资源点，强化学生对教学内容的理解。④突出护士执业资格考试内容，将护士执业资格考试的考点融入到日常的教学中，提高学生的执业能力，毕业时可使其顺利取得执业护士资格，充分体现就业的导向作用。教材中将执业考试的考点以文字提示的方式列在正文中，正文中穿插了护考链接，章节后附有自测题，便于教师教学、学生学习中抓住重点，有针对性地练习。

教材每一章的编写顺序依次为：前言、案例、正文、小结、自测题，非正文部分穿插有链接、考点、案例分析、数字化资源点等内容，旨在拓展学生的思维，扩大知识面。

本教材采用双色排版，共 27 章，主要内容涵括了外科护理的基本理论、基本知识和基本技能。其中前 9 章为总论部分，第 11 章至第 26 章为各论部分，第 27 章为皮肤病、性病的护理知识。书后附实训指导、教学大纲及自测题答案，本书配套全部教学内容的 PPT 课件，便于教师课堂教学及学生学习时参考。

本教材在编写过程中得到各位编者及相关单位领导的鼎力支持，得到了科学出版社的指导和帮助，在此一并表示衷心的感谢！

本教材的编写具有创新性，编者均为临床及教学一线的医护人员和教师，有丰富的临床和教学经验，能准确把握现代护理发展的方向，熟悉护士执业标准，并将其融入到教材的编写中。但由于编者学术水平和编写能力有限，书中疏漏在所难免，恳请广大师生给予指正，并提出宝贵意见，以便今后再版时改进和完善。

编　者

2023 年 7 月

目　　录

1

第1章 绪 论

一、外科护理学的内容和地位

护理学是一门具有独立性、综合性，为人类健康服务的应用性学科，是着重研究维护、促进、恢复人类健康的护理理论知识、实践技能及其发展规律的学科。外科护理学则是护理学的一大分支，它将医学基础理论、外科学基础理论、护理学基础理论与技术三者相互结合并使之融为一门具有很强的应用性、实用性的学科，其中涉及了护理心理学、护理伦理学和社会学等人文学科的知识。

外科护理学是以外科病人为研究对象，现代医学模式和现代护理观为指导，根据外科病人的身心健康和社会家庭文化需求，应用现代护理程序，向病人提供整体化护理的临床护理学科，它与外科学紧密相关。

外科学的发展现状和范畴决定了外科护理学的范畴，包括数类疾病和多个专科的病人的护理。需要护理的外科病人主要包括以下几类：

1. 损伤病人 由外力或各种致伤因子引起的人体组织的损伤和破坏，如内脏器官破裂、骨折、烧伤等病人，多需手术处理，以修复组织和恢复其功能。

2. 感染病人 由致病菌入侵人体导致局部组织、器官的损害、破坏，发生坏死和脓肿，此类局限性的感染病人多适宜手术治疗，如坏死阑尾的切除、肝脓肿切开引流等。

3. 肿瘤病人 包括需手术切除的良性和恶性肿瘤病人，恶性肿瘤病人除需予以手术治疗外，大多数还需进行综合治疗，如化疗和（或）放射治疗等。

4. 畸形病人 多数先天性畸形病人，如先天性心脏病等，需施行手术治疗；后天性畸形病人，如烧伤后瘢痕挛缩，也多需手术整复，以恢复功能和改善外观。

5. 其他病人 包括内分泌疾病（如甲状腺肿瘤、甲状腺功能亢进）病人、寄生虫病（如胆道蛔虫症）病人、器官移植（如肾移植）病人、空腔脏器梗阻性（如肠梗阻、尿路梗阻）病人；血液循环障碍（如门静脉高压症、下肢静脉曲张）病人、结石（如胆结石、尿路结石）病人、内分泌功能失常（如甲状腺功能亢进）病人等，常需手术治疗。随着医学科学的发展，有的原来认为应当手术的疾病，现在可以改用非手术疗法治疗，例如，大部分的尿路结石可以应用体外冲击波，使结石粉碎排除。有的原来不能施行手术的疾病，现在已创造了有效的手术疗法，如大多数的先天性心脏病，可以用手术方法来纠正。基础医学、生物医学工程及相关学科的前沿成果，使体外循环机、多功能麻醉机、纤维光束内镜、磁共振、高频手术刀、伽玛刀、人工心脏瓣膜、人工关节等进入临床，大大丰富了外科学和外科护理学的深度和广度，并对护理工作不断提出新的要求以促使外科护理学的发展；反之由于在护理学方面的突破，也有助于外科学的发展。因此，外科学与外科护理学是相互促进、相互发展、密不可分的。

由于现代护理理念的逐步改变、时代的进步、人类对新生事物认识的不断加深和各学科间的相互交流，大大丰富了外科护理学的内涵，对从事外科护理专业者的要求越来越高，不仅要求其掌握本专业特有的知识、技术，还要熟悉社会伦理学、社会经济法规、护理心理、人际关系等学科的知识。要求外科护士必须在现代护理观的指导下，“以人为本”，对外科病人进行系统的评估，提供身、心整体的护理和个体化的健康教育，真正体现“人性化服务”的宗旨。外科护理学的任务已从治疗疾病扩展到预防疾病和维护健康,外科护士的工作场所已从医院扩展到社区和家庭并为服务对象（包括病人和健康人）提供全方位的服务。

二、学好外科护理学的指导思想及方法

外科护理学具有很强的理论性、实践性和操作性，要求护生在掌握医学基本理论知识的基础上，侧重于对外科病人的护理评估，发现病人的健康问题，提出护理诊断，制订护理目标及实施相应的护理措施，以解决病人问题。为了增强护生临床实践、处理实际问题和与人沟通的能力，使护生在获取外科护理知识的同时，能够具有一定的运用知识和技能进行分析和解决问题的能力，因此，学好外科护理学必须具备：

(1) 要树立稳固的专业思想，明确学习目的，掌握知识，为人类增进健康、预防疾病、恢复健康、减轻痛苦。

(2) 要以现代护理观念为导向，拓宽学习内容，遵循“以人为本”、“终身学习”、“整体护理”为准则。

1) 掌握外科护理学的基本理论、基本知识、基本技能，能运用护理程序的方法对病人实施评估及护理。

2) 理论联系实践，提高操作能力。外科护理课程分课堂系统教学、课间见习及临床实习等方式。严格按照教学大纲的“三级”（了解、熟悉、掌握）要求掌握课堂所学的理论知识，并将理论联系实际，通过课间见习、病案分析，尤其是临床实习，培养临床分析、解决问题的实际工作能力。

3) 培养良好的医德医风。培养爱心、耐心、细心、责任心。保护患者的隐私，热情服务每一位病人，力争做一名合格的外科护士。

4) 树立牢固的护理专业思想，正确处理医疗与护理的关系。上课注意听讲，积极思考；课余时间做好预习与复习，及时解决疑难问题。

三、外科护士应具备的职业素质

医院里的护理工作是脑力、体力并用的一项繁重劳动，并具有一定科学性。医院护理质量的高低，直接影响病人的治疗效果和医院的声誉。要成为一名称职的外科护士，应具备良好的医德医风、扎实的理论基础、丰富的临床经验和无私的奉献精神。为促进病人的康复，为病人创造一个整洁、安静、舒适、安全的环境，都与良好的护理管理及医护人员优质的服务密不可分。

1. 护士的心理素质 是护士职业素质的基础，也是护士成才的根本动力。随着医学模式和护理模式的转变，对护士的职业素质提出了更高的要求。要切实做好护理工作，就应充分注意心理素质的培养，提高职业素质。作为一名合格的护理工作者，不仅要有丰富的专业知识和熟练的技术，还要善于观察病人在整个治疗过程中的各种心理活动，熟悉病人的个性特征和情绪状态，以及病人的心理因素对疾病的发生、发展、转归、康复的影响，

这样才能采取针对性的措施，帮助病人安心治疗，促使早日康复，因此，外科护士应具备以下良好的心理素质。

(1) 热爱护理专业：外科护士应具备高尚的道德情操、正确的人生观、坚定的信念、不怕牺牲的献身精神、有爱心、专业素质强、不怕脏、心理能力稳定，更要热爱护理专业，全心全意为伤病员服务。

(2) 建立良好的护患关系：外科护士应能正确妥善处理所面临的诸多复杂问题，对每个病人应一视同仁，不能感情用事，使每个病人都感到护理工作者对他们的关心和体贴。还要尊重病人，为病人保守病情秘密和个人隐私，态度和蔼，与病人建立良好的护患关系。

(3) 积极而又稳定的情绪：护士的情绪变化，尤其是面部表情对病人及其家属都有直接的感染作用，这是每个护士都应当意识到的。人人都会受挫折，人人都有不顺心、不愉快的时候，护士工作也在所难免。这更要求护士对自己的情绪、情感加强调节控制的能力，做到急事不慌、纠缠不怒、悲喜有节、激情含而不露，绝不能将自己的喜、怒、哀、乐施加于病人，护士积极的情绪，和善可敬的表情和举止，不仅能够调节病房或治疗环境的气氛，而且能唤起病人治病的信心，增强安全感。

2. 护士知识素质 外科创伤急诊多、抢救多、术后病人病情变化快，因而扎实的理论基础和丰富的临床经验，对病情动态观察具有重要临床意义，它不仅仅是护理质量的衡量标准，也反映出护士的知识素质。

(1) 扎实的理论基础知识，是临床中观察病情、掌握动态、综合分析的首要条件。大多病情在变化前都有一定的先兆，如没有良好的理论基础，在工作中会力不从心，使病情得不到及时控制从而失去抢救良机。所以护士必须培养自己优良的知识素质和高度的责任心，在工作中仔细观察、分析准确及时向医生汇报，方可防患于未然，并把病情控制在萌芽状态，为维护病人的生命而贡献自己的智慧和力量，这也是护理人员的工作职责。

(2) 丰富的临床经验是保证护理质量不可缺少的重要因素，要成为一名称职的外科护士，必须在临床中善于发现问题和积累经验。尤其体现在急诊急救过程中护士必须兼顾病人病情的发生发展，细心观察并发症发生的可能，且做到保证病情得到及时纠正，使手术顺利进行，同时又要防止发生并发症而延误抢救。

(3) 对危重病人的护理可综合反映护士的知识素质。它包括：综合分析能力、应变能力、实际操作技能三方面：

1) 综合分析能力：护士首先应具备一定的理论知识和实践经验，临床中细心观察病情、掌握动态变化、找准问题方可采取措施。

2) 应变能力：在危重病人治疗中，常是护士第一时间发现病人病情变化，而对突发的病情变化，需要护士有一定的应变能力。

3) 实际操作技能：对危重病人要发扬人道主义精神，只要有一线希望就会全力抢救。外科手术病人病情变化快，加上各种引流管多，护理较复杂。如行气管切开吸痰同时接人工呼吸机、心电监护、静脉切开输液、留置尿管、胃肠减压等技术操作，这些都需要护士操作自如，做到稳、准、轻。除了掌握扎实的理论知识外，还需多实践、多练习，对病人应有过硬的操作技术和高度的责任心。

3. 护士的体态素质 外科护士必须身体健康、功能健全、精力充沛，仪表文雅大方，举止端庄稳重，待人热情真诚，并养成良好的个人和集体的卫生习惯。

护士其实就是“没有翅膀的天使，是真善美的化身”，护理工作是一门艺术同时从事这门艺术要有极大的心理准备。因此，在倡导人性化护理服务的今天，作为一名外科护士不仅能具备高尚的医德医风、扎实的理论知识、丰富的临床经验、过硬的操作技术，还应做到“五心”，即热心、细心、耐心、专心、关心，“五勤”，即脑勤、眼勤、嘴勤、手勤、腿勤。这必将能加强护患沟通，密切护患关系，更能提高临床护理质量。愿在校学习的每一位“白衣天使”能不断适应时代需求，对自身内在、外在等各个方面进行历练和培养，提高综合素质水平，科学地运用护理程序，把病人作为完整的“社会人”给予生理、心理、社会、文化等全方位的护理，使病人真正得到人文的关爱和服务，不断推动护理事业向前发展，努力争做一名具有自信理念、争先信念、独创信念的创新型护理人才，为现代护理学的明天做出更大的贡献。

（闵晓松）

2

第2章 体液平衡失调病人的护理

体液是由机体内的水与溶解在其中的电解质、低分子有机化合物及蛋白质等成分组成，广泛分布于细胞内外，是人体重要的组成部分。正常情况下机体通过各种调节机制来保持体液相对恒定的容量、分布和浓度，即维持着体液的平衡状态，这种动态的平衡状态是保证正常新陈代谢的基础。当机体受到疾病如肠梗阻、大面积烧伤和严重腹膜炎等侵袭并超过机体的代偿能力时，可导致脱水、低钾血症、酸中毒等体液失调现象的出现，严重时可危及生命。因此，在外科护理工作中，必须了解体液平衡的调节、体液失衡的原因及机体对体液失衡的反应，从而有效地进行维持体液平衡的护理活动。

第1节 水和钠代谢失调病人的护理

案例 2-1

病人，男，65岁，体重60kg，食管癌致饮食困难1月余，主诉乏力，极度口渴，尿量少色深。体格检查意识清楚，血压、体温均在正常范围内，眼窝凹陷明显，唇干舌燥，皮肤弹性差。

问题：

1. 请对该病人做出合理的评估，列出主要护理问题。

2. 若给予该病人液体疗法，请计算出当日液量是多少？在治疗与护理过程中，应着重从哪些方面观察病人的治疗反应？

一、概　　述

体液的主要成分为水和电解质。其量与性别、年龄等有关。成年男性的体液约占体重的60%（女性55%）。其中细胞内液约占体重的40%（女性35%），细胞外液约占体重的20%，细胞外液主要为血浆和组织间液两部分，其中，血浆约占体重的5%，组织间液占15%。机体体液分布的比例相对恒定，又不断地进行着相互交换，保持着动态平衡。

正常情况下人体每天水分的摄入与排出保持着动态平衡（表2-1）。其中，尿液和粪便为显性失水；皮肤和呼吸蒸发的水是在不知不觉中进行的，故称为非显性失水。成人每日经肾脏排泄固体代谢产物为35～40g，而每溶解1g固体代谢物质需要15ml尿液，因此固体代谢产物的溶解和排除至少需要尿量500～600ml/d，但此时尿比重高达1.035，大大增加了肾脏的负担。如尿量维持在1000～1500ml/d，尿比重在1.012，则可减轻肾脏的负担。所以在基础状态下，一般正常成人每日水分出入的总量最少达到2000～2500ml时，方可满足机体代谢的基本需要，此出入量即为机体的生理需要量。

表 2-1　正常成人 24h 水分出入量

每日摄入水量（ml）		每日排出水量（ml）	
饮水	1000 ～ 1500	尿	1000 ～ 1500
食物水	700	粪	150
内生水	300	呼吸蒸发	350
总入量	2000 ～ 2500	皮肤蒸发	500
		总出量	2000 ～ 2500

考点：正常人体每日水分出入量

电解质在体液中离解成多种离子，分布于细胞内外（表 2-2），而且成分和浓度存在一定的差异。这些离子在参与细胞代谢、调节酸碱平衡、维持体液渗透压、影响神经肌肉兴奋性等方面具有重要的生理功能。

表 2-2　细胞内外主要离子分布情况

细胞外液		细胞内液	
阳离子	阴离子	阳离子	阴离子
Na^+	Cl^- HCO_3^- 蛋白质	K^+ Mg^{2+}	HPO_4^{2-} 蛋白质

细胞内、外液之间，血浆与组织间液之间的水分流动，主要受各部分渗透压的影响。细胞内液和细胞外液的渗透压相等，正常血浆渗透压为 290 ～ 310mmol/L。渗透压的大小取决于体液中溶质颗粒数目的多少，在各部体液之间存在半透膜的前提下，水总是向渗透压高的一侧流动。因此，渗透压的稳定对体液的平衡具有非常重要的意义。体液的平衡是通过神经 - 内分泌系统的调节来实现的，一般先通过下丘脑 - 垂体后叶 - 抗利尿激素系统恢复体液正常的渗透压，继而通过肾素 - 醛固酮系统恢复血容量，这两个系统共同作用于肾，调节水、电解质等物质的吸收和排泄，从而维持体液的平衡，保持机体内环境的稳定。在细胞外液中，Na^+ 是含量最高的离子成分，故一旦发生代谢紊乱，缺水和失钠常同时存在。血清钠正常值为 135 ～ 145mmol/L，对维持细胞外液渗透压和容量平衡起着决定性作用。

二、脱水与缺钠病人的护理

（一）护理评估

1. 健康史　了解病人是否存在水钠摄入不足、排出过多病史；失水失钠后是否给予合理处理。询问病人能否正常摄入水钠；重要器官有无功能障碍病史，能否接受常规补液治疗。

按照缺水和失钠的比例不同，临床上缺水可分为：①高渗性缺水，亦称原发性缺水。水钠同时缺失，但缺水比例多于缺钠，细胞外液渗透压增高，血清钠高于正常范围。常由原发病引起。②低渗性缺水，又称慢性缺水或继发性缺水。此时水和钠同时丢失，但缺钠比例多于缺水，细胞外液呈低渗状态，血清钠低于正常范围。常因丢失大量含钠液体，且在液体补充过程中只给予水和葡萄糖而未给钠盐引起。③等渗性缺水，又称急性缺水或混合性缺水，是外科病人最常见的类型。水和钠成比例丧失，血清钠在正常范围内，细胞外液呈等渗状态。常由病人短时间内大量失水所引起。三种类型缺水的成因及主要改变不一，缺水后体液容量变化也不同（表 2-3）。

表 2-3　三种类型缺水病因及主要改变的比较

类型	高渗性缺水	低渗性缺水	等渗性缺水
病因	1. 水分摄入不足 2. 水分丢失过多	1. 失水后只补充水未补充钠或补钠不足 2. 消化液慢性丢失	1. 消化道急性失液 2. 局部大量积液
主要改变	1. 明显口渴 2. 细胞内液缺水 3. 尿少、尿比重高	1. 无口渴 2. 细胞外水内移，血容量不足加剧，细胞水肿 3. 尿先多后少，尿比重低	1. 口渴 2. 细胞外液容量迅速减少致血容量不足 3. 尿少、尿比重基本正常

考点： 缺水的分类

2. 身心状况

（1）身体状况

1）高渗性缺水最早最突出的症状是口渴，随后逐渐出现皮肤弹性减退、黏膜干燥及眼窝内陷等缺水征象。因体液渗透压升高，抗利尿激素分泌增加，造成尿量减少及尿比重增高。缺水严重时可出现神经系统功能障碍，如高热、狂躁、抽搐、神志不清或昏迷。根据缺水程度的不同，病人有不同的表现（表 2-4）。

链接

缺水时口渴的原因是什么？

当机体血清 [Na^+] 增高时，高渗的血液流经下丘脑，刺激下丘脑 - 垂体 - 抗利尿激素系统，产生口渴症状，机体主动增加饮水；而抗利尿激素的分泌增加则可通过减少尿量以达到减少水分排出的目的。反之，细胞外液渗透压降低时，口渴反应被抑制，抗利尿激素分泌减少，尿量增多。这是机体对渗透压调节的一条主要途径，这就是为什么吃太咸的食物后口渴明显，喝水多后尿量增加的原因。

表 2-4　缺水程度的评估

缺水程度	临床表现	失水量（占体重的百分比）
轻度	一般只有缺水症状：口渴，尿少	2% ～ 4%
中度	除症状外，出现缺水体征：唇舌干燥、皮肤弹性减退、眼窝内陷。尿少、比重高。常有精神委靡或烦躁	4% ～ 6%
重度	除缺水症状和体征外，出现中枢神经功能障碍（如高热、狂躁、谵妄、抽搐、神志不清甚至昏迷）或循环功能障碍（如血压下降甚至休克）	＞ 6%

2）低渗性缺水以较早出现周围循环衰竭为特点，如站立性昏倒、血压下降，甚至休克等。因体液渗透压低，病人无口渴，而缺钠所致乏力、头晕、表情淡漠、恶心呕吐、腓肠肌抽痛等较为明显。早期因细胞外液渗透压降低，抗利尿激素分泌减少，尿量不减或略有增多，但尿比重低，尿钠、尿氯含量下降（低渗尿）。随后由于血容量下降，醛固酮和抗利尿激素均增多，尿量减少。根据缺钠的程度，临床上将低渗性缺水分为三度（表 2-5）。

表 2-5 缺钠程度的评估

缺钠程度	临床表现	血清钠（mmol/L）	缺 NaCl（g/kg 体重）
轻度	疲乏、头晕、手足麻木，直立性晕倒，尿量正常或增多、尿比重低、尿 Na^+ 及 Cl^- 含量下降（低渗尿）	130 ~ 135	0.5
中度	除以上症状外，皮肤弹性减退、眼窝凹陷，食欲缺乏、恶心呕吐，尿量减少但比重仍低，表情淡漠，血压不稳、脉压缩小	120 ~ 130	0.5 ~ 0.75
重度	以上表现加重，尿少，发生休克，或出现抽搐、昏迷等	< 120	0.75 ~ 1.25

考点：各种类型缺水的典型表现

3）等渗性缺水病人可有口渴、尿少、乏力、厌食、恶心、唇舌干燥、皮肤皱缩等。当体液在短时间内丧失量达体重的 5% 时，可有脉搏细速、肢体湿冷、血压不稳等血容量不足的表现。

（2）心理状况：外科体液失调的病人由于全身不适，甚至出现中枢神经功能障碍或循环功能障碍，较易引起病人及家属的恐慌、焦虑，还可伴有原发病所致的各种不良心理反应。

3. 实验室检查 可见血液浓缩、血细胞比容升高、血尿素氮可升高。高渗性缺水时血清 [Na^+] 在 150mmol/L 以上，尿比重增高；低渗性缺水时血清 [Na^+] 在 135mmol/L 以下，尿比重在 1.010 以下；等渗性缺水时血清 [Na^+] 在正常范围内，尿液比重基本正常或稍增高。

（二）护理问题

1. 体液不足 与体液丢失过多或水、钠摄入不足有关。

2. 焦虑 与担心病情及预后有关。

3. 潜在并发症：脑水肿、肺水肿、低血容量性休克等。

案例 2-1 分析

问题 1 分析：患者因食管癌饮食困难时间较长，根据其主诉及其主要临床症状可以初步考虑该患者是因食管癌致饮水不足而引起的“中度高渗性缺水”，如血清 [Na^+] > 150mmol/L，则进一步明确诊断。该患者目前最主要的护理问题是体液不足。

（三）护理措施

1. 一般护理 遵医嘱配合治疗，积极处理原发疾病，这是防治体液失衡的根本措施。对禁食者加强口腔护理，能进食者加强营养。指导病人合理休息与活动，避免意外受伤。

2. 心理护理 护士应对病人在治疗与护理过程中表现出的焦虑、烦躁、恐惧等各种情绪予以理解，并给予关心，帮助病人缓解疾病压力及焦虑心理，减轻恐惧感，增强病人战胜疾病的信心。

3. 实施液体疗法护理 对已发生缺水和缺钠的病人，必须给予及时、正确的液体补充。补液过程中应考虑“补多少、补什么、怎么补及疗效观察”四个问题。根据病情变化边治疗、边观察、边调整。

考点：脱水病人体液已失量的估算

（1）补液总量（补多少）：原则上是“缺多少，补多少”，一般包括下列 3 部分液体量。

1）已经丧失量：或称累积失衡量，即从发病到就诊时已经累积损失的体液量。临床上可按照缺水程度和缺钠程度估算已经丧失量。第 1 日只补给估算量的 1/2，其余量在第 2 日酌情补给。如 60kg 体重中度低渗性缺水病人失钠量约为 60kg×0.6g/kg =36g 氯化钠（约 4000ml 生理盐水）；60kg 体重中度高渗性缺水病人失水量约为 60kg×5% =3kg（3000ml）。

2）继续损失量：或称额外损失量，是治疗过程中继续丢失的体液量。如在液体疗法方案执行以后，病人发生高热、出汗、腹泻、呕吐或胃肠减压等体液丢失情况。这部分损失量的补充原则是“丢多少，补多少”，故对呕吐、腹泻、体液引流等病人要严格记录其排出量。

考点：继续损失量的估算

链接

发热的病人，体温每升高 1℃，每日每千克体重皮肤蒸发水分增加 3 ～ 5ml；如大汗湿透一身衬衣裤时约丢失低渗液体 1000ml；气管切开病人呼吸中失水是正常人的 2 ～ 3 倍，即每日要额外丢失水分 350 ～ 700ml。正常生理性失液（如尿量、呼吸蒸发等）不属于继续损失量。

3）生理需要量：在静息情况下，正常人每日生理基础需要量。第 1 日补液总量 = 生理需要量 +1/2 已经丧失量；第 2 日补液总量 = 生理需要量 +1/2 已经丧失量（应根据体液监测酌情减免）+ 第 1 日的继续损失量；第 3 日补液总量 = 生理需要量 + 第 2 日的继续损失量。

考点：各种缺水病人当日补液量的计算

首日补液是关键，通常可大体上纠正体液失衡的危重病情。由于机体自身有一定的代偿调节能力再加上个体差异，因此，在补液过程中一定要避免机械地执行计算值，应该根据病人对治疗的反应效果而不断做出调整。

(2) 液体种类（补什么）：临床常用液体包括晶体溶液和胶体溶液两大类。葡萄糖溶液滴入静脉后，葡萄糖迅速进入细胞内氧化，故临床上可不计其渗透压，只视为水分补充。生理盐水的渗透压虽然等同于血浆，但 Cl^- 含量远高于血浆，故大量输入生理盐水有可能发生高氯性酸中毒。平衡盐溶液（碳酸氢钠等渗盐水或乳酸钠林格溶液）的成分接近血浆，更符合生理，是可供大量使用的等渗电解质溶液，其中所含的碱性物质又有利于纠正轻度酸中毒。但对休克或肝功能不全者不宜使用乳酸钠林格溶液，因其进入体内后生成的乳酸，在氧的条件下经肝脏转化分解。胶体溶液包括全血、血浆、清蛋白及右旋糖酐等。

考点：大量补液时首选平衡盐溶液

1）生理需要量的液体按机体对盐、糖的每日基础需量配置。一般补给生理盐水或 5% 葡萄糖生理盐水 500 ～ 1000ml，5% ～ 10% 葡萄糖溶液 1500ml，酌情补给 10% 氯化钾溶液 20 ～ 30ml。

2）已经丧失量的液体根据缺水性质（类型）配置。如高渗性缺水以 5% 葡萄糖溶液为主，待缺水情况基本改善后，再补适量等渗盐水；等渗性缺水一般补给等渗盐水和葡萄糖溶液各一半（1 ∶ 1）；低渗性脱水以等渗盐水为主，中、重度缺钠者可补给适量高渗盐水。

血容量不足或已发生休克者，应以平衡盐溶液为主进行扩容，同时要补给适量胶体溶液，以利于维持血浆胶体渗透压，恢复和稳定血容量。有酸中毒者适当补 5% 碳酸氢钠等碱性液体，当血清钾、钠、钙降低时应使用相应的电解质溶液。

继续损失量液体种类根据实际丢失成分配置。如发热、气管切开病人主要补充 5% 葡萄糖溶液；消化液丢失一般可补林格溶液或平衡盐溶液，但丢失量过大或时间持久者，需按消化液成分配给。

护考链接

病人，女，56 岁。因病 2 天未进饮食并伴有高热大汗发生缺水。病人口渴明显，皮肤黏膜干燥，眼窝凹陷，护士补液时首选的液体是

A. 5% 碳酸氢钠溶液　B. 平衡盐溶液　C. 生理盐水

D. 5% 葡萄糖溶液　E. 3% 氯化钠溶液

解析：从病人健康史及身体状况评估，不难得出病人发生了高渗性缺水。高渗性缺水的治疗以 5% 葡萄糖溶液为主，待缺水情况基本改善后，再补适量等渗盐水。故首选 5% 葡萄糖溶液。

(3) 补液原则及方法（怎么补）：液体补充以口服最为安全。不能口服或口服不能满足病情需要者需要静脉补液。静脉补液时一般应遵循“先盐后糖、先晶后胶、先快后慢、液种交替、尿畅补钾”的原则，即一般情况下，首先输入生理盐水或糖盐水，后使用葡萄糖溶液；需同时补充晶体和胶体溶液时，应先输入晶体溶液，后输入胶体溶液；明显脱水的病人，初期输液要快，待病人一般情况好转后，就应减慢滴注速度，以免加重心肺负担；液体量多时，对盐类、碱类、酸类、糖类、胶体类各种液体要交替输入，有利于机体发挥代偿调节作用；尿量≥ 40ml/h 方可补充钾盐。但应注意特殊情况，如高渗性缺水病人应先输入葡萄糖溶液，当缺水病情缓解后再适当补充钠盐；失血性休克应尽早地补给血液等胶体溶液，从而尽快恢复有效血容量；对心、肺等重要器官功能障碍者，静脉滴注高渗盐水或经静脉特殊用药（钾盐、普萘洛尔、血管活性药物等），都要控制滴速。成人静脉滴注 10% 葡萄糖溶液不宜超过 250ml/h，大约是 60 滴 / 分；少尿期病人补液需注意量出为入原则。

考点：静脉补液应遵循的原则

(4) 疗效观察：补液过程中，护士须全面细致地观察病情，了解治疗效果，注意不良反应，及时处理异常情况，为制订和调整补液方案提供依据。

1) 记录液体出入量：应详细记录各次饮食液量及静脉补入量，尿量及呕吐、腹泻、引流量等。及时结算 24h 出入量数据，为调整输液方案提供依据。

2) 保持输液通畅：注意输液管道内滴注是否顺利，按要求控制滴注速度。观察穿刺部位有无液体渗漏与肿胀。

3) 观察治疗反应：主要观察指标：①精神状态，如乏力、委靡、烦躁、嗜睡等症状的好转情况；②缺水征象，如口渴、皮肤弹性、眼窝内陷等表现的恢复程度；③生命体征，如血压、脉搏、呼吸的改善情况；④辅助检查，如尿量、尿比重等常规检查、血液常规检查、血清电解质测定、肝肾功能检查、心电图、中心静脉压监测等是否接近正常或恢复正常。

4) 注意事项：快速或大量输液时，要特别注意心肺功能监测，如病人出现心率增快、颈静脉怒张、呼吸短促、咳血性泡沫样痰、两肺有湿啰音等症状时，提示心力衰竭与肺水肿，应立即减慢或停止输液。

案例 2-1 分析

问题 2 分析：第 1 日补液总量 = 生理需要量 +1/2 已经丧失量，60kg 体重中度高渗性缺水病人失水量约为 60kg×5% =3kg(3000ml 水），再加上生理需要量 2000 ～ 2500ml，则大致推算出该病人当日补液量为 3500 ～ 4000ml。

在护理过程中，应着重从以下几个方面观察治疗反应：①精神状态症状好转情况；②缺水征象的恢复程度；③生命体征的改善情况；④各项辅助检查或监测指标是否接近正常或恢复正常；⑤快速或大量输液时，应注意心肺功能的监测，如病人出现循环超负荷的表现，应立即减慢或停止输液。

（四）健康指导

(1) 向病人和家属宣传水钠对维持健康的重要性，告知正常成人每日需要摄入的钠量、饮水量及正常的排尿量。

(2) 出现可能造成缺水与缺钠的原因，如腹泻、呕吐、高热、大量出汗等，应及早诊治与补充水分，以含盐饮料为宜。

(3) 对于禁饮食或不能进食的病人，虽未发生明显水、电解质失衡，也必须全量提供每日生理需要量和继续损失量，这是维持病人体液平衡的基本措施。

(4) 对野外、航海工作者，应主动接受水源断绝环境下的生存知识教育。

(5) 能口服补液的尽量不要静脉补液。

三、水中毒病人的护理

水中毒是指人为或病理原因使体内水分过多，细胞外液稀释而形成稀释性低钠血症，细胞外液向细胞内渗入而引起细胞内水肿。

（一）病因

引起水中毒的原因主要有：①发生急性感染、严重创伤、大手术后、重度缺钠等情况后，过多输入葡萄糖溶液。②心力衰竭、肾脏疾病，未限制水分的摄入量。

临床表现：水中毒以脑细胞水肿症状最为突出，如头痛、乏力、嗜睡、意识不清、躁动昏迷等；体重增加；早期可见眼结膜水肿，较重时可见凹陷性水肿或急性肺水肿发生；血清钠低于正常；血常规见血液稀释现象。

（二）护理要点

1. 严密观察病情变化　每日测量体重，严格记录出入量，同时注意脑水肿、肺水肿症状和体征的发生发展。

2. 严格控制水的摄入量　每日限制摄入水量在 700 ～ 1000ml 以下。

3. 重症水中毒的护理　遵医嘱静脉缓慢滴注。如 3% ～ 5% 氯化钠溶液，纠正细胞外液低渗，缓解细胞内水肿。同时使用呋塞米等利尿剂，以减少血容量。

4. 肾衰竭患者的护理　必要时采取透析疗法以排除体内水分。

第 2 节　钾代谢失调病人的护理

案例 2-2

病人，女，22 岁，因“肠梗阻”而行手术治疗，术后数日由于胃肠功能尚未恢复而行持续胃肠减压，并给予静脉补液治疗。术后第 6 天，病人自觉心慌，并有精神不振、全身乏力、腹胀明显等症状。实验室检查：血 K^+ 2.4mmol/L，血 Na^+ 140mmol/L，血 Cl^- 103mmol/L。ECG 检查：Ⅱ、aVF、V_1、V_5 导联 ST 段下降，aVF 导联 T 波双向，V_3 出现 U 波。

问题：

1. 请对该病人的致病因素及身体状况做出合理的评估，并指出当前病人存在的最主要护理问题是什么？

2. 在护理过程中，着重从哪些方面观察病人的反应？如需要静脉补钾，应遵循哪些原则？

一、概　　述

钾是机体重要的矿物质之一，人体钾总量的 98% 分布在细胞内液，细胞外液的含钾量仅占总量的 2%，但生理作用极为重要。正常血清钾浓度为 3.5 ～ 5.5mmol/L。钾维持着细胞膜静息电位，能调节神经 - 肌肉兴奋性，参与细胞的许多代谢活动，如细胞合成糖原或蛋白质时，钾由细胞外进入细胞内；而糖原或蛋白质分解时，钾自细胞内逸出细胞外。

钾的生理需要量为 2 ～ 3g/d，主要来自食物。钾大部分经肾排泄。由于肾对钾的调节能力较弱，故有“多吃多排，少吃少排，不吃也排”的特点。如禁食或血钾低时，每天仍有一定量的钾盐由尿排出，故临床上低钾血症较为常见。

二、低钾血症病人的护理

血钾浓度低于 3.5mmol/L 时称为低钾血症。

（一）护理评估

1. 健康史 了解病人有无钾摄入过少、丢失过多及导致细胞外钾内移的因素；询问病人一般情况，有无糖尿病、肾功能不全、心脏病等病史。引起低钾血症的常见原因有：

(1) 钾摄入不足：病人因疾病或手术而禁饮食或严重影响进食，静脉补钾量又不足。

(2) 钾丢失过多：①经肾外途径丢失过多：多见于反复呕吐、腹泻、肠瘘、持续胃肠减压等导致病人消化液中 K^+ 大量丧失；②肾排钾过多：见于长期应用利尿剂，或急性肾衰竭多尿期及使用肾上腺皮质激素（醛固酮）等。

(3) 钾分布异常：大量注射葡萄糖和胰岛素或大量输入氨基酸的病人，由于 K^+ 参与糖原、蛋白质的合成而由细胞外转入细胞内；碱中毒时，细胞内 H^+ 移出起缓冲作用，细胞外 K^+ 移入细胞内与之交换。

2. 身体状况 体内缺钾可引起神经肌肉应激性下降和心功能障碍，轻重程度与低血钾发生的速度、血清钾下降程度、原发病因及机体状况等有关。

(1) 神经 - 肌肉兴奋性降低：最早表现为四肢无力，随后可延至躯干和呼吸肌。病人疲倦，严重者软瘫、抬头及翻身困难或呼吸困难、吞咽困难（呛咳），查体可见腱反射减弱或消失。

(2) 消化道症状：病人可有腹胀、便秘、恶心呕吐及肠鸣音减弱或消失等。

(3) 中枢神经抑制症状：因脑细胞代谢功能障碍，早期可有烦躁，严重时神志淡漠、嗜睡或意识不清。

考点：低钾血症病人的常见表现

(4) 循环系统表现：心悸、心率增快、心律不齐、血压下降，严重者心搏骤搏。

(5) 反常性酸性尿：低血钾时，因 K^+ 由细胞内代偿性移出细胞外，而 H^+ 则进入细胞内，常合并碱中毒；但肾为了保存 K^+，K^+-Na^+ 交换减少，H^+-Na^+ 交换增多，此时尿液中 H^+ 增多，尿液呈酸性。

3. 实验室检查

(1) 化验血清钾＜ 3.5mmol/L。

(2) 心电图检查：可表现 T 波低平或倒置，S—T 段下降，Q—T 间期延长，部分病人出现典型 U 波，有诊断价值。

（二）护理问题

1. 疲乏 与缺钾出现软弱无力、眩晕、嗜睡有关。

2. 有受伤的危险 与肌无力、意识恍惚有关。

3. 潜在并发症：出现心律不齐、心搏骤停 与心肌兴奋性增高有关。

（三）护理措施

1. 一般护理 根据病人情况，采取合适的体位，协助乏力、翻身有困难的病人改变体位，防止压疮形成；加强陪护，避免意外伤害。密切观察病人的精神状态、生命体征、原发病状况。监测尿量、血清钾水平及心电图的改变。

2. 心理护理 加强医患沟通，疏导焦虑、恐惧的心理，鼓励病人说出心理感受，增强战胜疾病的自信心。解释静脉补钾的要求，帮助病人及家属克服急躁心理，积极配合治疗。

3. 病情观察　密切观察病人的精神状态、生命体征、原发病状况。监测尿量、血清钾及心电图变化。

4. 治疗配合

(1) 控制病因：积极治疗原发病，如及时止吐止泻，防止钾继续丢失。在病情允许时，尽早恢复病人饮食。鼓励进食含钾丰富的食物。

(2) 合理补钾：以口服钾盐最安全，常选用氯化钾缓释片（补达秀）。不能口服者可经静脉滴注，常选用 10% 氯化钾注射液。为防止高钾血症的发生，静脉补钾务必遵循以下原则：

1) 浓度不过高：静脉滴注的液体中，钾盐浓度不可超过 40mmol/L（或 0.3%）。

2) 滴速不过快：成人静脉滴注速度不宜超过 20mmol/L（或 60 滴 / 分）。

3) 总量不过大：一般只禁饮食而无其他额外失钾的病人，每天可补生理需要量氯化钾 2 ～ 3g；对缺钾病人，每天补氯化钾总量不宜超过 6g；但严重腹泻、急性肾衰竭多尿期等特殊情况例外。

考点：静脉补钾的原则

4) 尿量不过少：每小时尿量超过 40ml 方可补钾。

案例 2-2 分析

1. 根据对病人术后持续胃肠减压病史及相关症状与体征的分析，该病人可能有“低钾血症”存在，结合实验室血 K^+ 检测结果及心电图可得到进一步确诊。该病人目前最主要的问题是由于术后持续胃肠减压造成 K^+ 大量丢失而没有得到及时补充引起的钾代谢失衡。

2. 在护理过程中，应密切观察病人的精神状态、生命体征、原发病状况。监测尿量、血钾水平及心电图的改变。如要进行静脉补钾，须严格遵循：①浓度不过高；②滴速不过快；③总量不过大；④尿量不过少。

（四）健康指导

(1) 解释易造成低钾血症的高危因素如呕吐、腹泻、利尿剂、胃肠减压等。

(2) 说明口服补钾的优势和方法，鼓励能经口进食者口服补钾，指导病人选择含钾丰富的食物。

(3) 长期使用排钾利尿药者应注意定期监测血钾状况。

(4) 指导病人平衡饮食，保证钾的摄入。

三、高钾血症病人的护理

血钾浓度高于 5.5mmol/L 时称为高钾血症。

（一）护理评估

1. 健康史　主要是了解病人有无钾摄入过多、排出障碍以及导致细胞内钾外移的因素；询问病人身体一般情况，有无糖尿病、肾功能不全、心脏病等病史。引起高钾血症的常见原因有：

(1) 钾摄入过多：如静脉补钾过浓、过快或过量。

(2) 钾排出减少：如急性肾衰竭，使用保钾利尿剂或盐皮质激素分泌不足等。

(3) 分布异常：严重组织损伤、输入大量库存血或溶血等，使大量组织细胞破坏，细胞内钾大量逸出至细胞外液。酸中毒也可引起高钾血症。

2. 身体状况 高钾血症对神经、肌肉和心血管的损害较低钾血症的损害严重。

(1) 神经、肌肉功能异常：手足麻木、肌肉无力、远端肢体感觉异常、可伴有轻微的肌震颤，严重者出现软瘫、呼吸困难、腱反射消失等症状。中枢神经系统出现烦躁不安，多有神志淡漠或恍惚。

(2) 消化系统改变：可出现腹痛、腹泻等变化。

考点：高钾血症病人死亡的主要原因

(3) 循环系统改变：可出现皮肤苍白、发凉，早期血压升高，晚期血压下降。心率缓慢和心律不齐，甚至发生舒张期心搏骤停。

(4) 继发酸中毒：高血钾病人细胞外钾内移，细胞内 H^+ 外移，导致酸中毒。

3. 心理 - 社会状况 全身乏力、心律失常等表现可引起病人及家属的恐慌、担忧。

4. 实验室检查

(1) 实验室检查：血清钾高于 5.5mmol/L。

(2) 心电图检查：可见 T 波高而尖，QRS 波群增宽，Q—T 间期延长，P—R 间期延长。

（二）护理问题

1. 疲乏 与高钾血症导致软弱无力、神智淡漠有关。

2. 有受伤的危险 与软弱无力、意识恍惚有关。

3. 潜在并发症：呼吸困难或窒息、心律不齐或心搏骤停。

（三）护理措施

1. 一般护理 根据病人情况，采取合适的体位，协助乏力、翻身有困难的病人改变体位，防止压疮形成；加强陪护，避免意外伤害。观察病人精神状态、生命体征、原发病情况，监测尿量、血钾水平及心电图变化。

2. 心理护理 加强医患沟通，积极疏导病人焦虑、恐惧的心理，鼓励病人说出心理感受，增强战胜疾病的自信心。

3. 病情观察 重点观察病人精神状态、生命体征、原发病状况，监测尿量、血钾水平及心电图变化。

4. 治疗配合

(1) 积极配合医生处理原发病。

(2) 防治并发症：加强陪护，避免意外损伤。严密观察呼吸、脉搏、血压、尿量，及时做血清钾测定和心电图检查，尤其应注意有无呼吸困难或窒息、心律失常等呼吸、循环功能障碍。

(3) 降低血清钾浓度

1) 禁钾：停用一切含钾药物。禁食含钾丰富的食物如橘子、葡萄等。

2) 转钾：将钾转入细胞内，常用方法：①促进糖原合成：10% 葡萄糖溶液 500ml 或 25% 葡萄糖溶液 200ml 加胰岛素 12.5 U 静脉滴注（4g 糖加 1U 胰岛素）。②促进蛋白质合成：给予高糖、高植物油、高维生素饮食，肌内注射丙酸睾酮或苯丙酸诺龙。③碱化细胞外液：11.2% 乳酸钠溶液 60 ～ 80ml 稀释成等渗液或 5% 碳酸氢钠溶液 100 ～ 200ml 静脉滴注，使钾转入细胞内，并可增加肾小管排钾。

考点：高钾血症引起心律失常的急救用药

3) 排钾：①应用阳离子交换树脂口服或灌肠。②最有效的方法是透析疗法。

4) 抗钾：钙离子可拮抗钾离子对心肌的抑制作用。发生心律失常时，用 10% 葡萄糖酸钙或 5% 氯化钙 10 ～ 20ml 加等量 5% 葡萄糖液稀释后缓慢静脉注射。

护考链接

高钾血症引起心律失常时，静脉注射应首选的药物是

A. 10% 硫酸镁溶液　　B. 5% 碳酸氢钠溶液

C. 5% 氯化钙溶液 + 等量 5% 葡萄糖溶液　　D. 利尿剂

E. 5% 葡萄糖溶液 + 胰岛素

解析：钙离子可拮抗钾离子对心肌的抑制作用，故选用 5% 氯化钙溶液 + 等量 5% 葡萄糖溶液。

（四）健康指导

(1) 控制原发疾病，改善肾功能，预防高钾血症发生。

(2) 保证外科病人有足够热量供给，避免体内蛋白质、糖原的大量分解而释放钾离子。

(3) 严重损伤者，需彻底清创，控制感染。

(4) 大量输血时，不用久存的库血。

(5) 对肾功能不全或者长期服用保钾利尿药者，平日饮食应限制含钾食物或药物。

(6) 静脉补钾务必遵守“浓度不过高、滴速不过快、总量不过大、尿量不过少”的原则。

第 3 节　酸碱失衡病人的护理

案例 2-3

病人，男，45 岁，糖尿病史 10 年，昏迷状态入院。体格检查：血压 90/40mmHg，脉搏 101 次 / 分，呼吸 28 次 / 分。实验室检查：血糖 10.1mmol/L；$[K^+]$ 5.0mmol/L、$[Na^+]$ 160mmol/L、$[Cl^-]$ 104mmol/L；血气分析：pH 7.13、$PaCO_2$ 30mmHg、PaO_2 74 mmHg、HCO_3^- 9.9mmol/L；尿常规：酮体 (+++)，糖 (+++)，酸性；脑脊液常规检查未见异常。

问题：

1. 请对该病人的致病因素及身体状况做出合理的评估，并指出当前病人存在的最主要的问题是什么？

2. 作为护理人员，请根据病情制订出下一步护理措施。

一、概　　述

机体的正常生理代谢需要一个酸碱适宜的体液环境，即血浆 pH 保持在 7.35 ～ 7.45。在病理情况下，体外的酸或碱过量，超过机体对酸碱平衡的调节能力时，会导致酸碱平衡紊乱。为了维持酸碱平衡状态，机体主要通过血液的缓冲系统、肺的呼吸和肾的排泄来发挥调节功能。

1. 缓冲系统　血液中最重要的缓冲对是 HCO_3^-/H_2CO_3。缓冲系统对酸碱平衡的调节是迅速而短暂的，缓冲对中的 HCO_3^- 及 H_2CO_3 的相应增减还要依靠肺、肾的调节。正常成人血中 HCO_3^- 和 H_2CO_3 两者之比维持在 20 ∶ 1。

2. 肺的调节　通过排出 CO_2 来调节血中 H_2CO_3 的浓度。当血 $PaCO_2$ 升高（H_2CO_3 增多）时，呼吸加深加快，CO_2 排出增多，血 H_2CO_3 下降；反之，当血 $PaCO_2$ 降低时，肺的代偿

使血 H_2CO_3 升高。呼吸的调节量很大，但只对挥发性酸（碳酸、酮体）起作用。

3. 肾的调节 在酸碱平衡调节中起最重要的作用。主要作用是排酸（H^+）并回吸收 $NaHCO_3$。体内酸多时，此作用加强；体内碱多时，此作用减弱。因此，非挥发性酸和过多的碱都经肾脏排泄，但肾的调节速度是缓慢的。

pH、[HCO_3^-]、[H_2CO_3] 是反映机体酸碱平衡的三大基本要素。其中，[HCO_3^-] 反映代谢性因素，[HCO_3^-] 原发性减少或增多，可引起代谢性酸中毒或代谢性碱中毒；[H_2CO_3] 反映呼吸性因素，[H_2CO_3] 原发性增加或减少，则引起呼吸性酸中毒或呼吸性碱中毒。临床上也可见两种或两种以上同时存在的酸碱失衡，称为混合性酸碱失衡。

二、代谢性酸中毒病人的护理

代谢性酸中毒指由于代谢性因素引起体内【HCO_3^-】原发性减少，是临床上最常见的酸碱紊乱类型。

（一）护理评估

1. 健康史 询问病人既往身体状况，评估病人是否存在导致代谢性酸中毒的原因。常见的致病因素有：

(1) 酸性物质产生过多：如高热、严重感染、创伤、饥饿、休克等病理情况下，机体产酸增多。

(2) 酸性物质排出减少：急性肾衰竭使体内酸性代谢产物排出障碍。

(3) 碱性物质丢失过多：如腹泻、肠梗阻、肠瘘等使碱性消化液大量丧失。

2. 身体状况

(1) 呼吸代偿表现：呼吸加深加快，有时呼气中带有烂苹果气味（酮味），是代谢性酸中毒病人最突出的表现。

(2) 心血管系统表现：可表现为面部潮红，口唇樱红色，心律失常、心音低弱、血压下降等。

考点：代谢性酸中毒病人的典型表现

(3) 中枢神经系统表现：酸中毒抑制脑细胞代谢活动，病人可有疲乏、眩晕、嗜睡等表现，严重者神志不清或昏迷。

3. 心理 - 社会状况 由于疾病影响病人的呼吸、循环功能，甚至出现眩晕、嗜睡时，可使病人及家属产生焦虑或恐惧。

4. 实验室检查 血 pH 低于 7.35，血 [HCO_3^-] 浓度降低，其他如 CO_2CP（二氧化碳结合力）、BE 值亦低于正常。因呼吸的代偿，$PaCO_2$ 略下降。尿呈强酸性。血 K^+ 可升高。

（二）护理问题

1. 心排血量减少 与血 [H^+]、[K^+] 增高，抑制心肌和导致心律失常有关。

2. 有受伤的危险 与中枢神经受抑制、意识混乱、定向力下降有关。

3. 体液不足 与呕吐、腹泻有关。

4. 潜在并发症：高钾血症。

案例 2-3 分析

问题 1 分析：根据病人长期糖尿病史及体格检查，结合检验报告、血气分析数值等初步考虑该病人当前最主要的问题是糖尿病伴有酮症酸中毒。

（三）护理措施

1. 一般护理　根据病人情况，采取合适的体位，协助乏力、翻身有困难的病人改变体位，防止压疮形成；采取安全措施，如使用床栏或移开障碍物等，加强观察和陪护，以保护病人，避免意外受伤。

2. 心理护理　加强与病人进行沟通，减轻其思想顾虑，增强病人战胜疾病的信心。

3. 病情监测　定时评估并记录病人的生命体征、出入量、意识变化等，及时做血气分析及血清电解质等的测定。

4. 治疗配合

(1) 控制病因：积极配合医生处理原发病因。消除或控制导致代谢性酸中毒的危险因素，如纠正高热、腹泻、脱水、休克；积极改善肾功能；保证足够热量供应，减少脂肪分解而生成过多酮体。

(2) 及时补液：代谢性酸中毒常有脱水表现。轻度代谢性酸中毒病人经及时补液纠正脱水后，酸中毒多可好转。

(3) 适时补碱：对病情较重者须遵医嘱及时补给碱性溶液，常用的是 5% 碳酸氢钠。静脉滴注 5% 碳酸氢钠时注意以下几点：

1) 5% 碳酸氢钠溶液（高渗）不必稀释，直接静脉滴注。但滴速应缓慢，首次用量一般宜在 2 ～ 4h 滴完，以免发生高钠血症。

2) 碱性溶液宜单独滴入，不加入其他药物。

3) 补给 5% 碳酸氢钠溶液时，应从病人补液总量中扣除等量生理盐水，以免补钠过多。

4) 酸中毒时血中钙离子 (Ca^{2+}) 增多，K^+ 亦趋增多，故常掩盖低钙或低钾的症状，故在补充碳酸氢钠时应注意观察缺钙或缺钾症状的发生。

案例 2-3 分析

问题 2 分析：针对该病人，应当从原发病治疗着手，保证足够热量供应，减少脂肪分解而生成过多的酮体；纠正电解质失衡，降低血糖，适当补碱，使病人尽快恢复。加强观察和陪护，避免意外受伤。

（四）健康指导

(1) 改善不良的膳食习惯，酸、碱性食物的摄入要合理搭配，注意平衡饮食。

(2) 对于肠梗阻、呕吐、腹泻等病人应当尽早治疗，避免代谢性酸中毒等并发症的发生，糖尿病者注意控制好血糖，均衡饮食，预防酮症酸中毒。

(3) 定期体格检查，监测肺、肾等重要器官的功能，维护酸碱平衡的正常调节。

三、代谢性碱中毒病人的护理

代谢性碱中毒是指由于代谢性因素引起体内 [HCO_3^-] 原发性增多。

（一）护理评估

1. 健康史　询问病人既往身体状况，评估病人是否存在发生代谢性碱中毒的原因。常见的致病因素有：

(1) 酸性物质丧失过多：如幽门梗阻、急性胃扩张、持续胃肠减压等，使胃酸大量丢失、体内 HCO_3^- 增多所致；同时 Cl^- 丢失，势必造成细胞外液中 HCO_3^- 增多，而形成低氯性

护考链接

低钾性碱中毒最可能出现于

A. 尿毒症　　B. 胃手术后

C. 大量输血　　D. 术后少尿

E. 严重创伤

分析：答案B。术前呕吐及术后胃肠减压会使胃液内钾离子与胃酸丢失，导致低钾性碱中毒。

碱中毒；胃液中 K^+ 浓度高于细胞外液，胃液丢失会引起低钾血症而导致低钾性碱中毒。这是外科病人发生代谢性碱中毒最常见的原因。

(2) 碱性物质摄入过多：如长期服用碱性药物，或酸中毒时补碱过量。

(3) 低钾血症：低钾时，K^+ 从细胞内释出，Na^+、H^+ 进入细胞内，引起细胞内酸中毒，细胞外碱中毒。

2. 身体状况　代谢性碱中毒缺乏特异性的临床表现，病人可有呼吸浅而慢；伴有低钾血症时，表现为心律失常等症状；由于碱中毒使血离子化钙（Ca^{2+}）减少，可出现手足抽搐、麻木、腱反射亢进等症状；脑细胞代谢活动障碍，可有眩晕、嗜睡、谵妄或昏迷等表现。

3. 实验室检查　血 pH 和 [HCO_3^-] 增高，CO_2CP 及 BE 值亦增大。因呼吸抑制使代偿性 $PaCO_2$ 稍上升。血 [K^+] 可下降，尿呈碱性。

4. 心理 - 社会状况　由于疾病影响病人的呼吸、循环功能，甚至出现眩晕、嗜睡时，可使病人及家属产生焦虑或恐惧。

（二）护理问题

1. 低效性呼吸型态　与呼吸改变有关。

2. 有受伤的危险　与意识改变及四肢抽搐有关。

3. 潜在并发症：低钾血症。

（三）护理措施

1. 一般护理　根据病人情况，采取合适的体位，协助乏力、翻身有困难的病人改变体位，防止压疮形成；采取安全措施，如使用床栏或移开障碍物等，加强观察和陪护，以保护病人避免意外受伤。

2. 心理护理　加强与病人沟通，减轻其思想顾虑，增强病人战胜疾病的信心。

3. 病情监测　仔细观察神经及精神方面的异常表现，记录出入量，监测血气分析及血清电解质浓度改变。

4. 治疗配合

(1) 配合医疗方案，积极控制致病因素。

(2) 遵医嘱及时采取纠正碱中毒的措施。对病情较轻的病人，一般补 0.9% 氯化钠溶液和适量氯化钾后，病情多可改善。对病情较重的病人，遵医嘱给予口服氯化铵 1 ～ 2g，每日 3 次。不能口服者可给 0.1mol/L 的稀盐酸溶液经中心静脉缓慢滴注。并根据血 Na^+、K^+ 缺乏情况，同时补等渗盐水和氯化钾。每 4 ～ 6h 重复测定血 Na^+、K^+、Cl^- 和 CO_2CP 值，据病情转化情况随时调整处理方案。

(3) 有手足抽搐者，遵医嘱给 10% 葡萄糖酸钙 20ml 缓慢静脉注射。

（四）健康指导

解释易造成代谢性碱中毒的高危因素，如幽门梗阻、持续胃肠减压、长期服用碱性药物等。对酸中毒补碱病人避免补碱过量，告知病人和家属手足抽搐、麻木的原因，同时加强观察和陪护，防止意外发生。

四、呼吸性酸中毒病人的护理

呼吸性酸中毒指肺通气或换气功能障碍，导致体内 CO_2 潴留，而引起的高碳酸血症。致病因素多是呼吸道梗阻、胸部损伤及严重气胸、全身麻醉过深、镇静剂过量、肺不张及肺炎等。主要表现有呼吸困难、胸闷、气促、发绀、乏力、头痛，甚至谵妄或昏迷。辅助检查见血 pH 降低，血 $PaCO_2$ 增高，因肾代偿作用使血 CO_2CP 略增高。护理要点如下：

(1) 控制致病因素。

(2) 改善肺通气、换气功能，如吸氧、鼓励深呼吸、促进咳痰，必要时可行气管切开、使用呼吸机辅助呼吸等。

(3) 对意识障碍者，采取保护措施，防止意外发生。

五、呼吸性碱中毒病人的护理

呼吸性碱中毒是因肺换气过度，体内 CO_2 排气过多、血 $PaCO_2$ 下降所致的低碳酸血症。致病因素有癔症、高热、中枢神经系统疾病、颅脑损伤、使用呼吸机不当等。主要表现有心率增快，手足和口周麻木及针刺感，肌肉震颤，手足抽搐，部分病人可有呼吸急促的表现。可发生晕厥、表情淡漠或意识障碍。辅助检查可见：血 pH 升高，血 $PaCO_2$ 下降，CO_2CP 代偿性略降低。护理要点：

(1) 控制致病因素。

(2) 必要时用纸筒罩住口鼻以增加吸入气体的 CO_2 含量，或让病人吸入含 5%CO_2 的氧气。

(3) 手足抽搐者可给予 10% 葡萄糖酸钙缓慢静脉注射。

(4) 加强陪护，防止意外跌倒损伤的发生。

六、混合性酸碱平衡失调

在临床上，常有两种或两种以上类型的酸、碱中毒同时存在，形成了混合性酸碱平衡失调。如休克病人因缺氧，体内乳酸增多，多发生代谢性酸中毒。当合并休克肺时可引起呼吸性酸中毒；代谢性酸中毒病人如呼吸代偿过度，使二氧化碳分压降低又会合并呼吸性碱中毒；幽门梗阻病人易形成代谢性碱中毒，但长期饥饿、供给营养不足，体内脂肪分解生成多量酮体，又可引起代谢性酸中毒。

混合性酸碱平衡失调以其中的一种平衡失调为主要失调，其余为过度代偿或代偿不全所致，其酸碱检验指标可能相互抵消而呈正常值。正确诊断除仔细分析病史、临床表现外，还需做动态血气分析或其他特殊检查。

治疗时，以纠正酸碱平衡失调的主要紊乱类型为主，因而护理时可参考其存在的主要酸碱失衡类型的护理措施，同时密切观察其他类型的临床征象，以便及时发现与处理。

小结

高渗性缺水主要病因是水分摄入不足和丢失过多。因失水多于失钠，以口渴为主要临床表现。低渗性缺水主要病因是体液长期大量丢失，因失钠多于失水，临床以较早出现周围循环衰竭为特点。等渗性脱水主要病因是急性大量体液丢失。因水和钠等比例丢失，既有缺水表现，又有缺钠表现。三种缺水的处理原则为控制病因，补液扩容。补液量的多少，可按缺水、缺钠的程度估算，遵循补液五大原则，认真制订补液计划，根据病情变化边治疗、边观察、边调整。

当血清钾浓度低于3.5mmol/L时称为低钾血症。临床上表现为平滑肌、骨骼肌兴奋性降低，心肌兴奋性增高的一系列表现。静脉补钾时要严格遵循以下原则：总量不过大、浓度不过高、滴速不过快、尿量不过少。血清钾浓度高于5.5mmol/L时称为高钾血症。护理时积极控制病因，及时通过禁钾、排钾、转钾以降低血清钾浓度，并适时抗钾，以保护心肌。

代谢性酸中毒是酸碱失衡基本类型中最常见的一种，及时补液后，轻度酸中毒多可好转，只有病情较重时，方需补充碱性液。对于呼吸性酸碱紊乱，通过改善呼吸状况后多可好转。

（王起越）

自测题

A_1 型题

1. 外科病人最常见的缺水类型是
   A. 高渗性脱水　B. 低渗性脱水
   C. 等渗性脱水　D. 原发性脱水
   E. 慢性脱水
2. 正常成人每日无形失水量为
   A. 200ml　B. 850ml　C. 400ml
   D. 1000ml　E. 1200ml
3. 施行液体疗法时，首要的问题是
   A. 液体的选择
   B. 补液的量
   C. 确定体液平衡失调的性质
   D. 选择补液途径
   E. 安排补液的先后顺序
4. 高渗性缺水早期的主要表现是
   A. 尿量减少　B. 血压下降
   C. 口渴　D. 神志淡漠
   E. 烦躁
5. 缺水病人第一天补液时，对已丧失液量的补充应是
   A. 先补充 1/2　B. 一次补足
   C. 先补充 2/3　D. 先补充 1/3
   E. 先补充 1/4
6. 对重度高渗性缺水的病人应首先输入
   A. 平衡液　B. 5% 葡萄糖液
   C. 林格液　D. 右旋糖酐
   E. 3% ～ 5% 生理盐水
7. 静脉补钾时，以下错误的是
   A. 尿量须在 30ml/h 以上
   B. 输液中氯化钾浓度＜ 0.3%
   C. 滴速＜ 60 滴 / 分
   D. 每日补充钾总量＜ 6 ～ 8g
   E. 可先静脉注射少量 10% 氯化钾
8. 低钾血症与高钾血症病人相同的症状是
   A. 心动过速　B. 乏力、软瘫
   C. 舒张期心搏骤停　D. 腹胀、呕吐
   E. 心电图 T 波低平
9. 呼吸深而快是以下哪种酸碱失衡的特征
   A. 代谢性酸中毒　B. 代谢性碱中毒
   C. 呼吸性酸中毒　D. 呼吸性碱中毒
   E. 混合性碱中毒
10. 代谢性酸中毒发生是由于
    A. 体内 H_2CO_3 增高所致
    B. 呕吐大量胃内容物所致
    C. 大量利尿所致
    D. 体内 HCO_3^- 减少所致
    E. 体内钾缺失所致

A_2 型题

11. 张某，女，因急性腹泻出现口渴，尿少，血压偏低，应首先输入的液体是
    A. 5% 葡萄糖溶液　B. 10% 葡萄糖溶液
    C. 5% 葡萄糖盐水　D. 右旋糖酐 40
    E. 5% 碳酸氢钠溶液
12. 成年病人，高热昏迷 3 天，不能进食和饮水，

尿比重 1.030，应先静脉补充

A. 5% 葡萄糖盐水　　B. 等渗生理盐水

C. 右旋糖酐　　D. 5% 葡萄糖液

E. 10% 葡萄糖液

13. 某急性肠梗阻病人，男，40 岁，极度口渴，尿少，眼窝深陷，脉速，血压 12/8.0kPa(90/60mmHg)，请估计其脱水性质和程度

A. 中度等渗性脱水　　B. 中度高渗性脱水

C. 中度低渗性脱水　　D. 重度高渗性脱水

E. 重度低渗性脱水

14. 某病人体重 60kg，体温持续 39℃，晚间用退热药后，大汗淋漓，渗湿一身衬衣裤，估计以上两项额外失水量约是

A. 500ml　　B. 800ml　　C. 1000ml

D. 1500ml　　E. 2000ml

15. 病人，男，40 岁，因腹痛、腹胀、呕吐 2 日来诊。初步诊断为急性肠梗阻。病人口渴，尿少，乏力，头昏，血压 100/60mmHg (13.32/8.0kPa)。该病人发生了

A. 高渗性脱水　　B. 低渗性脱水

C. 等渗性脱水　　D. 低钾血症

E. 高钾血症

16. 病人，女，60 岁，因呕吐不能进食 3 日，今日觉软弱无力。腹胀难忍，心悸，检查腱反射减弱，血压 100/60mmHg(13.3/8.0kPa)，心电图发现 U 波。该病人发生了

A. 低钾血症　　B. 高钾血症

C. 代谢性酸中毒　　D. 代谢性碱中毒

E. 高渗性脱水

A_3/A_4 型题

（17、18 题共用题干）

某成年男性病人，体重 60kg，因频繁呕吐、腹泻而出现口渴、尿少、头晕、乏力而入院。BP 90/60mmHg，P 105 次 / 分，神志淡漠，口唇干燥、樱红，眼窝凹陷，皮肤弹性差，呼吸深快，血清钠 140mmol/L，血清钾 3.4mmol/L，二氧化碳结合力 14mmol/L，T 波低平，U 波。

17. 该病人存在

A. 等渗性脱水、代谢性碱中毒、低钾血症

B. 低钾血症、高渗性脱水、代谢性酸中毒

C. 低渗性脱水、低钾血症、呼吸性酸中毒

D. 代谢性酸中毒、低渗性脱水、低钾血症

E. 低钾血症、等渗性脱水、代谢性酸中毒

18. 关于该病人的护理措施应是

A. 应补给 10% 葡萄糖液

B. 应补给生理盐水

C. 应先纠正脱水并给予碱性液体及钾盐

D. 应给予生理盐水、碱性液和氯化钾

E. 给予 10% 葡萄糖液、碱性液和氯化钾

3

第 3 章 外科休克病人的护理

休克是外科常见的急危重症，通常起病急、发展快，如果处理不当，可危及生命。护士应学会评估休克的发生，并能够配合医师进行有效的急救和完善的护理，以便促进病人转危为安和彻底康复。

案例 3-1

病人，女，35 岁，外伤后脾破裂，出现失血性休克。护士遵医嘱对病人进行扩容补液一段时间后，测得病人血压 80/60 mmHg，CVP 4.5cmH_2O。

问题：

1. 护士应如何调整输液？
2. 护士观察休克病人补液效果最简便有效的指标是什么？

一、概　　述

休克是机体受到强烈致病因素侵袭后，有效循环血量锐减、组织血液灌流不足、细胞代谢紊乱和功能受损为共同特点的全身性病理生理改变。典型表现为表情淡漠、面色苍白、四肢湿冷、脉搏细数、血压下降、尿量减少等。休克的分类方法很多，通常将休克分为低血容量性休克、感染性休克、心源性休克、神经源性休克和过敏性休克五类。低血容量性休克和感染性休克是外科常见的休克类型。

（一）病理生理

1. 微循环的变化

(1) 休克代偿期（微循环收缩期）：各种因素导致有效循环血量锐减时，血压下降，刺激主动脉弓和颈动脉窦压力感受器，引起交感神经 - 肾上腺轴兴奋，儿茶酚胺释放及肾素 - 血管紧张素分泌增加，使心跳加快、心排血量增加。同时外周和内脏小血管、微血管平滑肌收缩，加上毛细血管前括约肌强烈收缩，动静脉短路和直接通道开放，真毛细血管网内血流减少，增加了回心血量，仍能维持血压不变。由于毛细血管的血流减少，血管内压力降低，血管外液进入血管，也一定程度补充了循环血量。

(2) 休克抑制期（微循环扩张期）：休克继续发展，微循环血管持续收缩，组织因严重缺血、缺氧导致无氧代谢产生的大量酸性代谢产物堆积，毛细血管前括约肌耐受性差，转为舒张。而后括约肌由于对酸中毒耐受力较大，仍处于收缩状态，导致大量血液淤滞于毛细血管，毛细血管内静水压升高，促使血浆外渗，血液浓缩，血黏稠度增加，回心血量进一步减少，心排血量锐减，血压下降。

(3) 休克失代偿期（微循环衰竭期）：若休克病情进一步发展，由于微循环中血流滞缓，血液浓缩，黏度增高，在酸性环境下血液处于高凝状况，使细胞及血小板在毛细血管内凝集，并形成微血栓，最终导致弥散性血管内凝血（DIC）。随着各种凝血因子消耗，激活纤维蛋白溶解系统，临床出现严重出血倾向。组织细胞缺氧严重，使细胞内溶酶体膜破裂，释放多种水解酶，造成细胞自溶、死亡，并引起广泛的组织损伤甚至多器官系统功能障碍。

2. 代谢变化　三磷酸腺苷（ATP）减少，使细胞膜钠 - 钾泵功能失常，钾离子由细胞内转移到细胞外形成高血钾，钠离子进入细胞内造成细胞水肿、自溶。由于血容量减少，抗利尿激素和醛固酮增加，使尿量减少，水钠潴留。葡萄糖的无氧酵解增高使丙酮酸和乳酸产生过多，导致代谢性酸中毒。休克时蛋白质分解加速，使血尿素氮、肌酐增高。

3. 内脏器官的继发性损害　休克时由于内脏器官细胞持续处于出血、缺氧状态，因此组织细胞可发生变性、坏死、出血，导致器官功能不全甚至衰竭。其中心、肺、肾衰竭是休克病人死亡的主要因素。

(1) 肺：微循环障碍和缺氧可损伤肺毛细血管的内皮细胞和肺泡上皮细胞。细胞内皮损伤可导致血管壁通透性增加，造成肺间质水肿；肺泡上皮细胞受损后使肺泡表面活性物质减少，肺泡表面张力升高，继发肺泡萎缩并出现局限性肺不张，最终可导致急性呼吸窘迫综合征（ARDS）。常发生于休克期内或稳定后 48 ～ 72h 内。

(2) 肾：休克时由于肾血管收缩，肾血流量减少，肾小球滤过率降低，尿量减少。正常生理状况下，90% 的肾血流流经肾皮质，休克时肾内血流重新分布，主要转向髓质，导致肾皮质血流锐减，肾小管上皮细胞大量变性、坏死，引起急性肾衰竭。

(3) 心：冠状动脉灌流量的 80% 来源于舒张期，休克时由于心率过快，舒张期过短，舒张压降低，冠状动脉灌流量减少，心肌因缺血缺氧而受损。微循环内血栓形成，可引起局灶性心肌坏死和心力衰竭。此外，休克时心肌易受缺血 - 再灌注损伤。

(4) 其他：休克还可以继发脑水肿和颅内压升高，甚至形成脑疝。并发急性胃黏膜糜烂或应激性溃疡，引起上消化道大出血。肝细胞坏死，导致肝衰竭。

二、护 理 评 估

（一）健康史

了解病人是否有大血管破裂出血、门静脉高压症所致的食管胃底静脉曲张破裂出血、胃十二指肠溃疡大出血、腹部外伤所致的肝脾和肠系膜破裂出血、宫外孕破裂出血及胆道出血等大出血病史。

了解病人是否有大面积烧伤、严重腹泻及肠梗阻等大量失液史。

了解病人是否有急性化脓性腹膜炎、绞窄性肠梗阻、大面积烧伤感染等各种急性严重性感染史。

（二）身心状况

1. 躯体表现　根据休克的病程演变，将休克分为休克代偿期和休克抑制期（表 3-1）。

(1) 休克代偿期：即微循环收缩期，此期由于机体的代偿作用，交感神经兴奋性增强，临床表现为精神紧张、兴奋或烦躁不安，面色苍白，手足湿冷，心率加快，血压正常或稍高，舒张压可升高，脉压减小，尿量正常或减少。此期若处理得当，休克可很快得到纠正，否则，病情继续发展，很快进入休克抑制期。

(2) 休克抑制期：病人反应迟钝，神情淡漠，甚至出现意识模糊或昏迷，皮肤和黏膜发绀或紫斑，四肢厥冷，脉搏细数或摸不清，血压下降，脉压缩小，尿量减少甚至无尿。还可出现代谢性酸中毒、DIC、ARDS 等。

表 3-1　休克的临床表现

分期		休克代偿期	休克抑制期	
程度		轻度	中度	重度
神志		神志清楚，伴有精神紧张、烦躁	神志尚清楚，表情淡漠	意识模糊，神志不清，昏迷
口渴		明显	很明显	非常明显，可能无主诉
皮肤黏膜	色泽	开始苍白	苍白	显著苍白，肢端青紫
	温度	正常，发凉	发冷	厥冷
脉搏		100 次 / 分以下，尚有力	100 ～ 120 次 / 分	＞ 120 次 / 分，速而细弱，或摸不清
血压		收缩压正常或稍升高，脉压缩小	收缩压为 70 ～ 90mmHg，脉压小	收缩压＜ 70 mmHg 或测不到
体表血管		正常	表浅静脉塌陷，毛细血管充盈迟缓	毛细血管充盈更迟缓，表浅静脉塌陷
尿量		正常	尿少＜ 30ml/h	尿少＜ 20ml/h 或无尿
估计失血		＜ 20%（＜ 800ml）	20% ～ 40%（800 ～ 1600ml）	＞ 40%（＞ 1600ml）

考点：休克各期的临床特点

2. 心理 - 社会状况　休克病人起病急、进展快，早期意识清楚，对失血、严重损伤等情况会感到痛苦、焦虑、恐惧，甚至无助，这些反应与休克之间会形成负反馈的恶性循环。

（三）辅助检查

1. 动脉血气分析　有助于了解有无酸碱平衡失调。动脉血氧分压（PaO_2）和二氧化碳分压（$PaCO_2$）是重要的检测指标。休克时常有呼吸功能障碍，PaO_2 可降低，PaO_2 低于 60mmHg 时必须给氧。休克晚期 $PaCO_2$ 明显升高，吸入纯氧后仍无改善，应考虑有急性呼吸窘迫综合征。

2. 中心静脉压（CVP）　代表胸腔段静脉内压力或右心房内的压力，其变化可反映血容量和右心功能。正常值为 0.59 ～ 1.18kPa（6 ～ 12cmH_2O），低于 5 cmH_2O 表示血容量不足；高于 15cmH_2O 表示有心功能不全；高于 20 cmH_2O 则提示充血性心力衰竭。

3. 肺毛细血管楔压（PCWP）　反映肺静脉、左心房和左心室的压力。应用漂浮导管测量，正常值为 0.8 ～ 2.0 kPa（6 ～ 15mmHg），小于 0.8kPa 反映血容量不足；增高提示肺循环阻力增加，如肺水肿。该检查有一定的创伤性和并发症，应严格掌握应用适应证。

4. 动脉血乳酸盐测定　反映细胞缺氧程度，正常值为 1.0 ～ 1.5mmol/L。休克时间越长，动脉血乳酸盐浓度越高，提示病情越严重，预后不良。乳酸盐浓度＞ 8mmol/L 者，死亡率 100%。

5. 其他　血浆电解质测定，可了解体液代谢或酸碱平衡失调的程度。血小板、出凝血时间、纤维蛋白原、凝血酶原时间及其他凝血因子的测定，可及早发现 DIC。心排血量（CO）和心脏指数（CI）的测定，可判断休克及程度。

（四）治疗要点与反应

1. 积极处理原发病　是治疗休克的先决条件，也是抢救休克的关键。对大出血病人，立即采取措施控制大出血。

2. 补充血容量　习惯称扩充血容量或扩容，是抢救休克的基本措施，是纠正组织低灌注和缺氧的关键。输液种类主要有两种：晶体溶液和胶体溶液。一般先快速输入晶体溶液，首选平衡盐溶液，再输入扩容作用持久的胶体溶液，如全血、血浆、白蛋白、血浆增量剂等。

3. 纠正酸碱平衡失调 休克病人由于组织缺氧，常有不同程度的酸中毒。在休克早期，过度换气，会引起低碳酸血症，发生呼吸性碱中毒。轻度酸中毒，经迅速补充血容量，组织灌注量改善即可得到缓解。但严重酸中毒，扩容治疗效果不佳时，仍需给予碱性药物纠正，常用的碱性药物为5%碳酸氢钠溶液。

4. 应用血管活性药物 在补充血容量、纠正酸中毒后，可以应用血管活性药以防止微循环淤滞。血管收缩剂使小动脉收缩，可暂时升高血压，却可使组织缺氧更加严重，应慎重选用。常用的血管收缩剂有去甲肾上腺素、间羟胺和多巴胺等。血管扩张剂可以解除小动脉痉挛，改善微循环，却可使血压有不同程度的下降，从而影响重要器官的血液灌流。因此，只有血容量已基本补足，血压基本恢复，而病人四肢厥冷、毛细血管充盈不良等循环状态未好转时，才可考虑使用。常用的血管扩张剂有酚妥拉明、酚苄明、阿托品、山莨菪碱等。休克发展到一定程度均有不同程度的心功能不全，应用强心药可增强心肌收缩力，减慢心率，增加心排血量。常用毛花苷丙、毒毛旋花素K等。

5. 其他 应用肝素等治疗DIC改善微循环，应用皮质类固醇激素改善微循环。

考点：治疗休克的先决条件和基本措施

三、护理问题

1. 体液不足 与大量失血、失液有关。

2. 组织灌注量改变 与心、肺、脑、肾及外周组织血流减少有关。

3. 气体交换受损 与呼吸异常或呼吸型态改变有关。

4. 有感染的危险 与免疫力降低有关。

5. 体温过低 与外周组织血流减少，大量输入低温库存血有关。

6. 活动无耐力 与循环血量减少、气体交换障碍有关。

四、护理措施

（一）心理护理

休克早期病人的意识是清醒的，护士应给予良好心理影响。选择适当的语言安慰病人，耐心解释有关病情变化，工作要稳重而有秩序，以稳定病人情绪，减轻病人痛苦，使病人增强治疗信心，积极配合治疗和护理。

（二）一般护理

1. 专人护理 尽量避免搬动病人，应将其置于重危病室，保持病房安静。休克初期，病人可有烦躁、精神混乱，应采取措施，如加床旁护栏、输液肢体用夹板固定等，预防伤害。

2. 体位 将病人头和胸部抬高20°～30°，下肢抬高15°～20°，可以防止膈肌及腹腔器官上移，影响心肺功能，并可增加回心血量。

考点：休克病人的体位

3. 保持呼吸通畅 清醒病人鼓励其深呼吸，协助病人有效地咳嗽、排痰；昏迷病人头偏向一侧，注意防止舌后坠阻塞气道，及时清理口、咽、气管内的分泌物、异物；遵医嘱给予吸氧；严重呼吸困难者，可行气管插管或气管切开，必要时使用呼吸机辅助呼吸。

4. 注意保暖 休克时体温降低，四肢较冷，应予以保暖。可通过增加室温、盖棉被等措施来保暖，但不能用热水袋、电热毯等进行体表加温，因为体表加温可使皮肤血管扩张，使心、脑、肾等重要器官的血流灌注进一步减少，同时可增加局部组织耗氧量，加重缺氧。输入低温保存的库存血时，应将库存血复温后再输入。

考点：休克病人禁用体表加温

5. 高热予以降温 感染性休克病人体温过高，予以物理降温，可将冰帽或冰袋置于头部、腋下、腹股沟等处降温，也可用4℃等渗盐水100ml灌肠；必要时配合药物降温。

6. 抗休克裤的使用 抗休克裤常用于出血病人的紧急抢救（图3-1）。充气后在腹部与腿部加压，使回心血量增加。同时可以控制腹部和下肢出血。

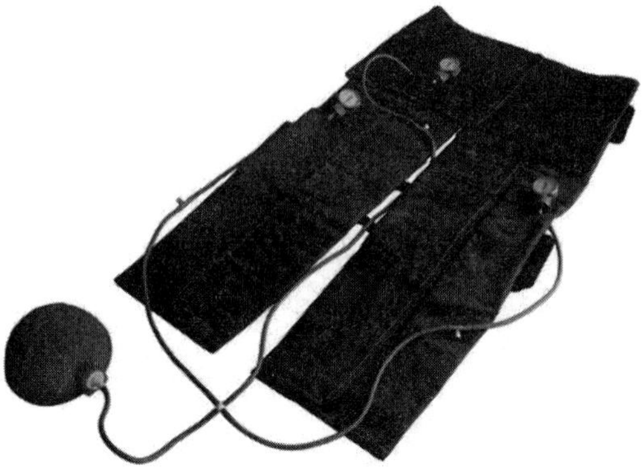

图3-1 抗休克裤

（三）病情观察

每15～30min测量体温、脉搏、呼吸、血压一次。

1. 意识状态 反映脑血流灌注和供氧情况。烦躁、淡漠、嗜睡及昏迷常提示脑缺血、缺氧或脑水肿。

2. 皮肤和肢体表现 随着休克的加重，皮肤会出现苍白、发绀、青紫，肢体温度逐渐降低。

3. 脉搏和血压 脉搏加快常出现在血压下降之前，血压变化是休克的重要指标之一。判断休克程度，可用休克指数来估计，休克指数＝脉率（次/分）÷收缩压（mmHg），正常为0.5左右；＞1.0～1.5表示休克；＞2.0为严重休克。

4. 呼吸 呼吸深快提示有代谢性酸中毒。如果出现呼吸不规则，则提示呼吸中枢抑制。

5. 尿量 尿量的变化是提示肾血流灌注情况的重要指标之一，间接反映有效循环血量是否充足，是观察休克病情变化最简便有效的指标。尿量＜30ml/h，提示血容量不足。尿量＜20ml/h，尿比重低且固定，尿中有肾衰管型，提示有急性肾衰竭。

考点：休克病人的观察指标及意义

6. 中心静脉压（CVP） 其变化可反映有效血容量是否充足和右心功能，监测其动态变化可作为判断休克治疗的指标（表3-2）。

表3-2 中心静脉压与补液的关系

CVP	BP	原因	处理原则
低	低	血容量严重不足	充分补液
低	正常	血容量不足	适当补液
高	低	心功能不全或血容量相对过多	给强心药，纠正酸中毒，舒张血管
高	正常	容量血管过度收缩	舒张血管
正常	低	心功能不全或血容量不足	补液试验*

*补液试验：取等渗盐水250ml，于5～10min内经静脉滴入，如血压升高，而CVP不变，提示血容量不足；若血压不变而CVP升高为0.29～0.49kPa（3～5 cmH_2O），则提示心功能不全

案例 3-1 分析

1. 病人血压、CVP 均低，说明血容量严重不足，应当继续充分补液。

2. 护士观察休克病人补液效果最简便有效的指标是尿量。

（四）配合治疗护理

1. 补充血容量护理

(1) 建立静脉通路：迅速建立两条以上静脉输液通道。若周围静脉穿刺困难时，应立即进行中心静脉穿刺插管，并同时监测 CVP，必要时，也可选择静脉切开。

(2) 注意输液速度：根据病情需要，一般掌握先快后慢的原则，既要保证尽快补足有效血容量，又要防止输液过快引起或加重心力衰竭，尤其是老年人及心功能减退者。

(3) 补液种类选择：休克病人一般先快速输入晶体溶液，首选平衡盐溶液，其他还可选等渗盐水等，以疏通微循环，增加回心血量和心搏出量。后输胶体溶液，如全血、血浆、白蛋白、血浆增量剂等，以减少晶体溶液渗出血管外。

(4) 记录液体出入量：在抢救休克过程中，应准确记录输入液体的种类、数量、时间、速度等，并详细记录 24h 出入量以作为后续治疗的依据。

2. 用药护理　遵医嘱及时、正确地应用药物抢救病人。应用血管活性药物的过程中应注意监测血压的变化，及时调整输液速度，预防血压骤变；应用强心药物时应注意观察心律变化和药物的不良反应。应用碱性药物纠正酸中毒时应注意碱性药物的配伍禁忌。严格执行无菌技术操作规程，遵医嘱应用有效的抗生素预防感染。

链接

休克现场急救方法

当有人发生休克时，要让病人安静平卧、下肢略抬高以保证头部供血，如有呼吸困难，可将头部和躯干也适当抬高；有条件的应给予吸氧，注意通风，保持空气清新；注意保暖，体温低者盖上被（毯）保暖；昏迷时，要保持呼吸道通畅，让病人头偏向一侧，以防止呕吐物、分泌物误吸入呼吸道，必要时将舌牵出口外；有心跳、呼吸停止时，要进行胸外按压、人工呼吸等；对骨折者要在现场进行临时固定，有出血时要采取加压包扎、使用止血带等方法进行止血；及时通知急救中心或医院。

五、健康指导

(1) 指导从事危险工作的人应注意劳动保护，避免外伤。

(2) 对有可能发生休克的疾病，应及早采取有效措施防止休克的发生。

(3) 对已经发生休克的病人，积极配合医生、护士做好抢救和护理，并配合做好监测。

(4) 指导家属从心理、身体上支持病人。

小结

1. 休克是由多种病因引起的，以有效循环血量锐减、组织血液灌流不足、细胞代谢紊乱和功能受损为共同特点的全身性病理生理改变。低血容量性休克和感染性休克是外科中最常见的休克类型。

2. 典型表现为表情淡漠、面色苍白、四肢湿冷、脉搏细数、血压下降、尿量减少等。

3. 在休克病人的护理中应加强基础护理，如专人护理，保持呼吸道通畅、休克体位，注意保暖等。

4. 注意通过一般监测和CVP监测动态观察休克的变化，调节补液。

5. 补充血容量是抢救休克的基本措施，治疗原发病是抢救休克的先决条件，同时遵医嘱应用纠正酸碱失衡药及血管活性药等。

（闵晓松）

自测题

A_1/A_2 型题

1. 各种类型休克基本的病理生理变化是
   A. 尿量减少　B. 有效循环血量锐减
   C. 脉压减小　D. 血压下降
   E. 中心静脉压下降
2. 脾破裂大出血可引起
   A. 神经源性休克　B. 低血容量性休克
   C. 心源性休克　D. 过敏性休克
   E. 感染性休克
3. 病人，女，外伤出血导致休克，其应采取的卧位是
   A. 头高足低位　B. 侧卧位
   C. 半卧位　D. 中凹卧位
   E. 头低足高位
4. 休克代偿期的表现是
   A. 血压稍升高，脉搏、脉压正常
   B. 血压稍降低，脉搏、脉压正常
   C. 血压稍升高，脉搏快，脉压无变化
   D. 血压稍升高，脉搏快，脉压缩小
   E. 血压稍降低，脉搏快，脉压缩小
5. 反映休克病人组织灌流量最简单而有效的指标是
   A. 血压　B. 脉搏
   C. 尿量　D. 神志
   E. 肢端温度
6. 休克早期的最主要临床特征是
   A. 四肢冰冷　B. 脉搏细数
   C. 脉压缩小　D. 血压下降
   E. 尿量减少
7. 为休克病人补充血容量应首选
   A. 全血　B. 血浆
   C. 右旋糖酐 40　D. 平衡盐溶液
   E. 5% 葡萄糖溶液
8. 治疗休克的关键是
   A. 纠正酸碱失衡　B. 补充血容量
   C. 维护重要脏器功能　D. 应用血管活性药物
   E. 应用肾上腺皮质激素
9. 休克病人血压和中心静脉压均低，提示
   A. 血容量严重不足　B. 心功能不全
   C. 血管过度收缩　D. 血容量相对过多
   E. 血容量相对不足
10. 反映休克病人病情危重的指标是
    A. 神志淡漠
    B. 伴代谢性酸中毒
    C. 脉搏细速 120 次 / 分
    D. 收缩压低于 80mmHg
    E. 皮肤出现多处瘀点、瘀斑
11. 下列预防休克的措施中哪项不正确
    A. 及时引流感染病灶　B. 及时止血
    C. 纠正体液失衡　D. 骨折及时固定
    E. 用多个热水袋保暖
12. 剧烈腹泻致失液性休克病人，下列哪项护理诊断为最主要
    A. 焦虑　B. 体液不足
    C. 活动无耐力　D. 生活不能自理
    E. 知识缺乏
13. 病人，女，精神紧张、烦躁不安、面色苍白、

尿量减少、脉压小。应首先给

A. 血管收缩药　B. 血管扩张药

C. 静脉补液　D. 利尿剂

E. 强心药

14. 中心静脉压是指

A. 肘正中静脉压力

B. 右心房及上、下腔静脉内压力

C. 左心房压力

D. 股静脉压力

E. 右心房压力

15. 病人，男，外伤后出血，烦躁，肢端湿冷，脉搏105次/分，脉压小。应考虑为：

A. 无休克　B. 休克早期

C. 休克中期　D. 休克晚期

E. DIC形成

16. 病人，女，因休克进行扩容疗法快速输液时，中心静脉压1.47kPa（15cmH_2O），BP 80/60mmHg。应采取的措施是

A. 大量输液加快速度

B. 控制速度，减慢输液

C. 减慢输液加用强心剂

D. 暂停输液

E. 用升压药

17. 病人，男，40岁。因车祸发生脾破裂，就诊时血压60/30mmHg，脉搏120次/分，患者烦躁不安，皮肤苍白，四肢湿冷。不正确的护理措施是

A. 置热水袋保暖　B. 平卧位

C. 测每小时尿量　D. 吸氧，输液

E. 测中心静脉压

18. 病人，男，严重创伤后，血压降低，脉搏细速，面色苍白，诊断为休克。治疗时重点应注意

A. 药物对各脏器的毒性

B. 避免使用血管收缩药

C. 及时使用甘露醇

D. 及时扩充血容量

E. 急性肾衰竭的发生

A_3/A_4 型题

（19～22题共用题干）

病人，男，40岁，因车祸脾破裂就诊，血压60/30mmHg，脉搏120次/分，病人烦躁不安，皮肤苍白，四肢湿冷。

19. 在等待配血期间，静脉输液宜首选

A. 5%葡萄糖液　B. 5%葡萄糖盐水

C. 平衡盐溶液　D. 林格液

E. 5%碳酸氢钠

20. 不正确的护理措施是

A. 吸氧，输液　B. 置热水袋保暖

C. 平卧位　D. 测每小时尿量

E. 测中心静脉压

21. 该病人进入微循环衰竭期时会出现

A. 表情淡漠　B. 皮肤苍白

C. 尿量减少　D. 血压下降

E. 全身广泛出血

22. 此病人的休克指数为

A. 0.5　B. 1.0　C. 1.5

D. 2.0　E. 2.5

4

第 4 章　麻醉病人的护理

麻醉学是临床医学的一个重要组成部分。麻醉的基本任务是消除病人手术过程的疼痛和不适感觉，保障病人的安全，并为手术创造良好的工作条件。理想的麻醉要求安全、无痛、精神安定和适当的肌肉松弛。麻醉的种类很多，根据麻醉作用的范围可分为局部麻醉和全身麻醉两大类。椎管内麻醉属于局部麻醉范畴，但由于其操作的复杂性，习惯上将其独立分为一类，故麻醉可分为局部麻醉、椎管内麻醉与全身麻醉。

麻醉对手术是必不可少的，但是麻醉药物却对机体的生理功能有不同程度的干扰，有时还会发生意外，甚至危及生命。因此，护理人员要掌握麻醉病人的护理，认真做好麻醉前准备、麻醉中配合及麻醉后护理，保证手术病人的生命安全。

链接

早在公元200年，我国名医华佗即“以酒服麻沸散，既醉无所觉”，并应用于临床手术，是祖国医学对麻醉的贡献。但由于种种原因未能得到广泛流传。1846年，Morton在美国麻省总医院公开演示了乙醚麻醉获得成功，揭开了现代麻醉学的首页。

第 1 节　麻醉前准备

一、概　　述

为了提高病人麻醉的安全性，增强病人对手术和麻醉的耐受能力，避免或减少麻醉期间和麻醉后的并发症，必须认真做好麻醉前的准备工作。

二、麻醉前病人的护理

（一）护理评估

1. 健康史　了解病人麻醉史、手术史、有无药物过敏史；了解有无高血压、冠心病、糖尿病等疾病，是否经常使用镇痛药物、催眠药物等；了解有无吸烟饮酒嗜好等。

2. 身体状况　评估病人神智、精神状态及发育情况；了解心、肺、肝、肾等重要脏器功能；了解有无发热、贫血、凝血功能障碍和水电解质及酸碱平衡紊乱等情况；了解有无牙齿松动和义齿，麻醉穿刺部位皮肤有无感染等情况。

3. 心理 - 社会状况　手术是一种有创伤的治疗方法，麻醉对病人来讲更加陌生。因此，病人在手术和麻醉前难免有顾虑，有时甚至产生紧张、畏惧的情绪反应。

4. 辅助检查

(1) 实验室检查：查血、尿、便常规，出凝血时间，肝功能，根据需要查血气分析、电解质等。

(2) 心电图和胸部X线检查：了解心肺功能。

5. 麻醉方法的选择　根据病人身体状况、手术部位、范围来选择麻醉方法。

（二）护理问题

1. 焦虑　与担心麻醉效果和手术预后有关。

2. 知识缺乏：病人缺乏麻醉前需要注意和配合的知识。

3. 潜在并发症：呼吸和循环功能异常、麻醉药过敏等。

（三）护理措施

1. 提高机体对麻醉和手术的耐受力　努力改善病人营养状况，纠正各种生理功能紊乱，使各重要脏器功能处于较好的状态，为麻醉创造条件。

2. 心理护理　护理人员应正确评估病人的心理状态，并针对其实际心理状态进行解释、说服和安慰，态度应和蔼可亲，以取得病人的信任。将麻醉和手术中需要注意的问题和可能遇到的不适作适当交待，使病人了解麻醉方法及麻醉后的反应，以取得合作，消除病人对麻醉的恐惧与不安心理。

3. 饮食管理　成人择期手术麻醉前应常规禁食12h，禁饮水4～6h；小儿禁食(奶)4～8h，禁水2～3h，以减少术中术后因呕吐物误吸导致窒息的危险性。即使是局部麻醉，除门诊小手术外，也应术前禁食，因有可能局部麻醉效果不佳需术中改做全身麻醉。

对于饱餐后的急症病人，如果手术时间允许，麻醉前应做好适当准备。可催吐以排空胃；可放置粗大胃管抽吸和清洗以排空胃内容物；也可选择清醒时气管插管以避免误吸。

考点：麻醉前饮食管理

4. 麻醉药过敏试验　在详细了解病人药物过敏史的基础上，普鲁卡因使用前常规做皮肤过敏试验，并准备好肾上腺素等急救用品。

5. 麻醉前用药　麻醉前用药的目的在于稳定病人情绪，加强麻醉效果，降低基础代谢和消除不良神经反射，减少麻药的毒副作用，使麻醉过程平稳，病人合作。常用的药物有以下几种：

(1) 抗胆碱药：抑制呼吸道黏液腺和口腔唾液腺分泌，解除平滑肌痉挛，有利于呼吸道通畅；抑制迷走神经兴奋，避免术中心动过缓或心搏骤停，故为全身麻醉和椎管内麻醉前不可缺少的药物。常用阿托品0.5mg于麻醉前30min肌内注射。由于阿托品能抑制汗腺分泌，并影响心血管系统的活动，故甲状腺功能亢进症、高热、心动过速等病人不宜使用阿托品，可改用东莨菪碱0.3mg肌内注射。

(2) 催眠药：主要用巴比妥类药，有镇静、催眠和抗惊厥作用，并能防治局部麻醉药毒性反应，故为各种麻醉前常用药物。一般用苯巴比妥钠0.1g(成人剂量)，麻醉前30min肌内注射。

(3) 安定、镇静药：有镇静、催眠、抗焦虑、抗惊厥及中枢性肌肉松弛作用，还有一定的抗局部麻醉药毒性的作用。成人常用地西泮（安定）5～10mg或氟哌利多（氟哌啶）5mg，麻醉前30min肌内注射。

(4) 镇痛药：能与全身麻醉药起协同作用，从而减少麻药用量；于剧痛病人麻醉前应用，可使其安静合作；椎管内麻醉前使用能减轻腹部手术中的内脏牵拉反应；在局部麻醉前使用，可强化麻醉效果。成人常用哌替啶50～100mg肌内注射，或吗啡5～10mg皮下注射。因吗啡有抑制呼吸中枢的不良反应，故小儿、老年人应慎用，孕妇及呼吸功能障碍者禁用。

考点：麻醉前药物准备

链接

麻醉前用药应根据病情和麻醉方法确定用药的种类、剂量、给药途径和时间。术前晚可口服催眠药或安定药，术日麻醉前半小时肌内注射镇静催眠药或安定药，剧痛病人加用镇痛药，全麻或椎管内麻醉病人加用抗胆碱药。

注意事项：①一般情况差、年老、体弱、恶病质、休克和甲状腺功能低下者，吗啡类及巴比妥类药剂量应酌减。②呼吸功能不全、颅内压升高或产妇应禁用吗啡等麻醉镇痛药。③体壮、剧痛、甲亢、高热及精神紧张者，镇痛及镇静药均应酌增。④甲亢、高热、心动过速者应不用或少用抗胆碱药，必须用者可选用东莨菪碱。⑤小儿、迷走神经紧张型及使用硫喷妥钠、氟烷或椎管内麻醉时，抗胆碱药剂量应增大。

第2节　全身麻醉病人的护理

一、概　　述

麻醉药经呼吸道吸入或静脉、肌内注射进入人体内，产生中枢神经系统的暂时抑制，使病人出现神志消失、全身痛觉丧失、反射抑制和一定程度的肌肉松弛，这种方法称为全身麻醉。对中枢神经系统的抑制是可以调控的，也是完全可逆的，当药物被代谢或从体内排出后，病人的神志和各种反射逐渐恢复。

按麻醉药给入途径将全身麻醉分为吸入麻醉、非吸入麻醉和复合麻醉。经呼吸道吸入挥发性麻醉药或气体麻醉药称吸入麻醉。经静脉或肌内注射麻醉药为非吸入麻醉。两种或两种以上麻醉药或麻醉方法配合应用，称复合麻醉。以求达到用药量小，不良反应少而麻醉效果好的目的。

1. 吸入麻醉

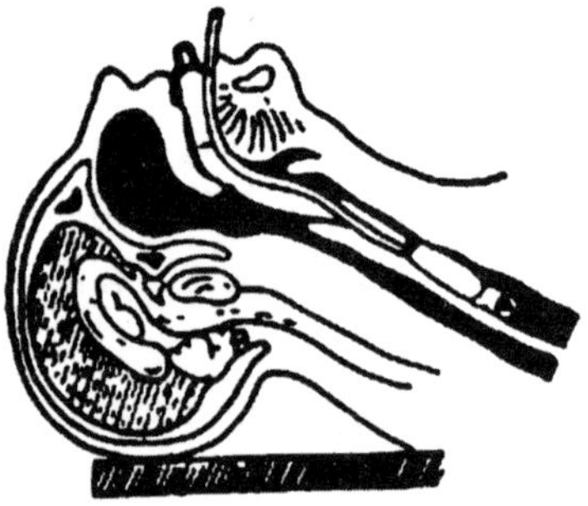

图 4-1　气管插管示意图

(1) 开放式吸入麻醉：将挥发性液体麻醉药（乙醚）滴在特制的麻醉面罩纱布上，病人吸入药液的挥发气体而进入麻醉状态。此法简单易行，但药液消耗大，呼吸道分泌物多，且对呼吸不易控制，故目前使用较少。

(2) 密闭式吸入麻醉：给病人戴上特制的面罩或施行气管内插管（图 4-1），并将其与麻醉机相接，病人的吸气和呼气完全通过麻醉机控制（图 4-2）。如果利用气管内插管进行麻醉，称为气管内麻醉，其优点：①便于保持呼吸道通畅；②便于进行辅助呼吸或控制呼吸，是开胸手术必用的麻醉方法，也适用于危重病人的抢救；③不受手术体位及手术操作的限制；④易控制麻醉药用量和麻醉深度，是目前全身麻醉常用的方法。

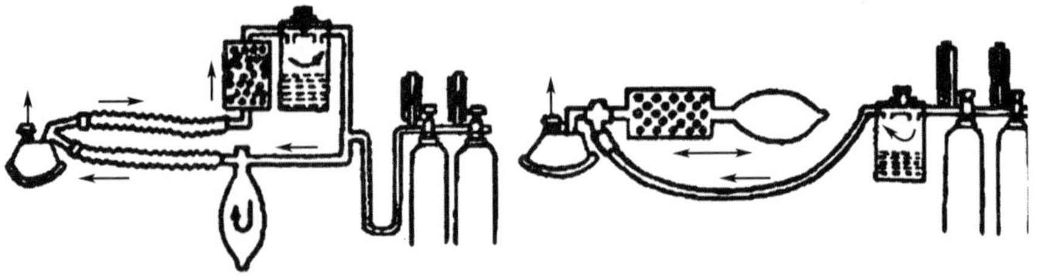

图 4-2　密闭式装置麻醉机示意图

2. 非吸入麻醉　是经静脉注入麻醉药产生全身麻醉作用的方法，经典的药物有硫喷妥钠和氯胺酮。

3. 复合麻醉　这是目前应用最广的全身麻醉方法。其种类很多，凡任何两种以上麻醉的复合，广义上都属于复合麻醉范畴。目前临床上较常用的静脉复合麻醉，是镇静药、镇痛药和肌肉松弛剂等配合使用，可达到无痛、意识丧失、肌肉松弛和安全的要求，如普鲁卡因静脉复合麻醉、氯胺酮静脉复合麻醉、芬太尼静脉复合麻醉。

二、护理评估

全身麻醉停止后，虽然病人苏醒，但药物对机体的影响仍将持续一定时间。因此，苏醒过程中，随时可出现循环、呼吸、代谢等方面的异常、意外或并发症。病人被送回病房后，必须十分重视其苏醒前后的护理工作。护士要仔细观察病情，认真收集临床主、客观资料，准确估计有关并发症的发生和危险性。

1. 呼吸系统并发症

(1) 呼吸道阻塞

1) 呕吐与误吸：麻醉前未禁饮食、胃扩张、肠梗阻、上消化道出血等病人易发生呕吐及误吸，某些全身麻醉药物对胃肠或对呕吐中枢的刺激也会引起呕吐。呕吐物吸入气管，可造成窒息而立即致死。即使吸入物不多，亦可引起吸入性肺炎。

2) 舌后坠：麻醉后病人下颌肌肉松弛，舌根后坠，使上呼吸道不全梗阻而产生鼾声。

3) 呼吸道分泌物增多：麻醉药物的刺激、术前未用抗胆碱药或用量较小，术前呼吸道感染等原因，均可使分泌物增多并积存于咽喉部、气管或支气管内，病人呼吸困难、发绀、喉及胸部有干、湿啰音。

4) 喉痉挛：刺激性麻醉药，或麻醉变浅，或有异物触及喉头均可诱发喉痉挛。喉痉挛时病人吸气困难，发绀，喉部发出高调哮鸣音。

(2) 呼吸抑制：麻醉过浅、过深都会使呼吸抑制，可致呼吸衰竭甚至呼吸停止。

(3) 肺炎及肺不张：多因呼吸道阻塞、机体抵抗力降低所致。

考点：全身麻醉后呼吸系统并发症

2. 循环系统并发症

(1) 血压下降：麻醉前血容量不足、术中失血失液、内脏牵拉反应或麻醉过深等心血管活动的抑制，都可导致血压下降。

(2) 心律失常：手术刺激、低血容量、缺氧及二氧化碳蓄积，可引起心动过速；内脏牵拉反应、体温过低等可使心动过缓。如果麻醉过浅过深，或有电解质、酸碱平衡紊乱，或原有心脏疾病，则术后更易发生心律失常，甚至心搏骤停，应加警惕。

3. 神经系统并发症

(1) 高热与惊厥：常见于小儿麻醉。由于婴幼儿的体温调节中枢尚未完全发育完善，体温极易受到环境温度的影响。如对高热处理不及时，极易引起抽搐或惊厥；若抢救延误，可致呼吸和循环功能衰竭而死亡。

(2) 苏醒延迟或不醒：全身麻醉后苏醒时间长短与麻醉药种类、麻醉深浅程度、有无呼吸和循环系统并发症等因素有密切关系。若病人术后长时间昏睡不醒、瞳孔散大、神经反射活动消失等，即应考虑中枢神经系统发生了较严重的损害。

此外，在麻醉变浅，即将苏醒时，病人常出现躁动不安和幻觉，易发生坠床、撕抓伤口等意外损伤。如见病人眼球活动、睫毛反射恢复、瞳孔稍大、呼吸加快，甚至有呻吟、躁动，是即将苏醒的表现，应提高警惕。

三、护理问题

1. 有窒息的危险 与舌后坠、痰液堵塞、呕吐误吸等呼吸道阻塞因素有关。

2. 低效性呼吸状态：呼吸短促或呼吸动作微弱、发绀 与呼吸道阻塞或麻醉过浅过深等因素有关。

3. 心排血量减少 与全身麻醉药不良作用、失血失液或原有心血管疾病等因素有关。

4. 体温过高或体温过低 与手术中内脏暴露过久、大量输液输血、中枢性体温调节失常等因素有关。

5. 有围术期受伤的危险 与全身麻醉苏醒期躁动不安及幻觉有关。

四、护理措施

1. 严密观察病情变化 全身麻醉苏醒前，病人应有专人护理。在接收病人时，立即测血压、脉搏、呼吸一次，并听取护送人员介绍手术中情况。然后根据不同情况，每15～30min测血压、脉搏、呼吸一次，直至病人完全清醒，循环和呼吸稳定。在有条件的医院，全身麻醉手术后未苏醒前须留住麻醉恢复室或ICU室，对危重病人进行呼吸、循环功能监护。在观察室或麻醉恢复室内应准备急救用药和用品（如开口器、舌钳、吸痰器、氧气和吸氧装置、气管切开包等），以备急用。

考点：病情监测的时机

2. 维持呼吸功能 主要是预防和及时解除呼吸道梗阻，防止呼吸抑制。其措施是：

(1) 防治误吸：麻醉前至少应禁食4～6h。若病人饱食后而又必须立即在全身麻醉下施行手术时，应于麻醉前放置粗大胃管抽吸和清洗以排空胃内容物，或采用清醒时气管插管。在全身麻醉苏醒前，若病人出现呕吐先兆（频繁吞咽），应立即将其头偏向一侧、摇低床头，使呕吐物容易排出，并用于纱布或吸引器清除口鼻腔内食物残渣。必要时立即气管插管，反复吸引清除吸入气管内的异物，直至呼吸音正常。

(2) 防治舌后坠：当出现鼾声时，用手托起下颌，使下颌切牙咬合于上颌切牙之前，鼾音即消失，呼吸道梗阻随之解除（图4-3）。必要时置入口咽或鼻咽通气导管。

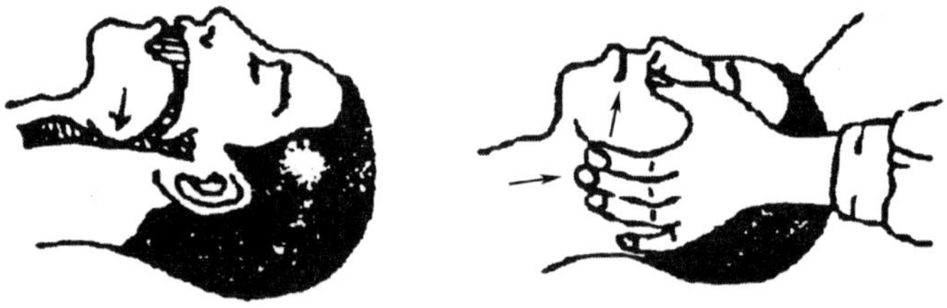

图4-3　舌后坠及纠正手法

(3) 呼吸道分泌物过多的处理：用吸引器吸去咽喉及口腔内分泌物。遵医嘱注射阿托品以减少口腔和呼吸道腺体分泌。

考点：预防及处理呼吸道梗阻的护理措施

(4) 喉痉挛的处理：立即设法解除诱因，加压给氧。如不能缓解，可用一针头经环甲膜刺入气管输氧。如痉挛仍不能解除，需静脉注射肌松剂后做气管插管，以麻醉机控制呼吸。

(5) 呼吸抑制的处理：立即加压给氧，必要时气管插管人工呼吸。

3. 维持循环功能 对全身麻醉病人应进行血压、脉搏、心率、心律、心电图、中心静脉压等循环功能和血流动力学监测，发现异常（如血压下降、心律失常等）及时告诉医生，并遵医嘱做相应处理。如调整输血输液速度，使用升压药或抗心律失常药物等。

4. 维持体温正常　多数全身麻醉大手术后病人体温过低，应注意保暖。如无休克，宜给予 50℃以下的热水袋，用布包好，以防烫伤。少数病人，尤其小儿，全身麻醉后可有高热甚至惊厥，应给予吸氧、物理降温，抽搐不止时给硫喷妥钠肌内注射。

5. 防止意外损伤　全身麻醉苏醒前，应安排专人守护。对小儿及躁动不安者需加床栏，必要时予以适当约束，防止其不自觉地拔除静脉输液管和各种引流导管，防止撕抓伤口敷料或坠床造成意外损伤。

五、健康指导

(1) 全麻未清醒病人必须专人守护，注意保暖，术后 6h 内采用去枕平卧位，头偏向一侧，防止误吸。

(2) 手术后锻炼应缓慢适度进行。

第 3 节　椎管内麻醉病人的护理

案例 4-1

病人，男，37 岁，术中腰麻注药后，先感胸闷，继而心慌，烦躁，恶心呕吐，血压下降，随后出现呼吸困难。

问题：

此病人发生了什么情况？如何处理？

一、概　　述

椎管内有两个可用于麻醉的腔隙，即蛛网膜下隙和硬脊膜外隙（图 4-4），将局部麻醉药选择性注入上述腔隙即可产生不同的麻醉效果。根据局麻药注入的腔隙不同，分为蛛网膜下隙阻滞麻醉和硬脊膜外隙阻滞麻醉，统称为椎管内麻醉。这种麻醉方法，病人神志清醒，镇痛效果准确，肌肉松弛良好，但可引起一系列生理紊乱，且不能完全消除内脏牵拉反应。

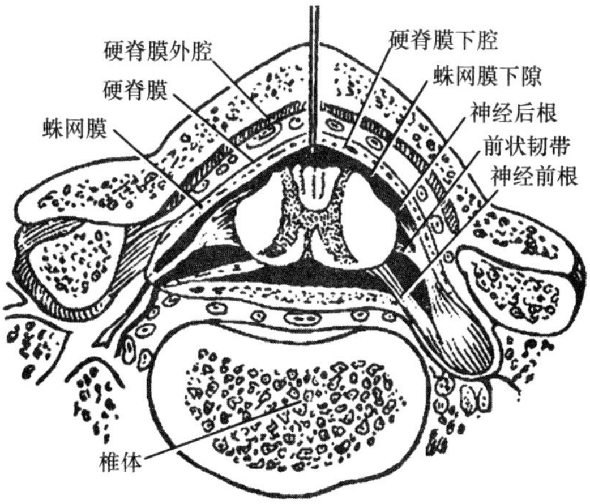

图 4-4　椎管横断图

（一）蛛网膜下隙麻醉

因穿刺点多为第3和第4腰椎间隙或第4和第5腰椎间隙，故简称腰麻。其是将局麻药注入蛛网膜下隙，阻滞部分神经传导的麻醉方法。

1. 常用药物 普鲁卡因白色结晶150mg或丁卡因10mg溶解于5%葡萄糖或脑脊液中，配成重比重液。也可溶解在注射用水中，即配成轻比重液。临床多用重比重液，有利于麻醉平面的调节。

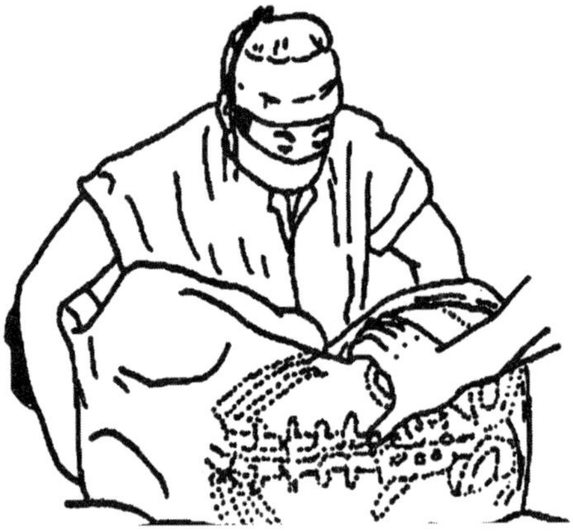

图4-5 腰椎间隙定位

2. 麻醉方法 穿刺时，病人一般取侧卧位，屈髋屈膝，头颈向胸部屈曲。穿刺点一般选择在第3和第4腰椎间隙或第4和第5腰椎间隙（图4-5），做蛛网膜下隙穿刺，针尖依次刺入皮肤、皮下组织、肌肉、棘上韧带、棘间韧带、黄韧带、硬脊膜和蛛网膜，见脑脊液流出后即可注入药液。根据需要调节病人麻醉平面。影响麻醉平面的因素很多，如药液比重、剂量、病人身高等。其中药液剂量是主要影响因素。假如这些因素不变，则穿刺间隙、病人体位和注药速度是调节平面的重要因素。

3. 麻醉特点 只有麻醉上平面，平面以下痛觉全部消失；因一次性注入局麻药，故麻醉时间不易调整。

链接

为什么穿刺部位要选择在第3和第4腰椎间隙或第4和第5腰椎间隙？

正常成人脊髓平对第1腰椎椎体下缘或第2腰椎椎体上缘，部分人可能位置更低。若穿刺部位过高，可能损伤脊髓而出现严重后果。并且腰椎棘突短、宽、直，间隙较大，穿刺时容易操作。

4. 适应证 适用于2～3h以内的下腹部、盆腔、下肢、肛门会阴区的手术。如阑尾炎手术、剖宫产手术等。

5. 禁忌证 中枢神经系统疾病，如脑脊膜炎、颅内压增高等；严重休克、贫血等不能耐受手术者；脊柱畸形、外伤等；穿刺部位或邻近皮肤有感染；急性心力衰竭或冠心病发作等。

（二）硬脊膜外隙阻滞麻醉

硬脊膜外隙阻滞麻醉是将局麻药注入硬膜外隙，作用于脊神经根，使部分脊神经传导受到阻滞的麻醉方法。

1. 常用药物 1.5%～2%利多卡因，0.25%～0.33%丁卡因或0.5%～0.75%布比卡因。

2. 穿刺方法 有单次法和连续法两种给药方法，临床多选用连续性硬膜外阻滞麻醉。病人体位同腰麻病人体位。穿刺针依次刺入皮肤、皮下组织、肌肉、棘上韧带、棘间韧带、黄韧带。经测试有负压现象，无脑脊液流出，证明针尖位于硬脊膜外隙，即可给药（图4-6）。

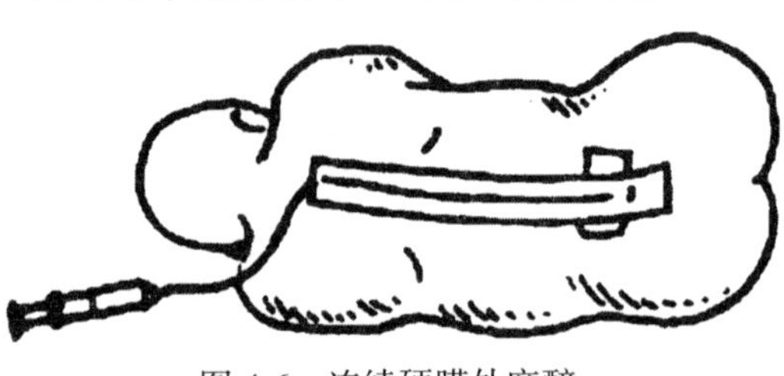

图4-6 连续硬膜外麻醉

3. 麻醉特点 因麻醉是由麻醉药物在硬脊膜外隙中扩散阻滞脊神经所致，故麻醉范围有上、下两个平面（呈束带状）；因多为连续性给药，故麻醉时间可根据手术时间进行调整。

考点：腰麻与硬膜外麻醉的适应证

4. 适应证　比腰麻广。由于麻醉效果呈节段性，故在颈椎、胸椎、骶椎均可穿刺。适用于颈部、胸壁、腹部和四肢的手术，尤其适用于上腹部手术。

5. 禁忌证　与腰麻相似。

二、护理评估

椎管内麻醉对循环、呼吸、消化、泌尿等系统的生理功能会产生不同程度的影响，对个别病人还可能造成神经系统的损伤或感染。

1. 对循环功能的抑制　椎管内麻醉使麻醉区域交感神经阻滞，周围血管扩张，回心血量减少，病人多表现有血压下降。血压降低的幅度与麻醉范围及病人身体状况密切相关。交感神经被阻滞，迷走神经兴奋性增强，加上内脏牵拉反应等，都可致心率减慢或心动过缓。

2. 对呼吸功能的抑制　腰麻平面过高，或高位硬膜外麻时局部麻醉药浓度过高、用量过大，均可使呼吸肌运动功能抑制，病人会出现胸闷气短、咳嗽及说话无力、发绀等。若硬膜外麻醉时，针尖误入蛛网膜下隙而未觉察，则可造成最严重的并发症——全脊髓麻醉，严重时病人意识丧失，血压下降，甚至呼吸、心跳骤停。

3. 对消化系统功能的影响　椎管内麻醉时因迷走神经兴奋性增强、手术刺激、某些麻醉药或辅助用药的不良反应，均易诱发恶心、呕吐。低血压或呼吸抑制，可使呕吐中枢受缺血缺氧刺激，可能发生恶心、呕吐。

4. 对泌尿系统功能的影响　骶麻、鞍麻或一般腰麻，因致骶神经阻滞，膀胱排尿反射障碍，术后一定时间内可发生尿潴留。尿潴留是腰麻后较常见的并发症。

5. 疼痛不适　腰麻后因硬脊膜穿刺针孔处有脑脊液不断流失至硬脊膜外隙，使颅内压降低，颅内血管扩张而发生血管性头痛，是腰麻后最常见的不适症状。蛛网膜下隙出血，某些麻醉药物或消毒时的碘酊随针带入脑脊液等，也可刺激脑膜而引起头痛。椎管内麻醉后因穿刺损伤了有关韧带等软组织，在一定时间内常有腰背痛。

6. 肢体感觉或运动障碍　穿刺操作经验不足或操作粗暴，可能损伤脊神经根，使相应的支配区域感觉障碍，肌力减弱；马尾神经损伤可能使会阴区及下肢远端感觉和运动障碍，尿潴留或大小便失禁；穿刺致血管损伤，形成硬脊膜外血肿，压迫脊髓可导致截瘫；腰麻后合并粘连性蛛网膜炎，可引起肢体感觉障碍或瘫痪。

考点：椎管内麻醉后常见的并发症

7. 椎管内感染　穿刺时无菌操作不严，穿刺器械污染、术后穿刺点感染或有败血症的病人，都有可能发生硬脊膜外脓肿或化脓性脑脊膜炎。

案例 4-1 分析

该病人是由于腰麻平面过高而引起上述表现。应立即停止给药，调整麻醉平面，并给予对症处理。

三、护理问题

1. 心排血量减少　与麻醉作用、术中失血失液等因素有关。

2. 低效性呼吸状态　与腰麻平面过高或硬膜外麻时麻药误入蛛网膜下隙所致的全脊髓麻醉等因素有关。

3. 尿潴留 与骶神经阻滞有关。

4. 舒适改变：头痛 与腰麻后脑脊液流失致颅内压降低等因素有关。

5. 有意外损伤的危险 与椎管内麻醉并发症——肢体感觉或运动障碍有关。

6. 有椎管内感染的危险 与麻醉穿刺无菌操作不严格或其他因素有关。

四、护理措施

考点：麻醉后体位安置及目的

1. 体位 椎管内麻醉后，应安置合适体位。腰麻患者手术后，安置去枕平卧位 6 ～ 8h，可预防腰麻后头痛的发生。硬膜外麻醉手术后，应安置平卧位 4 ～ 6h，可不去枕。

2. 观察病情 椎管内麻醉手术后，安置相应体位，继续输液，并连接和妥善固定好各种引流导管。向有关人员了解术中情况。立即测血压、脉搏、呼吸，并注意其意识状况；以后酌情每隔 15 ～ 30min 测量一次，并做详细记录；待病情稳定后，适当延长监测间隔时间。同时还应注意病人的尿量、各种引流量、体温及肢体的感觉和运动情况；注意有无恶心、呕吐、尿潴留、头痛及穿刺处疼痛等。若发现异常，应及时向医师汇报，并做相应处理。

3. 维持循环功能 椎管内麻醉后，需继续输液以保持循环系统的稳定。若病人于手术前或手术中已出现过心律失常，则麻醉后应继续心电监护，及时发现病情变化。为保障输液安全，必要时需测定中心静脉压。若血压下降、脉搏增快、中心静脉压低，应大量快速输液扩充血容量。若血压下降，心动徐缓，则应在加速输液的同时静脉注射麻黄碱 15mg 或阿托品 0.3 ～ 0.5mg；尿量是循环监测的最简便方法，麻醉后应保持每小时尿量在 30ml 以上。

4. 维持呼吸功能 术后仍有呼吸减弱或呼吸困难者，应继续吸氧或气管插管、人工呼吸等。若麻醉中辅助药物应用过多或用量过大，术后尚未苏醒者，应将病人置于平卧位，头偏向一侧，并及时清除呼吸道分泌物，以保持其通畅。

5. 防治腰麻后头痛 腰麻后头痛多在术后 1 ～ 2 天内开始，第 3 天最剧烈，可持续 10 ～ 14 天。14 天后往往不治自愈。头痛部位不定，但枕部最多，顶部和额部次之。头痛的特点是坐起时加剧，平卧后减轻。但也有不受体位变化的影响而持续头痛的。麻醉时选用细针穿刺，避免穿刺时出血，穿刺前皮肤上所涂碘酊用乙醇洗净，选用精制纯净的局部麻醉药，术后常规去枕平卧 6 ～ 8h 等措施，可预防此种头痛的发生。

考点：腰麻后头痛的防治

对颅内压降低的头痛，应嘱病人去枕卧床休息。严重头痛者可在硬脊膜外隙注射中分子右旋糖酐 30ml，以减少脑脊液外溢，增加脑压。其他原因所致的头痛，可用镇静止痛药或针刺止痛等对症治疗。

6. 对症处理 对麻醉后恶心呕吐者，应查明原因，对症处理；有尿潴留者，应先行下腹热敷和诱导排尿，不习惯卧床排尿者，可酌情改变体位或下床排尿，仍不能自行排尿时，应予无菌导尿；穿刺部位有感染者，应采用抗生素治疗，必要时准备手术切开椎板排脓；如发现病人有下肢感觉、运动障碍，及时报告，争取早期清除血肿。手术尽量在血肿形成后 8h 内进行，如超过 24h 则难恢复。肢体麻痹或瘫痪者，应加强护理，以防下床活动时发生意外损伤。

五、健康指导

(1) 术后去枕平卧 48h，若轻微头痛，多饮盐开水能缓解。

(2) 卧床期间不可抬高头部，可适当转动身体。

(3) 术后 24h 内不要沐浴。

(4) 无局麻反应可以正常饮食。

(5) 第 2 日可去除穿刺处敷贴。

第 4 节　局部麻醉病人的护理

一、概　　述

局部麻醉简称局麻，是用局部麻醉药暂时阻断某些周围神经的冲动传导，使局部组织痛觉暂时消失，产生局限性的麻醉范围。局部麻醉的优点是病人的神志清醒，对全身生理功能干扰轻微，麻醉方法简单而安全，多数可由手术者自己操作，应用广泛。缺点是对于范围大和部位深的手术止痛不够安全，亦不能使肌肉松弛。用于小儿时应加基础麻醉，否则不能合作。故其应用范围受到一定的限制。

1. 常用局麻药　常用的局部麻醉药有两大类：一为酯类，如普鲁卡因、丁卡因；二为酰胺类，如利多卡因、布比卡因。它们都能阻断神经冲动传导，使局部痛觉消失。其中丁卡因和利多卡因渗透性能好，作用时间长，适用于表面麻醉和神经干阻滞麻醉。普鲁卡因毒性低，安全用量大，适用于局部浸润麻醉（表 4-1）。

表 4-1　常用局部麻醉药比较

药名	麻醉效能				常用浓度（%）			一次限量（mg）
	毒性	强度	显效（min）	作用时间（min）	表面麻醉	局部浸润	神经阻滞	
普鲁卡因	1	1	5～10	45～60	无作用	0.5	1～2	1000
丁卡因	12	12	10	120～180	1～2 0.5～1（眼）	不用	0.15～0.3	10（表面麻醉） 80（神经阻滞）
利多卡因	4	4	＜2	60～120	2～4	0.25～0.5	1～2	100（表面麻醉） 400（局部浸润、神经阻滞）
布比卡因	10	16	3～5	300～360	无作用	少用	0.25～0.5	150

注：毒性和作用强度以普鲁卡因为 1

2. 常用局麻方法

(1) 表面麻醉：利用局部麻醉药的渗透作用，使其透过黏膜而阻滞黏膜下的神经末梢，使黏膜产生麻醉效果的方法称为表面麻醉。通常用 1%～2% 丁卡因或 2%～4% 利多卡因溶液喷雾或涂敷在鼻、口腔、咽喉黏膜表面，使局部痛觉消失。

(2) 局部浸润麻醉：是应用最广泛的局麻方法。将局部麻醉药按组织层次由浅入深注射在手术区组织中，使神经末梢传导阻滞，称为局部浸润麻醉。常用 0.5%～1% 普鲁卡因，或 0.25%～0.5% 利多卡因作局部浸润。其方法是先在皮肤切口一端皮内注射一皮丘，继而沿切口走行方向作成一皮丘带，作新皮丘时注射针应在前一皮丘内刺入。上述操作法的目的是让病人只在第一针刺入时有痛感，即为一针无痛技术（图 4-7）。

(3) 区域阻滞麻醉：将局部麻醉药注射在病灶的四周及基底部的组织中，使通向病灶的神经末梢和细小的神经干阻滞，称为区域阻滞麻醉。此法常与局部浸润麻醉合用（图 4-8）。

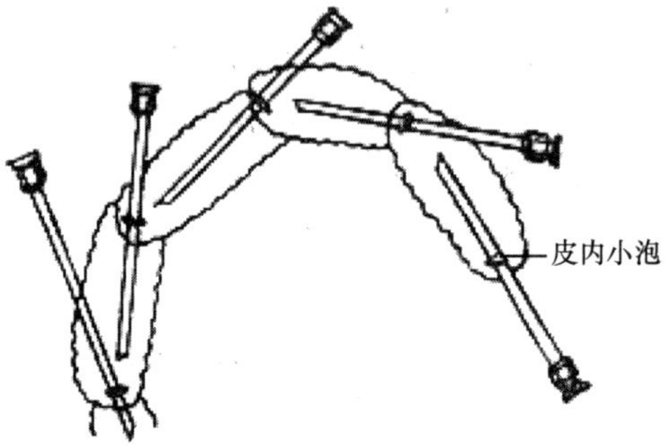

图 4-7　一针无痛技术

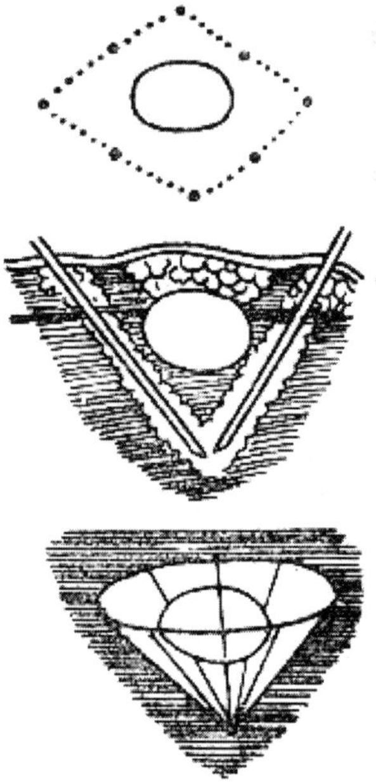

图 4-8　区域阻滞麻醉

(4) 神经干（丛）阻滞麻醉：亦称传导麻醉，将局部麻醉药注射到神经干（丛）周围，使所支配的区域产生麻醉作用的方法，称为神经干（丛）阻滞麻醉。例如，颈丛神经阻滞用于颈部手术、臂丛神经阻滞用于上肢手术、指（趾）神经阻滞用于指（趾）手术等。常选用渗透力较强的局部麻醉药，如利多卡因、丁卡因。若用普鲁卡因时，应取 2%的溶液。

二、局部麻醉病人的护理

（一）护理评估

参见麻醉前评估。

（二）护理问题

1. 焦虑、恐惧　与担心麻醉安全等有关。

2. 潜在并发症：局麻药毒性反应、局麻药过敏反应。

（三）护理措施

1. 麻醉前护理

(1) 饮食：一般小手术可不必禁食。估计手术范围较大者，须按常规禁食和禁饮。

(2) 麻醉前用药：常规应用苯巴比妥钠，因其有镇静和预防局部麻醉药中毒的作用。中等以上手术需加用哌替啶作强化麻醉。门诊手术病人，不宜用哌替啶，以免引起头晕或回家途中发生意外。

(3) 局部麻醉药皮肤过敏试验：普鲁卡因、丁卡因使用前需做皮肤过敏试验，皮试阳性或有过敏史者，宜改用利多卡因或其他麻醉方法。

2. 局部麻醉药毒性反应及护理　毒性反应指单位时间内，血中局部麻醉药浓度超过机体的耐受力而出现的一系列中毒表现，严重者可致死亡。

(1) 常见原因：①药液浓度过高；②用量过大；③不慎将药液注入血管；④局部组织

血运丰富，吸收过快；⑤病人体质差，对局部麻醉药耐受力低；⑥药物间相互影响使毒性增高，如普鲁卡因和琥珀胆碱都由血内同一种酶分解，两者同时使用，普鲁卡因的分解减少就容易中毒。

(2) 表现：临床表现按个体反应不同可分为兴奋型和抑制型两种类型，有时先兴奋，后抑制。①兴奋型：较多见。病人中枢神经和交感神经兴奋，表现为精神紧张，出冷汗，呼吸急促，心率增快。严重者有谵妄、狂躁、肌肉震颤、血压升高，甚至意识丧失、惊厥、发绀、心律失常。若惊厥不止，可发生窒息而心搏骤停。②抑制型：较少见，但后果严重。病人中枢神经和交感神经抑制，表现为嗜睡，呼吸浅慢，脉搏徐缓，血压下降。严重者昏迷、心律失常、发绀，甚至休克和呼吸、心跳停止。

(3) 急救处理：包括立即停用局部麻醉药；确保呼吸道通畅；一般兴奋型病人可肌内注射苯巴比妥钠或地西泮，稍事休息，即可好转；有惊厥时应立即静脉注射地西泮或硫喷妥钠；抑制型病人以面罩给氧，机械人工呼吸，静脉输液加适当血管收缩剂（如麻黄碱、间羟胺）以维持循环功能；如发生心跳、呼吸停止，应立即心肺复苏抢救。

(4) 预防措施：①麻醉前用巴比妥类、地西泮、抗组胺类药物，可预防或减轻毒性反应。②限量使用，一次用量普鲁卡因不超过1g，利多卡因不超过0.4g，丁卡因不超过0.1g。③注药前均须回抽，若无回血，方可注射局部麻醉药，以防注入血管。④在局部血运丰富的部位，每100ml局部麻醉药中加入0.1%肾上腺素0.3ml，可减慢局部麻醉药的吸收，减少毒性反应的发生，并能延长麻醉时间。但不能用于指（趾）、阴茎神经阻滞，因其动脉为末梢血管，肾上腺素引起血管痉挛，可使其缺血而发生坏死。高血压、心脏病、老年病人忌用肾上腺素。

考点：局麻毒性反应的原因及预防措施

3. 过敏反应的护理　过敏反应即变态反应，指使用很少量局麻药后，出现荨麻疹、咽喉水肿、支气管痉挛、低血压和血管神经性水肿，甚至危及病人生命。临床上以酯类局麻药过敏者多见，酰胺类极罕见。

预防过敏反应的关键是麻醉前询问药物过敏史和进行药物过敏试验。如果病人有对酯类局麻药过敏史时，可选用酰胺类局麻药。一旦发生过敏反应，应立即中止用药，保持呼吸道通畅并进行氧治疗。

（四）健康指导

门诊手术病人，如术中用药较多者，应嘱咐病人在手术室外休息，观察无异常反应后方可离去。离院后如有不适，及时回院就诊。

小结

现代麻醉学主要任务是消除病人手术过程中的疼痛，保障病人安全，为手术创造良好条件。按麻醉方法可分为局部麻醉、椎管内麻醉和全身麻醉。

局部麻醉操作较简单，通常由外科医生完成，适用于门诊小手术的进行。局部麻醉的对病人影响较小，但一旦出现中毒反应或过敏反应，后果也非常严重。椎管内麻醉和全身麻醉对机体的生理功能有不同程度的干扰，甚至还可能危及生命。为提高麻醉和手术过程病人生命的安全性，必须认真做好麻醉前准备、麻醉中配合和麻醉后护理。

（王起越）

自测题

A_1型题

1. 硬膜外麻醉最严重的并发症是
   A. 血压下降　B. 血管扩张
   C. 尿潴留　D. 呼吸变慢
   E. 全脊髓麻醉
2. 对腰麻后头痛的预防方法是
   A. 给预防性止痛药
   B. 给镇静剂
   C. 静脉输液
   D. 麻醉后去枕平卧 6 ～ 8h
   E. 针刺疗法
3. 有减少呼吸道分泌作用的麻醉前用药是
   A. 阿托品　B. 苯巴比妥钠
   C. 安定（地西泮）　D. 哌替啶
   E. 氯丙嗪
4. 苯巴比妥钠作为局部麻醉前必需的用药，主要是因为
   A. 有镇静作用
   B. 有催眠作用
   C. 能减少呼吸道分泌
   D. 能减轻迷走神经反射
   E. 能预防局麻药中毒反应
5. 全身麻醉病人清醒前，下列哪项护理最重要
   A. 每 15min 测生命体征一次
   B. 去枕平卧，头偏向一侧
   C. 保持输液道通畅
   D. 注意观察伤口渗血情况
   E. 防止意外损伤

A_2型题

6. 病人，男，33 岁，在硬膜外麻醉下行阑尾切除术，术后用平车护送病人回病室。病人回病室后应取何种体位
   A. 中凹位 6h　B. 仰卧位 4h
   C. 去枕仰卧位 2h　D. 去枕仰卧位 6h
   E. 侧卧位
7. 病人，男，45 岁。腰麻注药后，先感胸闷，既而心慌、烦躁、恶心、呕吐，血压下降，随后呼吸困难。首先考虑为
   A. 中毒反应　B. 过敏反应
   C. 注药过快　D. 剂量过大
   E. 平面过高
8. 病人，男，拟全麻下行颅脑手术。为防止呕吐和手术后腹胀的发生，手术前禁食、禁饮的时间是
   A. 4h 禁食，1 ～ 2h 禁水
   B. 6h 禁食，4 ～ 6h 禁水
   C. 8h 禁食，6 ～ 8h 禁水
   D. 10h 禁食，4 ～ 6h 禁水
   E. 12h 禁食，4 ～ 6h 禁水
9. 病人，女，左手环指患脓性指头炎，拟在指神经阻滞麻醉下手术切开引流。为预防局麻药毒性反应，哪项护理是错误的
   A. 局麻药须限量使用
   B. 局麻药浓度不能过高
   C. 常规麻醉前用药
   D. 麻醉药中加少量肾上腺素
   E. 防止局麻药注入血管
10. 病人，女，30 岁，因患甲亢拟在颈丛神经阻滞下行甲状腺大部分切除术。术前给药时不宜选用
    A. 苯巴比妥钠　B. 哌替啶
    C. 阿托品　D. 氟哌利多
    E. 地西泮

5

第 5 章　外科围术期的护理

手术是治疗外科疾病的重要手段，但同时也使病人受到不同程度的创伤，不可避免地给病人在生理、心理、精神和社会等方面造成了不同程度的影响。因此，做好围术期护理，对增强病人手术耐受力、减少术后并发症、促进病人身心顺利康复具有重要意义。

第 1 节　手术前护理工作

案例 5-1

病人，女，26 岁，诉 4h 前脐周疼痛，后疼痛转移至右下腹。查体：体温 38.7℃，脉搏 104 次 / 分，呼吸 20 次 / 分，血压 100/80mmHg，右下腹压痛、肌紧张、反跳痛、肠鸣音减弱；WBC 15.0×10^9/L。入院后诊断为急性阑尾炎，需急症手术。病人害怕手术，焦虑不安。

问题：

1. 目前该病人最主要的护理问题是什么？
2. 该病人手术前护理工作主要从哪些方面进行？

一、概　　述

手术前期指从病人确定接受手术治疗到麻醉和手术开始前的这段时期。此期护理的重点是全面评估病人，充分做好术前准备，纠正病人存在或潜在的生理、心理问题，加强健康指导，提高病人对手术和麻醉的耐受力。完善的术前准备是手术成功的重要条件。依据疾病种类、时限性及性质，手术大致分为三种类型。

1. 急症手术　病情危急，需要在最短时间内进行必要的准备后迅速实施手术。如外伤性肝、脾破裂和肠破裂者，需行紧急手术，以抢救病人生命。

2. 限期手术　手术时间选择有一定时限，需在尽可能短的时间内做好术前准备。如各种恶性肿瘤根治术。

3. 择期手术　术前准备时间不影响病情变化，不必限制时间，可在充分的术前准备后进行手术。如消化性溃疡无严重并发症的胃大部切除术、良性肿瘤切除术及腹股沟疝修补术等。

二、护理评估

（一）健康史

1. 一般情况　了解病人的年龄、性别、民族、职业、文化程度、工作单位等。

2. 现病史 本次疾病的发病诱因、原因、入院时间、症状和体征等。

3. 既往史 详细了解呼吸、循环、消化、泌尿、内分泌等系统的既往病史及用药情况；注意了解是否有手术史、药物过敏史，家族史、遗传史；女性病人了解月经史和婚育史等。

（二）身心状况

1. 年龄 婴幼儿和老年人对手术耐受力较成人差，因此是术前评估的重点人群。婴儿重点评估生命体征的变化，而老年人因全身系统功能衰退，应重点评估各系统的病理生理变化，掌握其现存和潜在的问题。

2. 营养状态 评估病人是否存在贫血、低蛋白血症等。可测量身高、体重、血浆蛋白、肱三头肌皮褶厚度及氮平衡等，并综合分析以判断营养状况。

3. 重要脏器功能状态 重点评估心、肺、肝、肾等重要器官的功能状态。尽量使其功能维持在良好状态，以提高病人的手术耐受力。

4. 手术耐受力

(1) 耐受良好：病人全身情况良好，无重要内脏器官功能损害，外科疾病对全身影响小，手术的安全性较大，术前只需一般性准备。

(2) 耐受不良：病人全身情况不良，外科疾病已对全身影响明显，或重要器官有器质性病变，功能濒临或已失代偿，需经积极、全面的特殊准备后方可施行手术。

5. 心理 - 社会状况 大多数病人易产生不同程度的焦虑、恐惧、抑郁或情绪激动等心理反应，此可削弱病人对手术和麻醉的耐受力。故术前应全面评估病人及家属对麻醉、手术及治疗过程的担忧以及相关知识的认知程度、心理反应；了解家属对病人的关心支持程度和家庭经济情况等。

（三）辅助检查

1. 实验室检查

(1) 血尿便常规检查：血常规检查有助于了解有无感染、贫血、血小板减少等，白细胞计数和中性粒细胞升高提示有感染存在；尿常规检查应注意尿液颜色、比重和尿液中有无红、白细胞；便常规检查应观察粪便颜色、性状和有无出血或隐血等。

(2) 凝血功能检查：包括出凝血时间测定、血小板计数、凝血酶原时间测定等。

(3) 血液生化检查：包括检查肝、肾功能，以及电解质和血糖检测。

2. 影像学检查 X 线、B 超、CT、MRI 等影像学检查。肺部 X 线检查可了解肺部有无占位性及渗出性病变；B 超、CT、MRI 等检查可明确病变部位、大小、范围等，有助于病情判断。

3. 其他 包括心电图检查、肺功能检查及血气分析。必要时做心功能测试、Hotter（24h 心电图监测）、动态血压监测等。

三、护理问题

1. 焦虑和恐惧 与罹患疾病、接受麻醉和手术、担心预后及经济负担等有关。

2. 知识缺乏：缺乏有关麻醉、手术治疗及术前配合等知识。

3. 营养失调：低于机体需要量 与摄入不足及消耗过多、丢失过多或机体分解代谢增强等有关。

4. 体液不足 与体液丢失、液体摄入不足有关。

5. 睡眠形态紊乱 与住院环境改变、疾病所致不适和担忧等有关。

6. 有感染的危险　与机体抵抗力低下、营养不良、糖尿病或肥胖等有关。

案例 5-1 分析

问题 1 分析：目前该病人需急症手术，表现十分害怕，焦虑不安，故主要护理问题是焦虑。

四、护理措施

（一）心理护理

(1) 态度和蔼，热情主动地接待病人，并介绍责任医师及护士、病区环境，使其尽快适应病人角色。

(2) 工作认真负责，操作娴熟，赢得病人的信任及合作。

(3) 加强与病人的沟通交流，了解病人的心理状况，尽量满足其合理要求。

(4) 根据病人的不同情况，讲解有关疾病及手术知识，并指导病人如何与医护配合。

（二）手术区皮肤准备

手术区皮肤准备简称备皮，重点是充分清洁手术区皮肤、剃除或剪去毛发。备皮是预防术后切口感染的重要环节。

1. 皮肤准备范围（图 5-1）

(1) 颅脑手术：整个头部、前额及后颈部，保留眉毛。

(2) 颈部手术：由下唇至乳头连线，两侧至斜方肌前缘。

(3) 乳房及前胸手术：上至锁骨上部，下至脐水平，两侧至腋后线，并包括同侧上臂上 1/3 和腋窝。

(4) 胸部后外侧切口：上至锁骨上及肩上，下至肋缘下，前后胸均超过中线 5cm 以上。

(5) 腹部手术：上起乳头水平，下至耻骨联合，两侧至腋后线，包括脐部清洁。

(6) 肾区手术：上起乳头水平，下至耻骨联合，前后均过正中线。

(7) 腹股沟手术：上起脐部水平，下至大腿上 1/3 内侧，两侧至腋后线，包括会阴部。

(8) 会阴部及肛门手术：自髂前上棘连线至大腿上 1/3 前、内、后侧，包括会阴部、臀部、腹股沟部。

(9) 四肢手术：以切口为中心上下方 20cm 以上，一般多为患侧整个肢体备皮，修剪指甲。

2. 特殊手术部位皮肤准备

(1) 颅脑手术：术前 3 天剪短头发，并每日洗头（急症除外），术前 2h 剃尽头发，用肥皂水洗头，戴清洁帽子。

(2) 口腔手术：入院后保持口腔清洁，手术前用复方硼酸溶液漱口。

(3) 骨、关节、肌腱手术：手术前 3 天开始准备。第 1、2 天用肥皂水洗净并用 70% 乙醇消毒及无菌巾包裹，第 3 天剃毛、刷洗，70% 乙醇消毒后用无菌巾包裹术野。术日晨重新消毒后无菌巾包裹。

(4) 阴囊、阴茎部手术：入院后每日用温水浸泡，并用肥皂水洗净，术前 1 天备皮，范围同会阴部手术 。

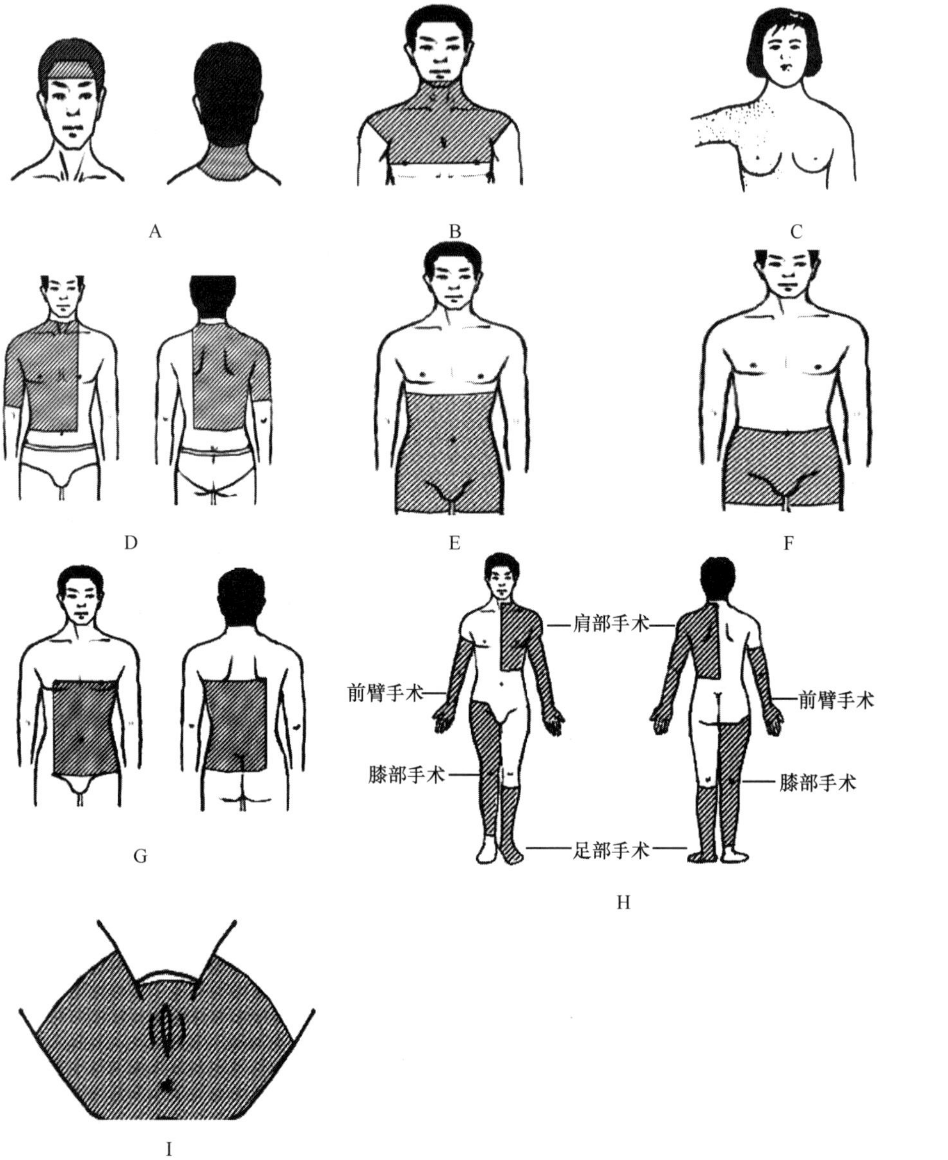

图 5-1　手术区皮肤准备范围

A. 颅脑手术；B. 颈部手术；C. 乳房及前胸手术；D. 胸部手术；E. 腹部手术；F. 腹股沟手术；G. 肾区手术；H. 四肢手术；I. 会阴及肛门部手术

3. 操作方法　①做好解释工作，协助病人沐浴、修剪指甲，更换干净衣物；②将病人接到治疗室（如在病室内应用屏风遮挡），注意保暖及照明；③铺橡胶单及治疗巾，暴露备皮部位；④用持物钳夹取肥皂液棉球涂擦备皮区域，一手绷紧皮肤，一手持剃毛刀，分区剃净毛发（图 5-2）；⑤剃后用手电筒照射，仔细检查是否剃净毛发；⑥用毛巾浸热水洗去局部毛发和皂液；⑦腹部手术者需用棉签蘸取乙醚清洗脐部污垢和油脂；⑧四肢手术者，入院后每日用温水浸泡手足 20min，并用肥皂水刷洗，剪去指（趾）甲和已浸软的胼胝。

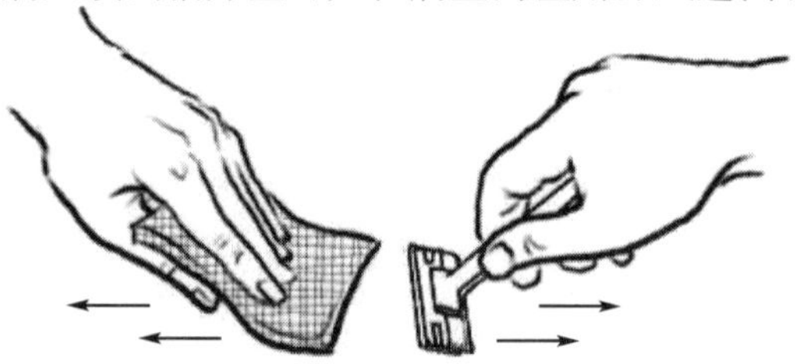

图 5-2　备皮方法

（三）提高手术耐受力

考点：皮肤准备范围、注意事项及特殊手术部位皮肤准备

1. 施行大中型手术者 术前做好血型鉴定和交叉配血试验，备好一定数量的全血、血细胞或血浆。有水、电解质、酸碱平衡失调及贫血的病人，术前给予输血、输液等积极纠正。

2. 呼吸道准备 吸烟嗜好者，劝其戒烟 2 周以上，以免呼吸道分泌物过多；鼓励病人练习并学会深呼吸运动、有效咳嗽和排痰；指导胸部手术者训练腹式呼吸，腹部手术者训练胸式呼吸；痰液黏稠者，遵医嘱应用 α- 糜蛋白酶加抗生素雾化吸入，2 ～ 3 次 / 日，并配合拍背、体位引流协助病人排痰；肺部感染者，术前 3 ～ 5 天遵医嘱应用抗生素控制感染病灶。

3. 胃肠道准备

(1) 饮食准备：手术前 12h 禁食，4 ～ 6h 禁水，以防麻醉和术中呕吐引起窒息或吸入性肺炎。胃肠道手术病人术前 1 ～ 2 天进低渣饮食；非胃肠道手术病人术前一般不限制饮食种类。

(2) 留置胃管：胃肠道手术病人术前放置胃管，幽门梗阻病人术前 3 天每晚以温生理盐水洗胃，减轻胃黏膜充血水肿。

(3) 灌肠：除急症病人外，一般术前 1 天晚用 0.1% ～ 0.2% 肥皂水灌肠，以防麻醉后肛门括约肌松弛排出大便，增加污染机会；结肠或直肠手术术前 3 天口服肠道不吸收抗生素，术前 1 天晚清洁灌肠。

4. 心血管系统的准备 心血管疾病可直接影响病人对手术的耐受力，对伴有心血管疾病者应经内科治疗控制原发病，加强对心脏功能的监护。血压在 160/100mmHg 以下者，不必做特殊准备。高血压过高的病人术前选用合适的降压药使血压稳定在一定水平，并不要求降至正常才手术。急性心肌梗死病人发病后 6 个月以内不宜作择期手术，6 个月以上若无心绞痛，可在监护下手术；心力衰竭者在病情控制 3 ～ 4 周后再考虑手术。

5. 改善和维持肝、肾功能 术前做好各项肝、肾功能检查，了解肝、肾功能损害程度，并予以相应治疗。活动性肝炎病人或肝功能严重损害，有明显营养不良、腹水、黄疸者，除急症外一般不宜手术；重度肾功能损害者在有效的透析治疗下才能接受手术。

6. 纠正异常的出、凝血功能 术前常规检查出凝血时间、凝血酶原时间、血小板计数，必要时检测有关凝血因子，根据实际情况输入新鲜血或浓缩血小板及给予药物，改善病人的出、凝血功能。

7. 饮食和休息 了解病人的饮食习惯，加强指导，鼓励病人多食营养丰富、易消化的食物。不能进食或经口摄入不足的营养不良病人，给予肠内、外营养支持以改善营养状况。创造安静舒适的环境，促进病人的休息和睡眠。睡眠形态明显紊乱者给予镇静药物。

8. 适应性锻炼 多数病人不习惯于床上排尿和排便，术前指导其在床上练习排尿和排便。为适应术后体位的变化，教会病人自行调整卧位和床上翻身的方法等。

（四）手术日晨护理

(1) 测量并记录生命体征，检查手术野皮肤准备是否符合要求。若发现病人不明原因的体温升高或女性病人月经来潮等情况，应延期手术日期。

(2) 入手术室前，指导病人排尽尿液；下腹部、盆腔内手术及估计手术时间在 4h 以上者应留置导尿管并妥善固定；胃肠道及上腹部手术者应放置胃管。

(3) 嘱病人拭去指甲油、口红等化妆品；取下活动的义齿、发夹、首饰、手表、眼镜和其他贵重物品。

(4) 遵医嘱术前半小时给予术前药物；备好手术需要的病历、X 线片、CT 及 MRI 片、引流瓶、药品等，并随同病人带入手术室。

(5) 与手术室接诊人员仔细核对病人、手术部位及名称等，做好交接。

(6) 根据手术类型准备麻醉床，备好床旁用物如输液架、胃肠减压装置、吸氧装置及心电监护仪等。

(五) 急症手术术前护理

急症手术应配合医生做好急救处理的同时，密切观察病情变化，争取时间进行必要的术前准备。若病人存在严重的水、电解质和酸碱失衡，处于休克状态时，迅速建立静脉输液通道，补充血容量尽早纠正休克。术前必要准备包括：禁食、禁饮，如病情、时间允许可插胃管抽吸胃内容物以防麻醉意外；急查血、尿常规；出凝血时间测定；血型鉴定和交叉配合试验；药物过敏试验；给予术前用药；嘱病人排尿；护送入手术室等。急诊手术前禁忌灌肠和使用导泻剂，未明确诊断前禁用止痛剂。

考点： 术前呼吸道、胃肠道准备、术日晨准备

案例 5-1 分析

问题 2 分析：急症手术需争取时间进行必要的术前准备。该病人术前护理工作主要包括：禁食、禁饮；急查血、尿常规；出凝血时间测定；血型鉴定和交叉配合试验；药物过敏试验；给予术前用药；嘱患者排尿；护送入手术室等。

五、健康指导

向病人及家属介绍有关疾病和手术的知识，如术前用药、准备、麻醉等相关知识，使病人理解手术的必要性和掌握术前准备的具体内容；术前加强营养，注意休息和适当活动，提高抗感染能力；戒烟、注意保暖，预防上呼吸道感染；指导病人做呼吸功能锻炼、床上活动、床上排便练习等各种术前训练。

第 2 节　手术室护理工作

手术期指病人从进入手术室到手术结束、麻醉恢复的一段时期。这段时期主要在手术室为病人进行手术治疗，其护理目的是要保证手术顺利进行，确保病人手术安全。

一、手术室的设置与管理

(一) 手术室设置

1. 手术室布局要求　手术室一般安排在建筑的较高层，与外科病房、监护室、病理科、血库、检验科室等相邻，以保持洁净，方便接送病人及其他联系。建筑以东西方向延伸较好，手术室主要的手术间应建在北侧，避免阳光直射，南侧作为辅助用房或小手术间。

2. 手术室区域划分　手术室按功能流程及洁净程度可分为三个区域：限制区（无菌区）、半限制区（清洁区）及非限制区（污染区）。①限制区设在内侧，包括手术间、洗手间、手术间内走廊、无菌物品间、药品室和麻醉准备室等；②半限制区设在中间，包括通向限制区的走廊、物品准备室、麻醉恢复室、洗涤室和石膏室等；③非限制区设在最外侧，包括办公室、会议室、实验室、标本室、污物室、资料室、电视教学室、值班室、更衣室、医护人员休息室、手术病人家属等候室等。

3. 手术间　手术间数和手术床数应与外科实际床位数之比为 1 ：(20 ～ 25)。

(1) 分类：手术间分为无菌手术间、相对无菌手术间及有菌手术间。无菌手术间，设在限制区最里侧，供无菌手术使用，对特殊要求的无菌手术如器官移植、心脏手术等，设置生物洁净层流手术室；相对无菌手术间，供可能污染的手术如胃肠手术使用；有菌手术间，设置在限制区的最外侧，供感染隔离手术如阑尾穿孔等手术使用。

(2) 面积：手术间按不同用途设计大小。普通手术间以每间 30 ～ 40m^2 为宜；心血管直视手术等的手术间因辅助仪器设备较多，需 60m^2 左右；小手术间仅需 20 ～ 30m^2。室内净高 3m，走廊宽度 2.2 ～ 2.5m，便于平车运送及来往人员走动。

(3) 结构：手术间的门窗安装要紧密，以免灰尘进入；门宜宽大，最好采用感应自动门；窗口应大，利于采光；地面及墙壁坚硬、光滑无缝、易清洗，防火、耐消毒液；墙角呈弧形，不易蓄积灰尘。

(4) 物理环境：手术间内应设有隔音及空气净化装置；光线均匀柔和，接近自然光，手术灯光为无影、低温、聚光和可调；室内温度恒定在 22 ～ 25℃，相对湿度为 40% ～ 60%。

(5) 设备：其基本配备有手术床、器械桌、升降台、麻醉机、无影灯、药品及敷料柜、读片灯、吸引器、供氧装置、输液架、踏脚凳、各种扶托及固定病人的物品、污物桶、挂钟等。现代手术室时还有中心供氧、中心负压吸引、中心压缩空气等设施，配备各种监护仪、X 线摄影、显微外科、闭路电视及录像等装置。为保证供电，应有双电源或有备用供电装置及墙上设有足够的电源插座。

4. 附属工作间　辅助工作间包括麻醉准备间、麻醉恢复间、器械清洗间、器械准备间、灭菌间、敷料间、洗手间等，应分别安置在合理的位置上，以辅助手术顺利进行、防止物品污染及交叉感染等。

（二）手术室管理

1. 手术室规章制度　手术室人员均应认真执行各项消毒隔离制度，除手术室人员及参加当日手术者外，无关人员不得擅自进入；患有急性感染性疾病，尤其是上呼吸道感染者不得进入手术室；凡进入手术室的人员必须更换手术室的清洁鞋帽、衣裤、口罩，不得大声喧哗及随便走动；若有参观人员，最好安排观看闭路电视，若无条件应严格限定参观人数；接送病人一律使用专用平车，注意安全，严格查对；无菌手术与有菌手术严格分开，若接台手术，应先安排无菌手术，后进行污染或感染手术；手术室内备齐急救物品，无菌物品应定期消毒，及时准备好手术器械和用品。

2. 手术室分区管理　为保持环境洁净，必须严格区分或隔离手术室的三个区域。凡进入手术室的人员必须更换手术室的衣裤、鞋，戴专用帽子、口罩方可进入半限制区；进入半限制区的人员不可大声谈笑和高声喊叫；进入限制区内的一切人员及其活动都必须严格遵守无菌原则。手术室内人员和物品的流动应遵循洁污分开的原则，不能随意跨越各区，一般需要采用双走道方案：无菌通道是医务人员、手术前病人、洁净物品的行走路线；污物通道是手术后器械、敷料及污物的运输路线。

3. 手术间的清洁消毒管理　清洁工作应在每天手术结束后在手术室净化空调系统运行过程中进行。包括：①采用湿式打扫，保持手术间内器具清洁无尘，然后用紫外线消毒 30 ～ 60min。②手术前 1h 运转净化空调系统。③每台手术后清除污物，用消毒液、清水各擦拭 1 次地面、设备及物品。④每周大扫除一次，每月做一次空气洁净度和生物微粒监测。⑤特殊感染手术建议使用一次性物品，术后按有关规定及方法进行消毒处理。

二、常用手术器械和物品的准备与使用

（一）物品准备

1. 布类物品　包括手术衣、各种手术单及手术包的包布。手术衣分大、中、小三号，

用于遮盖手术人员未经消毒的衣着和手臂，手术衣前襟及腰部为双层，袖口为松紧口，折叠时衣面向里，领子在最外侧。手术单包括大单、中单、手术巾、各种部位手术单及洞巾等，均有各自的规格尺寸和折叠方法。包布多用双层，用以包裹手术用品及敷料。布类物品应选择质地细柔且厚实的棉布。目前应用一次性无纺布制作并经灭菌处理的手术衣帽、布单等可直接使用，但不能完全替代布类物品。

2. 手术敷料　包括吸水性强的脱脂纱布类和脱脂棉花类，用于术中止血、拭血、压迫及包扎等。纱布类敷料包括不同大小尺寸的纱布垫、纱布块、纱布球及纱布条。常用的棉花类敷料有棉垫、带线棉片、棉球及棉签。

3. 手术器械　基本器械包括：①切割及解剖器械，如手术刀、手术剪、剥离器、骨凿和骨剪等，用于手术切割（图5-3）；②夹持及钳制器械，包括止血钳（图5-4）、钳子、镊子（图5-5）及持针器（图5-6）等，用于止血、分离组织、把持缝针等；③牵拉器械，包括各种拉钩和胸、腹腔牵开器，用以暴露深部手术野，方便手术操作（图5-7）；④探查及扩张器械，包括探条、探子、探针等，用于探查及扩大腔隙等；⑤吸引器头，用于吸除积液积脓，清理手术野（图5-8）。

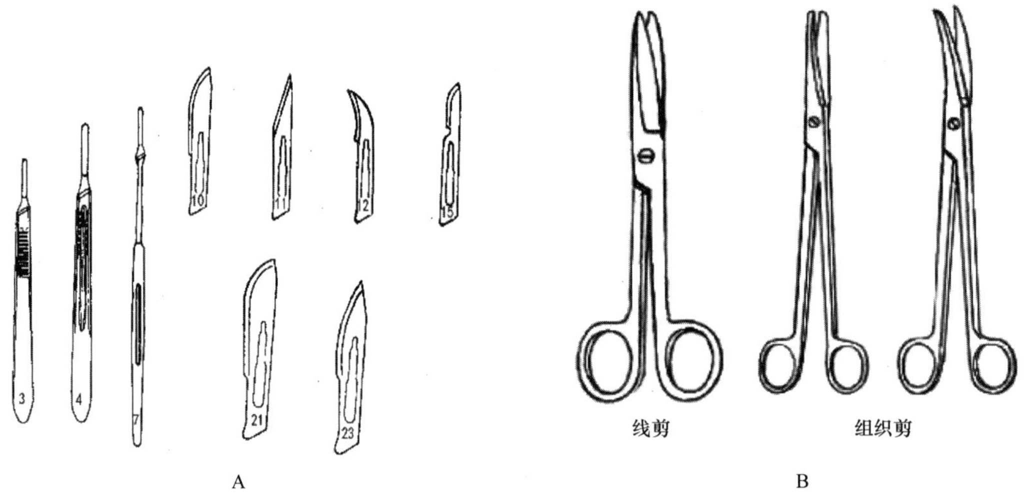

图5-3　手术刀剪

A. 手术刀片及刀柄；B. 手术剪

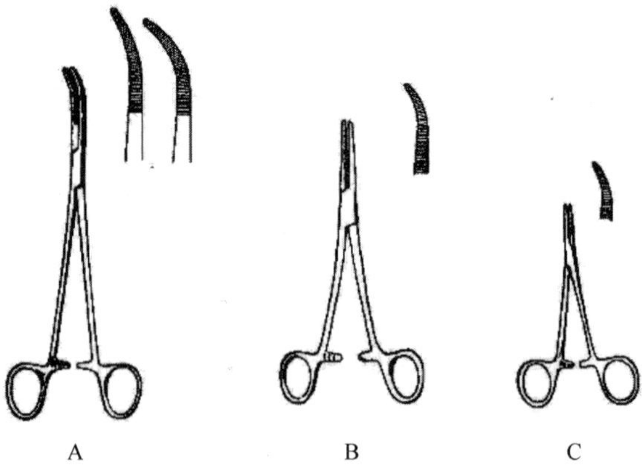

图5-4　止血钳

A. 大号止血钳；B. 中号止血钳；C. 小号止血钳

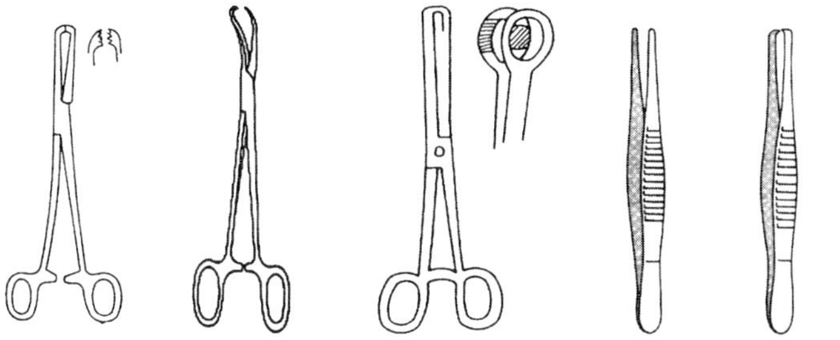

图 5-5　钳子和镊子

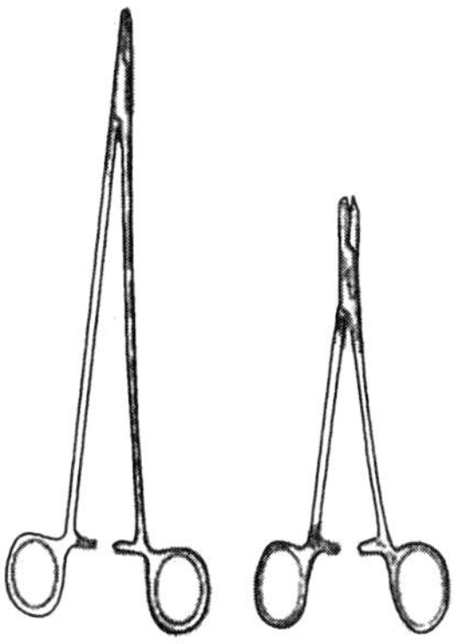
图 5-6　持针器

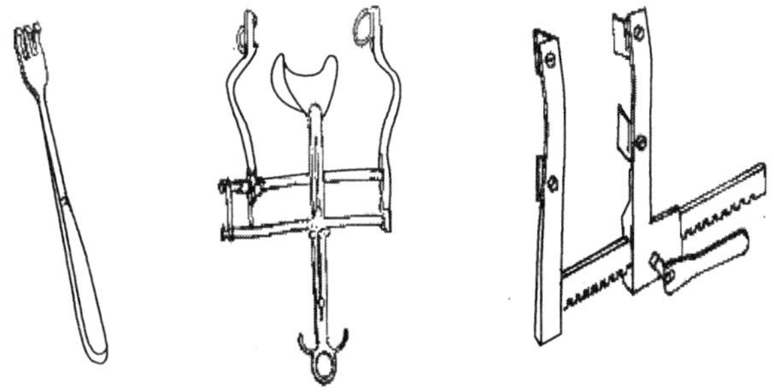

图 5-7　各种牵开器和拉钩

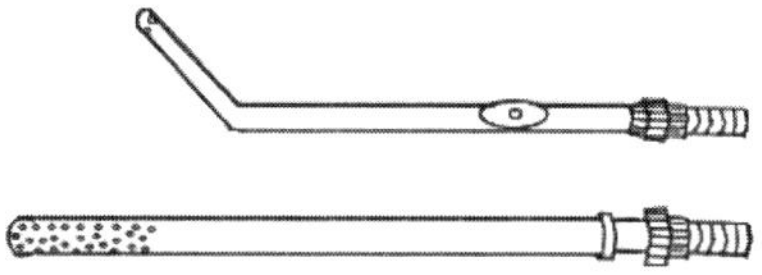
图 5-8　吸引器头

某些手术需要特殊器械，包括：①内镜类，如膀胱镜、腹腔镜、胸腔镜、纤维支气管镜和关节镜等；②吻合器类，如食管、胃肠道及血管吻合器；③其他精密及专科仪器，如高频电刀、激光刀、电钻、手术显微镜、心肺复苏仪器等。各种器械均应专人负责保管、定位放置、定期检查、保养和维修。

4. 缝针及缝线　①缝针常用的有圆针和三角针两类（图 5-9）。两类缝针均有弯、直两种，大小粗细各异。圆针用于缝合血管、神经、脏器和肌肉等软组织；三角针用于缝合皮肤或韧带等坚韧组织。②缝线用于缝合各类组织和脏器，常用缝合线有 1 ～ 10 号线，号码表示线的粗细，号码越大线越粗。细线用 0 表明，0 越多，线越细。缝线分为不可吸收和可吸收两类，不可吸收缝线包括丝线、金属线、尼龙线等；可吸收线包括天然和合成两种，肠线、胶原线为天然可吸收线，聚乳酸羟基乙酸线、聚二氧杂环己酮线等为合成缝线。

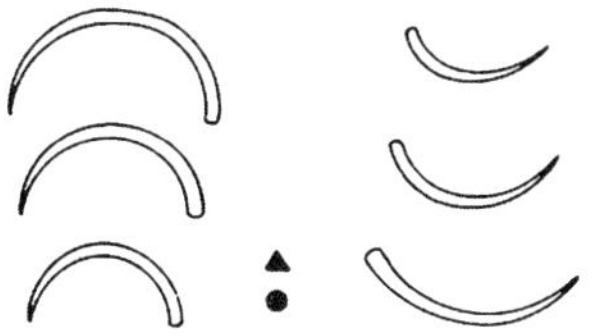
图 5-9　缝合针

5. 引流物　其种类很多，可根据手术部位、创腔深浅、引流液量及性质选用合适的引流物。常用的有：①乳胶片引流条，用于浅部切口和小量渗液的引流。②纱布条引流，包括干纱条、盐水纱条、凡士林纱条及抗生素纱条等，用于浅表部位或感染创口的引流。③“烟卷”引流是用细纱布卷成卷烟状，外用橡胶膜包绕即可，常用于腹腔内较短时间的引流。④引流管为应用广泛的引流物。普通单腔引流管可用于创腔引流；双腔引流管多用于腹腔脓肿和胃、肠、胆或胰瘘等的引流；T 管用于胆总管引流；蕈状引流管用于膀胱或胆囊手术引流。

考点：正确选择合适的引流物

（二）器械台准备

1. 器械台准备要求 手术器械台（无菌桌）用于手术中放置各种无菌物品及器械。器械台分为大、小两种，大号器械桌长宽高分别为 110cm×60cm×90cm，小号器械桌为 80cm×40cm×90cm。应根据手术的性质、范围选择并准备无菌桌。

2. 铺无菌桌步骤 术日晨由巡回护士准备清洁、干燥、平整和合适的器械台，并将手术包、敷料包置于其上，用手打开包布的外层，再用无菌钳先对侧后近侧打开第二层包布。器械护士刷手后用手打开第三层包布。铺在台面上的无菌巾共 6 层，无菌单应下垂台面以下至少 30cm；器械护士穿无菌手术衣、戴无菌手套后，将器械分类、有序地摆放于器械台上。

3. 器械托盘 为可调高低的长方形托盘，盘面 48cm×33cm，横置于病人适当部位，用于手术时放置刀剪钳等常用器械与物品。手术区铺单时用双层手术单包裹，并在其上再铺手术巾。

三、手术室护士分工与职责

手术过程中医护人员必须有明确的分工和职责，但又需密切配合。手术中护士的配合包括直接配合及间接配合。直接配合的护士又称为器械护士或洗手护士，参与手术，管理器械台，供给术中所需器械、物品及敷料，主动配合手术操作；间接配合的护士不直接参与手术，而是在固定的手术间内配合器械护士、手术医师、麻醉师做台下巡视的护理工作，又称为巡回护士。具体工作如下所述。

（一）器械护士工作

1. 术前访视 于术前一天访视病人，了解病情和病人的需求，准备手术所需器械和敷料等。

2. 术前准备 术前 15 ～ 20min 洗手、穿无菌手术衣，戴无菌手套，整理、准备无菌桌，并协助医师做好手术区皮肤消毒、铺巾。

3. 清点、核对用物 术前与巡回护士共同清点器械、敷料等，认真核对清楚并记录，术中关胸、腹前及体腔关闭后缝合前与巡回护士再次清点、核对物品，防止将物品遗留于病人体腔内。

4. 正确传递用物 术中与手术者默契配合，传递用物，做到及时、准确、平稳、防止损伤。

5. 保持器械与用物整洁 随时整理用物，保持无菌区整齐、干燥、无菌。

6. 配合抢救 关注手术进展，若病人出现心搏骤停、大出血等意外时，积极配合医师抢救。

7. 留取标本 妥善保留术中切取的各种标本。

8. 包扎和固定 术毕协助医师包扎伤口，固定引流物。

9. 整理用物 术后处理手术器械、用物，并协助整理手术间。

（二）巡回护士工作

1. 术前物品准备　巡回护士是手术间的负责护士，术前应检查手术间的清洁与消毒是否合格，设备是否安全有效，用物是否备齐，创造最佳的手术环境及条件。

2. 核对病人　热情接待并核对病人，做好输血准备，建立静脉输液通路。

3. 安置体位　根据麻醉和手术要求安置病人体位，正确固定，确保病人舒适安全。

4. 协助手术准备　协助手术人员穿无菌手术衣；暴露手术区，配合皮肤消毒；协助器械护士铺无菌桌等。

5. 清点核对　术前、术中体腔关闭前及切口缝合前与器械护士共同清点、核对器械、敷料等数目并记录。

6. 术中配合　关注手术进展，随时调整灯光，供应术中所需物品，保证输血、输液通畅；做好急救准备，主动配合抢救，并负责与外部联络。

7. 保持手术间整洁安静　保持手术间清洁、安静，随时补充用物；监督手术人员遵守无菌原则。

8. 术毕安置病人与整理手术间　术后协助医师包扎切口、固定引流管，与护送病人的人员仔细交接；整理手术间并清洁消毒。

考点：器械护士和巡回护士职责

四、手术室护理技术

（一）病人准备

1. 一般准备　全身麻醉或椎管内麻醉的病人应在术前 30 ～ 45min 到达，低温麻醉的病人需提前 1h 到达手术室。手术室护士应仔细核实病人，确保手术部位准确无误，认真点收所带药品，做好三查七对和麻醉前的准备工作。

2. 体位安置　一般由巡回护士根据病人的手术部位安置合适的手术体位，其要求是：①最大限度地保证病人的安全与舒适；②充分暴露手术区域；③保证呼吸及循环通畅；④肢体及关节不能悬空，应支托稳妥；⑤妥善固定，避免血管、神经受压；⑥便于麻醉和监测。常用的手术体位有：

(1) 仰卧位：为最常见的体位（图 5-10）。适用于腹部、颌面部、颈部、骨盆及下肢手术等。病人仰卧，头部垫软枕，用中单固定两臂于体侧，膝下放一软枕并用较宽的固定带固定膝部，足跟部用软垫保护。手术台的头端放置麻醉架，以利于观察呼吸及病情变化；足端放置升降器械台，距离病人身体约 20cm 高度。乳腺手术时手术侧靠近手术床边，肩胛下垫以卷折的中单，上臂外展置于臂托上，对侧上肢仍用中单固定于体侧。颈前部手术时采用头过伸仰卧位，手术台上部抬高 10° ～ 20°，头板放下 60° ～ 70°，使颈部过伸。

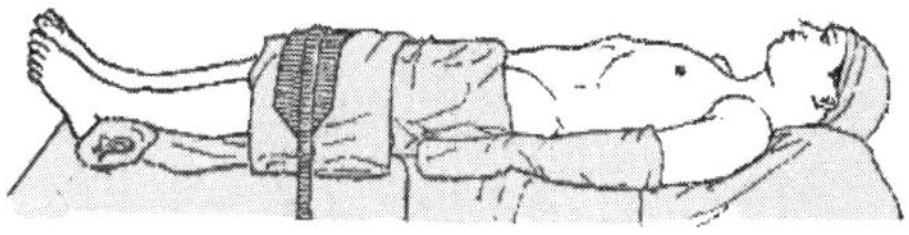

A

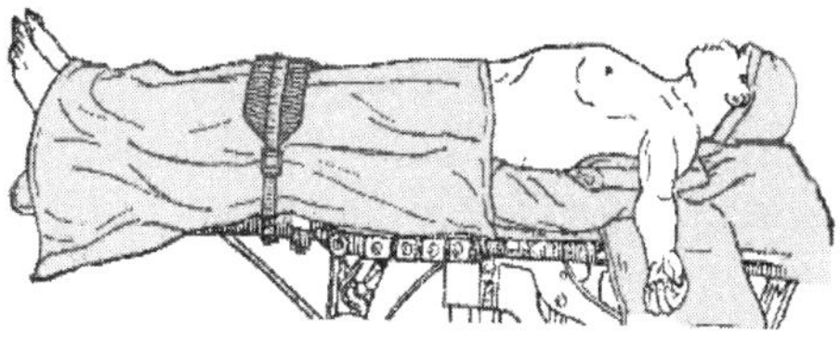

B

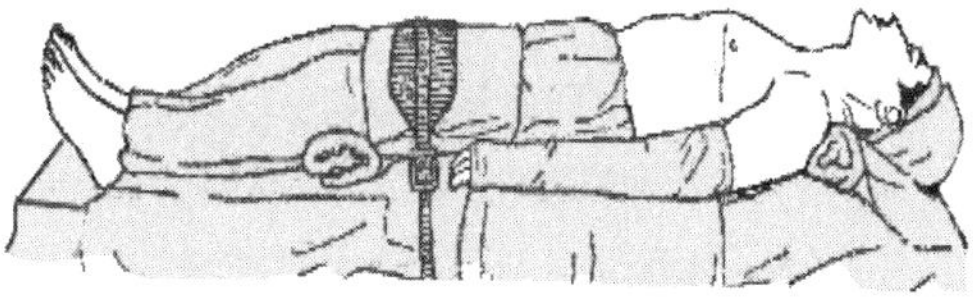

C

图 5-10　常用手术仰卧位

A. 水平仰卧位；B. 上肢外展仰卧位；C. 颈过伸仰卧位

(2) 侧卧位：适用于胸、腰部及肾手术（图 5-11）。胸部手术时，病人健侧 90° 卧位，背、胸、肋处各垫一软枕，暴露术野，双手伸直固定于托手架上；上腿屈曲 90°，下腿伸直，两腿间垫软枕，固定髋部及膝部。肾脏手术时，病人 90°侧卧，肾区对准手术台腰桥架，两手臂伸展固定于托手架上，腰部垫软枕，摇起手术台架，头尾部适当摇低，使腰部抬高，暴露术野，固定臀部及膝部。胸腹联合手术时，病人半侧卧（30°～50°）于手术床，肩背、腰、臀部各垫一软枕，术侧上肢固定于托手架上。

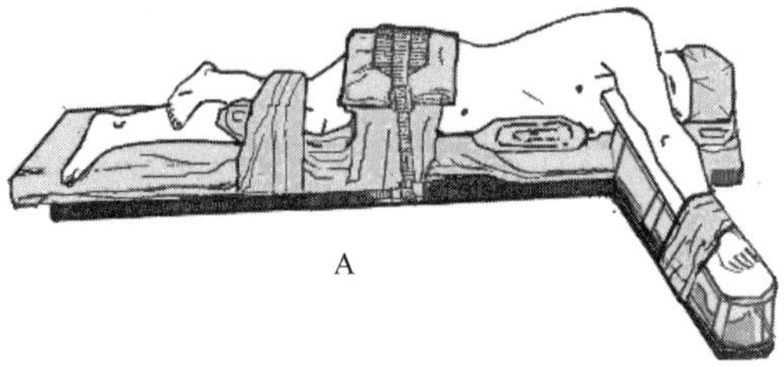

A

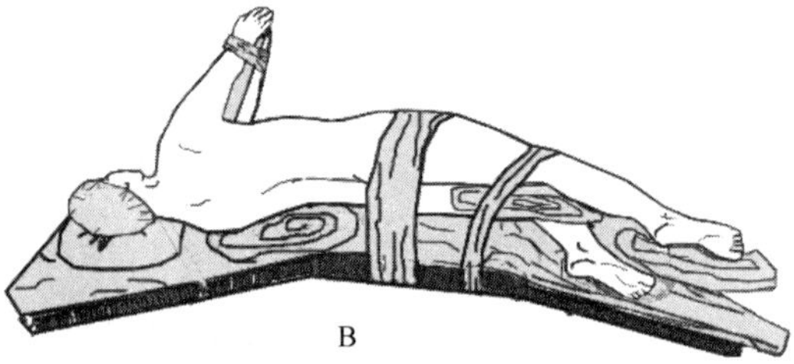

B

图 5-11　常用手术侧卧位

A. 胸部手术侧卧位；B. 肾手术侧卧位

(3) 俯卧位：适用于脊柱及其他背部手术（图 5-12）。病人俯卧于手术台上，头偏向一侧；双肘稍屈曲，置于头旁；胸部、耻骨及髂嵴垫以软枕，足下垫小枕；固定腘窝。颈椎手术时，头面部置于头架上，稍低于手术台面。腰椎手术时，胸腹部垫一弧形拱桥，足端摇低。

考点：根据手术需要安置合适手术体位

(4) 截石位：适用于会阴部、尿道及肛门部手术（图 5-13）。病人仰卧，臀部位于手术床尾部摇折处，必要时臀下垫小枕；两腿套袜套，分别置于两侧搁脚架上；腘窝垫以软枕，用固定带固定。

(5) 半坐卧位：适用于鼻、咽部手术。将手术床后仰 15°，头端摇高 75°，足端摇低 45°，双腿半屈，头与躯干依靠在手术床上，两臂用中单固定于体侧。

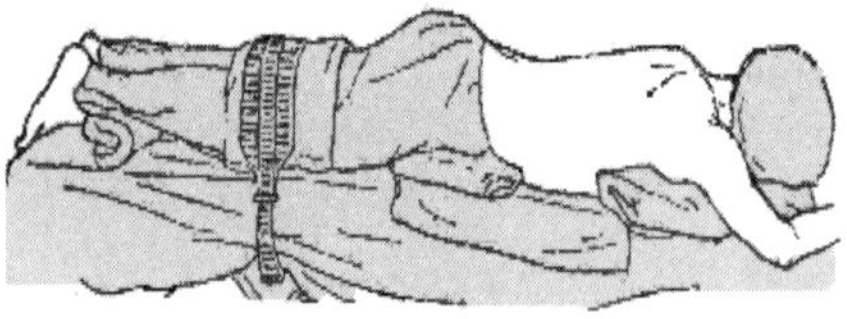

图 5-12　常用手术俯卧位

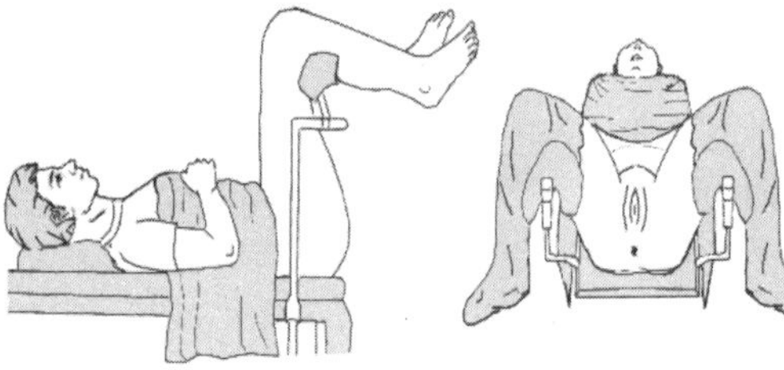

图 5-13　截石位

3. 手术区皮肤消毒　目的是杀灭切口及其周围皮肤上的病原微生物。安置好手术体位后，由第一助手进行手术区皮肤消毒。消毒时通常以切口为中心向四周涂擦；若为肛门、会阴部手术或感染伤口，则由外向内涂擦。手术区皮肤消毒范围要包括手术切口周围 15～20cm 的区域；若估计手术时有延长切口的可能，应适当扩大消毒范围。

4. 手术区铺单　手术区皮肤消毒后由器械护士及第一助手铺盖无菌手术布单，以遮盖除手术野外的其他身体部位。一般要求术区周围有 4～6 层无菌布单覆盖，外周最少 2 层。

如腹部手术时，先用 4 块皮肤巾（切口巾）遮盖切口周围并用布巾钳夹住；再将两块无菌中单分别铺于切口的上下方；最后将手术洞单正对切口，短端向头部，长端向下肢分别展开（图 5-14）。

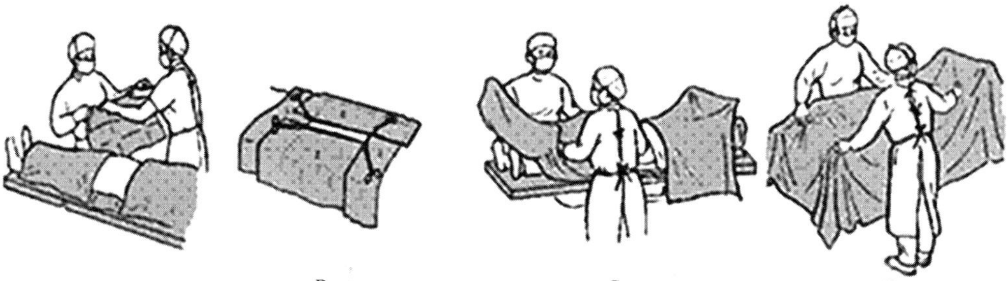

B　　C　　D

图 5-14　腹部手术铺单法

A. 铺切口巾；B. 布巾钳固定；C. 铺中单；D. 铺手术洞单

（二）手术人员准备

手术人员的无菌准备是避免病人伤口感染、确保手术成功的必要条件之一。

1. 术前一般准备　手术人员进入手术室时，应先在非限制区更换手术室专用鞋，穿洗手衣裤，将上衣扎入裤中，自身衣物不可外露；戴专用手术帽和口罩，遮盖全部头发及口鼻；剪短指甲，检查手臂皮肤无破损及感染，方可进入洗手间。

2. 手臂刷洗与消毒　手术前必须进行手臂刷洗与消毒，传统方法包括肥皂水刷手和稀氨溶液洗手法。随着各种高效消毒剂的产生和推广，简便而有效的手臂消毒方法亦随之产生。

(1) 肥皂水刷手法：①按普通洗手方法将双手及前臂用肥皂和清水洗净。②用消毒毛刷蘸取消毒肥皂液刷洗双手及前臂，从指尖到肘上 10cm。刷洗时，把每侧手分成从指尖到手腕、从手腕至肘及肘上臂三个部分，依次左、右交替刷洗，注意刷洗甲缘、甲沟及指蹼等处。刷完后，用清水冲洗手臂，注意指尖朝上肘向下。然后，更换消毒毛刷，相同方法再刷洗两遍，共约 10min。③用一块无菌小毛巾由指尖向肘部方向擦干手臂，擦过肘部的毛巾不可再擦手部。④将双手至肘上 6cm 区域，浸泡在 75% 乙醇桶内 5min，若乙醇过敏，改用 1 ∶ 1000 苯扎溴铵溶液或 1 ∶ 5000 氯己定溶液浸泡 3min。⑤浸泡消毒后，保持拱手姿势待干，双手不得下垂，不能接触未经消毒的物品。

(2) 碘伏刷手法：①按肥皂水刷手法刷洗双手、前臂至肘上 10cm，约 3min，用清水冲净，无菌巾擦干；②用浸透 0.5% 碘伏的纱布，从一侧手指尖向上涂擦直至肘上 6cm 处，同法涂擦另一侧手臂。更换纱布后再擦一遍，保持拱手姿势，自然干燥。

考点：外科洗手法刷手范围、要求、时间及注意事项

(3) 灭菌王刷手法：①按普通洗手法用肥皂水洗净双手、前臂至肘上 10cm，用清水冲净；②用消毒毛刷蘸灭菌王 3 ～ 5ml 刷手、前臂至肘上 10cm，共 3min，流水冲净后用无菌纱布擦干；③用浸透灭菌王的纱布从手指尖涂擦到肘上 6cm 处，自然待干。

3. 穿无菌手术衣　①手臂刷洗消毒后，从器械台上拿取折叠好的无菌手术衣，选择较宽敞处站立，手提衣领、抖开，使手术衣的另一端下垂。注意勿使手术衣触碰到其他物品或地面。②两手提住衣领两角，面对衣的内侧面将手术衣展开。③将手术衣向上轻轻抛起，双手顺势插入袖中，两臂前伸。④巡回护士在穿衣者背后抓住衣领内面，协助将袖口后拉，并系好衣领后带。⑤穿衣者双手交叉，身体略向前倾，用手指夹起腰带递向后方，巡回护士在背后接住腰带并系好。⑥穿好手术衣后，双手保持在腰以上、胸前、视线范

围内（图 5-15）。

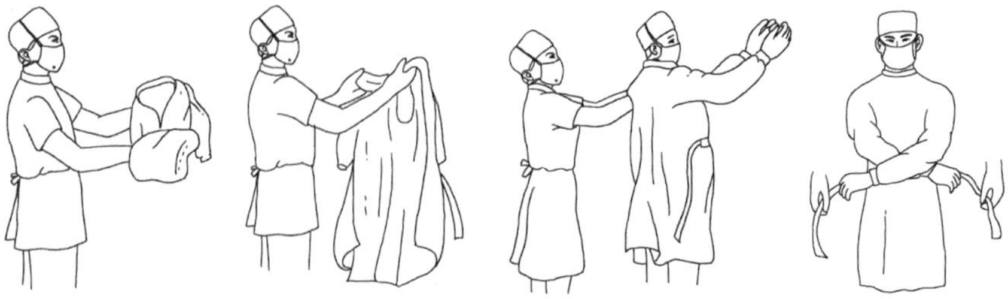

图 5-15　穿无菌手术衣

4. 戴无菌手套　无菌手套有干、湿两种。戴干无菌手套又分闭合式和开放式，其顺序为先穿手术衣后戴手套。戴湿无菌手套的程序是先戴手套后穿手术衣。临床多采用开放式戴干无菌手套的方法：①穿好手术衣后，将滑石粉轻轻擦于手背、手掌及指间；②掀开手套袋，捏住手套口的向外翻折部分（手套的内面），取出手套并分清左、右侧；③将右手插入右侧手套口内，戴好，注意未戴手套的手不可触及手套的外面（无菌面）；④用已戴上手套的右手指插入左手手套口翻折部的内面（即手套的外面），帮助左手插入手套并戴好；⑤分别将左、右手套的翻折部翻回，并盖住手术衣的袖口；⑥用无菌盐水冲净手套外面的滑石粉（图 5-16）。

考点：未戴手套的手不可触及手套的外面，已戴手套的手不可触及手套的内面

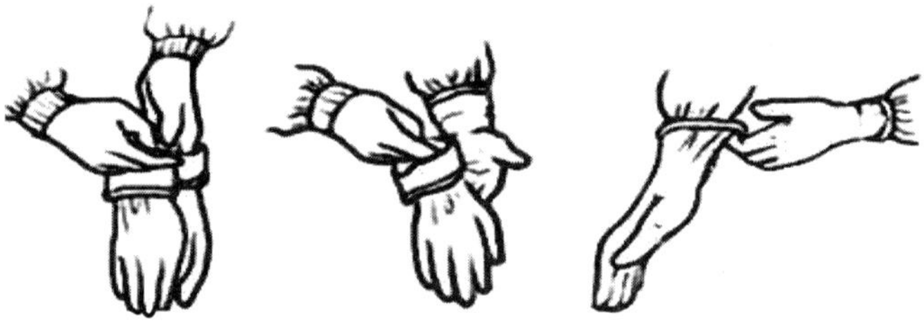

图 5-16　戴无菌手套

（三）手术中的无菌操作原则

1. 明确无菌概念与无菌区域　手术人员消毒后的手臂不准接触未经消毒的物品；穿无菌手术衣和戴好无菌手套后，背部、腰部以下和肩部以上都视为有菌区；无菌桌仅桌缘平面以上为无菌区，手术台边缘及以下的布单不可接触，凡下坠超过手术台边缘以下的物品一概不可再拾回使用；任何无菌包及容器的边缘均视为有菌，取用无菌物品时不可触及；手术过程中，手术人员须面向无菌区，并在规定区域内活动。

2. 保持无菌物品的无菌状态　无菌区内所有物品必须是灭菌的，若无菌包破损、潮湿、可疑污染时均视为有菌：手术中若手套破损或接触到有菌物品，应立即更换；若前臂或肘部污染立即更换手术衣或加套无菌袖套；无菌区的布单若湿透应加盖或更换干的无菌单；巡回护士须用无菌持物钳夹取无菌物品，并与无菌区保持一定距离。

3. 减少空气污染、保持洁净效果　手术时门窗应关闭，减少人员走动；参观手术人员不宜超过 2 人 / 间，不可过于靠近手术者或站得过高，也不可在室内频繁走动；手术过程中勿高声谈笑，避免不必要的谈话，尽量避免咳嗽、打喷嚏，不得已时，将头转离无菌区；口罩潮湿应更换；请他人擦汗时，头应转向一侧。

4. 保护皮肤切口　切开皮肤前先用无菌聚乙烯薄膜覆盖，再经薄膜切开皮肤；切开皮肤和皮下脂肪层后，以大纱布垫或手术巾遮盖边缘并固定；凡与皮肤接触的刀片和器械不

应再用；延长切口或缝合前，再用 75% 乙醇消毒皮肤一次；暂停手术时，切口应用无菌巾覆盖。

5. 正确传递物品和调换位置　手术中传递器械及用物时，由器械台正面方向递给，不可在手术人员背后或头顶方向传递；若手术人员需调换位置，先退后一步，转过身背对背地转至另一位置。

6. 沾染手术的隔离技术　在进行胃肠道、呼吸道或宫颈等部位的沾染手术时，切开空腔脏器前先用纱布垫保护周围组织，并随时吸净外流的内容物；被污染的器械和物品应放在专放污染器械的盘内，避免与其他器械接触；污染的缝针及持针器应在等渗盐水中刷洗；完成全部沾染步骤后，手术人员应更换无菌手套或用无菌水冲洗，尽量减少污染的机会。

考点：手术中的无菌操作原则

第 3 节　手术后护理工作

案例 5-2

病人，男，42 岁。行剖腹探查术后 7 天拆线。当日剧烈咳嗽后，自觉切口疼痛和突然松开并有液体流出，检查可见伤口敷料被红色液体浸湿，伤口有 8cm 长裂隙，小肠部分脱出。

问题：

1. 该病人出现的术后并发症是什么？
2. 护士在紧急处理中，应采取的措施有哪些？

一、概　　述

手术后护理指从病人手术完毕返回病房至基本康复出院阶段的护理。此期应严密观察病人的病情变化，实施切实可行的护理措施，减轻病人的痛苦和不适，防治并发症，促进病人尽早康复。

二、护理评估

（一）手术类型和麻醉方式

了解麻醉种类、手术方式及术中出血、输血、输液的情况，判断手术创伤大小及对机体的影响。

（二）身心状况

1. 生命体征　根据手术的大小设定监测生命体征的频率。中小手术后每 1 ～ 2h 测量并记录一次；大手术后每 15 ～ 30min 测量并记录一次，病情平稳后每 1 ～ 2h 记录一次。检测并记录的内容包括：病人返回病室时的体温、血压、脉搏、呼吸，同时注意监测意识、瞳孔的变化。

2. 切口状况　了解切口部位、敷料包扎情况，评估切口有无出血、渗血、渗液、感染及愈合情况。

3. 引流管与引流物　了解所置引流管的种类、数目及引流部位，观察引流液的量、色及性状。

4. 疼痛等不适　了解有无切口疼痛、恶心、呕吐、呃逆、腹胀及尿潴留等术后不适，观察和评估术后不适的种类和程度。

5. 肢体功能 了解感知觉恢复情况和四肢活动度、皮肤色泽和温度。

6. 心理－社会状况 手术后随原发病的解除和安全度过麻醉及手术，病人心理上有一定程度的解脱感。但继之会出现新的心理变化，如担忧疾病的病理性质、病变程度等；实施可引起功能障碍或身体形象改变手术的病人，产生自我形象紊乱的问题；术后不适或并发症的发生引起病人再次紧张、焦虑不安、恐惧等不良心理反应。

（三）并发症

评估有无术后出血、术后感染、切口裂开和深静脉血栓形成等并发症的发生及相关因素。

三、护理问题

1. 清理呼吸道无效 与痰液黏稠、切口疼痛不能有效咳嗽有关。

2. 体液不足 与手术创伤、术后禁食和摄入不足有关。

3. 舒适的改变：包括疼痛、恶心、腹胀、尿潴留等 与麻醉影响、留置各类导管和手术创伤反应有关。

4. 营养失调：低于机体需要量 与术后禁食、代谢增高有关。

5. 活动无耐力 与手术创伤所致乏力、倦怠有关。

6. 知识缺乏：缺乏有关术后护理、康复锻炼和保健知识。

7. 潜在并发症：术后出血、感染、切口裂开和深静脉血栓形成等。

四、护理措施

（一）一般护理

1. 体位 根据麻醉情况、术式、疾病性质等安置病人合适的体位：①麻醉未清醒者，应去枕平卧位，头偏向一侧，防止口腔分泌物或呕吐物误吸；②蛛网膜下隙麻醉者，应去枕平卧位 6 ～ 8h，防止脑脊液外渗致头痛；③硬脊膜外腔麻醉者，平卧 4 ～ 6h；④颅脑手术后，如无休克或昏迷可取 15° ～ 30° 头高足低斜坡卧位；⑤颈胸部手术后，多采用高半坐位卧位，以利于呼吸和有效引流；⑥腹部手术后多采用低半坐卧位或斜坡卧位，以降低腹壁张力，减轻疼痛；⑦脊柱或臀部手术后，取俯卧或仰卧位；⑧休克病人，取下肢抬高 15° ～ 20° ，头部和躯干抬高 20° ～ 30° 的体位。

考点：术后体位的安置

2. 饮食 术后饮食的恢复与麻醉方式、手术范围及胃肠道功能有关。

(1) 腹部手术：一般在术后禁饮食 1 ～ 3 天，待肠道功能恢复、肛门排气后开始进食，逐渐给流质饮食和半流质饮食，第 7 ～ 9 天过渡到软食，术后 10 ～ 12 天恢复普通饮食。进食早期避免食用牛奶、豆类等胀气食物。

(2) 非腹部手术：局麻下行小手术的病人，如无任何不适术后即可按需进食；蛛网膜下隙和硬脊膜外腔麻醉者，术后 6h 可根据需要适当饮食；全身麻醉者，待麻醉清醒、无恶心呕吐后，给予流食，逐渐给半流食或普食。

考点：术后尽早下床活动的好处，腹部手术后禁饮食 1 ～ 3 天，待肠道功能恢复、肛门排气后开始进食

3. 休息与活动 保持病室安静，保证病人安静休息。原则上，病情稳定后鼓励病人应早期床上活动，争取在短期内下床活动，除非有治疗方面的禁忌。术后早期活动可增加肺活量；改善全身血液循环；预防深静脉血栓形成；促进胃肠道蠕动，防止腹胀及肠粘连；促进膀胱功能恢复，防止尿潴留。

（二）切口与引流管护理

1. 切口护理　观察切口有无出血、渗血、渗液及感染征象；敷料有无污染或脱落。若切口少量渗血，可加压包扎，敷料污染或脱落，应及时更换；大量出血及切口感染，应及时通知医师，并协助处理。切口缝线拆除时间依据病人年龄、切口部位、局部血液供应情况而决定。一般头、面、颈部手术后 4 ～ 5 天拆线；下腹部、会阴部 6 ～ 7 天拆线；胸部、上腹部、背部、臀部 7 ～ 9 天拆线；四肢 10 ～ 12 天拆线，近关节处适当延长；减张缝线 14 天拆线。

2. 引流管护理　应妥善固定引流管，防止松脱；保持引流通畅，避免引流管扭曲、受压、阻塞；观察并记录引流液的性状和量，及时发现异常情况；按时更换引流袋或引流瓶；待引流量减少后，拔除引流管。乳胶引流片一般于术后 1 ～ 2 天拔除；单腔或双腔引流管多用于渗液较多、脓液稠厚的病人，大多于术后 2 ～ 3 天才能拔除；胃肠减压管在肠道功能恢复、肛门排气后拔除；导尿管可留置 1 ～ 2 天。

（三）常见不适的护理

1. 切口疼痛　麻醉作用消失后，病人可出现切口疼痛。术后 24h 内疼痛最剧烈，2 ～ 3 天后逐渐减轻。术后应提供有效缓解切口疼痛的措施：①遵医嘱给予口服镇静、止痛类药物，必要时肌内注射哌替啶等。②大手术后 1 ～ 2 天内，可持续使用自控镇痛泵（PCA）进行止痛。③将病人安置于舒适体位，有利于减轻疼痛，指导病人咳嗽、翻身时用手按压切口部位，减少对切口的张力性刺激。④鼓励病人表达疼痛的感受，并作简单的解释。⑤指导病人运用正确的非药物方法减轻疼痛，如按摩、放松或听音乐等。⑥配合心理疏导，分散注意力，减轻对疼痛的敏感性。

2. 发热　是术后病人最常见的症状，由于手术创伤的反应，术后病人的体温可略升高，变化幅度在 0.5 ～ 1℃，一般不超过 38℃，称之为外科手术热，于术后 1 ～ 2 天体温逐渐恢复正常。若术后 3 ～ 6 天仍然持续发热或体温降至正常后再度发热，则要警惕继发感染的可能。手术后发热不超过 38.5℃可暂不作处理，若超过 39℃给予物理降温或应用解热镇痛药物对症处理，并寻找原因并作针对性治疗。

3. 恶心、呕吐　术后早期的恶心、呕吐常为麻醉反应所致，待麻醉作用消失后，即可自然停止。病人呕吐时，协助其取合适体位，头偏向一侧，并及时清除呕吐物。若腹部手术后反复呕吐，有可能是急性胃扩张或肠梗阻。若持续性呕吐，应查明原因并作相应处理。部分病人需遵医嘱给予镇静、止吐药物或针刺内关、足三里以减轻症状。

4. 腹胀　术后早期腹胀多因胃肠道蠕动受抑制，肠腔内积气过多所致，多于术后 2 ～ 3 天胃肠蠕动功能恢复、肛门排气后可自行缓解。若术后数日仍无肛门排气、腹胀明显或伴有肠梗阻症状，应作进一步检查和处理。可采用持续胃肠减压、肛管排气或高渗溶液低压灌肠等综合措施外，更应注意是否存在腹膜炎或其他原因所致的肠麻痹，或肠粘连等原因所致机械性肠梗阻，经非手术治疗未缓解者，需完善术前准备后再次手术治疗。

5. 呃逆　术后呃逆可能是神经中枢或膈肌直接受刺激引起。术后早期发生者，可压迫眶上缘，抽吸胃内积气、积液，给予镇静或解痉药物等措施。若上腹部手术后出现顽固性呃逆，应警惕膈下积液或感染的可能。一旦明确诊断，需要及时处理。

6. 尿潴留　术后尿潴留较常见，尤其是老年病人。主要因全身麻醉后排尿反射受抑制、切口疼痛引起后尿道括约肌反射性痉挛及不习惯于床上排尿等所致。若病人术后 6 ～ 8h 尚未排尿或虽排尿但尿量少、次数频繁，耻骨上区叩诊有明显浊音区，应考虑尿潴留。先稳定病人情绪，采用下腹部热敷、轻柔按摩膀胱区及听流水声等多种方法诱导排尿，若无禁忌，可协助其坐于床沿或站立排尿。亦可遵医嘱用药物解除切口疼痛或用卡巴胆碱等促使膀胱壁肌肉收缩，使病人自行排尿。若上述措施均无效时，在严格无菌技术下导尿。若尿量超过 500ml 或有骶前神经损伤、前列腺肥大，应留置导尿，留置导尿期间注意导尿管护理及膀胱功能训练。

（四）并发症护理

1. 术后出血 可发生于手术切口、空腔脏器及体腔内；主要由于术中止血不完善或创面渗血未完全控制、术中痉挛的小血管断端术后舒张、结扎线松脱及凝血机制障碍等原因引起。若切口敷料被血液渗湿，应及时打开检查切口以明确出血情况和原因。了解各引流管内引流液的性状、量和色泽有助于判断体腔内出血。未放置引流管者，可通过密切的临床观察，评估病人有无烦躁、脉率持续增快、脉压减小和尿量少等低血容量性休克的早期表现，若少量出血时，一般经更换切口敷料、加压包扎或遵医嘱使用止血药物即可止血；出血量大时，应迅速输液、输血以扩充血容量，并完善术前准备，再次行手术止血。

2. 切口感染 指清洁切口和可能污染切口并发感染，常发生于术后 3 ～ 5 天。表现为切口疼痛加重或减轻后又加重，局部出现红、肿、压痛或波动感，有分泌物；伴体温升高、脉率加快及白细胞计数增高等全身表现。若发现切口感染，感染早期勤换敷料、局部热敷或理疗、遵医嘱合理使用抗生素等控制炎症；若明显感染或脓肿形成，应拆除局部缝线，充分敞开切口，清理切口并放置凡士林油纱条引流分泌物，定期更换敷料，争取二期愈合。其预防措施：①术前完善皮肤和肠道准备；②严格遵守无菌技术原则；③手术操作中严格止血，避免切口渗血、血肿；④保持切口敷料清洁、干燥、无污染；⑤术后加强营养支持，增强病人抗感染的能力；⑥遵医嘱合理应用抗生素。

3. 切口裂开 多见于腹部及肢体邻近关节部位，主要由于营养不良、切口张力大、缝合不当、切口感染及腹内压突然增高引起。切口裂开分为全层裂开和部分裂开。常发生于术后 1 周左右或拆除皮肤缝线后 24h 内。在病人突然腹部用力或有切口的关节伸屈幅度较大时，通常自觉切口疼痛和突然松开，有大量淡红色液体自切口溢出。腹部切口全层裂开者可见有内脏脱出。若发现切口裂开，应及时处理：①腹部切口全层裂开时，立即让病人平卧，安慰和稳定情绪，用无菌生理盐水纱布覆盖切口，并用腹带轻轻包扎，通知医生，送病人入手术室重新缝合；术后放置胃肠减压。若有内脏脱出，切忌在床旁还纳，以免造成腹腔内感染。②切口部分裂开或裂开较小时，暂不手术，待病情好转后择期行切口疝修补术。预防措施：①术前加强营养支持；②手术时避免强行缝合造成腹膜等组织撕裂；③关闭体腔时采用减张缝合，术后延缓拆线时间；④切口外适当用腹带或胸带包扎；⑤避免用力咳嗽、用力排便等引起腹内压增高的因素；⑥预防切口感染。

4. 肺不张及肺部感染 发生在胸、腹部大手术后，多见于老年人，长期吸烟和患有急、慢性呼吸道感染者。病人的肺弹性减弱，术后呼吸活动受限，分泌物不易咳出，易堵塞支气管，或呕吐误吸造成肺部感染及肺不张。肺不张病人主要表现为发热、呼吸和心率增快；胸部体检有局限性湿啰音和呼吸音减弱等；胸部 X 线检查呈典型的肺不张征象。继发感染时，体温明显升高，白细胞和中性粒细胞计数增加。其预防措施：①术前做好呼吸道准备；②全麻手术拔管前吸净支气管内分泌物；术后取平卧位头偏向一侧，防止呕吐物和口腔分泌物的误吸；③术后鼓励病人深呼吸、有效咳嗽，体位引流或给予雾化吸入；④胸、腹带包扎松紧适宜；⑤注意口腔护理和保暖。若发生肺不张，鼓励病人深吸气，帮助病人翻身、拍背，使不张的肺重新膨胀；遵医嘱使用有效抗生素；给予雾化吸入稀释痰液；若痰量持续过多，用支气管镜吸痰，必要时行气管切开。

5. 泌尿系统感染 诱发感染的最基本原因是尿潴留，分下尿路和上尿路感染。下尿路感染常见急性膀胱炎，主要表现为尿频、尿急、尿痛、排尿困难，一般无全身症状；尿常规检查有较多红细胞和脓细胞。上尿路感染是由膀胱炎向上蔓延形成的肾盂肾炎，多见于女性病人，主要表现为畏寒发热、肾区疼痛，白细胞计数增高，中段尿镜检有大量白细胞和细菌。术后预防和及时处理尿潴留是预防尿路感染的主要措施。鼓励病人多饮水，保持尿量在 1500ml/d 以上；指导病人术后自主排尿；留置导尿严格遵守无菌操作原则。发生感染者，应根据尿培养和细菌药敏试验选择有效抗生素治疗，同时使用药物碱化尿液，减轻症状。

6. 深静脉血栓形成　发生于术后长期卧床、活动减少的老年人或肥胖者，以下肢多见。主要表现为小腿轻度疼痛和压痛或腹股沟区疼痛、压痛；患肢凹陷性水肿，腓肠肌挤压试验或足背屈曲试验阳性。术后鼓励病人早期下床活动，卧床期间积极做双下肢的屈伸运动、穿弹力袜等促进下肢静脉回流；术后补充足够的水分减低血液黏滞度；用电刺激、充气袖带挤压腓肠肌、被动按摩腿部肌肉等方法，减少下肢静脉血栓的形成。若发生深静脉血栓，应抬高、制动患肢，严禁局部按摩及经患肢输液，以防血栓脱落；同时遵医嘱给予抗凝、溶栓治疗，治疗期间监测出、凝血时间和凝血酶原时间。

考点：术后不适及并发症的护理

案例 5-2 分析

1. 切口已拆线，剧烈咳嗽引起腹内压突然增高致腹部切口全层裂开。

2. 腹部切口全层裂开时，立即让患者平卧，安慰和稳定情绪，用无菌生理盐水纱布覆盖切口，并用腹带轻轻包扎，送病人入手术室重新缝合。

（五）心理护理

根据病人的心理状态给予个体化心理疏导，缓解病人不良的心理反应，保持乐观的心态；为病人创造良好的环境，避免各种不良的刺激；医护人员经常访视病人，提供针对性心理疏导及术后健康指导。

五、健康指导

(1) 指导病人合理摄入均衡饮食，注意休息，劳逸结合。

(2) 术后继续药物治疗者，应遵医嘱按时、按量服用。

(3) 指导并监督病人进行术后锻炼，如深呼吸、有效咳嗽、床上活动及早期离床活动。教会病人缓解不适及预防术后并发症的简单方法。

(4) 指导病人定期门诊随访。

小结

围术期护理是在围术期期间，配合医疗方案和措施，实施整体护理，解决病人有关的健康问题及对健康问题的反应，从而促进病人身心顺利康复。围术期护理与手术技术同样是手术治疗成功的关键。术前护理应全面评估病人的身心状况，根据实际情况采取相应的护理措施，提高病人对手术的耐受力，减轻心理压力，以最佳的状态顺利度过手术期；术后护理的重点是预防各种并发症的发生，使病人身体得以全面康复。手术室的护理工作是医院护理工作的重要组成部分，具有技术性高、无菌操作严格等特点；手术室护士不仅要具备高尚的思想素质，同时也要具备严谨的业务素质，尤其还要有良好的心理素质，才能默契地配合手术医师，保证手术顺利进行。

（孟增果）

自测题

A_1 型题

1. 下列哪项属于限期手术
   A. 胃、十二指肠溃病的胃大部切除术
   B. 未嵌顿的腹外疝手术
   C. 贲门癌根治术
   D. 先天性心脏病间隔缺损修补术
   E. 甲状腺功能亢进的甲状腺次全切除术
2. 手术前一般准备不包括
   A. 皮肤准备　B. 胃肠道准备
   C. 药物过敏试验　D. 术前用药
   E. 健康指导
3. 有关颈部手术的备皮范围，下列哪项是正确的
   A. 下唇至乳头连线，两侧至斜方肌前缘
   B. 下唇至锁骨平面，两侧至斜方肌前缘
   C. 上唇至乳头连线，两侧至斜方肌前缘
   D. 下唇至胸骨角，两侧至斜方肌前缘
   E. 下唇至肋缘平面，两侧至斜方肌前缘
4. 术前胃肠道准备的目的，下列哪项是不正确的
   A. 利于肺气体交换
   B. 防止麻醉及手术时呕吐
   C. 减轻术后腹胀
   D. 防止术中大便污染手术区
   E. 减少术后感染机会
5. 择期手术病人，常规禁食、禁饮的时间是
   A. 禁食 4h，禁水 2h　B. 禁食 8h，禁饮 3h
   C. 禁食 12h，禁饮 4h　D. 禁食 6h，禁饮 1h
   E. 禁食 3 天，禁饮 4h
6. 术晨的准备中，下列哪项是错误的
   A. 如有发热应给予退热药
   B. 如有活动义齿应取下
   C. 按医嘱给术前用药
   D. 进手术室前常规排尿
   E. 按手术需要将有关资料和用物带入手术室
7. 颅脑手术后无休克昏迷的病人采取的卧位应是
   A. 平卧头转向一侧
   B. 15°～30°头高脚低斜坡卧位
   C. 高半坐卧位
   D. 低半坐卧位　E. 半坐位
8. 预防切口感染的措施中，下列哪一项是错误的
   A. 手术时严格遵守无菌操作
   B. 手术时注意操作精细
   C. 手术前后提高病人的抵抗能力
   D. 手术后使用抗生素
   E. 感染机会较大时，应放置引流管
9. 胃肠减压拔管最可靠的指征是
   A. 体温正常　B. 腹胀消失
   C. 肛门排气　D. 肠蠕动情况
   E. 吸出液体量少
10. 已穿好无菌手术衣，戴无菌手套，手术未开始，双手应置于
    A. 胸前部　B. 腹前部
    C. 夹于腋下　D. 双手下垂
    E. 双手往后背
11. 手术切口四周皮肤消毒范围至少在
    A. 5～10cm　B. 10～15cm
    C. 15～20cm　D. 20～25cm
    E. 25～35cm
12. 无菌切口消毒的顺序是
    A. 自上而下
    B. 自下而上
    C. 由切口为中心向四周
    D. 由四周向切口
    E. 无一定顺序
13. 手术区铺盖无菌布单，正确的是
    A. 无菌巾先铺相对不洁区或操作者的对侧
    B. 无菌巾铺下后不可由内向外再移动
    C. 开腹手术的术野区至少铺单 2 层
    D. 无菌单下垂手术台边缘至少 10cm
    E. 术中手术巾单湿透时，应撤去重铺
14. 手术室的清洁与消毒工作包括
    A. 每次手术完毕
    B. 每天工作结束后的清洁与消毒
    C. 定期进行空气培养
    D. 每周大扫除后采用乳酸消毒法进行空气消

毒

E. 以上都是

15. 为了防止手术野污染或切口感染，必须采取哪种有效的控制措施

A. 手术器械物品、手术人员的无菌处理

B. 病人手术区的无菌处理

C. 污染手术的隔离处理

D. 手术室的清洁与消毒

E. 以上都是

16. 手术进行中的无菌原则哪项是错误的

A. 手术人员一经洗手，手臂即不接触未经消毒的物品

B. 不可在手术人员背后传递器械及手术物品

C. 如手套破损或接触到有菌区，需另换无菌手套

D. 手术过程中，需调换位置时，应先退后一步，背对背转到另一位置

E. 参观手术人员可靠近手术人员或站得太高

A_2 型题

17. 病人，女，41 岁，因门静脉高压症、上消化道大出血急诊入院，入院后经三腔管压迫止血有效，拟择期行门静脉高压分流手术。术前准备期间，自诉失眠、心慌，担心麻醉及手术效果。其主要护理诊断是

A. 恐惧　B. 焦虑

C. 睡眠型态紊乱　D. 知识缺乏

E. 体液不足

18. 病人，男，70 岁。上腹部隐痛 1 年，近 1 个月加重，且疼痛规律改变，精神状态差，消瘦明显，经胃镜检查确诊为胃癌，将于近日择期行胃癌根治术。术前准备中不妥的一项是

A. 术前 1 ～ 2 周禁止吸烟

B. 术前 1 ～ 2 日进流质饮食

C. 术前 1 日晚灌肠

D. 积极纠正营养不良

E. 术前 1 日晚温盐水洗胃

19. 病人，男，32 岁，蛛网膜下隙麻醉下行阑尾切除术后第 3 天，诉创口剧痛难忍，测体温 38℃，脉搏 92 次 / 分，血白细胞计数 14×10^9/L，首先考虑的是

A. 肺不张　B. 尿路感染

C. 切口感染　D. 上呼吸道感染

E. 外科热

20. 病人，女，36 岁，胆囊切除术后 20h 突然出现面色苍白、心悸、气短、血压下降，腹腔引流出大量鲜红色血性液体。该患者可能发生了

A. 切口血肿　B. 切口裂开

C. 切口感染　D. 继发性腹膜炎

E. 术后腹腔内出血

21. 病人，男，24 岁，蛛网膜下隙麻醉下行腹股沟疝修补术，术后患者 8h 尚未排尿，耻骨上区叩诊有明显浊音区，考虑尿潴留，处理首先是

A. 在无菌技术下导尿

B. 鼓励或诱导患者自行排尿

C. 下腹部热敷

D. 镇静药镇痛

E. 针刺疗法

A_3/A_4 型题

（22 ～ 23 题共用题干）

病人，女，32 岁，因甲状腺功能亢进入院，择期手术治疗，在术前准备期间，患者害怕手术，焦虑不安。

22. 稳定病人情绪，解除焦虑的护理措施中哪项不妥

A. 注意家庭成员的负性示范作用

B. 不回答有关手术的询问

C. 术前安排与手术成功病人同住一间

D. 允许家属陪护

E. 安排亲属及时探视

23. 术后多采用哪种卧位

A. 半坐卧位　B. 头高脚低位

C. 高半坐卧位　D. 低半坐卧位

E. 斜坡卧位

（24、25 题共用题干）

病人，男，50 岁，5 天前因胃溃疡行毕罗Ⅱ式胃大部切除术，肛门未排气，且伴严重腹胀，肠鸣音消失

24. 病人可能发生

A. 肠麻痹　B. 机械性肠梗阻

C. 肠胀气　D. 粘连性肠梗阻

E. 胃肠功能紊乱

25. 在采取的措施中不正确的是

A. 持续性胃肠减压　　B. 放置肛管
C. 鼓励病人下床活动　D. 禁食
E. 调理饮食

（26、27 题共用题干）

病人，男，72 岁，贲门癌根治术后 1 周，诉小腿轻度疼痛和压痛，体检示患肢凹陷性水肿，腓肠肌挤压试验阳性。

26. 该病人出现的术后并发症是
A. 肌肉萎缩
B. 关节炎
C. 水、电解质紊乱
D. 下肢深静脉血栓形成
E. 切口感染

27. 下列哪项处理方法是错误的
A. 抬高患肢，制动
B. 忌经患肢静脉输液
C. 局部按摩
D. 右旋糖酐 40 溶栓治疗
E. 抗凝治疗

（28 ～ 30 题共用题干）

病人，男，53 岁，患“十二指肠溃疡”28 年，上腹部隐痛 1 年，近 1 个月又出现呕吐并逐渐加剧，呕吐宿食。精神状态差，消瘦明显，皮肤弹性差，贫血貌，经胃镜检查确诊为十二指肠溃疡并发幽门梗阻，将于近日择期行胃大部切除术。

28. 从提高病人对手术的耐受力考虑，首要的护理诊断是
A. 焦虑
B. 知识缺乏
C. 营养失调：低于机体需要量
D. 活动无耐力
E. 有感染的危险

29. 特殊的术前准备是
A. 术前禁食、禁饮
B. 术前 1、2 日进流质
C. 术日晨插胃管
D. 术前晚肥皂水灌肠
E. 术前 3 日起每晚温盐水洗胃

30. 术后饮食指导正确的一项是
A. 术后第 1 日流质，2 日后改半流质
B. 术后第 2 日流质，5 日后改半流质
C. 肛门排气后进流质，酌情改半流质
D. 肛门排气后，可进半流质
E. 迅速补足营养，不必限制饮食

6

第6章　外科病人营养支持的护理

当外科病人不能进食或进食不足时，将会导致营养状况不良，增加手术的危险，影响术后的愈合。所以，我们必须学会根据病人的营养状况进行营养支持及护理。

第1节　概　　述

一、外科病人代谢特点及营养需求

(1) 多种外科疾病都可以导致病人不能进食或进食不足，此时，机体依靠动用自身的营养储备来补充能量，但体内碳水化合物的储存很有限，禁食24h后，肝糖原即被耗尽，肌糖原仅被肌肉本身利用，体内葡萄糖的来源转由体内蛋白质的糖异生供给，而蛋白质只与体内一定的功能结构相有关，没有单纯作为能源储备的机体蛋白。机体需要一个过程，方能利用脂肪供能，减少蛋白质的糖异生，因此，如在禁食早期每日静脉给予100g葡萄糖，将大大减少蛋白质的糖异生，同时还能防止脂肪代谢所引起的酮症。

(2) 创伤或感染时，机体表现为高代谢和分解代谢，体内蛋白质分解加速，尿氮增加；脂肪动用加快，体重减轻，严重时能量需求可增加100%～200%。

(3) 外科病人营养状况不良，将增加手术的危险，影响术后的愈合，所以有必要根据病人的营养状况进行营养支持。而现代的营养支持不再是单纯的营养供应，而是治疗疾病的关键措施之一。

二、营养代谢支持途径

营养支持的方法可分为肠内营养和肠外营养两种。

1. 肠内营养　肠内营养（EN）支持系指经口或管饲提供病人所需营养素的一种方法。消化道功能正常，需短期肠内营养支持者，如无禁忌，应以口服为主；消化道功能基本正常，但病情严重不能或不愿进食者，可采用管饲，如鼻饲，胃造口、空肠造口管饲等。

管饲饮食包括：①液化饮食：用正常膳食加工混合并捣碎成匀浆而制成，如牛奶、鱼、肉、水果、蔬菜等，属于有渣自然饮食。②要素饮食：为人工配制的含各种分子水平的营养液，不需消化或很少消化即可吸收，属于无渣饮食，可保持肠道的清洁，近年来临床上应用广泛。

考点：要素饮食的概念

2. 肠外营养　肠外营养（PN）支持系指口服或管饲有困难，或消化与吸收功能障碍的病人，通过静脉途径提供人体代谢所需要的营养素。当病人被禁食，所需营养素全部经静脉途径提供时，称之为全胃肠外营养（TPN）。

考点：肠外营养的输注途径

(1) 输注途径：估计需要TPN时间较短（2周内）者，可通过周围浅静脉穿刺滴注提供营养；如需长期的TPN支持者，可采用深静脉途径（常用的穿刺途径为锁骨下静脉或颈内静脉）插管，24h缓慢连续滴注。

(2) 常用的营养液：①葡萄糖溶液：易被组织利用，是最基本的能源底物。每天葡萄

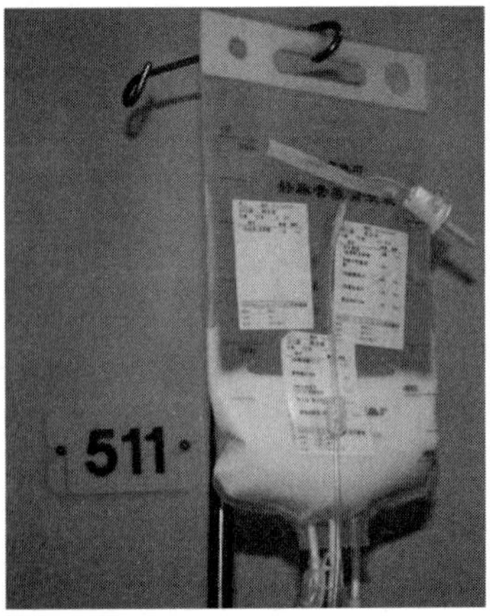

图 6-1　肠外营养液

糖总量 300 ～ 400g，占总能量的 50% ～ 60%。②脂肪乳剂：亦为重要的能源底物，由三酰甘油、乳化剂和添加剂构成。供给量为成人每天 1 ～ 2g/kg，占总能量的 20% ～ 30%。③复方氨基酸：含人体合成蛋白质所必需的 8 种氨基酸和部分非必需氨基酸，是肠外营养配方中的唯一氨源，是生命中不可缺少的物质。④维生素：提供人体日需要量的复方制剂，按其溶解性可分为水溶性和脂溶性两大类，前者包括维生素 B、维生素 C 族和生物素等，后者包括维生素 A、维生素 D、维生素 E、维生素 K。⑤微量元素：因需要量小，仅禁食超过 1 个月者才需补充。如铁、铜、锌、碘、锰等。⑥无机盐：多用 10%NaCl、10%KCl、10% 葡萄糖酸钙、25%$MgSO_4$（图 6-1）。

第 2 节　外科病人营养代谢支持的护理

一、概　　述

营养支持（NS）是指在饮食摄入不足或不能进食的情况下，通过肠内或肠外途径补充人体必需的营养素的方法。外科病人的营养支持包括肠内营养（EN）和肠外营养（PN）。

二、护理评估

（一）健康史

评估病人是否存在下述情况：①消化道梗阻、出血或腹部手术等不能正常进食。②严重创伤、严重感染、大面积烧伤等高代谢性疾病。③恶性肿瘤、放疗及化疗等消耗性疾病。

（二）身心状况

1. 躯体表现

（1）体重下降：体重低于标准体重 15% 以下。

（2）营养不良性浮肿。

（3）贫血征象。

（4）肱三头肌皮皱厚度低于标准 10%。

（5）上臂肌肉周径低于正常人标准 10% 以上。

2. 心理 - 社会状况　病人及家属对营养支持重要性和必要性的认知不足，以及病人经济状况对营养支持费用的承受能力将加重病人焦虑不安的情绪。

（三）辅助检查

考点：病人营养状况的评估

（1）血清蛋白低于 35g/L。

（2）转铁蛋白低于 2.0g/L。

（3）周围血液中的淋巴细胞计数＜ 2×10^9/L。

（4）延迟型皮肤过敏试验反应低下。

（5）氮平衡测定呈负氮平衡。

（四）治疗要点与反应

消化道功能正常，需短期肠内营养支持者，应以口服为主；消化道功能基本正常，但病情严重不能或不愿进食者，可采用管饲，如鼻饲，胃造口、空肠造口管饲等；口服或管饲有困难，或消化与吸收功能障碍的病人，通过静脉途径提供人体代谢所需要的营养素，即采取肠外营养。

考点：不同病人营养支持方法的选择

三、护理问题

1. 营养失调：低于机体需要量 与摄入不足或分解代谢增强有关。

2. 潜在并发症：腹泻、误吸、体液失衡、感染、气胸、空气栓塞、血栓性静脉炎等。

四、护理措施

（一）心理护理

护士应耐心解释管饲或静脉穿刺肠外营养支持的重要性、必要性及安全性，以减轻病人的恐惧感，便于配合治疗和护理，同时还应告之肠外营养支持的费用相对较高，以得到他们的理解，做好经济上的准备。

（二）一般护理

营养不良病人往往体质较弱，应卧床休息，同时免疫力较低，因此，应定期翻身，并鼓励深呼吸，协助病人有效咳嗽、排痰，以防压疮及肺部感染的发生。

（三）管饲病人的护理

(1) 妥善固定饲管，注意观察鼻饲管有无扭转、折叠、受压以保持通畅。

(2) 每次输注营养液前后，均应用温开水或生理盐水冲洗管道，如是连续输注，应每隔 4h 冲洗导管一次，以保持管道通畅、清洁。

(3) 要素饮食营养液应在无菌条件下配制，容器要消毒，现用现配，存放时应放置于 4℃以下冰箱内，并于 24h 内用完。输注营养液应保持 38 ～ 40℃，过烫可能灼伤胃肠道黏膜，过冷则刺激胃肠道，引起肠痉挛、腹痛或腹泻。

(4) 保持口腔、鼻腔或胃肠造口处清洁。一般管饲导管 3 ～ 5 天更换一次。

(5) 注意输注速度和浓度。一般由小量、低浓度、低速度开始。一般情况下，营养液的量应从 250 ～ 500ml/d 开始，根据胃肠道适应程度逐步递增，在 5 ～ 7 日内逐渐达到全量 2000ml。浓度由 12% 逐渐增加到 25%。输注速度由 40ml/h 起，逐步增加至 100 ～ 120ml/h。以输液泵控制滴速更佳。出现恶心、呕吐、腹痛、腹胀、腹泻等症状时应注意调整输注浓度和速度，必要时可暂停输注，以缓解不良反应。

(6) 注意预防和及时处理误吸：年老体弱及昏迷病人应特别注意防止误吸，根据饲管种类及病人情况，选择合适的体位，病情允许时可采用半卧位，输注完毕后维持体位半小时。及时监测胃潴留量，当残留量大于 150ml 时，应延迟输入 2h，以防胃潴留引起反流而导致误吸。一旦病人突然出现呛咳、呼吸困难或咳出类似营养液时，应想到有喂养管移位导致误吸的危险，应立即停止输注，病人取侧卧位，并将床头放低，鼓励和刺激病人咳嗽，以自行排出吸入物，并及时报告医生采取辅助器械清除误吸物。准确记录出入量，定期测体重，定期检测相关指标，如血糖、电解质、肝肾功能等，避免或及时发现高钠、高氯、氮质血症、高血糖或非酮症性高渗性高血糖性昏迷等并发症。

考点：管饲病人的护理要点

（四）肠外营养病人的护理

1. 营养液应在无菌条件下配制，保存于4℃冰箱内，并在24h内输完。适当控制输液速度，一般以每小时不超过200ml，均匀滴入为宜。同时应注意观察，病人一旦出现突然尿量增多，神志改变，应疑有非酮症性高渗性高血糖性昏迷，应立即报告医生，以便及时处理。最好使用输液泵输注。

2. 静脉导管护理 ①每日在无菌条件下消毒静脉穿刺部位并更换敷料，观察局部有无红肿、分泌物等感染征象，一旦发生，应及时拔除导管。②妥善固定导管，避免导管受压、扭曲或滑脱。③在无菌操作下每天更换与静脉导管相连的输液装置1次，输液装置连接要牢固，防止液体中断、滴空和连接脱落，以免造成空气栓塞。④避免经导管输入药液、血液，同时也不得通过导管采血、测压等。

3. 密切观察及记录 准确记录24h液体的出入量。定期观察生命体征及意识状态。定期监测血糖、尿素氮、肝肾功能、电解质等指标，及时发现并发症。

4. 常见并发症的观察及处理

(1) 穿刺、插管时损伤性并发症：可出现气胸、血胸、空气栓塞等。因此，一旦出现胸闷、胸痛、呼吸困难、出血，甚至休克时，护士必须及时发现并报告医生，积极配合医生给予相应处理。

(2) 导管性感染：由操作时污染、导管留置过久、病人抵抗力低下引起，在静脉营养过程中病人一旦出现不明原因的寒战、发热、烦躁时应考虑此并发症，可先行细菌培养，一旦确诊应立即拔除静脉导管，并予以积极抗感染治疗。

(3) 代谢性并发症：①非酮症性高渗性高血糖性昏迷：常见原因是短时间内输入过量高渗的葡萄糖及胰岛素相对不足。病人出现血糖升高、渗透利尿、脱水、神志改变，严重时可有昏迷。一旦出现上述现象应遵医嘱积极纠正脱水，停输葡萄糖溶液及含有大量葡萄糖的营养液，并加入适量胰岛素，使血糖水平逐渐下降；②低血糖症：由应用胰岛素后突然停输高渗性葡萄糖溶液或营养液中胰岛素含量过多所致。病人可出现低血糖、冷汗、心率加快、面色苍白、四肢湿冷、乏力、昏迷、血压下降、休克甚至死亡。一经证实，立即静脉注射高渗葡萄糖或含糖溶液即可缓解；③其他：如低血钾、高磷低钙血症、高血脂、肝损害等，应及时调整营养液配方。

考点：肠外营养病人的护理要点

五、健康指导

(1) 告知病人及家属营养不良产生的原因及对机体的危害，使病人充分认识到营养支持的重要性和必要性。

(2) 如病情允许，尽可能鼓励病人经口进食，并依病情需要和病人口味适当调节饮食。

(3) 告知病人及家属肠内、外营养时主要的注意事项及护理配合。

小结

1. 营养支持（NS）是指在饮食摄入不足或不能进食的情况下，通过肠内或肠外途径补充人体必需的营养素的方法。外科病人的营养支持包括肠内营养（EN）和肠外营养（PN）。

2. 肠内营养（EN）支持系指经口或管饲提供病人所需营养素的一种方法，主要指管饲饮食。肠外营养（PN）支持系指通过静脉途径提供人体代谢所需要的营养素。

3. 护理的重点是加强管饲病人的护理和肠外营养病人的护理。

（闵晓松）

自测题

A_1 型题

1. 保存要素饮食的要求是
   A. 4℃冰箱中保存 24h
   B. 常温下保存 24h
   C. 8℃冰箱中保存 1 周
   D. 0℃冰箱中保存 48h
   E. 12℃冰箱中保存 48h
2. 无菌条件下配制的要素饮食冷藏时间不超过
   A. 2h　B. 4h　C. 8h
   D. 12h　E. 24h
3. TPN 最严重的代谢并发症是
   A. 高钾血症　B. 低钾血症
   C. 肝功能异常　D. 高渗性非酮性昏迷
   E. 高血糖
4. 关于外科营养，正确的是
   A. 营养状态差的病人首先考虑肠内营养
   B. 肠外营养完善使其可以替代肠内营养
   C. 肠瘘的病人应首选肠内营养
   D. 肠外营养较肠内营养安全、并发症少
   E. 肠外营养可使消化道处于休息状态，可保护胃肠道的结构和功能
5. 不需要管饲饮食的病人是
   A. 手术后不能张口进食者
   B. 拒绝进食者
   C. 昏迷病人
   D. 高热患者需补充高热量流食时
   E. 晚期食管癌病人
6. 以下最适用于要素饮食的是
   A. 短肠综合征　B. 严重烧伤
   C. 坏死性胰腺炎　D. 急性肾衰竭
   E. 肝功能衰竭
7. 禁忌使用鼻饲法的病人是
   A. 昏迷　B. 食管下段静脉曲张
   C. 破伤风　D. 口腔手术
   E. 人工冬眠

7
第7章　外科感染病人的护理

外科感染是指需要手术治疗的感染性疾病和发生在创伤、手术、侵入性器械检查后并发的感染。外科感染极为常见，在所有外科疾病中占1/3～1/2。外科感染具有以下特点：①常为多种细菌的混合感染，一部分感染开始时是单种细菌引起，但在病程中，常发展为多种细菌的混合感染。②局部症状突出而明显。③病变常集中在某个局部，发展后常引起化脓、坏死等症状，使组织遭到破坏，愈合后形成瘢痕组织，并影响功能。

第1节　概　　述

案例7-1

病人，男，39岁，因车祸致腹部外伤46h入院。现病人烦躁不安，皮肤苍白、四肢湿冷。查体：血压55/30mmHg，脉搏122次/分。急诊查白细胞12×10^9/L，B超示腹腔有脓肿。

问题：

1. 病人腹腔出现脓肿的原因是什么，是属于非特异性感染还是特异性感染？

2. 病人目前最主要的护理问题是什么？

一、病因与分类

（一）按病菌种类和病变性质分类

1. 非特异性感染　亦称化脓性感染或一般性感染，占外科感染的大多数，如疖痈、丹毒、急性阑尾炎、急性腹膜炎等。致病菌有金黄色葡萄球菌、链球菌、大肠埃希菌等。

其特点是：

(1) 一菌多病，多菌一病，即一种细菌可引起多种化脓性感染，如金黄色葡萄球菌可致疖、痈、脓肿等；不同致病菌又可引起同一种疾病，如金黄色葡萄球菌、溶血性链球菌、大肠埃希菌都可引起蜂窝织炎。

(2) 具有化脓性炎症的基本特征，即红、肿、热、痛、功能障碍。

(3) 防治原则基本相同。

2. 特异性感染　是指在致病菌、病程演变及治疗方法上与一般感染不同。

其特点是：

考点：外科感染的特点

(1) 一菌一病，即疾病与致病菌的专一性。

(2) 各疾病间的临床表现和防治原则各不相同。结核病、破伤风、气性坏疽等属于此类感染。

案例 7-1 分析

问题 1 分析：患者腹腔出现脓肿的原因是因为腹部外伤引起，病因是属于非特异性感染。

（二）按病变进程分类

护考链接

下列属于特异性感染的疾病是

A. 疖　　B. 丹毒

C. 气性坏疽　　D. 急性蜂窝织炎

E. 急性淋巴管炎

分析：特异性感染的特点是一菌多病，各疾病间的临床表现和防治原则各不相同，气性坏疽是属于此类感染。

1. 急性感染　病变以急性炎症为主，病程在 3 周以内的外科感染。

2. 亚急性感染　病程在 3 周至 2 个月之间的外科感染。

3. 慢性感染　病程超过 2 个月的外科感染。

（三）按发生条件分类

伤口直接污染造成的感染称原发性感染。在伤口愈合中出现的病菌感染称继发性感染。感染也可按照发生条件分类，如条件性感染、二重感染、医院内感染等。

二、发病机制与转归

外科感染的发生，90% 以上是由化脓性细菌引起，但与侵入人体内致病菌的数量、致病力及机体抵抗力有关。下列因素将促使外科感染的发生：①致病因素：当侵入机体内的致病菌数量多、致病力强时则容易引起感染。②机体局部抵抗力：局部皮肤、黏膜屏障作用遭到破坏，组织坏死、异物、血肿及局部血液循环障碍，均有利于细菌入侵和生长繁殖而引起感染。③机体全身抵抗力：当病人免疫功能紊乱（如年老体弱、近期使用免疫抑制剂、营养不良等），全身抗感染能力下降，在较大的手术、创伤、器械检查后，可引起感染。

外科感染的病程演变与结局主要取决于机体的免疫抵抗力、致病菌的致病力感染部位，以及治疗、护理措施是否恰当等诸多因素的影响。

1. 炎症局限　当人体抵抗力占优势，治疗措施及时和有效时，可使炎症局限化，完全吸收消散或形成脓肿。小脓肿可被机体自行吸收，较大的脓肿破溃或经手术切开引流后肉芽组织增生而形成瘢痕愈合。

2. 转为慢性感染　当人体抵抗力与致病菌毒力处于相持状态，感染病灶可被局限，转为慢性感染，但其病灶内仍有致病菌，一旦人体抵抗力下降，致病菌可再次生长繁殖，慢性感染随时都可能急性发作。

3. 感染扩散　致病菌毒性大、数量多或机体抵抗力低下时，感染难以被控制，可迅速向四周扩散或侵入淋巴系统、血液循环，而引起严重的全身性感染。

第 2 节　常见浅表软组织和手部化脓性感染病人的护理

案例 7-2

病人，男，7 岁，左手外伤后感染，左腋窝出现肿块，疼痛，伴发热，头痛 2 日。查体：体温 39℃，左腋窝有一 4cm 直径大小的肿块，质韧，压痛，无波动感，皮肤红、肿、热。

白细胞 $15\times10^9/L$，中性粒细胞 0.89。

问题：

1. 病人的感染根据症状可确定为浅表软组织什么类型感染？

2. 该如何处理感染。

一、浅表软组织和常见手部化脓性感染

软组织化脓性感染是指发生于皮肤、皮下组织、淋巴管和淋巴结、肌间隙及其周围的疏松结缔组织间隙等处的外科感染。

（一）疖

疖是皮肤单个毛囊及其附属皮脂腺的急性化脓性感染，常扩展到皮下组织。好发于头、面、颈项、腋下、会阴等毛囊丰富部位。

常见的致病菌为金黄色葡萄球菌。多个疖同时或反复发生称疖病，常见于糖尿病病人及营养不良的小儿。发病初期为局部出现红、肿、热、痛的小硬结，逐渐肿大隆起疼痛加剧，继之顶部形成黄白色小脓栓，脓栓破溃脓液排出形成小的溃疡，炎症逐渐消退而痊愈。发生于面部“危险三角区”内的疖（上唇疖和鼻疖），如被挤压或处理不当时，感染容易沿内眦静脉和眼静脉进入颅内的海绵状静脉窦，引起化脓性海绵状静脉窦炎。

考点：面部“危险三角区”的疖严禁挤压

治疗上以局部治疗为主，早期热敷、理疗，可外敷鱼石脂软膏、百多邦等，后期出现波动感时，应及时切开引流。危险三角区的疖严禁挤压，脓肿形成者切开引流，感染严重者应用抗生素。

护考链接

面部“危险三角区”的危险性在于

A. 容易引起眼球感染　B. 引起颅内化脓性海绵状静脉窦炎

C. 侵入上颌窦　D. 抗生素无效

E. 容易形成痈解析

分析：鼻、上唇及周围（称“危险三角区”）的疖，加重或被挤碰时，病菌可经内眦静脉、眼静脉进入颅内，引起颅内化脓性感染，可有发热、头痛、呕吐、意识失常等。

（二）痈

痈是多个相邻的毛囊及附属皮脂腺、汗腺及其周围组织的急性化脓性感染。可由多个疖融合而成。其好发于上唇、颈后和肩背部等皮肤厚韧部位（图 7-1）。

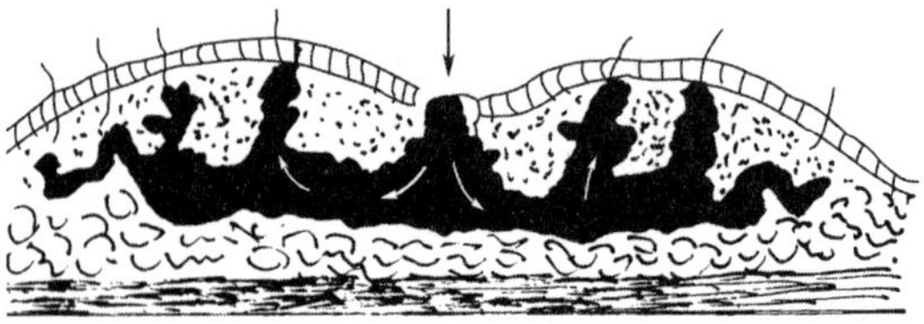

图 7-1　痈

致病菌为金黄色葡萄球菌。糖尿病病人发生率较高。初期局部形成一片稍隆起的紫红色炎性浸润区、质韧，边界不清。继而中央部位表面出现多个脓栓，破溃后呈蜂窝状。晚期脓栓脱落并大片组织坏死，中心处即形成“火山口”状的炎性破溃疮口。痈易向周围及深部发展，附近淋巴结常肿大。多有寒战、高热、厌食等全身症状表现。发生在唇部的痈称为唇痈，唇痈易引起口唇极度肿胀，张口困难，严重者容易并发颅内感染（海绵状静脉窦炎）而危及生命。

局部处理初期与疖相似。治疗上应及早选用有效抗生素，适当休息，加强营养。如红肿范围大，中央部坏死组织多或伴全身症状严重应及时手术治疗，采取“+”或“++”形状切口，切口长度应超过病变皮肤边缘，深达筋膜，尽量剪去所有坏死组织，切口内填塞生理盐水纱布或碘仿纱布，每日换药，促进组织愈合。一般唇痈不宜手术，可外敷药物，待自行愈合。

（三）急性蜂窝织炎

急性蜂窝织炎是指发生在皮下、筋膜下、肌间隙或深部疏松结缔组织的急性弥漫性化脓性感染。致病菌主要是溶血性链球菌，其次为金黄色葡萄球菌及大肠杆菌或其他类型链球菌，也可为厌氧菌。常因皮肤和软组织损伤后感染引起，也可由局部化脓性感染灶直接扩散或经淋巴、血液播散而致。由于致病菌产生的溶血素、透明质酸酶和链激酶等的作用，加之受感染的组织较疏松，感染扩展迅速，不易局限，且与周围正常组织无明显界限。

1. 临床表现　常因致病菌的种类和毒力、病人全身状况、感染原因、感染部位及深浅不同而各异。表浅急性蜂窝织炎，局部红肿、疼痛、边界不清并向四周蔓延，中央部位常因缺血性而发生坏死，若病变部位的组织疏松则疼痛较轻。深部组织的急性蜂窝织炎，局部红肿多不明显，但有局部组织水肿和深压痛；多伴有寒战、高热、头痛、乏力、食欲缺乏、白细胞计数升高等全身症状。一些特殊部位，如口底、颌下及颈部等处的急性蜂窝织炎，可致喉头水肿和压迫气管，引起呼吸困难，甚至窒息。

2. 处理原则　早期中、西药局部湿热敷、理疗，局部制动、休息，抬高患肢，全身应用有效抗生素。如已形成脓肿者，应及时切开引流。口底、颌下及颈部等处的急性蜂窝织炎，应尽早行切开减压手术，以防喉头水肿和气管压迫的发生。

考点：口底、颌下及颈部急性蜂窝织炎的主要危险因素及治疗

（四）丹毒

丹毒是皮肤及其网状淋巴管的急性炎症。好发于下肢和面部。致病菌为β-溶血性链球菌。

病人常先有皮肤或黏膜的某种病损，如皮肤损伤、足癣、口腔溃疡等。起病急，进展快，多有胃寒、发热、头痛等全身症状；继之局部出现片状红疹，周边鲜红，中央较淡，手指轻压可褪色，压力移出后，红色复现。红肿边缘隆起，高出正常皮肤，边界清楚，灼痛感，一般不化脓。本病反复发作可引起淋巴管阻塞而发生象皮肿。

治疗上应积极治疗局部病灶，注意休息，全身应用抗生素治疗。抬高患肢，局部用50%硫酸镁溶液湿热敷。本病有接触性传染，需床边隔离，接触病人后必须洗手。

考点：丹毒的临床表现特点及隔离方法

（五）急性淋巴管炎和淋巴结炎

急性淋巴管炎是致病菌经破损的皮肤、黏膜或其他感染灶侵入淋巴管，引起的淋巴管及其周围组织的急性炎症。急性淋巴管炎扩散到所属淋巴结或化脓性病灶经淋巴管蔓延至所属区域淋巴结时，即为急性淋巴结炎。大多继发于其他急性感染病灶。常见致病菌为金黄色葡萄球菌和溶血性链球菌。

急性淋巴管炎分为网状淋巴管炎和管状淋巴管炎，常见于下肢，分浅、深两种。浅层

淋巴管炎，在伤口近侧出现一条或多条“红线”，硬而又压痛。深层淋巴管炎不出现红线，但患肢出现肿胀，有压痛。两种淋巴管炎均有寒战、发热、头痛、乏力等全身症状。急性淋巴结炎出现局部淋巴结大、压痛，形成脓肿时有波动感，重者可有全身症状。

治疗上应积极治疗原发病灶，全身应用抗生素，局部照射紫外线或超短波，多能较快治愈。急性淋巴结炎如已形成脓肿，应及时切开引流。

案例 7-2 分析

1. 该种浅表软组织属于急性淋巴结炎。
2. 局部已有脓肿形成时，除了应用抗菌药物外，必须切开引流出脓液。

（六）脓肿

脓肿是在身体各部位发生急性感染后，病灶局部的组织发生坏死液化而形成的脓液积聚，其周围有一完整的脓腔壁者成为脓肿。常见于各种化脓性感染。根据脓肿所在部位不同，分为浅表脓肿和深部脓肿，浅表脓肿局部红、肿、热、痛症状明显，与正常组织分界清楚，压之剧痛，有波动感。深部脓肿红肿多不明显，亦无波动感，但局部有疼痛和压痛，在压痛明显处行穿刺抽取脓液，即可确诊。大的或深部脓肿，常有发热、头痛、食欲减退和白细胞计数增加等全身症状。

脓肿尚未形成时的治疗与疖、痈相同。如脓肿已有波动感且穿刺抽得脓液，即应作切开引流术，并应用抗生素治疗。

（七）甲沟炎

甲沟炎是指甲沟或周围组织的化脓性感染，可由轻微外伤或手指倒刺（逆拔）引起，致病菌多为金黄色葡萄球菌。甲沟炎发病初期为指甲一侧的皮下组织红肿、疼痛，并可蔓延到甲根部或对侧，形成半环状脓肿，如不切开引流，脓肿向下蔓延形成甲下积脓，在指甲下可见到黄白色脓液，使该部指甲与甲床分离，处理不当可成为慢性甲沟炎或指骨骨髓炎。甲沟炎一般无全身症状。

治疗上，感染早期，甲沟炎可进行局部理疗、外敷药物、温盐水浸泡等处理，根据病情，酌情使用抗生素。脓肿形成及时切开引流，沿甲沟处作纵行切口切开引流。有甲下积脓者，应拔除指甲，但应注意勿损伤甲床，以免日后新生指甲发生畸形。

（八）脓性指头炎

脓性指头炎是指手指末节掌面皮下组织的化脓性感染。多因刺伤引起，亦可由甲沟炎发展而来。脓性指头炎早期表现为指尖红肿、针刺样疼痛，继之肿胀加重，压力增高，疼痛加剧。当指动脉受压时，出现搏动性跳痛，患肢下垂时疼痛加重，夜间尤甚。多有发热、头痛、乏力等全身中毒症状，如处理不及时，可引起末节指骨坏死和骨髓炎。

考点：脓性指头炎的表现及治疗

感染早期，脓性指头炎可进行局部理疗、外敷药物、温盐水浸泡等处理，根据病情，酌情使用抗生素。脓性指头炎，出现跳痛时应及时切开引流，不应等波动出现后方手术，以免发生末节指骨缺血、坏死。手术切口在手指末节侧面作纵行形切口，必要时做对口引流。

二、浅表化脓性感染病人的护理

（一）护理评估

1. 健康史 评估病人的年龄、发育、营养状况，了解病人个人卫生习惯、生活和工作环境，既往有无感染病史；目前是否伴随结核病、糖尿病等慢性消耗性疾病，有无足癣、银屑病等皮肤病，有无皮肤黏膜开放性损伤；近期是否使用糖皮质激素、化疗药物等免疫抑制剂。

2. 身体状况

(1) 局部表现：浅表软组织感染一般具有感染共性，即局部出现红、肿、热、痛的炎性肿块，中央部位逐渐坏死、化脓，最后脓肿破溃。

(2) 全身表现：浅表软组织感染位置表浅、感染处于早期或化脓后引流通畅者可无明显全身表现；若病灶部位较深、感染扩散、脓液引流不畅，则可出现寒战、发热、头痛、食欲缺乏等全身表观。

3. 心理社会状况　急性浅表软组织化脓性感染后，疼痛、寒战、发热等可引起病人的焦虑。女性病人常担忧面部感染影响容颜。

4. 辅助检查

(1) 血常规检查：有全身症状者，血白细胞计数和中性粒细胞比例增高。

(2) 血液、脓液细菌培养：细菌培养和药物敏感试验可确诊病原菌。必要时，做厌氧菌培养。

(3) 生化检查：检查空腹血糖、血浆清蛋白等，了解病人有无糖尿病、低蛋白血症等慢性疾病。

(4) 影像检查：B超、CT、MRI可早期发现深部脓肿。

5. 治疗要点与反应　治疗原则是消除病因，及时处理原发病灶，脓肿形成时切开引流。必要时使用抗生素并支持疗法。

（二）护理问题

1. 焦虑　与疼痛不适和对预后的担心有关。

2. 体温过高　与感染炎症反应有关。

3. 潜在并发症：脓毒症、感染性休克、窒息等。

案例 7-1 分析

问题2分析：患者烦躁不安，皮肤苍白、四肢湿冷。血压下降，白细胞增高，腹腔有脓肿，故主要的护理问题是潜在并发症：感染性休克。

（三）护理措施

1. 一般护理　①体位与休息：指导和协助病人抬高患肢并制动，以减轻局部肿胀和疼痛，利于炎症消退。病情严重者卧床休息，保持病室通风、床单位整洁；②饮食与营养：鼓励进食高维生素、高蛋白、高热量、易消化饮食。高热及口唇、口底感染者，进食流质或半流质饮食；③丹毒具有一定的传染性，因此应做好接触隔离防护。

2. 病情观察　观察病人神志、精神状态，定时测量血压、呼吸、脉搏及体温；注意有无感染扩散和脓肿转移，有无全身感染中毒症状或感染性休克征象；对于“危险三角区”疖和上唇部位的痈需注意观察有无头痛、眼部周围组织红肿、意识障碍等颅内感染征象；对口底、颈部蜂窝织炎病人应严密观察有无呼吸困难。发现异常及时告知医生。

3. 治疗配合　①对年老体弱病人，遵医嘱营养支持，必要时输新鲜血；②有全身感染者，遵医嘱合理、正确使用抗生素，注意观察药物的效果和不良反应；③对症护理，如体温升高者，给予物理降温或遵医嘱使用降温的药物；④一般脓肿形成后，应配合医生及时切开引流，及时换药，保持引流通畅，注意观察引流液量的变化和全身反应。

4. 心理护理 向病人介绍康复过程，关心鼓励病人，使之消除焦虑心理，增强战胜疾病的信心，积极配合治疗。

（四）健康指导

(1) 指导病人经常锻炼身体，提高机体抵抗力。

(2) 注意个人和环境卫生。

(3) 做好劳动保护，预防损伤。

(4) 积极治疗足癣、糖尿病、营养不良等各种慢性疾病。

第 3 节 全身化脓性感染病人的护理

案例 7-3

病人，28 岁，小学文化，创伤后未在意，后出现寒战，体温 39.5℃，脉快，血压 60/30mmHg，来医院就诊，血培养出致病菌。病人很恐慌，担心预后。

问题：

1. 病人属于哪一类全身感染？
2. 针对该此病例提出的护理问题有哪些？

一、概 述

全身化脓性感染是指致病菌侵入人体血液循环，生长繁殖产生毒素，引起严重的全身感染或中毒症状，称为全身化脓性感染，通常指脓毒症和菌血症。

全身化脓性感染通常为继发性。导致全身性感染的主要原因是致病菌的数量多、毒力强和（或）机体抵抗力低下。常继发于严重损伤后的感染和各种化脓性感染；体内长期留置静脉导管；不适当地使用抗生素、糖皮质激素和抗肿瘤药等。

二、护理评估

（一）健康史

评估病人营养状况。了解有无严重创伤、深静脉营养、浅表软组织感染和慢性消耗性疾病史，是否长期应用抗生素、免疫抑制剂、激素或抗肿瘤药物。

（二）身体状况

1. 全身感染的共性表现有 ①起病急，病情重，寒战高热，脉快，呼吸困难或急促，体温可达 40 ～ 41℃或体温不升；②头痛、头晕、恶心、呕吐、出冷汗、意识淡漠或烦躁、谵妄或昏迷；③肝、脾大，严重者可出现黄疸和皮下瘀斑；可有肾损害，甚至休克及多器官功能不全或衰竭；④可出现水、电解质和酸碱平衡失调等。

2. 全身感染的个性表现 ①菌血症：起病急骤，在突然的寒战后，出现体温高达 40 ～ 41℃的高热，呈稽留热型；皮肤、眼结膜和黏膜常出现瘀斑、瘀点及出血点；血液细菌培养常为阳性；一般不出现转移性脓肿。②脓毒症：寒战、高热呈阵发性；间歇期间体温可正常，故呈弛张热型；病程多呈亚急性或慢性；寒战、高热时采血送细菌培养可为阳性；可发生转移性脓肿。

案例 7-3 分析

问题 1 分析：依据病人的临床表现及血培养阳性，应诊断为菌血症。

（三）心理 - 社会状况

全身感染的病人病情严重，症状明显，常出现紧张、焦虑恐惧等心理。

（四）辅助检查

实验室检查可发现血液白细胞升高，可达 $(20 \sim 30) \times 10^9$ / L，中性粒细胞升高；严重时可降低，核左移，幼稚型增多，出现中毒颗粒。尿液中可出现尿蛋白及红细胞。在病人寒战、发热时，应用抗生素前采血进行细菌培养，可发现致病菌并可进行药物敏感试验。

考点：细菌或真菌培养查致病菌的采血时间

护考链接

确定致病菌应作血和脓液的细菌培养，为提高阳性率，最佳抽样时间应是

A. 寒战后　　B. 发热间歇期

C. 使用抗生素后　　D. 预计发生寒战、发热前

分析：确定致病菌应作血和脓液的细菌培养，但由于在发生脓毒症前多数病人已经抗菌药物治疗，以至血培养常得不到阳性结果，故应多次或一天内连续多次，最好在预计发生寒战、发热前抽血做细菌培养，可提高阳性率。

（五）治疗要点与反应

积极处理原发病灶，彻底清除坏死组织和异物，消灭无效腔，静脉导管感染者首先拔除导管。及早联合使用有效抗生素。对真菌脓毒症者，停用广谱抗生素，全身应用抗真菌的药物。调整体液平衡，加强支持疗法，必要时输血和使用清蛋白。对症治疗，控制高热。有重要器官功能不全者给予相应的处理。

三、护理问题

1. 体温过高　与感染有关。

2. 疼痛　与感染、局部组织肿胀压迫神经末梢有关。

3. 营养失调：低于机体需要量　与摄入减少、分解代谢增加消耗有关。

4. 自理缺陷　与全身虚弱和肢体功能障碍有关。

5. 潜在并发症的危险：感染性休克、多器官衰竭等。

案例 7-3 分析

问题 2 分析：依据病人的护理评估结果，提出的护理问题：①体温过高：与感染有关；②恐惧，焦虑：与病情严重有关；③潜在的并发症：感染性休克及电解质紊乱；④知识缺乏：与不了解疾病有关。

四、护理措施

1. 心理护理 向病人说明、解释外科感染疾病的有关知识及治疗情况，打消其担心、顾虑，增加对疾病治愈的信心。

2. 病情观察 监测生命体征变化；记录 24h 出入水量；在寒战高热发作时，做血培养，以便确定致病菌，为治疗提供可靠依据。

3. 饮食和营养 加强营养，鼓励进食高蛋白、高热量、丰富维生素、易消化饮食，保证足量水分摄入。对无法进食者可给予肠内营养或肠外营养支持。

4. 局部疗法护理

(1) 患部制动、休息：抬高患肢，以利于血液、淋巴液回流，减轻组织肿胀及疼痛，有利于炎症局限。对颜面、颈部、口底部感染，取头高卧位，应尽量减少说话，进食流质或半流质饮食减少咀嚼运动。

(2) 局部理疗：早期促进炎症消退，减轻疼痛和肿胀。后期热敷有利于炎症局限，形成脓肿。通常采用湿热敷或红外线、超短波局部照射。

(3) 外敷药物：促进炎症消退或局限化。浅部感染早期，局部涂擦碘伏或外敷金黄散、鱼石脂软膏等，亦可将新鲜中草药蒲公英、马齿苋、紫花地丁、败酱草等捣烂外敷。

(4) 手术疗法护理：脓肿形成后应及时切开引流或行感染病灶切除术；术后注意观察伤口敷料有无渗湿、脱落；伤口有无出血，并及时更换敷料；保持清洁、干燥。保持伤口或体腔引流通畅。

5. 全身疗法护理

(1) 支持疗法：纠正水、电解质及酸碱平衡失调；对严重感染或病情持久的病人，应少量多次输入鲜血；可据病情注射免疫球蛋白，提高机体免疫力；感染中毒严重者，在大剂量应用有效抗生素的同时，短期使用肾上腺皮质激素，以减轻中毒症状。

(2) 抗生素的应用：选用抗生素，首先应根据原发感染灶的部位、性质和临床症状，考虑致病菌的种类，选择敏感抗生素。对感染严重者可联合应用抗生素。疑有厌氧菌混合感染时，应加用抗厌氧菌药物如甲硝唑。

(3) 抗生素的给药途径有口服、肌内注射、静脉注射及静脉滴注等，对较轻或局限性感染，可口服或肌内注射给药，严重感染者应从静脉给药。在使用中要观察体温和局部感染情况，如体温显著下降，局部感染症状明显好转视为有效。如使用 3 日效果不明显，应更换药物。一般在感染控制，体温恢复正常后 3 ～ 4 日即可停药；严重感染需在体温恢复正常后维持使用 1 ～ 2 周。

6. 对症护理 高热者应给予物理降温，按医嘱使用退热药。疼痛剧烈者，使用适当的镇痛药。烦躁不安者，给予镇静、安眠药；同时，做好口腔护理、皮肤护理和一般生活护理。

五、健康指导

(1) 加强个人卫生和环境卫生，减少感染来源。

(2) 做好劳动保护，及时正确处理伤口，预防感染。

(3) 坚持锻炼，加强营养，增强抗病能力。

(4) 积极治疗各种慢性疾病；受伤后应指导病人酌情进行功能锻炼。

(5) 加强医院、病室卫生管理，减少医源性感染的发生，杜绝交叉感染。

第4节　特异性感染病人的护理

一、破伤风病人的护理

（一）概述

破伤风是破伤风杆菌侵入伤口并生长繁殖，产生外毒素（痉挛毒素和溶血毒素）所引起的一种急性特异性感染。破伤风杆菌为革兰染色阳性的厌氧芽孢杆菌，广泛存在于泥土和粪便中。破伤风发病需具备3个条件：①病原菌侵入伤口；②无氧环境；③病人抵抗力低下。如果伤口深窄、坏死组织多、填塞过紧，局部缺血或同时有需氧菌感染，则易发本病。痉挛毒素是引起临床症状的主要毒素，可引起全身横纹肌持续性收缩与阵发性痉挛、血压升高、心率加快、体温升高、大汗。溶血毒素则引起局部组织坏死和心肌损害。

（二）护理评估

1. 健康史　询问病人有无开放性损伤史，受伤后的伤口处理经过。新生儿病人应向其父母了解出生过程、脐带残端是否严格消毒。

(1) 潜伏期：破伤风的潜伏期为6～12日，少数病人1～2日，还有伤后数月或数年发病者。新生儿在断脐后7日左右发病，俗称“7日风”。一般潜伏期越短，症状越严重，预后越差。

(2) 前驱期：症状无特异性，可有全身乏力、头痛、头晕、咀嚼肌紧张和酸胀、烦躁不安等，一般持续12～24h。

(3) 发作期：典型的表现是肌肉强直性收缩。最早受累的肌群是咀嚼肌，随后依次为面部表情肌、颈项肌、背腹肌、四肢肌、膈肌。相应的表现为咀嚼不便、张口困难，牙关紧闭，苦笑面容，颈项强直，角弓反张或侧弓反张，呼吸困难。声光、触摸等轻微刺激均可诱发阵发性痉挛。病人一般无高热，痉挛发作时面唇发绀，呼吸急促，大汗淋漓。病人神志清醒，表情痛苦，每次发作持续数秒或数分钟不等。病程一般为3～4周，缓解期平均为1周。第2周起肌紧张和反射亢进等症状逐渐减轻。

> **护考链接**
>
> 下列哪项是破伤风病人最早出现的临床表现
>
> A. 张口困难　　B. 呼吸困难
>
> C. 角弓反张　　D. 阵发性抽搐
>
> E. 颈项强直
>
> **解析**　破伤风最早出现的征象为咀嚼肌紧张引起的张口困难（或牙关紧闭）。

考点：破伤风发作期的典型表现，最早受累的肌群

(4) 并发症：强烈的肌肉痉挛可造成肌肉断裂、骨折、舌咬伤、坠床。还可引起窒息、肺部感染、体液代谢失衡、心力衰竭等并发症。病人的主要死因是窒息、心力衰竭或肺部感染等并发症。

2. 心理－社会状况　病人反复发生的痉挛、呼吸困难或窒息，使病人产生恐惧感、濒死感。由于需要隔离治疗，病人常有孤独无助感和悲伤感。

3. 辅助检查

(1) 血常规检查：合并肺部感染时，白细胞计数升高，中性粒细胞比例升高。

(2) 生化检查：破伤风发作期可发生水、电解质和酸碱平衡失调。

(3) 渗出物检查：伤口渗出物涂片检查可发现破伤风梭菌。

4. 防治要点与反应　破伤风预防的关键在于创伤后早期彻底清创，改善局部循环。主动免疫和被动免疫是预防破伤风的有效方法。主动免疫是按计划注射破伤风类毒素。被动

免疫是伤后12h内注射破伤风抗毒素（TAT）1500U（成人和儿童同剂量），伤口污染严重或伤后超过12h，剂量加倍。TAT具有致敏性，注射前务必做过敏试验，阳性者采用脱敏法注射。注射TAT应注意预防过敏性休克。

考点：破伤风预防的关键，破伤风治疗的中心环节

破伤风的治疗原则包括清除毒素来源，中和游离毒素，控制和解除痉挛，保持呼吸道通畅，防治并发症。破伤风死亡率高，早期诊断、早期治疗可有效提高破伤风的疗效。早期彻底清创，及早应用破伤风抗毒素中和游离毒素是预防破伤风的关键。控制和解除痉挛是治疗的中心环节，如能有效控制痉挛，多数病人能获得治愈。

（三）护理问题

1. 恐惧 与病情危急、反复发作，担心预后有关。

2. 有受伤的危险 与肌肉强直痉挛有关。

3. 营养失调：低于机体需要量 与摄入不足，能量消耗增加有关。

4. 潜在并发症：窒息、肺部感染、心力衰竭。

（四）护理措施

1. 一般护理 ①隔离护理：病人住单人隔离病房，由专人护理，严格执行消毒隔离制度，谢绝探视病人；保持室内安静，避光，减少外界刺激；治疗及护理操作要敏捷，尽量集中在使用镇静剂后30min完成；接触病人时需要穿隔离衣、戴口罩、手套、帽子，身体有伤口者不能进入病室工作；谢绝探视病人。②体位：卧床休息，床边加隔离护栏。③饮食与营养：给予病人高维生素、高热量、高蛋白、易消化饮食。不能进食者，在控制痉挛后给予鼻饲或肠外营养，避免误咽。遵医嘱给予补液，纠正体液失衡。

2. 病情观察 密切注意生命体征变化，详细记录抽搐发作持续时间和间隔时间及用药效果，防止输液针头脱出管外。观察病人的体温、呼吸、血压、脉搏和神志的变化。

3. 治疗配合

（1）伤口护理：伤口未愈者，配合医生彻底清创，清除坏死组织和异物，敞开伤口，用3%过氧化氢或1∶5000高锰酸钾溶液冲洗和湿敷。

（2）用药护理：①中和游离毒素：遵医嘱使用破伤风抗毒素2万～5万U加入5%葡萄糖溶液500～1000ml中，缓慢静脉滴注，以后每日1万～2万U，共用3～6日，或一次深部肌内注射破伤风免疫球蛋白3000～6000U。②控制和解除痉挛：遵医嘱使用镇静、解痉的药物，如地西泮、冬眠Ⅰ号等，用药过程中，严密观察呼吸、血压、脉搏等。抽搐频繁药物无法控制者，做气管切开，使用硫喷妥钠和肌松药，并做好气管切开的护理。③抗感染：遵医嘱使用青霉素、甲硝唑，既可抑制破伤风梭菌的繁殖体，又能控制其他需氧菌感染，注意观察和处理用药的不良反应、过敏反应等。

考点：破伤风患者伤口护理的首选药液

护考链接

破伤风病人，男，14岁，频繁抽搐时引起肘关节脱位，呼吸道分泌物很多引起窒息，急救处理首先应该是

A. 口服水合氯醛　B. 肌内注射苯巴比妥钠

C. 静脉滴注TAT　D. 立即行气管切开术

E. 脱位整复

分析：抽搐引起窒息，首先要保持呼吸道的通畅，应尽早行气管切开，吸出呼吸道分泌物，以便改善通气，防止堵塞、喉痉挛。

(3) 预防并发症的护理：加强安全措施，防止意外，使用牙垫和床栏。床旁常规准备气管切开包。严格无菌操作，加强病人口腔护理，遵医嘱使用抗生素，防止肺部感染。加强心脏监护，防止心力衰竭。

4. 心理护理　多与病人沟通，病人因开口困难，难以表达内心活动时，应通过形体动作和眼神了解病人的心理反应，及时进行心理疏导。消除病人的悲伤恐惧感，使病人的情绪稳定，积极配合治疗。

（五）健康指导

(1) 做好预防破伤风的宣传教育工作，注意劳动保护，预防开放性损伤，正确处理伤口。

(2) 普及科学接生。宣传指导社区居民、病人、家属接受破伤风主动免疫或被动免疫。

(3) 告知病人家属保持病室安静和消毒隔离的必要性，使其理解和配合护理工作。

二、气性坏疽病人的护理

（一）概述

气性坏疽是由多种梭状芽胞杆菌引起的急性肌坏死或肌炎，属厌氧菌感染。主要致病菌有：产气夹膜梭菌、水肿杆菌、腐败杆菌、溶组织杆菌等。产气夹膜杆菌主要广泛存在于泥土和粪便中，致病须具备 3 个条件：①细菌侵入伤口，尤其肌肉丰富的下肢和臀部；②厌氧环境；③机体抵抗力低下。气性坏疽的潜伏期最短为 8 ～ 10h，最长可至伤后 5 ～ 6 日。致病菌在局部生长繁殖，产生多种外毒素和酶，引起组织细胞坏死、渗出，产生恶性水肿和恶臭的硫化氢气体、氮等。其积存于组织间隙，急剧膨胀，迅速蔓延，沿筋膜扩散。组织坏死产物和毒素的吸收，引起严重的毒血症，甚至休克及多器官功能衰竭。

考点：气性坏疽的致病原因

（二）护理评估

1. 健康史　评估病人的抵抗力；了解病人有无开放性损伤；有无伤口局部缺氧因素，如局部肌肉组织广泛挤压伤、重要血管损伤、止血带使用时间过长或石膏包扎过紧等；伤口是否遭受泥土等严重污染。

2. 身体状况

(1) 症状：早期患部沉重或疼痛，病情迅速恶化，出现胀裂样剧痛，止痛剂不能缓解疼痛，呼吸急促、烦躁不安。

(2) 体征：①局部肿胀明显、压痛剧烈；伤口周围皮肤水肿、紧张、发亮、由苍白变为紫黑，出现大小不等的水疱，皮下有积气，可触及捻发音；②伤口内肌肉坏死，暗红或土灰色，失去弹性，刀割时不收缩也不出血；③伤口中有大量浆液性或浆液血性渗出物，伴有恶臭味；④全身表现有高热（40℃以上）、脉率快、呼吸急促、出冷汗、贫血等中毒症状，若不及时控制，可发展为休克。

3. 心理 - 社会状况　病人因创伤的刺激，加之病情严重，发展快，隔离治疗，甚至可能有截肢或死亡的危险，心理打击很大，常有极度的悲伤和恐惧感；截肢后病人可主观感觉已截去的肢体仍然存在并剧痛，形成幻肢痛等幻觉。

4. 辅助检查

(1) 血常规检查：因溶血毒素作用，红细胞降低，血红蛋白降低，出现贫血。

(2) 渗出物涂片：伤口渗出物涂片，可见大量革兰阳性粗大梭菌。厌氧菌培养可见梭状芽胞杆菌。

(3)X 线检查：可了解伤口肌群间有无气体。

考点：预防气性坏疽最可靠的方法

5. 防治要点与反应 彻底清创是预防气性坏疽最可靠方法。治疗原则包括：抗休克、紧急手术（广泛切开与清创，必要时截肢）、高压氧治疗、应用大剂量抗生素、全身支持疗法，对症治疗等。

（三）护理问题

1. 恐惧 与病情严重，发展迅速，担心截肢有关。

2. 急性疼痛 与局部创伤、感染及幻肢痛等有关。

3. 营养失调：低于机体需要量 与摄入不足、过度消耗有关。

4. 潜存并发症：感染性休克。

（四）护理措施

1. 一般护理 严格执行隔离制度，病人用过的敷料焚毁，器械特殊处理后高压灭菌，手术室空气熏蒸消毒，封闭 48h 后开放。协助病人变换体位，避免压疮的产生。截肢病人发现幻肢痛时，耐心细致解释情况，消除幻觉。

2. 病情观察 设专人护理，密切观察生命体征、局部组织肿胀、皮肤色泽、伤口分泌物情况及全身的变化，发现异常及时报告医生。

考点：气性坏疽的高压氧疗护理

3. 治疗配合 ①伤口护理：伤口敞开，用 3% 过氧化氢溶液或 1 ∶ 5 000 的高锰酸钾溶液冲洗、湿敷，及时更换敷料；②疼痛的护理：剧烈疼痛者遵医嘱给予止痛剂；清创或手术后，卧助病人变换体位，以减轻疼痛；③高压氧疗护理：每次 2h，间隔 6 ～ 8h，第 1 日做 3 次，第 2、3 日各做 2 次，注意观察每次氧疗后伤口的变化；④用药护理：遵医嘱术前、术中、术后合理使用抗生素，注意药物的不良反应和过敏反应。

4. 心理护理 对病人要有同情心，与病人进行沟通，减轻恐惧心理。耐心解释各种治疗的必要性，帮助病人适应身体变化，接受并配合治疗。特别是帮助截肢的病人树立生活的信心，通过心理护理消除病人的幻肢痛。

（五）健康指导

(1) 教育社区居民加强劳动保护，避免创伤。

(2) 受伤后应及时正确彻底清创，怀疑有发生气性坏疽可能者，应及时就诊。

(3) 向病人介绍有关手术治疗和假肢使用的知识，使其尽快适应新生活。

小结

外科感染是由致病微生物侵入人体所引起的炎症反应。感染多数与创伤或手术有关，大部分感染是由几种细菌引起的混合感染，多数感染有明显而突出的局部症状，病变常比较集中在某个局部，引起化脓、坏死等，以致组织结构遭到破坏，愈合后形成瘢痕组织，影响功能。在护理上，病情观察非常重要，尤其是对局部皮肤病变和全身状况要全面的了解。要积极做好原发病灶的治疗护理工作。加强营养，鼓励进食高蛋白、高热量、高维生素的食物，并摄入充足的水分。做好体位引流和休息指导。给予心理护理，给患者说明、解释外科感染疾病有关知识及治疗情况，打消其担心、顾虑，增强对疾病治愈的信心。

（宋春玲）

自测题

A_1型题

1. 不符合外科感染特点的是
   A. 显著的局部症状和体征
   B. 多数由单一细菌引起感染
   C. 多数与创伤有关
   D. 常需要手术治疗
   E. 处理不当易致全身感染
2. 全身化脓性感染出现转移性脓肿的是
   A. 败血症　B. 菌血症　C. 毒血症
   D. 脓血症　E. 真菌感染
3. 外科感染的特点不正确的是
   A. 多为混合感染
   B. 常为单一细菌感染
   C. 局部症状明显
   D. 感染多数与损伤、手术有关
   E. 当药物不能控制感染时，需要手术治疗
4. 抗生素敏感试验，抽血的最佳时间是
   A. 高热时　B. 间歇期
   C. 寒战时　D. 静脉滴注抗生素时
   E. 静脉滴注抗生素后
5. 关于外科感染的局部处理措施，下列哪项不妥
   A. 患部制动、患肢抬高
   B. 早期炎症可局部外敷
   C. 局部理疗
   D. 感染创面行换药处理
   E. 不需手术
6. 用于冲洗外伤伤口以防厌氧菌感染的外用药为
   A. 3% 过氧化氢　B. 0.01% 新洁尔灭
   C. 0.02% 洗必泰　D. 0.9% 氯化钠
   E. 0.02% 呋喃西林
7. 口底、颌下和颈部的蜂窝织炎时护士应特别警惕患者是否并发了
   A. 菌血症　B. 海绵状静脉窦炎
   C. 喉头水肿　D. 脓毒血症
   E. 吞咽困难
8. 为预防破伤风，清创时伤口使用哪种溶液冲洗最好
   A. 3% 过氧化氢　B. 0.1% 新洁尔灭
   C. 蒸馏水　D. 0.05% 呋喃西林
   E. 生理盐水
9. 下列破伤风患者护理措施中错误的是
   A. 保持病室环境安静，光线充足
   B. 将患者置于隔离病房，减少探视
   C. 护理集中进行
   D. 床头备气管切开包
   E. 为避免刺激，治疗全程使用全胃肠外营养
10. 急性淋巴管炎及急性淋巴结炎的治疗措施不正确的是
    A. 局部制动，患肢抬高
    B. 局部外敷硫酸镁
    C. 脓肿切开引流
    D. 局部热敷
    E. 不需要使用抗生素
11. 诊断浅表脓肿的可靠方法是
    A. 局部压痛　B. 波动试验
    C. 体温升高　D. 局部疼痛
    E. 局部红肿
12. 关于疖的叙述错误的是
    A. 好发于毛囊皮脂腺丰富的部位
    B. 致病菌常为金黄色葡萄球菌
    C. 多个疖同时或反复发作称为疖病
    D. 面部“危险三角区”的疖处理不当易引起颅内感染
    E. 脓肿形成后应加强热敷
13. 以下外伤中除哪项外，均需注射破伤风抗毒素
    A. 任何较深的外伤切开，如木刺、锈钉刺伤
    B. 伤口虽浅，但沾染人畜粪便
    C. 医院外的急产或流产，未经消毒处理
    D. 陈旧性异物摘除术前
    E. 闭合性骨折
14. 引起破伤风的致病菌为
    A. 铜绿假单胞菌　B. 金黄色葡萄球菌
    C. 破伤风杆菌　D. 厌氧菌
    E. 变形杆菌

15. 关于痈的处理原则不正确的是
A. 早期可外敷鱼石脂软膏
B. 脓肿形成时切开引流，可采用“一”形切口清除坏死组织
C. 应用敏感抗生素
D. 控制糖尿病
E. 保证休息，加强营养
16. 金黄色葡萄球感染的脓液特点
A. 脓液稠厚，黄色，无臭
B. 脓液稀薄，淡黄色
C. 脓液稠厚，恶臭
D. 脓液淡绿色，甜腥臭
E. 脓液特殊的恶臭
17. 进行伤口换药最主要的目的是
A. 观察伤口变化　B. 保持引流通畅
C. 控制局部感染　D. 促进肉芽组织生长
E. 促进伤口愈合
18. 急性淋巴管炎及急性淋巴结炎的治疗措施不正确的是
A. 局部制动，患肢抬高
B. 局部外敷硫酸镁
C. 脓肿切开引流
D. 局部热敷
E. 不需要使用抗生素
19. 确诊败血症的依据是
A. 起病急骤，寒战高热
B. 全身中毒症状
C. 白细胞计数增加
D. 血细菌培养阳性
E. 有原发感染病灶
20. 感染灶近侧出现“红线”是
A. 网状淋巴管炎　B. 浅部静脉炎
C. 浅部淋巴管炎　D. 深部淋巴管炎
E. 急性蜂窝织炎

A_2 型题

21. 病人，男，40 岁，小腿部感染形成局部脓肿后又出现弛张热，需要做血培养，最佳抽血时间为
A. 任何时间　B. 发热间歇期
C. 预计高热寒战前　D. 输入抗菌药物时
E. 输入抗菌药物后
22. 病人，女，22 岁，左上唇疖肿挤压 2h 后突然出现寒战，高热，头痛，面部高度肿胀，以两眼附近软组织肿胀最为明显，应考虑
A. 面部疖
B. 面部痈
C. 急性蜂窝织炎
D. 化脓性海绵状静脉窦炎
E. 脓毒症
23. 刘某，男，左手环指患脓性指头炎，拟在神经阻滞麻醉下行手术切开引流术，为预防局麻药毒性反应，哪项护理措施是错误的
A. 局麻药须限量使用
B. 局麻药浓度不能过高
C. 常规麻醉用药
D. 麻醉药中加少量肾上腺素
E. 防止局麻药注入
24. 病人，男，34 岁，肠道手术后 5 天，突起寒战，体温达 40.1℃，间歇期体温正常，一般情况迅速恶化，出现神志淡漠，血压下降，休克，考虑为
A. 真菌性脓毒症　B. 革兰阴性菌脓毒症
C. 革兰阳性菌脓毒　D. 气性坏疽
E. 脓肿形成血管
25. 病人，男，60 岁，颈部痈切开引流，并全身应用泰能抗生素治疗 2 周后，患处红肿明显好转。1 天前开始突然出现高热，体温 40℃，寒战，并出现神志淡漠，眼底检查发现视网膜有小的、白色发亮圆形隆起，诊断为:
A. 革兰染色阳性细菌败血症
B. 革兰染色阴性细菌败血症
C. 真菌性败血症
D. 厌氧菌败血症
E. 脓血症
26. 病人，男，23 岁，足底刺伤后发生破伤风，频繁抽搐，控制痉挛的主要措施为
A. 住单人隔离病房　B. 限制亲属探视
C. 避免声光刺激　D. 按时使用镇静药
E. 注射破伤风人体免疫球蛋白
27. 病人，右下肢外伤后未正确处理导致破伤风，为伤口换药后的敷料处理方法
A. 高压蒸汽灭菌后在清洗
B. 过氧乙酸浸泡后清洗
C. 丢入污物桶再集中处理

D. 日光下暴晒再清洗
E. 送焚烧炉焚烧

28. 破伤风病人，男，14岁，频繁抽搐时引起肘关节脱位。呼吸道分泌物很多引起他窒息，急救处理首先应该是
A. 口服水合氯醛
B. 肌内注射苯巴比妥钠
C. 静脉滴注 TATD
D. 立即行气管切开术
E. 脱位整复

29. 病人，男，28岁，创伤后未在意，后出现寒战，体温39.5℃，脉快，来医院就诊，血培养出致病菌，诊断为菌血症。病人很恐慌，担心预后。针对该病人可提出的护理诊断不包括
A. 体温过高　B. 恐惧，焦虑
C. 知识缺乏　D. 潜在并发症：感染性休克
E. 营养失调

30. 病人，男，患破伤风，意识不清，牙关紧闭，角弓反张，四肢抽搐，护士采取的安全防护措施不妥的是
A. 使用床栏　B. 枕立床尾
C. 取下义齿　D. 约束四肢
E. 光线宜暗

A_3/A_4 型题

（31～33题共用题干）

病人，男，7岁，左手外伤后感染，左腋窝出现肿块，疼痛，伴发热，头痛2天。查体：体温39℃，左腋窝有一4cm直径大小的肿块，质韧，压痛，无波动感，皮肤红、肿、热。白细胞 15×10^9/L，中性粒细胞0.89。

31. 该病人考虑为
A. 急性蜂窝织炎　B. 急性淋巴结炎
C. 丹毒　D. 急性淋巴管炎
E. 腋窝脓肿

32. 不正确的护理措施是
A. 高营养饮食，多饮水
B. 保护感染部位
C. 静脉使用抗生素
D. 给予物理降温
E. 立即切开引流以防坏死

33. 具备以下哪项条件可切开引流
A. 体温超过40℃　B. 感染性休克
C. 血培养阳性　D. 穿刺抽出脓液
E. 局部肿胀加重

（34～37题共用题干）

病人，女，25岁，右足癣并感染1周，2天前开始出现右小腿有片状红疹，颜色鲜红，中间较淡，边缘清楚，右腹股沟淋巴结肿大。

34. 该病诊断为
A. 疖　B. 痈
C. 急性蜂窝织炎　D. 丹毒
E. 急性管状淋巴管炎

35. 该病致病菌是
A. 金黄色葡萄球菌　B. 溶血性链球菌
C. 大肠埃希菌　D. 变形杆菌
E. 铜绿假单胞菌

36. 首选抗生素
A. 青霉素　B. 链霉素
C. 环丙沙星　D. 甲硝唑
E. 庆大霉素

37. 为预防复发，在全身和局部症状消失后仍继续使用抗生素
A. 1～2天　B. 3～5天
C. 6～9天　D. 10～12天
E. 13～15天

（38～40题共用题干）

病人，女，35岁，6天前不慎被木屑刺伤左手食指，当时出血。3天后，患指出现肿胀，呈搏动性疼痛，手下垂疼痛加剧，体温38.9℃，患指皮肤苍白，全身不适。

38. 可考虑为
A. 脓性指头炎　B. 甲沟炎
C. 急性化脓性腱鞘炎　D. 甲下脓肿
E. 化脓性滑囊炎

39. 其护理措施不正确的是
A. 患指平放，及时更换渗湿敷料
B. 患指抬高并制动，减轻局部炎性充血
C. 保持敷料清洁，干燥
D. 保持患指向上，避免下垂，与前臂保持平置
E. 严密观察和预防指骨坏死

40. 如果形成脓肿切开引流后，其注意事项不正确的是
A. 保持引流通畅

B. 观察伤口渗出情况
C. 引流物的颜色、性质
D. 局部热敷
E. 合理应用抗生素

（41～43 题共用题干）

病人，女，56 岁，患颈痈 9 天后，突然又出现寒战高热，面色潮红，四肢温暖，干燥，胸背部出现皮疹，11 天后于臀部发现波动明显的肿块。

41. 该病人应考虑为
A. 革兰阴性菌脓毒症
B. 革兰阳性菌脓毒症
C. 真菌性脓毒症
D. 急性脓肿
E. 丹毒

42. 该病的主要致病菌为
A. 大肠埃希菌　B. 铜绿假单胞菌
C. 变形杆菌　D. 金黄色葡萄球菌
E. 白色念珠菌

43. 该致病菌的脓液特点为
A. 脓液稀薄、米汤样
B. 脓液稀薄、淡红色、量多
C. 脓液稠厚、呈灰白色、有粪臭
D. 脓液淡绿色、有特殊甜腥臭
E. 脓液稠厚、黄色、不臭

（44、45 题共用题干）

病人，男，51 岁，因足底刺伤后出现全身肌肉强直性收缩，阵发性痉挛，诊断为破伤风。

44. 治疗应采用的抗生素是
A. 链霉素　B. 红霉素　C. 四环素
D. 青霉素　E. 磺胺药

45. 冲洗伤口所用的溶液为
A. 3% 碘酊　B. 3% 过氧化氢
C. 5% 盐水　D. 10% 硝酸银溶液
E. 生理盐水

8

第 8 章　损伤病人的护理

人的一生可能会遇到这样或那样的损伤，轻的如跌倒引起的擦伤、磕碰引起的挫伤等，重的如骨折、内脏器官损伤等。人体受到各种致伤因子的作用均可导致损伤。如机械性的创伤、高温的烧伤、低温的冷伤及生物性损伤等，因此，损伤病人的护理是外科护理学的重要组成部分。

第 1 节　创伤病人的护理

案例 8-1

病人，男，52 岁，2h 前在回家路上被车撞伤腹部，左上腹痛，心慌，出汗，查体：神志清，精神紧张，面色苍白，左上腹压痛，腹肌紧张，反跳痛不明显，肠鸣音减弱，血压：80/50mmHg，腹腔穿刺抽出不凝固的血液。

问题：

1. 目前病人最主要的护理问题是什么？

2. 病人此时应采取何种体位？

一、概　　述

按致伤因子不同，损伤可分为机械性损伤、物理性损伤、化学性损伤和生物性损伤。其中最常见的是机械性损伤，又称创伤，为机械性致伤因子造成的人体组织结构连续性破坏和功能障碍。

（一）病因与分类

机械性损伤按皮肤、黏膜的完整性分为两大类：

1. 闭合性损伤　损伤处皮肤或黏膜完整者。其多由钝性暴力所致，如挫伤、扭伤、挤压伤、爆震伤等。

(1) 挫伤：是最常见的软组织创伤，为钝器或钝性暴力引起。受力面积较大，未使皮肤破损但可使抗裂强度较小的皮下脂肪、小血管、肌肉组织等发生损伤，表现局部皮肤青紫、肿胀或血肿。

(2) 扭伤：外力作用使关节超过正常活动范围，造成关节囊、韧带、肌腱或肌肉撕裂破坏，肢体恢复平衡后关节随即复位，但软组织损伤需经一段时间才能痊愈。

(3) 挤压伤：巨大重物较长时间挤压所致。受伤面积很大，皮肤虽未破裂，但大范围的皮下组织和肌肉组织均受挤压，压力解除后当即出现广泛出血、血栓形成、组织坏死，

考点：严重挤压伤可引起急性肾衰竭

引起以急性肾衰竭为主的综合征，即挤压综合征。

(4) 爆震伤又称冲击伤：是由爆炸产生的高压和变速的冲击波所致。体表多无明显损害，而含气体或液体较多的胸腔、腹腔内脏、耳鼓膜，可发生出血、破裂或水肿等。

2. 开放性损伤 损伤处皮肤或黏膜遭到破坏，有深部组织与外界相通，如擦伤、刺伤、切割伤、裂伤、撕脱伤、火器伤等。

(1) 擦伤：粗糙物与受伤部位表面发生切线运动所致的表皮损伤，创面常有少量血液成分渗出和轻度炎症反应。

(2) 刺伤：尖锐而细长的器具穿入组织所致。由于尖端与体表的接触面积较小，不用很大的力即可穿入深部组织，伤口较深，可能伤及多层组织或内脏器官，易并发感染，尤其是厌氧菌感染。

(3) 切割伤：为边缘锐利的物体切割所致。伤口边缘整齐，多呈线性，对非接触的组织一般无损伤，故切断的血管不易收缩，出血较多。

(4) 裂伤：钝器打击造成皮肤和皮下组织断裂，创缘多不整齐，周围组织破坏较重。

(5) 撕脱伤：人体某部位皮肤受强作用力牵拉所致。如人体某部位卷入运转的机器或车轮等，暴力作用强，损伤严重。伤口多呈不规则，皮肤和皮下组织与深部组织撕脱、断裂，可有大片创面暴露，污染严重。

(6) 火器伤：子弹、弹片击中或意外的爆炸、事故所致，伤口大小、形状和深浅不一，伤口污染较严重，常有异物存留。

（二）病理

1. 伤口修复过程可分为 3 个阶段

(1) 纤维蛋白充填期：局部炎症性渗出，伤口内形成纤维蛋白网。此期的功能是止血和封闭创面。

(2) 细胞增生期：新生毛细血管与成纤维细胞构成肉芽组织，再合成胶原纤维，同时上皮细胞增生覆盖，使伤口愈合。

(3) 组织塑形期：肉芽组织退化变成胶原纤维为主的瘢痕组织，再吸收软化。

2. 影响伤口愈合的因素 包括年龄、是否感染、异物存留及失活组织多少、慢性疾病、血液循环障碍、营养状况、局部制动不够、类固醇激素等。

二、护理评估

（一）健康史

询问受伤原因、时间、部位、姿势，询问处理经过，伤后经过哪些处理、什么时间处理的、怎样处理的。

（二）身心状况

1. 躯体表现

(1) 局部表现：伤后均有疼痛、肿胀、瘀斑、功能障碍等，开放性损伤可见伤口及出血。

1) 疼痛：其程度与创伤部位、范围、轻重、炎症反应强弱有关。伤处活动时疼痛加剧，制动时减轻，一般在伤后 2 ～ 3 天逐渐缓解，若疼痛不减轻甚至加重表示可能并发感染。但严重创伤并发休克时病人常不述疼痛；内脏损伤所致的疼痛常不能确切定位。

2) 局部肿胀：为受伤局部出血、渗出所致。部位表浅者可出现皮下瘀斑、肿胀或血肿；

组织疏松和血管丰富的部位肿胀尤为显著。严重肿胀可致局部组织或远端肢体血供障碍，出现远端苍白、皮温降低等。

3）功能障碍：疼痛可限制运动，组织结构的破坏可直接造成功能障碍。如骨折或关节脱位的肢体不能正常运动，脑外伤后发生意识障碍，肠穿孔后腹膜炎引起呕吐、腹胀、肠麻痹等。

4）伤口或创面：为开放性创伤所共有的。其形状、大小、深度因致伤原因和暴力大小而不一致，有出血或血块，还可能有异物存留。

（2）全身表现：严重创伤时注意是否有体温升高，如果体温在 38℃左右，为吸收热，是正常反应。如果体温过高，多因颅脑伤及并发感染所致；观察病人面色是否苍白，同时注意检查脉搏、血压、呼吸的改变，留意是否出现脉搏加快，血压下降，呼吸变快等休克征象。

2. 并发症　创伤病程演变过程中，可能会出现一些潜在的并发症，如休克、挤压综合征、多系统器官功能衰竭、伤口及其他部位感染等。

3. 心理 - 社会状况　由于对突发的创伤无心理准备，对于疼痛、出血等症状过度紧张，尤其担心创伤后遗留身体的伤残，给自己和家庭在经济和生活上带来困难，病人常焦虑、恐惧不安甚至绝望。

（三）辅助检查

1. 血、尿常规　血常规、血细胞压积可提示贫血、出血情况及感染情况。尿常规可提示泌尿系损伤。

2. 影像学检查　X 线、B 超、CT、MRI 可提示创伤的部位和程度，解释躯体活动障碍情况。

3. 试验穿刺　胸腔、腹腔穿刺，可了解体腔内的损伤情况。有内出血时，可导致体液不足，甚至休克。有空腔器官穿孔时，有严重感染的危险。

（四）治疗要点与反应

1. 急救处理　急救要求做到快速判断、快速抢救、及早转送。

2. 全身疗法　主要包括积极抗休克、保护器官功能、加强营养支持，对开放性创伤应使用有效的抗生素，预防继发性感染，并常规注射破伤风抗毒素预防破伤风等。

3. 局部疗法

（1）闭合性创伤的处理：小范围的软组织挫伤后早期局部冷敷，以减少组织内出血和肿胀，24h 后改用温敷和理疗，有利于吸收和炎症消退。血肿较大者，须在严格无菌操作下穿刺抽吸并加压包扎。疑有胸腔脏器损伤、腹腔脏器损伤、颅脑损伤等，给予相应的检查和治疗。

（2）开放性伤口的处理：污染伤口应行清创术，越早越好，使其转变为清洁伤口，一期缝合，争取一期愈合。清创术适用于伤后 8h 以内的开放性伤口。头面部伤口污染轻、坏死组织少、局部血运丰富、早期已包扎并使用抗生素，时间可适当推迟，延长至伤后 12h，

护考链接

病人，女，28 岁，走路时不小心扭伤脚踝，为防止皮下出血和组织肿胀，在早期应选用

A. 局部按摩　　B. 冰袋冷敷
C. 红外线理疗　　D. 放热水袋
E. 湿热敷

分析：软组织扭伤后早期应局部冷敷，以减少组织内出血和肿胀，故选择 B。

考点：小范围的软组织挫伤处理原则

考点：清创术的时间要求

甚至24h。如伤口污染重或创伤时间超过8～12h，可清创后暂不缝合，敞开引流，观察24～48h，根据情况延期缝合。感染伤口须经引流、换药和肉芽组织形成，逐渐达到二期愈合。

护考链接

病人，女，12岁。头部不慎被玻璃割破，出血多，压迫止血11h来医院急诊就诊，伤口长2cm，边缘整齐、清洁，处理方法应为

A. 按感染伤口处理　　B. 清创后一期缝合
C. 清创后延期缝合　　D. 冲洗后缝合
E. 清创后不予缝合

分析：头部局部血运丰富、伤口边缘整齐，污染轻，清创缝合时间可适当推迟，延长至伤后12h，故选择答案B。

三、护理问题

1. 疼痛　与组织损伤、肿胀等有关。
2. 皮肤完整性受损　与开放性创伤有关。
3. 体液不足　与出血、体液丢失有关。
4. 躯体移动障碍　与肢体损伤等严重创伤有关。
5. 恐惧　与机体创伤及强大的精神刺激有关。

案例8-1分析

问题1分析：病人因失血引起精神改变及血压下降，故主要护理问题是体液不足。

四、护理措施

（一）急救护理

必须首先救治危及生命的紧急情况，如心跳、呼吸骤停，立即行心肺复苏术；窒息应及时清除口咽部的分泌物、积血、异物，必要时行气管插管，有条件时可行气管切开术；大出血者可采取加压包扎止血法，对四肢大血管出血可临时使用止血带止血；开放性及张力性气胸可采取加压包扎变开放性气胸为闭合性气胸，张力性气胸应穿刺减压；休克者及时扩充血容量，去除病因。其他急救还包括：

(1) 包扎伤口：减少出血和细菌污染。如有内脏脱出，禁止现场还纳，可用盆、碗等盅形物覆盖，妥善包扎。

(2) 骨折固定：就地取材作临时简易固定，以避免搬运过程中二次损伤，并可减轻疼痛，便于转运。

(3) 及时转送：经急救处理后，待伤情稳定，应由专人护送到相关医院作进一步治疗。运送途中应尽量保持平稳，注意止痛，保暖，补充液体，以防止休克。

考点：损伤病人出现哪些情况需要优先抢救

护考链接

病人，男，42岁，意外造成多种损伤，现场急救首先要处理的是

A. 腹部损伤　　B. 休克
C. 窒息　　D. 股骨干开放性骨折
E. 胸部损伤

分析：急救应优先抢救危及生命的情况，故选择答案C。

（二）生活护理

(1) 要重视创伤病人营养的供给，强调高蛋白、高维生素、高热量的饮食。不能经口进食者，选用肠内或肠外途径给予营养支持。

(2) 体位和局部制动：严重创伤所致休克病人，应取头和躯干部抬高 20°～30°，下肢抬高 15°～20°仰卧中凹位。颅脑损伤，如无休克、昏迷可采取头高足低斜坡卧位，减轻颅内压力。胸部损伤，可取高半坐卧位，有利于呼吸和循环。腹部损伤，可采取低半坐卧位，可以减轻疼痛，有利于呼吸和循环，可使腹腔渗液局限于盆腔。脊柱四肢的损伤，应在明确骨折或脱位后给予适当的复位、固定和制动，以利于缓解疼痛，促进修复。脊柱创伤者应平卧硬板床。四肢伤者应抬高患肢，减轻疼痛和肿胀。

（三）严密观察病情

对于重度损伤和多处复合损伤的病人，应密切观察病情，如神志、面色、脉搏、血压、呼吸、尿量、尿色等变化，并做出详细记录。观察病情应全面、细致，尤其是头、胸、腹部损伤，有时虽合并重要器官损伤，但早期表现可能并不明显，如观察疏漏，可导致严重后果。发现异常改变，应及时告知医生，以便得到及时处理。

（四）配合治疗护理

1. 软组织挫伤的护理

(1) 局部制动，以减轻疼痛，可避免继发出血和加重损伤。

(2) 早期冷敷，以减少渗血和肿胀。后期改用热敷，促进吸收。

(3) 药物应用，可酌情应用消肿止痛、活血化瘀的中西药物，促进功能恢复。

(4) 病情稳定后，可配合应用理疗、按摩和功能锻炼等。

2. 开放性伤口的护理　清洁伤口可经消毒后配合医生直接缝合。沾染伤口应在最短的时间内（一般不超过 6～8h）及时清创缝合。感染伤口应在引流、换药等处置后逐渐达到二期愈合。伤口处理中，应注意无菌操作，对感染伤口也是如此，以防交叉感染，对污染较重或感染较重者，可根据伤情遵医嘱选择适当的抗生素，对窄而深、局部缺血缺氧及异物存留的伤口应行 TAT 皮试，常规预防性注射。

3. 水、电解质、酸碱平衡紊乱的护理　严重损伤时常有血液及组织液的大量丢失，严重时可导致低血容量休克的发生。因此，应迅速建立静脉输液通路，根据病情遵医嘱选择平衡盐溶液、生理盐水、血浆、代血浆，甚至全血。严重挤压伤的病人，血钾会明显增高，导致心率失常或心搏骤停，应注意监测血钾和心电图的变化。严重的创伤，多发生酸中毒，可通过补液或遵医嘱应用碱性药物给予纠正。

（五）心理护理

护士应保持镇静的态度，详细解释各种处理措施，对病人提供个体化的心理支持，给予心理疏导和安慰，帮助其面对压力，缓解其焦虑、恐惧的心理，以稳定的情绪配合治疗和护理。

案例 8-1 分析

问题 2 分析：目前病人腹部外伤后，有内出血表现及休克征象，故应采取平卧位或中凹卧位。

五、健康指导

(1) 宣传劳动保护、安全生产的知识，宣传遵守交通规则的行为，避免意外损伤。

(2) 一旦发生创伤，无论自己感觉病情轻重都应及时就诊，以免贻误病情。

(3) 鼓励病人加强营养，保持乐观心境。

(4) 说明功能锻炼的必要性，防止因制动引起关节僵硬、肌肉萎缩等并发症。

第 2 节　烧伤病人的护理

案例 8-2

病人，男，43 岁，体重 60kg，2h 前劳动中不慎被水烫伤，左上肢、双下肢皮肤出现大小水疱，疼痛明显，水疱破裂后创面为红色或红白相间，血压 80/60mmHg，脉搏 116 次 / 分。

问题：

1. 请初步评估病人烫伤的面积及深度。
2. 目前最主要的护理问题是什么？
3. 观察补液效果最简单、有效的方法是什么？

一、概　　述

（一）病因与分类

烧伤是由各种致热因子引起的损伤，如热力、电流、放射线，以及某些化学物质等。热力烧伤主要包括火焰、热液、热蒸气、热金属等引起的烧伤，在临床上最常见。

（二）病理

高温作用于人体后，不同层次的细胞因蛋白质变性和酶失活发生变质、坏死，造成局部组织细胞的损害。临近组织的毛细血管发生充血、渗出、通透性增加。同时机体反应可释放出多种生物活性物质，引起烧伤局部的炎症反应和一系列全身反应。

二、护理评估

（一）健康史

直接或间接了解病人烧伤源的特点，是干热、湿热、强电还是化学品等致伤；了解接触的时间与方式，有无浓烟和化学刺激物吸入，是否伴随颅内、胸、腹器官的复合伤，评估有无危及生命的情况；了解烧伤后的自救或急救处理的情况。

（二）身心状况

1. 烧伤程度的评估

(1) 烧伤面积的计算（图 8-1）：①手掌法：以病人一个手掌的面积（五指并拢）为体表面积的 1%，用于小面积烧伤的测量。②新九分法：根据我国人体特点，将人体面积分为 11 个 9% 与 1 个 1% 来估算烧伤面积的方法（表 8-1）。

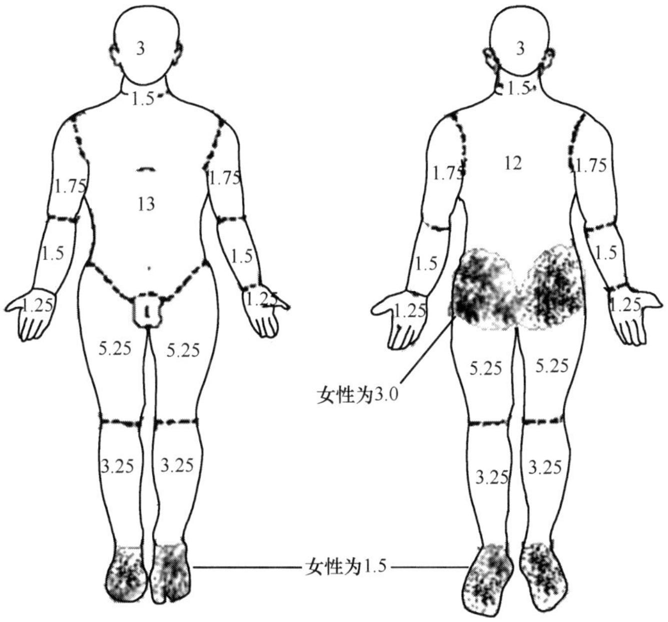

图 8-1　成人体表面积计算

表 8-1　烧伤面积新九分法

部位	成人各部位面积 (%)	小儿各部位面积 (%)
头颈	9×1=9（发部 3，面部 3，颈部 3）	9+（12- 年龄）
双上肢	9×2=18（双手 5，双前臂 6，双上臂 7）	9×2
躯干	9×3=27（腹侧 13，背侧 13，会阴 1）	9×3
双下肢	9×5+1=46（双臀 5，双大腿 21，双小腿 13，双足 7）	46-（12- 年龄）

(2) 烧伤深度的估计：采用三度四分法，即Ⅰ度、Ⅱ度（浅Ⅱ度、深Ⅱ度）、Ⅲ度烧伤（表 8-2）。

表 8-2　烧伤深度的评估要点

分度	损伤深度	临床表现	愈合过程
Ⅰ度（红斑）	表皮层	红、肿、热、痛、烧灼感、无水疱	3 ～ 5 日后痊愈，无瘢痕
浅Ⅱ度（水疱）	真皮浅层	水疱大，疱皮薄，创底肿胀潮红，剧痛	2 周左右愈合，无瘢痕，可有色素沉着
深Ⅱ度（水疱）	真皮深层	水疱较小，疱皮厚，创面红白相间，或可见网状栓塞血管，感觉迟钝	3 ～ 4 周可愈合，有瘢痕
Ⅲ度（焦痂）	全层皮肤或皮下组织肌肉和骨骼	无水疱，蜡白或焦黄，皮革状，甚至炭化，感觉消失	2 ～ 4 周后，焦痂自然分离，形成肉芽组织

考点：烧伤面积及深度的判断

(3) 烧伤程度判断：①轻度烧伤，Ⅱ度烧伤面积小于 9%；②中度烧伤，Ⅱ度烧伤面积 10% ～ 29%，或Ⅲ度烧伤面积小于 9%；③重度烧伤，烧伤总面积 30% ～ 49%，或Ⅲ度烧伤面积 10% ～ 19%，或Ⅱ度、Ⅲ度烧伤面积虽不够上述面积，但已发生休克、呼吸道烧伤或较严重的复合伤；④特重烧伤，烧伤总面积大于50%，或Ⅲ度烧伤面大于20%，或已有严重并发症。

案例 8-2 分析

问题 1 分析：成人左上肢面积是 9%，双下肢是 46%，故烫伤面积是 55%。病人烧伤后皮肤出现大小水疱，疼痛明显，水疱破裂后创面为红色或红白相间，故烧伤深度为Ⅱ度。

考点：烧伤休克期发生的时间及原因

2. 病程分期评估　根据烧伤后病理生理变化及临床过程演变，病程一般分为 3 期。

(1) 休克期：主要发生在伤后 48h 以内。本期的病理变化为毛细血管通透性增加，大量血浆外渗至组织间隙及创面，引起有效循环血量锐减，导致低血容量性休克。体液从血管渗出，伤后 2 ～ 3h 最快，8h 达到高峰，随后逐渐减缓，一般伤后 48h 起，组织水肿液开始回吸收。休克是烧伤早期的主要死亡原因，应给予重视。

(2) 感染期：伤后 48h 开始，创面及组织中渗液回吸收，此阶段细菌、毒素和其他有害物质也同时被吸收至血液中，引起烧伤早期的全身性感染。大量细菌在创面下生长繁殖，其毒素释放入血，称为烧伤创面脓毒症。伤后 2 ～ 3 周，焦痂开始大片溶解脱落，创面暴露，细菌可侵入血液循环，是烧伤全身性感染的又一高峰期。伤后 1 个月，若较大创面经久不愈，加之机体抵抗力低下，也可发生全身性感染。感染是烧伤病人死亡的另一主要原因。

(3) 修复期：组织烧伤后，在出现炎症反应的同时，创面也开始修复过程。轻度烧伤多能自行修复，深Ⅱ度烧伤依靠残存皮肤组织和上皮修复，Ⅲ度烧伤依靠皮肤移植修复。

3. 心理 - 社会状况　对于突发的意外烧伤无心理准备，严重者还会导致外表形象紊乱、畸形，甚至致残，给病人身体、心理、经济上造成极大的压力。甚至影响家庭稳定和今后的社会活动。因此，病人会出现烦躁、焦虑不安、恐惧、不合作，对生活失去信心。

（三）辅助检查

对于重度烧伤，常规做血、尿常规，生化检查，监测肾、心、肺、肝功能，注意防止重要器官功能衰竭。

（四）治疗要点与反应

轻度烧伤，主要是处理创面和防止局部感染。中度以上烧伤，应防止低血容量性休克。

1. 创面处理　保护烧伤区，防止或尽量清除外源性污染，促进创面尽早愈合，尽量减少瘢痕所致的功能障碍和畸形。处理创面的措施包括彻底清创，根据情况，选用包扎或暴露疗法，必要时去痂植皮。

2. 防治休克　中度以上烧伤，应及早采取补液疗法，维持有效循环血量的稳定，防止低血容量性休克，防治多系统器官功能障碍综合征。

3. 治疗局部和全身感染　创面局部和全身应用有效的抗生素，同时提高病人免疫力。

三、护理问题

1. 疼痛　与烧伤创面及局部炎症反应有关。

2. 皮肤完整性受损　与烧伤所致皮肤破坏有关。

3. 体液不足　与大量体液渗出、血容量减少有关。

4. 恐惧　与烧伤现场刺激、自身形象破坏、畸形等有关。

5. 营养失调：低于机体需要量　与分解代谢增高、摄入不足有关。

6. 潜在并发症：休克、感染。

案例 8-2 分析

问题 2 分析：病人烧伤早期，血压 80/60mmHg，脉搏 116 次 / 分，最危险的情况是休克，因此，目前最主要的护理问题是体液不足。

四、护理措施

（一）急救护理

1. 迅速脱离热源　迅速卧倒，滚动或跳入水池以熄灭火焰，互救时可用水淋，或用棉被、毛毯等非易燃品覆盖，隔绝空气，阻止燃烧。

2. 防止进一步损伤　制止病人奔跑、呼叫或用双手扑打，防止呼吸道及手烧伤。

3. 避免再损伤　灭火后迅速用凉水冲淋或浸泡，以减少疼痛，带走余热，伤处衣着不宜剥脱，要剪开取下。

4. 保护创面　用清洁布单或衣服等覆盖或包扎创面，减少污染。

5. 镇静止痛　安慰病人保持情绪稳定，无其他严重复合伤时酌情使用地西泮、哌替啶等镇静止痛。

6. 保持呼吸道通畅　尤其对呼吸道烧伤者，可行气管切开、吸氧。

7. 注意有无复合伤　对心跳呼吸骤停、窒息、大出血、开放性气胸、休克等优先抢救。

8. 严格掌握转送时机　转送时要求呼吸道通畅，休克基本控制，途中继续输液。

考点：烧伤急救的注意事项

（二）生活护理

加强营养，给予高蛋白、高热量、高维生素饮食。烧伤病人往往食欲差，应耐心鼓励，根据其饮食习惯改变烹调技术，量从少到多，逐步增加。口服有困难者可通过胃肠内和肠外营养等多种途径给予营养补充。使用烧伤专用翻身床或气垫床，保护骨隆突处。严格无菌操作，接触病人时应戴消毒手套。床单、治疗巾、罩布等均需灭菌。定时消毒病室空气，保持室温 28 ～ 32℃，相对湿度 50% 左右。做好疼痛的对症处理，严禁探视。

考点：烧伤病人的营养要求，病室温度、湿度

（三）配合治疗护理

1. 休克期的护理　大面积烧伤早期（24 ～ 48h 内），由于渗出较多，常引起低血容量性休克。迅速开放静脉，建立有效的周围或中心静脉通路，尽快恢复有效的循环血量，是护理工作的中心。

⑴ 补液量计算：伤后第一个 24h 补液量：晶体和胶体液 = 烧伤面积（Ⅱ、Ⅲ度）× 体重 ×1.5ml（儿童 1.8ml，婴儿 2.0ml），外加生理需要量补水 2000ml（儿童 70 ～ 100ml/kg，婴儿 100 ～ 150ml/kg）。伤后第二个 24h 的晶体和胶体液量为第一个 24 小时的一半，外加生理需要量。

⑵ 补液种类：通常晶体和胶体的比例为 2 ∶ 1，特重烧伤比例为 1 ∶ 1。晶体液首选平衡盐溶液，胶体液首选血浆，生理需要量用 5% 或 10% 葡萄糖溶液。

⑶ 补液方法：①先晶后胶、先盐后糖：先输晶体液，输入一定量后再输一定的胶体和 5% 葡萄糖溶液，然后以此重复使用。晶体液首选平衡盐液，其次选等渗盐水等。胶体液首选血浆，也可用右旋糖酐、羟乙基淀粉等血浆代用品。深度烧伤大量红细胞损害时也可选用部分全血。②先快后慢：第一个 24h 补液量的一半在前 8h 内输入，后 16h 输入其余 1/2 量。

考点：烧伤补液量、种类、方法及简易观察指标

(4) 补液的观察：①尿量：是判断血容量是否充足简便而可靠的指标，成人尿量应均匀地维持在每小时 30 ～ 40ml，低于 20ml 应加快补液，高于 50ml 则应减慢。②应保持病人安静、清醒，脉搏 < 100 次 / 分，而有力，面色苍白逐渐转红润，肢端逐渐温暖，血压回升在 90mmHg 以上，脉压 30mmHg 以上，CVP 正常。

案例 8-2 分析

问题 3 分析：尿量是判断血容量是否充足简便而可靠的指标，成人尿量应均匀地维持在每小时 30 ～ 40ml。

2. 清创护理 在休克基本控制后，先用清水擦拭洗净创面周围皮肤，再用 0.1% 苯扎溴铵溶液清洗创面，去除异物，用无菌纱布轻轻擦干，完整的水疱多予以保留，明显剥脱且污染的疱皮应去除。处理创面时动作应轻柔，根据病情需要遵医嘱给予适当的止痛剂。

3. 创面护理

(1) 包扎疗法的护理：包扎有利于保护创面，减少污染，有利于引流，减轻疼痛。适用于小面积肢体烧伤、门诊病人及病房条件较差的住院病人。包扎后，每日要检查绷带有无松脱，有无浸湿或大小便污染，如果发现应及时更换，以防感染。应注意观察肢端血液循环情况，如出现疼痛、麻木、青紫、皮温降低时应将绷带适当放松。深度创面包扎后 3 ～ 4 天更换敷料。浅度创面宜在 1 周更换敷料，但如果病人出现高热、疼痛、创面有臭味或脓性渗出时，应及时更换敷料。包扎后患肢应抬高，保持功能位。

(2) 暴露疗法的护理：将创面直接暴露于温暖干燥的环境中，有利于观察创面，创面渗液逐渐干燥形成痂壳，可保护创面，不利于细菌繁殖，同时又可减少换药的痛苦，适用于大面积、头面部或会阴部烧伤。护理中应注意观察，早期应随时用无菌敷料吸净创面渗液，并外用磺胺嘧啶银等抗菌药物。痂皮形成后，应注意其深部有无感染、化脓，如有感染应立即去痂引流。注意创面不宜用甲紫、红汞等，以免影响创面观察，也不宜乱用抗生素，以免引起细菌耐药，感染不好控制。

(3) 切痂、植皮的护理：做好手术前后的准备及护理。

(4) 感染创面的护理：常见的致病菌为金黄色葡萄球菌、铜绿假单胞菌。如果病人出现明显的体温升高、疼痛加重、创面色泽灰暗、渗出增多呈脓性，甚至出现草绿色脓汁，创面有臭味，说明有创面感染，应及时告知医生。感染一旦发生，应遵医嘱早期、足量、联合应用抗生素控制感染。加强营养，必要时少量多次输新鲜血液，以提高自身的免疫力。创面选用湿敷、半暴露、局部浸泡或全身浸浴等方法充分引流脓汁，去除坏死组织，待感染控制后，肉芽生长良好时，配合医生及时植皮。

护考链接

病人，女，30 岁，大面积烧伤 6h，转送途中输液 1000ml。入院后监测 CVP（中心静脉压）4cmH$_2$O（0.39kPa），血压 80/60mmHg，尿量 20ml/h，四肢厥冷，呼吸急促。以上表现提示

A. 周围血管收缩　　B. 肾功能不全　　C. 心功能不全

D. 肺功能不全　　E. 血容量不足

分析：病人烧伤补液后仍 CVP、血压仍然低于正常值，尿量少，说明补液不够，血容量不足。故答案应该是 E。

（四）心理护理

加强交流沟通，用爱心和同情心取得病人的信任，帮助病人面对现实，解除其对意外烧伤的恐惧，鼓励其树立信心，同时耐心解释各种护理措施的意义，以期得到病人的配合，尤其对于颜面、四肢烧伤遗有瘢痕、畸形或功能障碍的病人，更要加强心理康复，采用心理疏导的方法，指导病人正确对待伤残。

五、健康指导

(1) 教授防火、灭火、火灾逃生自救的常识。

(2) 指导或协助康复期病人做好功能锻炼，最大限度地恢复躯体功能。

第3节　毒蛇咬伤病人的护理

一、概　　述

人被毒蛇咬伤后，毒液通过毒牙注入体内，引起局部及全身中毒症状。按蛇毒性质不同分三类：①神经毒为主，如金环蛇、银环蛇。②血液毒为主，如竹叶青、五步蛇。③混合毒，如蝮蛇、眼镜蛇等。

二、护理评估及护理要点

（一）致病因素

了解蛇咬伤的情况，是什么情况下被蛇咬伤，描述蛇的形态，以判断蛇的性质，如果牙痕为一排或两排细牙痕，一般多为无毒蛇咬伤；如果仅有一对较大且深的牙痕，则多为毒蛇咬伤。

（二）身体状况

询问伤处是否发麻，疼痛，出血不多，麻木范围是否向近心端蔓延，同时是否引起头晕、眼花、眼睑下垂、语言不清、肢体瘫软、吞咽困难、胸闷、呼吸困难，血压下降。最后是否出现肢体瘫痪，呼吸循环衰竭，这多为神经毒引起的表现。询问伤处是否剧痛、肿胀，出血不止。全身是否有发热、广泛出血，如皮下广泛瘀斑，咯血、呕血、便血和血尿等。最后是否出现休克、心力衰竭或急性肾衰竭，这多为血液毒引起的表现。如果兼有以上两者的表现，这多为混合毒引起的表现。

（三）护理要点

(1) 嘱病人保持镇静，伤肢制动，现场立即绑扎咬伤的近心端，松紧度以阻止静脉和淋巴回流为宜。清创后和服用蛇药半小时后可解除绑扎。用生理盐水、0.05%的高锰酸钾或3%的过氧化氢冲洗伤口。用手逆行推挤使部分毒液排除，也可用吸乳器或拔火罐的方法将伤口内毒液吸出，伤口深者可切开少许皮肤或以三棱针平刺皮肤，促进排毒。也可采用局部降温的方法，将伤肢浸于冷水中（4～7℃）3～4h，后改用冰袋，维持24～36h，以减轻疼痛及减少毒素吸收速度，降低毒素中酶的活力和局部代谢。此外胰蛋白酶有直接分解蛇毒的作用，可用作局部封闭。

考点：毒蛇咬伤的急救方法

(2) 遵医嘱应用有效的蛇药，有条件者应用抗蛇毒血清。

第4节 伤口护理

一、清创术

清创术是处理开放性损伤最重要、基本、有效的手段，是一种外科基本手术操作。通过清创，可以使污染创口变为清洁创口，争取达到一期缝合及一期愈合。伤口初期处理得好坏，对伤口愈合、受伤部位组织的功能和形态的恢复起决定性作用。

（一）适应证

清创术适用于伤后8h以内的开放性伤口。头面部或伤口污染轻、坏死组织少、局部血运丰富、早期已包扎并使用抗生素，时间可适当推迟，延长至伤后12h，甚至24h。如伤口污染重或超过8～12h，可清创后暂不缝合，敞开引流，观察24～48h，根据情况延期缝合。

（二）病人准备

(1) 清创前须对伤员进行全面检查，如有休克，应先抢救，病人全身情况平稳后争取时间进行清创，遇大出血情况，须在快速扩容的同时进行紧急清创止血。

(2) 注意是否有颅脑、胸、腹部有严重损伤，应优先给予处理。对于四肢的开放性损伤，应注意是否同时合并骨折。

(3) 如伤口较大，污染严重或时间较长，应酌情应用抗生素预防感染。

(4) 对于污染较重的开放性伤口，应常规注射破伤风抗毒素，预防破伤风。

（三）物品准备

物品准备包括持针器、镊子、血管钳、手术刀、手术剪、缝合针、缝线、纱布、绷带、引流条、生理盐水、70%乙醇溶液、3%过氧化氢溶液等。

（四）麻醉的选择

较小较浅的伤口可采用局部浸润麻醉；上肢清创可用臂丛神经阻滞麻醉；下肢清创可采用硬膜外麻醉；较大复杂而严重的清创甚至可选用全麻。

（五）清创步骤

1. 清洗去污 用无菌纱布覆盖伤口，创伤局部毛发较多者先剃毛，有油污可用汽油、松节油或乙醚脱尽，用软毛刷蘸消毒皂水刷洗皮肤，用外用生理盐水冲净创口周围皮肤。揭去覆盖伤口的敷料，用大量生理盐水反复冲洗，然后擦干。

2. 消毒铺巾 皮肤用碘酊、乙醇常规消毒，铺无菌巾，换手套，穿无菌手术衣。

3. 伤口处理 检查伤口，逐层切开皮肤、皮下组织、深筋膜，充分显露创口深部，不留任何隐蔽的创袋，消除血凝块和异物，切除失活组织和明显挫伤的创缘组织，伤口内彻底止血，伤口周围皮缘不整齐者切除0.2～0.3cm，随时用无菌盐水冲洗、观察。如有粉碎性骨折，应尽量保留骨折片；已与骨膜游离的小骨片则应予清除。

4. 缝合伤口 清创后再次用生理盐水清洗伤口，更换手术单、器械和术者手套，按组织层次缝合创口。可根据伤口污染程度、损伤情况及清创实施的时间决定伤口是一期缝合，还是延期缝合。清洁伤口可一期缝合；清创较早（不超过6～8h），污染较轻的伤口可一期缝合；大而深的伤口，在一期缝合时应放置引流条；污染重的或特殊部位不能彻底清创的伤口，可敞开观察3～5天，无感染征象再延期缝合。伤口覆盖无菌敷料，胶布固定。

二、换　　药

换药也称更换敷料。用于处理创伤伤口、术后伤口、感染性伤口及溃疡窦道等。换药应严格遵循外科无菌原则，是外科的一项基本技术。

（一）换药的目的

观察和了解伤口情况，保持创口清洁及引流通畅，控制感染，保护伤口肉芽组织和新生上皮，促进伤口愈合。

（二）换药室工作制度

(1) 换药室须有专人负责管理。

(2) 工作人员进入换药室应衣帽整齐、戴口罩换药，操作前、后均应洗手。

(3) 严格区分无菌区与污染区，无菌物品、清洁物品与污染物品应分别放在固定位置，界线清楚，不得混放。

(4) 严格遵守无菌技术原则。换药顺序应为：先换无菌伤口，后换感染伤口，特殊感染者不得在换药室换药。

(5) 各种无菌敷料、纱布、棉球由容器内取出后不可再放回原处。污染或已用过的敷料须放入污物桶内，不得随意乱扔。感染性敷料应放在黄色防渗的污物袋内，及时焚烧处理，污物桶定时清洁消毒。

(6) 每次换药完毕，整理用物，放置在固定位置。

(7) 坚持每日清洁地面，湿式清扫，桌面用 500mg/L 含氯消毒剂擦拭，每日紫外照射二次。消毒物品（包括换药碗、敷料、引流条、针、线等）、浸泡消毒液每月抽样培养 1 ～ 2 次，空气细菌培养每月一次，报告单留存备查。

（三）常用外用药剂用途

常用外用药剂用途如表 8-3 所示。

表 8-3　换药室常用外用药

用途	常用药液
皮肤消毒	70% 乙醇、2.5% 碘酊、0.5% ～ 1% 碘伏
一般创面	等渗盐水、凡士林纱布
脓腔及创面冲洗	0.5% 碘伏、0.1% 氯己啶（洗必泰）
肉芽水肿	3% 氯化钠、30% 硫酸镁
感染创面湿敷	0.1% 依沙吖啶、硼酸
厌氧菌感染创面	3% 过氧化氢、0.02% 高锰酸钾
皮肤感染尚未破溃	金黄散、10% ～ 20% 鱼石脂

（四）常用物品

常用药品包括持物钳、敷料镊、止血钳、剪刀、刀柄、刀片、探针、无菌敷料、乳胶手套、弯盘、换药碗、污物桶等。

（五）换药方法

1. 换药前准备

(1) 介绍换药环境：换药最好在换药室内进行，如必须在病室内换药，换药前半小时室内不可打扫，以屏风适当遮挡，光线不足时用立灯照明。

(2) 病人准备：换药时必须做好耐心的解释工作，说明换药的目的、过程和可能引起的不适，以取得病人的理解和配合。换药时体位以病人舒适、创口能充分暴露并便于操作为宜。

(3) 换药人员准备：按无菌操作原则，换药前戴好口罩、帽子，穿好工作服，每次换药前用肥皂清洁洗手。

(4) 物品准备：视创口大小、深浅而定。一般伤口准备无菌治疗碗 2 只，无齿镊 2 把，酒精棉球、盐水棉球数个，分置于治疗碗两侧，不要混在一起；干纱布若干块。有的伤口还应准备引流物、手术剪、血管钳、探针等。然后将另一空治疗碗覆盖在盛有物品的治疗碗上。有时还需准备一弯盘，盛放污染敷料，随带胶布、绷带、棉签等物品。

2. 换药操作步骤 一般的换药包括以下三个步骤：揭去创口沾染敷料→清理创口→覆盖无菌敷料并包扎固定。

(1) 揭去原有沾染敷料：撕去胶布时由外向内，动作轻柔，以免损伤皮肤，引起疼痛。外层敷料用手揭去，内层敷料用镊子轻轻去除。如遇内层敷料与创面粘贴紧密时，可用生理盐水浸湿软化，使敷料与创面分离后，顺伤口的长轴方向慢慢取下敷料，如有少量渗血，取棉球压迫片刻即可止血。

(2) 创口的清洁、消毒和处理：是换药操作中的关键步骤。要用双手执镊操作法，右手镊子可直接接触伤口，左手镊子从换药碗中夹取灭菌物品，递给右手镊，两镊不可相碰。先以乙醇棉球消毒伤口周围皮肤两次，然后以生理盐水棉球轻轻拭去伤口内分泌物，然后根据伤口情况做其他适当处理。

(3) 覆盖无菌敷料并包扎固定：用 70% 乙醇再次消毒创口周围皮肤，以无菌敷料覆盖。无渗出时敷 6 ～ 8 层纱布，最后用胶布或绷带固定。胶布固定时，粘贴方向应与皮纹平行。

3. 换药后整理 换药完毕，了解病人感受，给予安慰鼓励。帮助病人取舒适安全卧位，整理床单，换下的敷料倒入污物桶。用 2% 戊二醛溶液或 0.1% 苯扎溴铵浸泡 1 ～ 2h，然后重新消毒、灭菌备用。特殊感染（破伤风、绿脓杆菌感染、气性坏疽）敷料应焚毁，器械做特殊处理。

（六）不同伤口的换药处理

1. 缝合创口 术后 2 ～ 3 天更换敷料，并仔细观察伤口，如无异常，用酒精棉球消毒伤口及周围后覆盖敷料并固定，直至拆线。

2. 浅部肉芽创面 健康的肉芽组织呈颗粒状，鲜红色，分泌物少，触之易出血，创缘有一圈新生上皮，以生理盐水纱布或凡士林纱布覆盖即可；肉芽过度生长，高出创缘者，用手术剪将其剪平，以无菌棉球压迫止血，或用 10% ～ 20% 硝酸银烧灼；肉芽水肿者，肉芽组织表面光滑晶亮，淡红色，触之不易出血，可用 3% ～ 5% 氯化钠溶液湿敷。

3. 浅表感染伤口 脓液稀薄而量多者，用 0.1% 依沙吖啶或 0.02% 呋喃西林纱布湿敷；脓液稠厚且坏死组织多者则以优琐溶液为佳。

4. 脓腔伤口 安置导管用生理盐水、优琐溶液或 0.5%PVP 碘溶液冲洗脓腔，脓液吸净后置入引流物，应放到接近脓腔底，同时应保持引流通畅。

护考链接

病人，女，35岁，裂伤后8天，换药见肉芽组织表面光滑晶亮，呈淡红色，触及不出血，换药时应采取下列哪种措施

A. 凡士林纱布覆盖　B. 抗生素溶液湿敷　C. 局部紫外线照射

D. 3%～5%氯化钠湿敷　E. 优琐湿敷

分析：病人肉芽组织表面光滑晶亮，呈淡红色，触及不出血，说明存在肉芽水肿，应用高渗盐水湿敷。故答案是D。

小结

机械性损伤又分为开放性损伤和闭合性损伤。伤后的身心改变常有疼痛、肿胀、功能障碍、创面或伤口。严重时，可有发热、脉快、血压下降、呼吸变快等改变。开放性伤口应及时清创、缝合、预防感染。闭合性损伤应注意深部组织的损伤；烧伤病人伤情的判断应首先了解烧伤面积、深度及严重程度，同时应注意生命体征及精神神志、尿量的改变。护理中应注意加强病人的营养，加强创面的护理，注意补液的方法和补液的观察，以防治休克，及时发现和处理感染等并发症，力争早日愈合。恢复期应注意康复锻炼；毒蛇咬伤后应加强现场急救；清创术应注意掌握清创时机；换药应严格执行无菌原则。

（闵晓松）

自测题

A_1型题

1. 按新九分法计算双上肢表面积是
   A. 18%　B. 27%　C. 46%
   D. 9%　E. 37%
2. 下列哪一种损伤虽已12h，清创后仍可一期缝合
   A. 上肢撕脱伤　B. 背部火器伤
   C. 面部切割伤　D. 小腿裂伤
   E. 下肢刺伤
3. 烧伤局部水疱较小，创面苍白，可见网状血管，病人没有明显疼痛感，属于
   A. 浅Ⅱ度烧伤　B. Ⅰ度和浅Ⅱ度烧伤
   C. Ⅰ度烧伤　D. Ⅲ度烧伤
   E. 深Ⅱ度烧伤
4. 错误的换药操作是
   A. 用盐水棉球轻轻拭去伤口和内分泌物
   B. 用手揭去外层敷料和内层敷料
   C. 75%酒精棉球消毒伤口周围皮肤
   D. 两把镊子分别接触伤口和换药碗
   E. 胶布粘贴方向与肢体长轴垂直
5. 在损伤的现场进行，以下急救哪项有错误
   A. 严密观察生命体征
   B. 迅速将伤员移出现场
   C. 做简要的全身检查
   D. 对休克病人首要措施是立即送医院抢救
   E. 注意观察有无神志、瞳孔变化
6. 大面积烧伤病人补液，应在第1个8h内快速输入总量的一半，是因为
   A. 毛细血管扩张　B. 疼痛剧烈
   C. 尿量过多　D. 创面渗出最快
   E. 促进毒素排出
7. 浅Ⅱ度烧伤的创面特点是
   A. 灼痛、红斑、无水疱
   B. 不痛、焦痂、有树枝状栓塞血管
   C. 痛觉迟钝、水疱、创面红白相间
   D. 剧痛、水疱、创面红肿

E. 不痛、水疱较小、创面红肿

8. 控制烧伤感染的关键措施是

A. 密切观察病情

B. 及时足量快速输液

C. 维持病室内适宜的温度和湿度

D. 早期大量应用有效抗生素

E. 正确处理创面

9. 深Ⅱ度烧伤的损伤深度至

A. 皮肤全层　B. 表皮角质层

C. 真皮浅层　D. 真皮深层，有附件残留

E. 表皮生发层

10. 头面部烧伤急救时应特别注意

A. 早用 TAT，预防破伤风

B. 及时清创

C. 保护创面，避免感染

D. 保持呼吸道通畅

E. 预防休克

11. 应首先换药的伤口是

A. 乳腺腺瘤手术伤口　B. 肠瘘伤口

C. 切割伤伤口　D. 急性阑尾炎伤口

E. 胃手术伤口

12. 烧伤后发生休克的最主要原因是

A. 精神刺激

B. 大量水分蒸发

C. 创面剧烈疼痛

D. 大量血浆自创面外渗

E. 大量组织坏死分解产物吸收

13. 烧伤后休克期通常持续的时间为

A. 48h　B. 72h　C. 60h

D. 36h　E. 24h

A_2 型题

14. 病人，女，28 岁，下楼时不慎致踝关节扭伤，2h 后来医院就诊。应如何处理

A. 用热水泡脚　B. 局部用冰袋

C. 局部按摩　D. 冷热敷交替

E. 局部用热水袋

15. 病人，男，45 岁，左手被砸伤 2h，左手肿胀，皮肤完整，可见青紫斑，压痛明显，X 线检查未见骨折，其受伤类型为

A. 扭伤　B. 裂伤

C. 挤压伤　D. 擦伤

E. 挫伤

16. 病人，男，24 岁，因铁棍致头皮裂伤，清创术可延长时限至

A. 16h 内　B. 24h 内　C. 12h 内

D. 72h 内　E. 20h 内

17. 病人，男，6 岁，被开水烫伤胸腹部，局部水疱形成，伴剧烈疼痛，其烧伤深度为

A. 深Ⅱ度　B. 浅Ⅱ度　C. Ⅰ度

D. Ⅲ度　E. Ⅱ～Ⅲ度的移行深度

18. 病人，男，42 岁，意外造成多种损伤，现场处理首先要处理的是

A. 腹部损伤　B. 休克

C. 窒息　D. 股骨干开放性骨折

E. 胸部损伤

19. 一烧伤病人，体重 50kg，其烧伤面积Ⅰ度 10%，Ⅱ度 30%，Ⅲ度 10%，输液时除生理需要量外，第一个 24h 应补胶体液和晶体液约

A. 3500ml　B. 2500ml

C. 4500ml　D. 4000ml

E. 3000ml

20. 病人，男，43 岁，大面积烧伤，护士嘱咐病人应用的饮食是

A. 高热量、低脂肪　B. 低蛋白、高维生素

C. 高蛋白、高热量　D. 高脂肪、高热量

E. 高维生素、高脂肪

21. 病人，男，21 岁，运动时不小心将手臂划伤，清创术最好在伤后什么时间进行

A. 6～8h　B. 24h 内

C. 12～14h　D. 10～12h

E. 8～10h

22. 病人，男，30 岁，大面积烧伤 6h，转送途中输液 1000ml。入院后监测 CVP（中心静脉压）4cmH_2O（0.39kPa），血压 80/60mmHg，尿量 20ml/h，四肢厥冷，呼吸急促。以上表现提示

A. 周围血管收缩　B. 肾功能不全

C. 心功能不全　D. 肺功能不全

E. 血容量不足

23. 病人，男，36 岁，大面积烧伤 8h，已静脉输液 3000ml，判断其血容量是否补足的简单、可靠指标是

A. 中心静脉压　B. 血压

C. 尿量　D. 呼吸

E. 脉搏

A_3/A_4 型题

（24、25 题共用题干）

病人，男，28 岁，被沸水烫伤，左上肢、颈部、胸腹部、双足和双小腿均为水疱，有剧痛；右手掌焦痂呈皮革样，不痛；面部红斑，表面干燥。并发生低血容量性休克。

24. 估计该病人Ⅱ度烧伤面积为
    A. 54％　B. 49％　C. 58％
    D.45％　E. 39％

25. 输液护理中，判断血容量已补足的简便、可靠依据是
    A. 脉搏在 120 次 / 分以下
    B. 收缩压在 12kPa 以上
    C. 中心静脉压在 0.59kPa（6cmH_2O）以上
    D. 安静，肢端温暖
    E. 尿量 30ml/h 以上

（26、27 题共用题干）

患儿，2 岁，体重 15kg，在家玩耍时不慎打翻开水瓶，双下肢被开水烫伤后皮肤出现大水疱皮薄，疼痛明显，水疱破裂后创面为红色。

26. 该患儿的烧伤面积为
    A. 36％　B. 40%　C. 50%
    D. 24%　E. 55%

27. 有开放性伤口者伤后注射破伤风抗毒素 1500 单位，最佳时间为
    A. 48h 内　B. 36h 内
    C. 72h 内　D. 12h 内
    E. 24h 内

9

第9章 肿瘤病人的护理

肿瘤对人类健康和生命的威胁巨大。它和心血管疾病已成为世界范围内构成死亡的前两位原因。癌症已成为一个全球性公共健康问题，近三十年，癌症发病数以年均3%～5%的速度递增，3/4新增病例发生在新兴工业国家及发展中国家，中国作为最大的发展中国家，肿瘤防治的形势也颇为严峻，护士应认真学习肿瘤的相关知识，通过我们的努力，加强肿瘤的预防，及时发现并早期评估，提高治愈率，通过有效的护理提高病人的生活质量。

一、概 述

肿瘤是机体正常细胞在内、外各种致瘤因素的长期作用下，过度增殖及异常分化所形成的新生物。新生物形成后，不因病因消除而停止增生。按肿瘤细胞生物学特性和肿瘤对人体器官结构和功能的影响不同，一般分为良性肿瘤和恶性肿瘤两大类，其中恶性肿瘤已经成为人类死亡的主要原因之一。

（一）病因

1. 致癌因素（外源因素）

(1) 物理因素：如电离辐射、紫外线长期照射等。

(2) 化学因素：人类生活环境里的化学致癌物，如环境污染的致癌化学物质、食物中过多的亚硝胺类、多环芳香烃类物质、霉变玉米、花生所含的黄曲霉素等。

(3) 生物因素：主要包括病毒和寄生虫。如乙肝病毒和原发性肝癌有关，乳头瘤病毒与宫颈癌有关，EB病毒和鼻咽癌有关。

2. 促癌因素（内源因素）

(1) 遗传因素：肾母细胞瘤、视网膜母细胞瘤等已被证实为遗传性肿瘤。家族性结肠息肉病、乳腺癌、胃癌等表现出遗传易感性。

(2) 内分泌因素：激素水平异常是诱发肿瘤的因素之一，如乳腺癌与雌激素水平异常有关。

(3) 免疫因素：先天或后天免疫缺陷者易患恶性肿瘤，如艾滋病等。

(4) 其他因素：如心理、社会因素，饮食习惯等。

（二）分类

根据肿瘤的形态学和生物学特征，肿瘤分为良性肿瘤和恶性肿瘤两大类。良性肿瘤一般称为“瘤”，如脂肪瘤、纤维瘤等。恶性肿瘤来自上皮组织者称为“癌”，如肺癌、胃癌等；来自间叶组织者称为“肉瘤”，如骨肉瘤。胚胎性肿瘤常称为“母细胞瘤”，某些恶性肿瘤仍沿用传统名称称“瘤”或“病”，如恶性淋巴瘤、白血病等。

（三）病理

细胞学上，良性肿瘤和正常细胞相似，少有核分裂象，恶性肿瘤则有去分化或不典型增生，表现为浸润生长伴转移。

1. 恶性肿瘤的发生发展　包括癌前期、原位癌和浸润癌三个阶段。癌前期上皮增生明显，伴有不典型增生；原位癌指限于上皮层内的癌，没有突破基膜向下浸润，常见于鳞状上皮或移行细胞被覆的部位；浸润癌则突破基膜向周围组织浸润、发展，破坏和侵蚀周围组织的正常机构。

2. 肿瘤细胞的分化　恶性肿瘤的分化程度不同，恶性程度也不一。高分化（Ⅰ级）细胞接近正常，恶性程度低；低分化（或未分化、Ⅲ级）细胞核分裂多，恶性程度高；中分化（Ⅱ级）恶性程度介于两者之间。

3. 转移途径　恶性肿瘤具有转移的特点。转移方式有四种：直接蔓延、淋巴转移、血行转移和种植转移。其中淋巴转移最为常见。

考点：恶性肿瘤的转移途径

二、护理评估

（一）健康史

了解病人生活、职业中有无相关接触史、暴露史及感染史；有无长期吸烟、酗酒及其他不良饮食习惯；有无相关的癌前期病变；家族中有无肿瘤病史；有无其他导致病人免疫力低下的疾病；有无经历精神巨大刺激或抑郁等相关促癌因素。

链接

癌前病变

癌前病变本身不是恶性肿瘤，但具有发展成为恶性肿瘤潜在可能性的良性疾病。如大肠腺瘤、子宫颈糜烂、慢性萎缩性胃炎、溃疡性结肠炎、皮肤慢性溃疡、黏膜白斑等。

（二）身心状况

1. 躯体表现

(1) 局部表现

1) 肿块：体表或浅在的肿瘤，肿块常是首发症状。是病人就诊的主要原因，也是诊断肿瘤的重要依据。良性肿瘤增长较慢，边界清楚，表面光滑，易于推动；恶性肿瘤增长快，边界不清楚，表面凸凹不平，不易推移。位于深部或内脏的肿块不易触及，当肿瘤引起压迫、阻塞或破坏所在器官而出现症状时，方能发现。

2) 疼痛：由于肿瘤生长，引起所在器官的包膜或骨膜膨胀牵张、空腔器官梗阻或肿瘤晚期浸润神经丛等，是恶性肿瘤中晚期常见症状。可出现持续性隐痛、刀割样疼痛、放射性剧痛等，空腔脏器肿瘤引起梗阻时，可出现阵发性绞痛。良性肿瘤无疼痛或较少疼痛。

3) 溃疡：恶性肿瘤生长迅速，血供不足，继发坏死或感染，可形成溃疡。其特点为边缘隆起，基底高低不平，分泌物恶臭，易出血。

4) 出血：恶性肿瘤自身溃破或蚀破血管，可发生出血。体表肿瘤出血可直接发现；体内肿瘤少量出血表现为血痰、黏液血便或血性白带；大量出血表现为呕血、咯血、血尿或便血等。若癌肿侵犯浆膜可引起血性渗出，如血性腹水、胸腔积液。

5) 梗阻：肿瘤达到一定体积可阻塞或压迫空腔脏器，引起梗阻症状。良性和恶性肿瘤都可能影响呼吸道、胃肠道、胆道或泌尿道的通畅性，引起呼吸困难、肠梗阻、黄疸或尿潴留等。由恶性肿瘤引起的梗阻发展较快。

6）转移症状：见于恶性肿瘤中晚期。经淋巴转移，可扪及区域淋巴结肿大；随血行转移可有相应症状，如转移至骨出现病理性骨折，转移至肝出现肝大；直接蔓延至临近器官或种植转移引起的相应表现，如肺癌可引起胸积液，胃癌和肝癌可引起腹水等。

(2) 全身表现：通常多数良性肿瘤和恶性肿瘤早期无全身表现。恶性肿瘤中晚期可出现乏力、消瘦、低热、贫血等恶病质表现（图 9-1）。

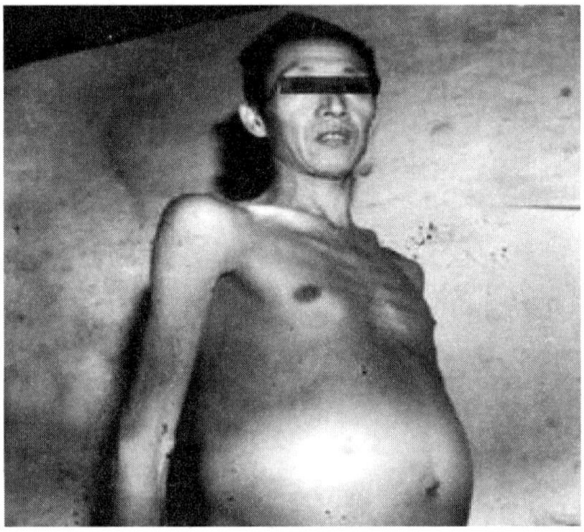

图 9-1　恶病质

(3) 恶性肿瘤的分期

1）临床分期：依据肿瘤是否有转移、邻近器官受累情况和病人全身情况，可将肿瘤分为早、中、晚三期：早期，瘤体小，局限于原发部位，无转移，无明显临床症状，病人一般情况好；中期，肿瘤增大，侵犯邻近组织器官，有区域淋巴结转移而无远处转移，出现不同程度的症状和体征，一般情况尚好；晚期，肿瘤巨大，肿瘤常广泛侵及周围或邻近器官，有区域淋巴结转移或远处转移，有严重的临床症状和体征，病人一般情况差。

2）TNM 分期：由国际抗癌联盟（UICC）制定的，依据临床表现和病理检查结果进行恶性肿瘤的分期。T 表示原发肿瘤，无原发肿瘤为 T_0，有原发肿瘤，依其大小分为 T_1、T_2、T_3、T_4。N 表示淋巴结，无淋巴结转移为 N_0，有淋巴结转移，依其转移范围分为 N_1、N_2、N_3。M 表示远处转移，无远处转移为 M_0，有远处转移为 M_1。TMN 的不同组合，即确定肿瘤不同的分期。

考点：TNM 分期中 T、N、M 的含义

2. 心理－社会状况　恶性肿瘤病人在得知病情后，心理通常都会经历震惊否认期、愤怒期、磋商期、抑郁期和接受期。

（三）辅助检查

1. 常规化验　血、尿、便常规检查的异常结果可为肿瘤的诊断提供线索。

2. 酶学检查　肿瘤组织中某些酶活性可增高；如肝癌、骨肉瘤病人的碱性磷酸酶活性增高；前列腺癌的病人可有酸性磷酸酶升高；肝癌、恶性淋巴瘤的病人乳酸脱氢酶有不同程度的升高。

3. 免疫学检查　癌细胞可以出现新的抗原物质。

(1) 甲胎蛋白（AFP）：如原发性肝癌病人血清中 AFP 增高，是肝癌最有诊断价值的指标，

在我国用于肝癌的普查。

（2）癌胚抗原（CEA）：结肠癌的病人血清中CEA增高，作为大肠癌术后监测和预防复发的手段。

考点：AFP、CEA增高的临床意义

（3）其他：如胃癌的胃液硫糖蛋白（FSA）、胃癌相关抗原（GCAA）等也可作为诊断参考。

4. 影像学检查

（1）X线透视和摄片：常用于肺肿瘤、骨肿瘤、邻近肺部和侵及骨组织的其他肿瘤。

（2）造影检查：采取静脉注射、口服、经内镜插管或选择性血管插管等方法造影，如消化道钡餐或钡灌肠造影、肾盂静脉造影、口服胆道造影、十二指肠纤维内镜下胆道与胰管逆行性造影等。

（3）电子计算机断层扫描（CT）：能清楚地显示实质性器官肿块的位置、大小，帮助判断肿块的性质，对颅内肿瘤与腹腔内实质脏器肿瘤的早期发现及定位很有意义。

（4）磁共振（MRI）：可多方向断层摄影，图像分辨率高，广泛用于脑、肝、胰、肾及软组织肿瘤的诊断。

（5）超声波检查：方法简便，安全而无损伤，临床广泛应用于肝、胆、胰、脾、肾、甲状腺、乳腺、子宫和卵巢等疾病的诊断和肿瘤定位，对鉴别囊性或实性肿块有价值；超声多普勒（Doppler）可精确了解肿瘤的血供情况。

（6）放射性核素扫描：放射性核素通过口服或注射进入人体后，积聚于某些脏器或肿瘤，然后通过扫描机或 γ 射线照相机在体外追踪其分布情况，成为检查肿瘤的重要方法。常用的放射性核素有碘-131、锝-99m、锶-87等。有的放射性核素分布于正常组织，肿瘤在扫描图上显示放射性稀疏呈“冷区图像”；有的放射性核素分布于肿瘤细胞组织内多于正常组织，肿瘤在扫描图上显示放射密集区呈“热区图像”。临床上常用于甲状腺肿瘤、肝肿瘤、骨肿瘤、脑肿瘤等基本的诊断。

（7）远红外热像检查：恶性肿瘤局部代谢及血供丰富，局部表面温度高于正常组织，运用远红外线摄影所示图像，可以判断肿瘤的性质，如乳癌、甲状腺癌的诊断。

5. 内镜检查　凡属空腔脏器或位于某些体腔的肿瘤大多可用相应的内镜检查，内镜有金属制和纤维光束两类，常用于鼻咽、喉、气管支气管、食管、胃肠、胆道、胰管、膀胱、肾、腹腔、阴道、宫颈等部位的检查。通过内镜可窥视肿瘤的肉眼改变，同时还可以取组织或细胞进行病理学检查，是多数肿瘤诊断的首选方法。对小的病变可以做摘除治疗。

6. 病理检查　为确定肿瘤性质的最主要依据，包括细胞学与组织学两部分。

（1）细胞学检查：采取各种方法取得瘤细胞，如用浓集法收集痰、胸腔积液、腹水内的肿瘤脱落细胞；用拉网法收集食管和胃的脱落细胞；用穿刺法或超声导向穿刺法取得比较深在的瘤细胞，进行细胞学检查。

（2）活体组织检查：通过内镜钳取肿瘤组织或施行手术切取肿瘤组织进行活体组织检查。该检查存在一定损伤，可能致使恶性肿瘤扩散，因此，应在术前短期内或手术中进行。

考点：肿瘤确诊的依据

（四）治疗要点与反应

肿瘤的治疗方法有手术、放射线、化疗药物、免疫及中医治疗等，应根据肿瘤性质、发展程度和全身状态选择。多数恶性肿瘤应以综合治疗效果最佳。良性肿瘤及临界性肿瘤以手术切除为主，恶性肿瘤早期或原位癌，绝大多数可行切除术消除瘤组织，必要时辅以放射治疗等方法。恶性肿瘤已有转移，但仅局限于近区淋巴结时，以手术切除为主，辅以放射和抗癌药物治疗。恶性肿瘤已有广泛转移或有其他原因不能彻底切除者，可行姑息性手术，根据病人情况采取放射线、中西医药物和免疫等疗法。

1. 手术治疗 是治疗恶性肿瘤最有效的手段，尤其对早、中期恶性肿瘤为首选方法。常用手术种类有：

(1) 根治性手术：切除范围包括癌肿所在器官大部分或全部，连同一部分周围组织和区域淋巴结整块切除。例如，典型的乳癌根治术应切除全乳房、腋下和锁骨下淋巴结、胸大肌和胸小肌及乳房邻近的其他软组织。

(2) 姑息性手术：对晚期癌肿，病变广泛、有远处转移或病人全身状况差不允许根治切除者采用，以减轻痛苦，维持营养，延长生命。如胃窦部癌引起幽门梗阻并有远处转移者，可行胃空肠吻合以缓解胃潴留，维持进食及营养。

(3) 扩大根治术：在原根治术的基础上，适当扩大切除附近器官及区域淋巴结，现临床少用。

2. 化学治疗 又称化学抗癌药治疗。临床上对绒毛膜上皮癌、急性淋巴细胞白血病、恶性淋巴瘤等化疗效果较好；对其他恶性肿瘤，化疗可辅助手术。

3. 放射治疗 放疗是恶性肿瘤的主要治疗方法之一。放射源的种类有：放射性核素射线；X线治疗机和各种加速器产生的不同能量的X线；各类加速器产生的电子束、质子束、其他重粒子等。放射线的照射方法有：体外照射，各种治疗机距病人有一定距离；体内照射，放射源直接置入被治疗的组织内。

4. 免疫治疗 分为非特异性免疫疗法和特异性免疫疗法两类。前者如接种卡介苗、短棒状杆菌，以及应用干扰素、白细胞介素等。后者如接种瘤苗、肿瘤免疫核糖核酸等。

考点：肿瘤的治疗原则

5. 中医中药治疗 用中药补益气血、调理脏腑，配合化疗、放疗或手术后治疗，可减轻不良反应和病人痛苦，提高病人生存质量。

三、护理问题

1. 焦虑、恐惧 与担心麻醉、术中危险、术后器官功能丧失和体像改变、生活方式改变、医疗费用承受能力及预后未测和死亡威胁等有关。

2. 营养失调：低于机体需要量 与摄入减少、消耗过多、手术及放化疗影响进食进饮有关。

3. 疼痛 与肿瘤导致的溃疡、出血、感染、侵犯神经干或神经末梢、手术创伤有关。

4. 有组织完整性受损的危险 与化疗的毒副作用、放疗反应等有关。

5. 潜在并发症：感染、静脉炎等。

四、护理措施

（一）心理护理

以高度的同情心和责任感，赢得病人的信赖，鼓励病人说出内心感受和最关心的问题，耐心倾听，针对具体情况积极疏导、鼓励，打消病人的消极思想，树立战胜疾病的信心，以便积极配合治疗和护理。解释手术前、手术中和手术后的有关问题，以便病人和家属了解、理解。

考点：肿瘤病人的饮食要求

（二）一般护理

(1) 能进食者，依病人的饮食口味，给予高蛋白、高维生素、高糖类、清淡、易消化饮食，鼓励多饮水。不能进食或进食不足者，遵医嘱给予胃肠内或胃肠外营养。

(2) 帮助病人有效的深呼吸，咳嗽，协助病人翻身及下床活动。

(3) 保持床铺清洁、平整、干燥，身体受压处垫气垫、定时按摩等防止压疮形成。

（三）配合治疗护理

1. 手术治疗病人的护理

(1) 术前护理：加强心理护理和生活护理，常规术前准备。

(2) 术后护理：与围术期病人的护理相同，但肿瘤病人应注意以下特点：

1) 术后病人常可因功能障碍、器官缺失或治疗无望而出现悲观失望、情绪恶劣，这时应耐心地做好心理护理，稳定其情绪，树立战胜疾病和伤残的信心。

2) 在饮食方面，应给予高蛋白、高热量、高维生素的食物。

3) 应循序渐进地进行功能锻炼。先做些简单、省力的动作（如在床上翻身、起坐等）以后逐渐增加强度和时间，必须根据个人情况，由护理者帮助或配合进行，以便尽早进行重建器官和残疾自理训练。

2. 疼痛护理

(1) 认真观察病人对疼痛的感受，仔细检查疼痛的部位，以判断疼痛的严重程度和规律，以便给予适当护理。

(2) 为病人提供安静舒适的环境，安置舒适体位，通过和病人交流、聊天或听喜欢的音乐，分散病人的注意力，以减轻疼痛。

(3) 告知病人止痛剂的使用原则和不良反应。遵医嘱按照“三阶梯止痛”方案应用止痛剂。

链接

恶性肿瘤止痛三阶梯原则

1～4 级为轻度疼痛，病人虽有痛感但可忍受，能正常生活；5～6 级为中度疼痛，病人疼痛明显，不能忍受，影响睡眠；7～10 级为重度疼痛，疼痛剧烈，不能入睡，可伴有被动体位或自主神经功能紊乱表现。

第一阶梯轻度疼痛给予非阿片类（非甾类抗炎药）加减辅助止痛药，常用药物包括对乙酰氨基酚、阿司匹林、芬必得（布洛芬缓释胶囊）等；第二阶梯中度疼痛给予弱阿片类加减非甾类抗炎药和辅助止痛药，常用药物有可待因、布桂嗪、曲马多等；第三阶梯重度疼痛给予阿片类加减非甾类抗炎药和辅助止痛药，常用药物有吗啡片、美施康定（吗啡控释片，可直肠给药）等。

3. 放疗病人的护理

(1) 在放疗前应做好心理护理，使病人对放疗有所了解，避免紧张、恐惧情绪，加强营养调配，改善局部情况，避免感染，在病人身体状况能够耐受后，才开始进行放疗。

(2) 放疗前做好定位标志，保持照射区皮肤清洁干燥，防止破损；照射野内的组织器官进行必要的辅助治疗和护理，如头颈部照射前，请口腔科医师为病人洁齿、治疗或拔出短期内难以治愈的龋齿。

(3) 放射反应的护理

1) 全身反应的护理：①骨髓抑制：一般在放疗后第二周开始出现，主要表现为白细胞、血小板降低。因此，每周查血常规一次，如白细胞低于 $3.5\times10^9/L$，血小板低于 $80\times10^9/L$ 时，应暂停放疗，并遵医嘱给予升血药物，必要时输入新鲜的血液或成分输血。同时应注意防止感染和出血，如口腔要保持卫生，饭后睡前要用柔软牙刷刷牙，用力不可过猛；对衰弱的病人鼓励做深呼吸，协助翻身、拍背，有效的咳嗽，预防肺部感染；及时发现有无皮肤黏膜及消化道、泌尿道出血。②胃肠道反应：病人常表现为食欲缺乏、恶心、呕吐、腹泻、腹痛等。因此，应注意调理饮食，以清淡少油的流食或软食为主，进食困难者可采取少量多餐的方式，保证营养的摄入，严重者配合药物治疗，如适当应用止吐剂和胃黏膜保护剂。③神经系统反应：主要表现乏力、头晕、头痛、嗜睡或失眠等。主要采取对症处理方法，病人卧床休息给予镇静、安定剂。

2）局部反应的护理：①皮肤反应：分为三度：一度为红斑，称干反应，一般不做治疗，可自然消退，有烧灼感和刺痒感时，可涂 0.2% 薄荷淀粉、炉甘石洗剂或羊毛脂以收敛止痒；二度为充血、水肿、水疱，有渗出和糜烂，称湿反应，对湿性皮炎应采取暴露方法，避免合并感染，可用抗生素油膏、冰片蛋清，需要时用甲紫外擦；三度为皮肤萎缩、变薄、毛细血管扩张、水肿及色素沉着等，无需特殊处理。总之，在皮肤护理上应注意保持照射野皮肤清洁干燥，清洗时应注意勿用碱性较强的肥皂，也不要用力擦洗照射部位，毛巾要柔软，擦洗时要蘸干，应穿柔软的棉质衣服，避免照射野皮肤受机械性刺激。②黏膜反应；口腔黏膜可出现充血、疼痛、唾液减少、口干等症状，可用盐水或漱口液含漱；每日 3 次或 4 次。对放射性鼻炎可用鱼肝油、复方薄荷油滴鼻；对放射性喉炎可用蒸汽吸入，必要时加抗生素于溶液中；对放射性眼炎可用氯霉素眼药水和四环素泼尼松软膏。

考点：放疗反应的护理

护理警示

目前临床上使用的抗肿瘤药物大多数属于细胞毒类，在杀伤癌细胞的同时，也会影响正常细胞的生长及繁殖，化疗药给皮肤、黏膜、眼睛及全身带来的损伤已得到证实。护士在使用抗肿瘤化疗药物过程中，如果不注意全面的自身防护，则有引起职业性损伤的潜在危险。因此，护士应意识到遵照操作规程的重要性，护理操作过程中采取有效的防护手段，做好自身防护，把在化疗药物使用中引起的职业性损伤降到最低，保护自身健康。

4. 化疗病人的护理

（1）在化疗前做好心理护理，应向病人做好解释工作，消除紧张心理，并介绍药物性质、毒副反应，边注射边询问，提示病人出现明显疼痛等不良反应时应及时向医护人员报告，防止出现严重后果。

（2）局部毒性反应护理

1）组织坏死：如果注射部位刺痛、烧灼或水肿，则提示药液外漏（图 9-2）。一旦发现药液外渗，应立即停止给药，回抽溢出的药液，局部注入解毒剂，如氮芥、丝裂霉素溢出可用硫代硫酸钠，长春新碱外漏时可采用碳酸氢钠。漏液部位冷敷 24h，也可配合硫酸镁湿敷直到症状消失，切忌热敷，以免加重组织坏死。

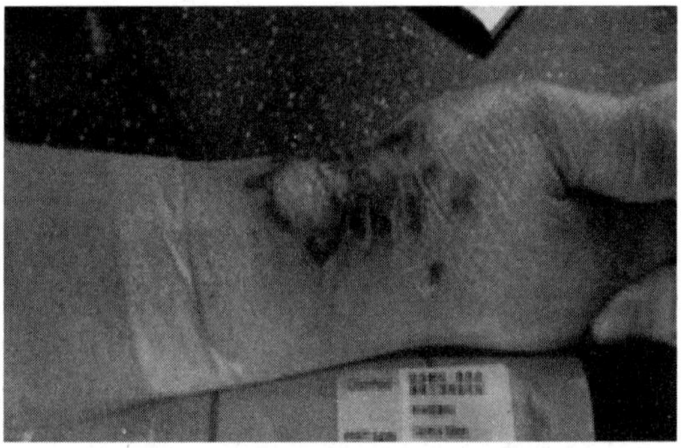

图 9-2　化疗药导致的组织坏死

2）血栓性静脉炎：是由于药物对静脉刺激引起的。静脉穿刺一般由血管的远心端向近心端，左右臂交替使用，避免同一部位反复穿刺，推药过程反复抽回血，以确保针在血管内。药物稀释宜淡，静脉注射宜缓，注射抗癌药前，先推注生理盐水 5 ～ 10ml 以确保针头在静脉内，推注完毕，再注入生理盐水 5 ～ 10ml，以减轻药物对血管壁的刺激。拔针前回吸少量血液在针头内，然后迅速拔针，用无菌棉球压迫穿刺部位 3min。一旦出现血栓性静脉炎，立即停止相关静脉给药，行热敷、硫酸镁湿敷或理疗等。

考点：化疗中出现局部组织坏死和静脉炎应如何处理

⑶ 全身毒性反应护理

1）骨髓抑制：是最严重的毒性反应，护理同放疗骨髓抑制的护理。

2）消化道反应：是最常见的毒性反应。常引起严重的胃肠道症状，轻者表现为恶心、呕吐、食欲减退、口腔溃疡，重者可出现腹痛、腹泻，甚至肠黏膜坏死脱落或肠穿孔。上述反应出现的时间、程度与病人体质有关，大多数病人在用药后 3 ～ 4h 出现，应注意观察。恶心、呕吐时采取舒服的卧位，鼓励病人做深呼吸，必要时给予止吐剂。注意口腔清洁，化疗前后勿大量进食，饮食宜清淡，饭后不要马上卧床。

3）皮肤黏膜的损害：化疗药物常引起口腔黏膜反应，表现为充血、水肿、炎症及溃疡形成，轻者用华素片含化，选用朵贝尔液或 1% 过氧化氢含漱即可，口腔溃疡伴剧痛者，溃疡面涂锡类散或冰硼散，并用 2% 利多卡因喷雾止痛，进食困难者，可用吸管吸取流质饮食，必要时可采取胃肠外营养支持。合并真菌感染者，用 3% 碳酸氢钠漱口并用制霉菌素液含漱。部分抗肿瘤药物可引起皮炎，应预先告诉病人，并嘱咐病人发现皮肤异常要及时报告医护人员，出现瘙痒时，不要搔抓，以免继发感染，局部可涂擦炉甘石洗剂止痒。

4）肝、肾损害：肝损害表现为黄疸、肝大、氨基转移酶增高；肾损害出现血清肌酐升高或蛋白尿，甚至急性肾衰竭。出现肝、肾损害，应停止化疗，并遵医嘱给予相应处理，如用环磷酰胺时，嘱病人多饮水，使尿液稀释。使用大剂量甲氨蝶呤时，适量地服用碳酸氢钠以保持尿液的碱性等。

5）脱发：向病人解释化疗引起的脱发是一种暂时现象，一般发生在用药后 1 ～ 2 周，2 个月内最明显，化疗停止后头发会自行长出。一旦发生脱发，注意头部防晒，避免用刺激性洗发液，可建议女病人戴假发或帽子，以消除病人的不良心理刺激。

护考链接

病人，男，肺癌术后行化疗治疗，请问化疗期间，最主要观察病人什么变化

A. 脱发程度　　B. 食欲缺乏

C. 恶心呕吐　　D. 皮肤损害

E. 血白细胞和血小板计数

分析：答案 E。肿瘤病人化疗期间，最主要的不良反应是骨髓抑制，故应注意观察血白细胞和血小板计数减少情况，以便及时发现处理。

考点：化疗期间出现消化道反应和皮肤黏膜损害如何护理

五、健康指导

1. 建立健全肿瘤三级预防网络　一级预防，即病因预防，加强宣传，普及防癌的相关知识，减少可能致癌的因素，降低癌肿的发生。二级预防，即早发现，早诊治，早治疗。如高发人群定期普查，治疗癌前期病变，一旦确定肿瘤应及时采取有效的治疗等。三级预防，即康复预防，以提高生存质量、减少痛苦、延长寿命。

2. 定期随访　一般治疗后第 1 个月要随访，治疗后最初 3 年，至少每 3 个月随访 1 次，以后每半年随访 1 次，5 年以后可每年随访 1 次。如有不适或医生特别交代则提前复查。根据肿瘤不同，随访的年限也有差别，要根据该肿瘤的复发、转移特点决定。

小结

1. 肿瘤是机体正常细胞在内、外各种致瘤因素的长期作用下，过度增殖及异常分化所形成的新生物。一般分为良性肿瘤和恶性肿瘤两大类。

2. 肿瘤的产生与外界环境因素影响及机体内部因素改变有关。

3. 临床表现为肿块、疼痛、溃疡、出血、梗阻、转移等。晚期可出现恶病质表现。

4. 治疗上以手术治疗为主，配合化疗、放疗、免疫治疗、中医中药治疗等综合措施。

5. 护理上，在常规的心理护理和一般护理的基础上，着重加强手术、放疗、化疗的护理。

（闵晓松）

自测题

A_1/A_2 型题

1. 恶性肿瘤的病理特点不包括

A. 破坏所在器官　B. 细胞分化成熟
C. 生长较快　D. 浸润性生长
E. 常发生转移

2. 可作为肿瘤定性诊断的检查是

A. CT　B. B 超
C. X 线造影　D. MRI
E. 病理检查

3. 下列有关恶性肿块特征的描述不正确的是

A. 边界不清楚　B. 表面高低不平
C. 早期不出现疼痛　D. 质地坚硬
E. 固定、不活动

4. 恶性肿瘤病人化疗期间白细胞降至 3×10^9/L，首先应

A. 加强营养　B. 减少用药量
C. 少量输血　D. 服用升血药
E. 暂停用药

5. 恶性肿瘤的 TNM 分期法中 N 表示

A. 预后情况　B. 淋巴结
C. 恶性程度　D. 原发肿瘤
E. 远处转移

6. 可用于原发性肝癌普查的方法是

A. CT　B. B 超
C. X 线造影　D. MRI
E. AFP 测定

7. 恶性肿瘤最早出现的常见症状是

A. 疼痛　B. 肿块　C. 出血
D. 溃疡　E. 梗阻

8. 有关放疗区域皮肤的护理，不正确的是

A. 保持清洁干燥　B. 每日用肥皂水清洗
C. 避免摩擦　D. 避免日光照射
E. 不可热敷

9. CEA 在下列哪种肿瘤中较多见

A. 食管癌　B. 胃癌
C. 肠癌　D. 肝癌
E. 肺癌

10. 恶性肿瘤向邻近器官侵犯的主要方式为

A. 直接蔓延　B. 淋巴管播散
C. 血管播散　D. 种植播散
E. 接触播散

11. 普查原发性肝癌最简单有效的方法为

A. B 超检查　B. AFP 定性检查
C. 肝脏 CT 检查　D. 肝脏 MRI
E. 放射性核素显像

12. 李某，女，38 岁。急性粒细胞性白血病，行静脉注射化疗药物后，立即出现注射部位疼痛、肿胀。护士应考虑

A. 化疗药物反应
B. 化疗药液漏出血管外
C. 高渗性药液刺激血管壁所致
D. 化疗药物过敏
E. 血栓性静脉炎

A_3/A_4 型题

（13 ～ 15 题共用题干）

病人，男，42 岁，反复脓血便半年，每天 3 ～ 4

次，在当地曾按“慢性痢疾”治疗无明显效果。近 20 天出现腹胀，伴阵发腹痛。查体：消瘦，腹稍胀，柔软，下腹轻压痛，右下腹可扪及一肿块，质较硬，尚可活动。

13. 首选的辅助检查是
A. 大便细菌培养　B.CT
C. 钡餐检查　D. 纤维结肠镜检查
E. B 超

14. 该病人确诊为结肠癌，通常病人最早出现的心理变化是
A. 震惊、否认　B. 抑郁
C. 烦躁、愤怒　D. 淡定自若
E. 接受事实，寻求帮助

15. 此时病人最主要的护理问题是
A. 疼痛　B. 营养失调
C. 焦虑、恐惧　D. 自我形象紊乱
E. 知识缺乏

10

第 10 章　颅脑疾病病人的护理

颅脑损伤，通常简称头外伤，是一种由外来暴力导致的头部创伤性损害，可能会引起意识减弱或意识改变。颅脑损伤既会导致认知能力或身体功能的损害，也会导致行为能力或情感功能的紊乱。这些损害可以是暂时性的，也可以是永久性的，可以导致部分性的功能丧失，也可以导致完全性的功能丧失。因此，快速地识别和积极地处理颅脑损伤，能有效降低永久性功能丧失和死亡率。

第 1 节　颅内压增高病人的护理

案例 10-1

病人，女，45 岁，头部胀痛 6 个月，起床和睡觉时加重。经 CT 检查诊断为颅内占位性病变，颅内压增高。入院当天，因用力排便，突发剧烈头痛，伴恶心呕吐，左侧肢体瘫痪，意识丧失。体格检查：BP 160/80mmHg，R 15 次 / 分，P 58 次 / 分，右侧瞳孔散大，对光反射消失。现需遵医嘱使用 20% 甘露醇 250ml。

问题：

1. 护士应如何正确给病人使用 20% 甘露醇？
2. 在输入 20% 甘露醇期间要注意什么问题？

一、概　　述

颅内压是指颅腔内容物（脑组织、脑脊液和血液）对颅腔壁所产生的压力，临床上常指病人侧卧位腰椎穿刺所测得的终池内脑脊液的压力。成人的正常颅内压为 70 ～ 200mmH_2O(0.7 ～ 2.0kPa)，儿童的正常颅内压为 50 ～ 100mmH_2O(0.5 ～ 1.0kPa)。

颅内压增高是指由于颅脑损伤、脑肿瘤、脑积水等疾病使颅腔容积对颅腔内容物体积代偿失调，导致颅内压持续在 200 mmH_2O(2.0kPa) 以上，从而引起相应的综合征。颅内压增高的类型根据病因分为弥漫性和局灶性两类，根据病变发展速度分为急性、亚急性和慢性三类。

脑疝是指当颅内某一分腔有占位性病变时，该分腔的压力大于邻近分腔的压力，脑组织从高压区向低压区移位，导致部分脑组织、血管及颅神经等重要结构受压和移位，有时被挤入硬脑膜的间隙和孔道中，从而引起相应的一系列严重临床症状和体征。常见的脑疝有小脑幕切迹疝和枕骨大孔疝。

（一）病因

(1) 颅腔内容物的体积增大：如脑组织体积增大（脑水肿）、脑脊液增多（脑积水）、颅内血液增多（颅内静脉回流受阻或过度灌注，脑血流量增加）。

(2) 颅内占位性病变使颅内空间相对变小如颅内血肿、肿瘤、脓肿等。

(3) 颅腔容积变小如狭颅症、颅底凹陷症、颅骨大面积凹陷性骨折等。

（二）病理

脑组织、脑脊液和血液三者的体积与颅腔容积维持容量平衡，当其中一种颅腔内容物体积发生改变时必然导致另一种减少。当颅内压增高时，机体通过减少脑脊液和颅内静脉血进行代偿，其中脑脊液量增减起主要调节作用。但当颅内压增高超过机体代偿时，特别是当颅内容物体积增大或颅腔容量缩减超过颅腔容积的 8% ～ 10% 时，则会产生严重的颅内压增高，导致脑血流量减少，继而脑缺血。机体又通过提高体循环压和舒张脑内血管进行代偿，但又会因脑血流量增加而增高颅内压继而又导致脑血流量减少，形成恶性循环，最终导致严重脑缺血和脑死亡。颅内压增高在直接影响脑血流量的同时还可通过影响脑的代谢产生脑水肿，进而加重颅内压增高。脑疝是颅内压增高的危象和引起死亡的主要原因。

二、护理评估

（一）健康史

注意病人的年龄和性别，婴幼儿和老年人的病程可较成年人长。询问病人是否有颅脑外伤、颅脑先天性畸形、高血压、糖尿病、肺病等病史，初步判断颅内压增高的原因；有无呼吸道梗阻、咳嗽、便秘、癫痫等导致颅内压增高的诱因；询问病人现在是否存在视物模糊、头痛、说话和吞咽困难、麻木和刺痛、乏力和迟钝、腹胀和排尿困难、恶心和呕吐等症状及出现的时间和病情进展的情况，以及发病以来所做的检查和用药等情况。

（二）身体状况

1. 头痛　是最常见症状，为脑膜血管和神经受刺激所致，晨起和夜间为重，多在额部和颞部，可从颈枕部向前方放射至眼眶，以胀痛和撕裂痛为多见，程度随颅内压增高进行性加重，也常因咳嗽、用力、打喷嚏、弯腰和低头时加重。

2. 呕吐　常在剧烈头痛时，伴有恶心、呕吐，为迷走神经受刺激所致，呕吐呈喷射状，易发生于餐后，但与进食无关，呕吐后头痛可缓解。

3. 视盘水肿　是颅内压增高的重要客观体征，因视神经受压、静脉回流受阻所致，表现为视盘充血水肿，边缘模糊不清，中央凹陷变浅或消失，视网膜静脉怒张，严重者视盘周围可见火焰状出血。早期视力无明显障碍或仅有视野向心性缩小，晚期视力下降甚至失明。

头痛、呕吐、视盘水肿是颅内压增高的典型表现，合称为颅内压增高“三主征”。

> **考点：**颅内压增高的“三主征”

4. 进行性意识障碍　初期为嗜睡、反应迟钝，进而出现昏睡、昏迷。慢性者表现为神志淡漠、反应迟钝，或症状时轻时重。

5. 生命体征紊乱　当颅内压明显增高时，脑灌注压下降，脑血流量减少，为了改善脑缺氧，机体代偿性反应而出现血压升高（以收缩压增高为主，故脉压增大），脉搏缓慢有力，呼吸深慢，这种典型的生命体征改变（二慢一高）称脑缺血反应，又称库欣反应。随着病情加重，晚期失代偿时出现血压下降、脉搏细速、呼吸浅促或呈潮式呼吸，最终呼吸停止、心脏停搏。

考点：库欣反应

6. 脑疝

(1) 小脑幕切迹疝：是小脑幕上方的颞叶海马回、沟回通过小脑幕切迹向幕下移位，故又称颞叶沟回疝（图 10-1）。常由一侧颞叶或大脑外侧的占位性病变引起（如硬脑膜外血肿），因病人脑组织压迫中脑的大脑脚，并推挤动眼神经引起锥体束征和瞳孔变化。典型的临床表现是在颅内压增高的基础上，出现进行性意识障碍，患侧瞳孔最初有短暂的缩小，但多不易被发现，以后逐渐散大、对光反射减弱或消失，对侧肢体瘫痪、肌张力增加、腱反射亢进、病理反射阳性。如脑疝继续发展，则出现深度昏迷，双侧眼球固定及瞳孔散大、对光反射消失，四肢全瘫，去大脑强直，生命体征严重紊乱，最后呼吸停止、心脏停搏而死亡。

(2) 枕骨大孔疝：是由小脑幕下方的小脑扁桃体经枕骨大孔向椎管内移位，故又称小脑扁桃体疝（图 10-1）。常因幕下占位性病变或腰椎穿刺放出脑脊液过快过多引起。临床上缺乏体征性表现，容易被误诊。病人常有剧烈头痛，以枕后部疼痛为甚，反复呕吐，颈项强直，生命体征改变显著，瞳孔改变和意识障碍出现较晚。当延髓呼吸中枢受压时，常突然呼吸停止而死亡。

考点：小脑幕切迹上疝与枕骨大孔疝的临床表现特点

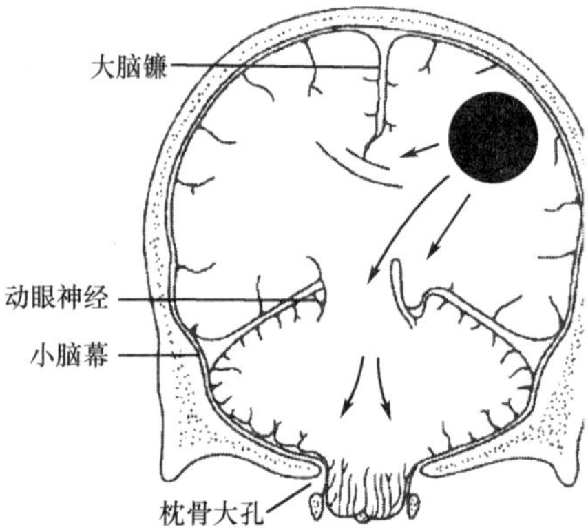

图 10-1　小脑幕切迹疝及枕骨大孔疝

护考链接

枕骨大孔疝不同于小脑幕切迹疝的临床表现是

A. 呕吐频繁

B. 头痛剧烈

C. 血压升高，脉缓有力

D. 呼吸骤停出现早

E. 意识障碍

分析：枕骨大孔疝时延髓呼吸中枢受压，病人瞳孔改变和意识障碍出现较晚，因为延髓呼吸中枢受压，呼吸骤停出现早，故答案为 D。

（三）辅助检查

1. 腰椎穿刺　可以直接测量颅内压，同时取脑脊液检查。但颅内压增高症状和体征明显时禁用，以免引起脑疝。

2. 影像学检查　CT 是诊断颅内占位性病变的首选辅助检查，有助于定位和定性诊断。CT 不能确诊时，可行 MRI 检查。头颅 X 线摄片已较少单独作为诊断颅内占位性病变的辅助检查，但对诊断颅骨骨折有重要价值。

考点：颅内压增高首选和禁用的辅助检查

3. 脑血管造影　包括脑血管造影、脑室造影、数字减影血管造影（DSA）等，主要用于疑有脑血管畸形或动脉瘤等疾病的定位和定性诊断。

（四）治疗要点与反应

1. 病因治疗　是最根本的治疗方法。如手术清除颅内血肿、处理大片凹陷性骨折、切除颅内肿瘤等。

2. 非手术治疗　限制液体入量，应用脱水药、利尿药、糖皮质激素等药物，可减轻脑水肿。应用冬眠低温疗法，降低脑的新陈代谢率，减少脑的耗氧量，可防止脑水肿的发生与发展。侧脑室穿刺引流，缓慢放出少许脑脊液，可以暂时降低颅内高压。

3. 脑疝抢救　一旦确诊立即按颅内压增高的原则快速输注高渗降颅内压药物，并做好开颅术前准备。难以确诊或虽确诊但无法切除者选用姑息性手术如侧脑室体外引流术、脑脊液分流术或减压术。

三、护理问题

1. 疼痛　与颅内压增高有关。

2. 清理呼吸道无效　与脑损伤后意识障碍有关。

3. 营养失调：低于机体需要量　与频繁呕吐、长期不能进食等有关。

4. 体液不足　与频繁呕吐、控制摄入量及应用脱水剂有关。

5. 潜在并发症：脑疝。

四、护理措施

（一）心理护理

保持病房安静和舒适，鼓励病人和其家属说出焦虑、恐惧的感受，帮助病人接受疾病带来的改变。介绍疾病有关的知识和治疗方法，消除病人的疑虑和误解。对术后恢复过程中出现的头痛、耳鸣、记忆力下降等给予适当的解释，树立病人的信心。

（二）一般护理

1. 体位　床头抬高15°～30°，以利于颅内静脉回流，减轻脑水肿。注意头颈不要过伸或过屈，以免影响颈静脉回流。昏迷病人取侧卧位，防止误吸。

2. 饮食与补液　不能进食者，成人每天静脉输液量在1500～2000 ml，其中等渗盐水不超过500ml，保持每日尿量不少于600ml，并且应控制输液速度，防止短时间内输入大量液体，加重脑水肿。神志清醒者给予普通饮食，但要限制钠盐摄入量。

3. 吸氧　通过持续或间断吸氧，有助于降低颅内压。

4. 加强生活护理　适当保护病人，避免意外伤害。昏迷躁动不安者切忌强制约束，以免病人挣扎导致颅内压增高。

护考链接

颅脑外伤颅内压增高的病人应采取的体位是

A. 头高足低位　　B. 半卧位

C. 侧卧位　　D. 仰卧位

E. 平卧位

分析： 颅内压增高的病人应床头抬高15°～30°，以利于颅内静脉回流，减轻脑水肿，故答案A。

考点： 颅内压增高病人的体位及饮食补液要求

（三）病情观察

颅内压增高病人病情变化快，因此要做到勤观察、勤询问、勤检查，及时发现微小变化，并做好观察记录。其中重点观察意识、瞳孔、生命体征和肢体活动的变化。

1. 意识　反映大脑皮质和脑干的功能状况，意识的变化可直接反映颅内压增高的情况，是分析病情进展的重要指标。目前意识状态的评估方法有意识障碍分级法和格拉斯哥昏迷评分法（GCS）。

(1) 意识障碍分级法：把意识状态分为5级，包括意识清醒、意识模糊、浅昏迷、昏迷和深昏迷。

(2) 格拉斯哥昏迷评分法：含3方面指标，包括睁眼反应、言语反应和运动反应（表10-1）。

考点：格拉斯哥昏迷评分法的运用

表 10-1　Glasgow 昏迷评分标准

睁眼反应	得分	语言反应	得分	运动反应	得分
正常睁眼	4	回答正确	5	遵嘱动作	6
呼唤睁眼	3	言语错误	4	能定位	5
刺痛睁眼	2	含混不清	3	肢体躲避	4
无反应	1	能发声	2	肢体屈曲	3
		无反应	1	肢体过伸	2
				无反应	1

注：评判标准：最高分为15分，表示意识清楚，低于8分为昏迷，最低分为3分。评分越低，表示意识障碍越严重。Glasgow 昏迷评分法缺乏瞳孔和生命体征的观察，因此应动态进行评分

链接

运用疼痛刺激时的注意事项

运用疼痛刺激时，护士应先使用最弱刺激，病人无反应再采用更强的刺激。护士开始每阶段的评估时，都应先用正常音量呼叫病人，若病人无反应，再用高音量提醒；若病人还无反应，护士可轻摇病人获得反应，力度就像摇醒婴幼儿一样；如果还不成功才开始使用疼痛刺激。

护士首选用拇指在眉弓处向上推压的方法，但眼眶或面部骨折病人禁用；其次，可采用挤捏斜方肌肩角部和颈肌的方法。如果病人仍无反应，护士可握拳，用近侧指间关节搓病人的胸骨，这里组织柔软不易损伤。在搓揉时，护士必须会判断多次搓揉与单次搓揉病人不同反应代表的不同意义。

病人可能会通过特有的反应应对疼痛刺激。虽然最初应对为异常屈曲或舒张，但是这仅持续20～30s的反应已揭示病人能定位疼痛和解除疼痛。如果病人在20～30s后不再出现反应，没有必要再次进行疼痛刺激。如果病人移动肢体应对刺激，但是并非所有手脚都动，护士需要评估病人的末梢疼痛刺激反应，可用笔压病人的甲根处表皮。

护士在观察病人病情时如发现病人诉头痛，烦躁不安或异常安静，语言不清，定位改变，出现去大脑强直或去皮质强直体位，应立即报告医生。

2. 瞳孔　瞳孔的观察对判断病变部位具有重要的意义，要注意双侧瞳孔的直径，是否等大、等圆，以及对光反射的灵敏度。伤后一侧瞳孔进行性散大，对侧肢体瘫痪伴意识障碍，提示脑受压或脑疝；伤侧瞳孔先缩小后散大，伴对侧肢体运动障碍，提示伤侧颅内血肿；双侧瞳孔散大、对光反射消失、眼球固定伴深昏迷，提示脑干损伤或临终表现。

3. 生命体征　观察呼吸的频率、幅度和类型；脉搏的频率、节律及强度；血压和脉压等。为避免躁动影响准确性，应先测呼吸、脉搏，后测血压。

4. 肢体功能　病变时是否存在对侧肢体肌力的减弱和麻痹；是否存在双侧肢体自主活

动的消失；有无阳性病理征等。

考点：颅内压增高时生命体征的测量顺序

（四）治疗配合

1. 防止颅内压骤然升高

(1) 休息：保持病房安静，病人卧床休息，清醒病人不要用力坐起或提重物。稳定病人情绪，避免情绪波动，以免血压骤升而加重颅内压增高。

(2) 保持呼吸道通畅：应及时清除呼吸道分泌物，预防呕吐物吸入呼吸道；舌根后坠影响呼吸者，应及时安置口咽通气管；昏迷病人或排痰困难者，应配合医生及早行气管切开术。

(3) 避免剧烈咳嗽和用力排便：病人剧烈咳嗽和用力排便时，胸、腹腔内压力增高，有诱发脑疝的危险。因此，要预防和及时治疗感冒，避免咳嗽。颅内压增高病人因限制水分摄入及使用脱水剂，容易发生便秘，应鼓励能进食的病人多吃富含粗纤维的食物，促进肠蠕动。2 天以上未排便者，及时给缓泄剂以防止便秘；已发生便秘者切勿用力屏气排便，可用缓泻剂或低压小量灌肠，避免高压大量灌肠，必要时用手指掏出粪块。

考点：颅内压增高病人便秘的护理措施

(4) 控制癫痫发作：癫痫发作可加重脑缺氧和脑水肿，应遵医嘱按时给予抗癫痫药，并注意观察有无癫痫症状出现。

2. 用药护理

(1) 应用脱水剂：最常用 20% 甘露醇，成人每次 250ml，在 15 ～ 30min 内快速静脉滴注，每日 2 ～ 4 次。若同时使用利尿剂，效果更好。脱水治疗期间，应准确记录水出入量，并注意纠正电解质紊乱。停止用药时，应逐渐减量或延长给药间隔，以防止颅内压反跳现象。

考点：甘露醇的使用方法

案例 10-1 分析

1. 250ml 的 20% 甘露醇，成人在使用时应在 15 ～ 30 min 内快速静脉滴注。

2. 在脱水治疗期间，应准确记录水出入量，并注意纠正电解质紊乱。

(2) 应用糖皮质激素：常用地塞米松 5 ～ 10mg，每日 1 ～ 2 次静脉注射；在治疗中应注意防止并发高血糖、感染和应激性溃疡。

(3) 对症用药：疼痛者给予镇痛剂，但忌用吗啡和哌替啶。抽搐发作者给予抗癫痫药物。烦躁者给予镇静剂。

考点：颅内压增高病人止痛禁用吗啡和哌替啶

3. 脑疝的急救与护理 保持呼吸道通畅并给氧，立即使用 20% 甘露醇 200 ～ 400ml 加地塞米松 10mg 快速静脉滴注，暂时降低颅内压。同时严密观察病情并做好术前准备。对呼吸功能障碍者立即气管插管进行辅助呼吸。

4. 脑室外引流的护理 脑室外引流主要用于脑室出血、颅内压增高、急性脑积水的急救，暂时缓解颅内压增高；还可以通过脑室外引流装置监测颅内压变化、采取脑脊液标本进行实验室检查，必要时向脑室内注药治疗。其护理要点为：

考点：脑疝的急救与护理

(1) 妥善固定：将引流管及引流瓶妥善固定在床头，使引流管开口高于侧脑室平面 10 ～ 15 cm，以维持正常的颅内压。

(2) 控制引流速度和量：引流量以每日不超过 500ml 为宜，避免颅内压骤降造成危害。

(3) 保持引流通畅：避免引流管受压和折叠。若引流管阻塞，可挤压引流管，将血块等阻塞物挤出，或在严格无菌操作下用注射器抽吸，切不可冲洗，以免管内阻塞物被冲入脑室系统，造成脑脊液循环受阻。

(4) 注意观察引流液的量和性状：正常脑脊液无色透明。手术后 1 ～ 2 天可略呈血性，以后变淡并转为橙黄色。若引流出大量血性脑脊液提示脑室内出血，脑脊液混浊提示有感染。

(5) 严格遵守无菌操作原则：搬动病人和每日更换引流袋时先夹住引流管，防止脑脊液逆流颅内引起逆行感染。

考点：脑室外引流的护理措施

(6) 拔管：引流时间一般为 1 ～ 2 周。开颅手术后，脑室引流不超过 3 ～ 4 天。拔管前，应注意生命体征变化，无颅内压增高症状方可拔管。拔管时，先夹闭引流管，以免管内液体逆流入颅内引起感染。

5. 冬眠低温疗法的护理 冬眠低温疗法是应用药物和物理方法降低体温，使病人处于亚低温状态，目的是降低脑耗氧量和脑代谢率，减少脑血流量，增加脑组织对缺血缺氧的耐受力，减轻脑水肿。适用于各种原因引起的严重脑水肿、中枢性高热。但儿童和老人应慎用；休克、全身衰竭或有房室传导阻滞者禁用。其护理要点为：

(1) 病人安置于单人房间，光线宜暗，室温 18 ～ 20℃。

(2) 给予冬眠药物 30min 后，机体御寒反应消失，进入睡眠状态后，方可加用物理降温措施，降温以每小时下降 1℃、降至肛温 31 ～ 34℃为宜。

(3) 密切观察意识、瞳孔、生命体征和神经系统征象，若脉搏超过 100 次 / 分，收缩压低于 100mmHg，呼吸慢而不规则时，应及时通知医生停药。

(4) 液体输入量每日不宜超过 1500ml，鼻饲饮食温度应与当时体温相同。

(5) 预防肺部、泌尿系统感染，防止冻伤和压疮。

考点：冬眠低温疗法的护理措施

(6) 冬眠低温疗法时间一般为 3 ～ 5 天，停止治疗时先停止物理降温，再停用冬眠药物，注意保暖，让体温自然回升。

五、健康指导

(1) 预防剧烈咳嗽、便秘、提重物等可使颅内压骤然升高的因素，以免诱发脑病。

(2) 术后有神经系统后遗症的病人，针对其不同的心理状态进行心理护理，鼓励其遵循康复计划，循序渐进地进行多方面的训练，尽早恢复生活自理能力。

第 2 节　头皮损伤病人的护理

一、概　　述

头皮损伤是指外力作用于头皮导致头皮完整性受损或皮内发生改变，是最常见的颅脑损伤，包括头皮血肿、头皮裂伤和头皮撕脱伤。

二、护理评估

（一）健康史

应了解病人受伤的方式和致伤物的种类，因可能合并有其他脑损伤，要询问病人受伤后的意识情况和有无其他不适。

（二）身体状况

1. 头皮血肿 多因钝器伤所致，按血肿部位分为皮下血肿、帽状健膜下血肿和骨膜下血肿（表 10-2）。

(1) 皮下血肿：位于皮肤层和帽状腱膜之间，血肿不易扩散，范围较局限，体积较小。

(2) 帽状腱膜下血肿：位于帽状腱膜和颅骨外骨膜之间。出血易扩散，可蔓延至全头部，失血量多。

(3) 骨膜下血肿：位于颅骨外骨膜和颅骨外板之间，常由颅骨骨折引起，因骨膜在骨缝处紧密连接，血肿多以骨缝为界，局限于某一颅骨范围内。

表 10-2　3 种头皮血肿的临床表现对比

血肿类型	皮下血肿	帽状腱膜下血肿	骨膜下血肿
血肿位置	皮下和帽状腱膜之间	帽状腱膜与骨膜之间	骨膜与颅骨之间
血肿范围	小而局限	大而广泛	仅限于一块颅骨
血肿硬度	周边较硬，中央软	有明显波动感	张力大，波动不明显

2. 头皮裂伤　多为锐器或钝器打击所致，为规则或不规则裂伤，出血较多，可致失血性休克。

3. 头皮撕脱伤　多因发辫受机械力牵拉所致，为大块或整个头皮自帽状腱膜下层连同颅骨骨膜被撕脱，使骨膜或颅骨外板暴露，常因剧烈疼痛和大量失血导致创伤性休克，是最严重的头皮损伤。

（三）辅助检查

1. 血常规检查　大量失血者血红蛋白及血细胞比容降低，继发感染时白细胞计数升高。

2. 影像学检查　头颅 X 线摄片可了解有无颅骨骨折，CT、MRI 可了解有无脑损伤。

（四）治疗要点与反应

1. 头皮血肿　处理时着重考虑有无合并颅骨骨折和脑损伤。小血肿无需特殊处理，1 ～ 2 周可自行吸收；巨大血肿需加压包扎，或在无菌操作下穿刺抽血后加压包扎，4 ～ 6 周可吸收。

2. 头皮裂伤　处理时着重检查有无合并颅骨骨折和脑损伤。先加压包扎止血，再根据病情清创缝合，因头皮血供丰富，清创缝合时间可放宽至 24h。

考点：大小头皮血肿的处理措施

3. 头皮撕脱伤　先用无菌敷料覆盖创面，再加压包扎止血、防治休克、清创、抗感染、植皮。完全撕脱的头皮，不做任何处理，用无菌敷料包裹，隔水放置于有冰块的容器内，随病人一起迅速送至医院。不完全撕脱者争取在 6 ～ 8h 内清创后缝回原处。

三、护理问题

1. 疼痛　与损伤有关。

2. 组织完整性受损　与损伤有关。

3. 焦虑、恐惧　与头皮损伤及出血有关。

4. 潜在并发症：出血、感染、休克等。

四、护理措施

1. 心理护理　给予精神和心理上的支持，使病人明确疾病相关的主要知识，并保持正确的态度。消除病人紧张、恐惧的心理，必要时给予镇静剂和镇痛剂，对合并脑损伤者禁用吗啡类药物。

2. 病情观察　头皮损伤有合并颅骨骨折和颅内血肿的可能，应注意有无颅内压增高的症状。头皮血肿经加压包扎后，如血肿范围进行性增大，应及时报告医生。观察病人有无局部和全身感染表现。

3. 治疗配合 头皮血肿经加压包扎后，24h内冷敷，24h后热敷，以减少出血和肿胀。头皮裂伤或头皮撕脱伤，经清创缝合后，遵医嘱使用抗生素和TAT，保持敷料清洁和干燥，注意伤口有无渗血，若伤口内放有乳胶片引流条，应在术后24～48h拔除。

五、健康指导

(1) 告知头皮损伤病人，若出现头痛、呕吐、视物模糊等症状应及时就诊。

(2) 加强对病人安全意识和交通规则的宣教。

第3节 颅骨骨折病人的护理

案例 10-2

病人，男，24岁，建筑工人，自脚架上跌下，头侧撞击地面，乳突血肿，左耳流出血性液体，听力明显下降。

问题：

1. 病人目前最主要的护理问题是什么？
2. 护理的重点是什么？

一、概 述

颅骨骨折是指颅骨受到暴力作用致颅骨结构改变，常合并脑损伤。根据骨折部位分为颅盖骨折和颅底骨折；根据骨折形态分为线形骨折和凹陷性骨折；根据骨折与外界是否相通分为闭合性骨折和开放性骨折。

二、护理评估

（一）健康史

询问病人受伤的过程，如暴力的方式、部位、大小、方向，当时有无意识障碍及口鼻流血、流液等情况，初步判断有无脑损伤和其他损伤。

（二）身体状况

1. 颅盖骨折 线形骨折发生率最高，主要靠颅骨X线摄片确诊。也可见凹陷性骨折，成人多为粉碎性骨折，婴幼儿可呈“乒乓球”样骨折。如凹陷的骨片压迫局部脑组织，可出现相应的症状和体征。如骨折损伤静脉窦或动脉引起颅内血肿，则有颅内压增高症状。

2. 颅底骨折 颅底部硬脑膜与颅骨贴附紧密，颅底骨折常伴有硬脑膜撕裂引起脑脊液外漏，一般视为开放性骨折。根据骨折的部位不同可分为颅前窝骨折、颅中窝骨折和颅后窝骨折，主要表现为皮下和黏膜下瘀斑、脑脊液外漏和脑神经损伤三个方面（表10-3），是诊断颅底骨折的主要依据。

考点： 颅底骨折的特点，确诊依据是脑脊液漏

表 10-3　颅底各部分骨折特点

骨折部位	瘀斑部位	脑脊液漏	可合并损伤的脑神经
颅前窝	眶周、球结膜下（熊猫眼征）	鼻漏	嗅神经、视神经
颅中窝	乳突区	鼻漏或耳漏	面神经、听神经
颅后窝	乳突部（Battle 征）或枕下部	无	Ⅸ～Ⅻ对脑神经

护考链接

病人，男，30 岁，司机，因车祸前额及眶部撞伤，眼睑青肿，结膜下出血，鼻部不断流出血性液体，考虑是

A. 颅后窝骨折　B. 颅中窝骨折　C. 面部挫伤　D. 鼻骨骨折

E. 颅前窝骨折

分析： 病人头部外伤后眼睑青肿，结膜下出血，鼻部不断流出血性液体考虑是脑脊液鼻漏，初步诊断发生了颅前窝骨折。答案 E。

（三）辅助检查

头颅 X 线摄片是诊断颅盖骨折的主要依据，可了解骨折片陷入的深度。CT 可了解骨折情况，并有助于了解有无脑损伤。

考点： 颅盖骨折靠 X 线摄片确诊

（四）治疗要点与反应

1. 颅盖骨折　单纯线形骨折无须特殊处理。凹陷不深的凹陷性骨折可继续观察，如有颅内压增高、有脑神经受压症状、凹陷直径＞ 5 cm 或深度＞ 1cm、开放性粉碎性骨折，应考虑手术处理。

2. 颅底骨折　无须特殊治疗，注意观察有无脑损伤、脑神经损伤等，着重处理脑脊液漏，预防颅内感染。脑脊液漏多在 1 ～ 2 周自行愈合，超过 1 个月未停止，可考虑手术修补硬脑膜。

三、护理问题

1. 疼痛　与损伤和颅内压增高有关。

2. 焦虑、恐惧　与颅脑损伤的诊断和担心治疗效果有关。

3. 知识缺乏：缺乏脑脊液外漏的护理知识。

4. 潜在并发症：颅内出血、颅内压增高、感染等。

四、护理措施

1. 心理护理　向病人介绍病情、治疗方法和注意事项，取得病人配合，消除其紧张情绪。

2. 病情观察　密切观察病人意识、瞳孔、生命体征、颅内压增高症状和肢体活动情况等。

3. 脑脊液外漏的护理　护理的重点是防止因脑脊液逆行导致颅内感染。具体措施有：

(1) 卧位：病人半卧位，床头抬高 15 ～ 30 cm，头偏向患侧，直至脑脊液漏停止 3 ～ 5 天后可改平卧位。

(2) 观察脑脊液漏：每天 2 次清洁、消毒鼻前庭或外耳道，避免棉球过湿导致液体逆

考点：脑脊液外漏的护理措施

流颅内；在外耳道口或鼻前庭放置干棉球，棉球渗湿及时更换，观察并记录24h浸湿的棉球数，以此估计漏出液量。

(3) 预防脑脊液逆流颅内：严禁鼻腔和耳道的堵塞、冲洗、滴药；脑脊液鼻漏者严禁经鼻腔置管（胃管、吸氧管、吸痰管）；严禁腰椎穿刺。避免用力咳嗽、打喷嚏和擤鼻涕；避免挖耳、抠鼻；避免屏气排便。

(4) 应用抗生素：遵医嘱应用抗生素和TAT。

案例 10-2 分析

1. 病人头侧撞击地面，乳突血肿，左耳流出血性液体，听力明显下降，疑有颅中窝骨折，并致脑脊液外漏，因此目前最主要的护理问题是潜在并发症——感染。

2. 护理的重点是防止因脑脊液逆行导致颅内感染。

五、健康指导

(1) 指导病人如何摆放体位和预防颅内感染，告知颅骨缺损病人如何保护头颅。

(2) 颅骨骨折达到线性愈合需要一定的时间：线性骨折，一般成人需2～5年，小儿需1年。若有颅骨缺损，可在伤后半年左右做颅骨成形术。

(3) 颅骨骨折病人要警惕合并颅内出血，若出现剧烈头痛、频繁呕吐、发热、意识模糊应及时就诊。

第4节 脑损伤病人的护理

案例 10-3

病人，男，18岁，学生，因踢足球时被球射中头部，当即昏迷，约3min后清醒，主诉头痛、头晕、乏力，生命体征正常，无神经系统病理体征。

问题：

1. 目前病人最主要的护理问题是什么？
2. 给病人采取的主要护理措施是什么？

一、概　　述

脑损伤是指脑膜、脑组织、脑血管及脑神经的损伤。根据伤后脑组织与外界是否相通，分为闭合性和开放性脑损伤。根据脑损伤机制和病理变化，分为原发性和继发性脑损伤，前者指暴力作用于头部时立即发生的脑损伤，如脑震荡、脑挫裂伤、原发性脑干损伤等，后者指受伤一定时间后出现的脑受损病变，主要有脑水肿和颅内血肿。

二、护理评估

（一）健康史

详细了解病人的受伤经过，如暴力的性质、大小、方向及速度；了解其身体状况，有无意识障碍及程度和持续时间，有无头痛、恶心、呕吐、抽搐、大小便失禁和肢体瘫痪等。了解现场急救情况、既往健康状况。

（二）身体状况

1. 脑震荡 表现为一过性的脑功能障碍，无肉眼可见的神经病理改变，显微镜下可见神经组织结构紊乱。主要表现为伤后立即出现短暂的意识障碍，可为神志不清或完全昏迷，常为数秒或数分钟，一般不超过半小时。较重者在意识障碍期间可伴面色苍白、出冷汗、血压下降、心动徐缓、呼吸浅慢、肌张力降低、各生理反射迟钝或消失等，但随意识恢复很快趋于正常。清醒后多不能回忆受伤当时乃至伤前一段时间内的情况，称为逆行性遗忘。清醒后可能有头痛、头晕、恶心、呕吐等症状，一般持续数日或数周。神经系统检查无阳性体征。

考点：脑震荡的临床表现

2. 脑挫裂伤 脑挫伤指脑组织遭受破坏较轻，软脑膜尚完整者；脑裂伤指软脑膜、血管和脑组织同时破裂，伴有外伤性蛛网膜下隙出血。两者常并存，临床上又不易区别，故常合称脑挫裂伤。脑挫裂伤的临床重点在于继发形成的脑水肿和颅内血肿。

(1) 意识障碍：为最突出的表现，伤后立即出现，意识障碍的程度和持续时间与病情有关，绝大多数超过半小时，持续数小时、数日，甚至数月不等，严重者长期持续昏迷。

(2) 局灶症状与体征：受伤时立即出现与受伤部位相应的神经功能障碍症状或体征，如语言中枢损伤出现失语，运动区受损伤出现锥体束征、肢体抽搐或对侧瘫痪等。

(3) 头痛、恶心、呕吐：与颅内压增高、自主神经功能紊乱或外伤性蛛网膜下隙出血有关。蛛网膜下隙出血时还有脑膜刺激征、脑脊液检查有红细胞等表现。

(4) 颅内压增高与脑疝：为继发形成的脑水肿或颅内血肿所致。

3. 颅内血肿 是因创伤的剪应力导致血管损伤所致。颅内血肿是颅脑损伤中最常见的继发性脑损伤，因形成占位性病变易致脑疝，需要及早处理。血肿常与原发性脑损伤相伴发生，也可在没有明显原发性脑损伤的情况下单独发生。根据血肿的来源和部位分为硬脑膜外血肿、硬脑膜下血肿、脑内血肿。根据血肿引起颅内压增高或早期脑疝症状所需时间分为急性型（3天内）、亚急性型（3天后至3周）、慢性型（3周后）。

(1) 硬脑膜外血肿：血液积聚于颅骨和硬脑膜之间。常因颅骨骨折致脑膜中动脉损伤所致，最常发生于颞区（图10-2），大多属于急性型。

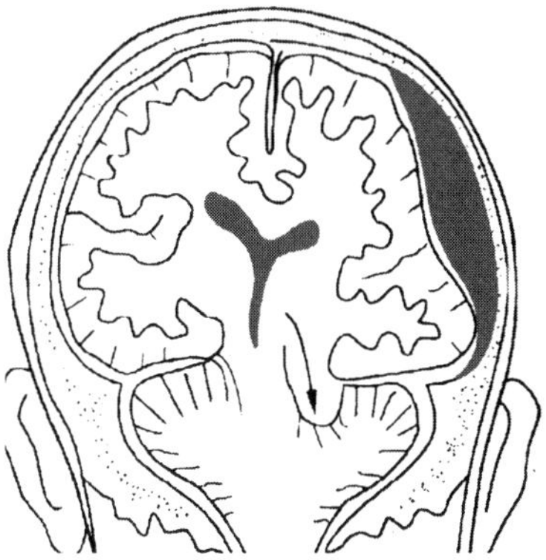

图10-2 硬脑外血肿

1) 意识障碍：当原发性脑损伤很轻时，原发性意识障碍清醒后，与血肿所致的继发性意识障碍之间会有一段意识清醒期，多为数小时，很少超过一天，称为中间清醒期。当原发性脑损伤较重时，无中间清醒期，可表现为持续性进行性加重的意识障碍。少数无原发性脑损伤或脑挫裂伤甚为局限的情况，可无原发性意识障碍，只在血肿引起脑疝时出现继发性意识障碍。

考点：硬脑膜外血肿意识障碍的典型特点

2) 脑疝表现：瞳孔改变、锥体束征、生命体征改变为脑疝所致。

(2) 硬脑膜下血肿：血液积聚在硬脑膜下腔，是颅内血肿最常见者。

1) 急性硬脑膜下血肿：多因对称性脑挫裂伤致脑皮质血管破裂所致，好发于额极、颞极及其底面，因多数有脑挫裂伤和脑水肿同时存在，故病情较重，伤后持续昏迷或昏迷进行性加重，少有“中间清醒期”，较早出现颅内压增高和脑疝症状。

2) 慢性硬脑膜下血肿：较少见，好发于老人，病程较长。临床表现差异很大，多有轻微头部外伤或没有外伤史，主要表现为慢性颅内压增高症状，也可有偏瘫、失语、局限性癫痫等局灶症状和体征，智力障碍、精神失常和记忆力减退等脑萎缩和脑供血不足症状。

(3) 脑内血肿：多因脑挫裂伤导致脑实质内血管破裂引起。常与硬脑膜下血肿同时存在。以进行性意识障碍为主，若血肿累及重要脑功能区，可出现偏瘫、失语、癫痫等症状。

临床表现与脑挫裂伤和急性硬脑膜下血肿的症状很相似。

（三）辅助检查

CT 是目前最常用的检查方法。能清楚显示脑挫裂伤、颅内血肿的部位、范围和程度。

链接

颅内血肿 CT 检查

硬脑膜外血肿可见颅骨内板和脑表面之间有双凸镜形或弓形密度增高影。急性硬脑膜下血肿可见颅骨内板和脑表面之间有高密度、等密度或混合密度的新月形或半月形影。慢性硬脑膜下血肿多见颅骨内板下有低密度的新月形、半月形或双凸镜形影。脑内血肿可见脑挫裂伤灶附近或脑深部白质内有圆形或不规则高密度血肿影，同时可见血肿周围的低密度水肿区。

（四）治疗要点与反应

脑震荡无需特殊处理，卧床休息 1～2 周，给予镇静、镇痛等处理，预后良好。脑挫裂伤一般采用保持呼吸道通畅，防治脑水肿，加强支持疗法和对症处理等非手术治疗。当病情恶化出现脑疝征象时，需做脑减压术或局部病灶清除术。颅内血肿确诊后根据血肿大小，采用非手术或手术治疗。

三、护理问题

1. 焦虑、恐惧　与担心病情和预后有关。

2. 清理呼吸道无效　与脑损伤后意识障碍有关。

3. 营养失调：低于机体需要量　与脑损伤后高代谢、呕吐等有关。

4. 潜在并发症：颅内压增高、脑疝、癫痫、感染、压疮、废用综合征等。

四、护理措施

（一）心理护理

受伤后意识清楚者，应稳定病人情绪，取得病人的理解和配合；病情稳定后神经系统功能恢复进展缓慢者，应帮助其树立康复的信心，鼓励其坚持功能锻炼，同时取得家属的支持和配合。

（二）急救护理

1. 保持呼吸道通畅　使病人头后仰并偏向一侧，及时清理呼吸道分泌物。

2. 防治休克　有明显大出血者应补充血容量，无外出血表现而有休克征象者，应查明有无头部以外的部位损伤，如合并内脏破裂等。注意保暖，禁用吗啡止痛。

3. 开放性损伤处理　有脑组织从伤口膨出时，在外露的脑组织周围用无菌纱布卷保护，再用纱布架空包扎，避免脑组织受压，并及早使用抗生素和 TAT。

4. 做好记录　记录受伤经过、阳性体征、急救措施、使用的药物。

（三）一般护理

1. 体位　意识清醒者采取斜坡卧位，有利于颅内静脉回流。昏迷病人或吞咽功能障碍者宜取侧卧位或侧俯卧位，以免呕吐物、分泌物误吸。

2. 保持呼吸道通畅　脑损伤病人容易发生误咽、误吸，或因舌后坠等原因引起呼吸道梗阻。因此，必须及时清除口咽部的血块和呕吐物，并注意吸痰。舌后坠者放置口咽通气管，必要时气管插管或气管切开。呼吸通气量明显下降者应采用机械辅助呼吸。

3. 营养支持　昏迷病人需禁食，早期应采用肠外营养。应控制盐和水的摄入量。每日静脉输液量在 1500 ～ 2000ml，其中含钠电解质溶液 500ml，输液速度不可过快。伤后 3 天仍不能进食者，可经鼻胃管补充营养。

4. 做好基础护理　定时翻身预防压疮；保持四肢关节功能位，每日做四肢活动及肌肉按摩；留置尿管时，定期消毒尿道口；防止便秘可给予缓泻剂，禁忌高压灌肠，以免诱发脑疝。

（四）病情观察

病情观察是颅脑损伤病人护理的重要内容，目的是观察病情变化及治疗效果，及时发现和处理继发性病变（参见第十章第 1 节颅内压增高病人的护理）。

（五）治疗配合

1. 用药护理　遵医嘱用脱水剂、利尿剂、糖皮质激素、保护脑组织和促进脑苏醒的药物、止血药和抗生素，严密观察病人用药后的反应。有疼痛者，遵医嘱按时给予镇静镇痛药，但禁用吗啡等麻醉镇痛药。

2. 对症治疗　高热病人先行物理降温，无效再遵医嘱行低温冬眠疗法。躁动病人需查明原因及时排除，切勿强制约束，应加床护栏并让其戴手套，必要时由专人护理。癫痫病人遵医嘱按时用药，发作时专人护理，用牙垫防止舌咬伤。

3. 术前术后护理　除继续做好上述护理外，应做好紧急手术术前常规准备。手术前 2h 内剃净头发，洗净头皮，涂擦 75% 乙醇并用无菌巾包扎。手术后返回病房，搬动病人时动作轻稳，防止头部转动或受振荡，搬动病人前观察呼吸、脉搏和血压的变化。小脑幕上开颅手术后，取健侧或仰卧位，避免切口受压。小脑幕下开颅手术后，应取侧卧或侧俯卧位。手术中常放置引流管，如脑室引流管、创腔引流管、硬脑膜下引流管等，护理时严格注意无菌操作，预防颅内逆行感染，妥善固定，保持引流通畅，观察并记录引流液的量和性质。严密观察病人意识、瞳孔、生命体征、肢体活动等情况，及时发现术后颅内出血、感染、癫痫及应激性溃疡等并发症。

案例 10-3 分析

1. 病人因踢足球时被球射中头部，当即昏迷，约 3min 后清醒，主诉头痛、头晕、乏力，生命体征正常，无神经系统病理体征，应为脑震荡。目前最主要的问题是疼痛。

2. 脑震荡无需特殊处理，卧床休息 1 ～ 2 周，对于疼痛可予镇痛对症处理，预后良好。

五、健康指导

(1) 对存在失语、肢体功能障碍或生活不能自理的病人，当病情稳定后，立即开始康复锻炼。要耐心指导病人功能锻炼，制订经过努力容易达到的目标，鼓励病人树立坚持锻炼和重新生活的信心。同时向家属讲解生活护理的方法及注意事项。

(2) 有外伤性癫痫的病人，应按时服药控制症状发作。症状完全控制后坚持服药 1 ～ 2 年，在医生指导下逐渐减量直至停药。不做登高、游泳等有危险的活动，以防发生意外。

小结

颅内压增高是由于颅脑损伤、脑肿瘤、脑积水等疾病使颅腔容积对颅腔内容物体积代偿失调，引起颅内压持续超过 200mmH_2O 时出现的症状。对颅内压增高症的处理，要从根本上解决引起颅内压增高的原发性疾病。护理的重点是密切观察病人的病情，并及时协助医生正确处理，减轻脑水肿，降低颅内压，防止脑疝。对颅脑损伤病人，应正确评估颅骨骨折和颅内血肿病情类型，采取正确的护理措施，减少伤残和死亡。不管是何种颅脑疾病，出院病人的护理主要针对引起颅内压增高的不同疾病，采取不同的健康指导并给予病人心理支持、关心体贴，指导病人随诊。

（张　维）

自测题

A_1/A_2 型题

1. 颅内压增高“三主征”为
   A. 头痛、偏瘫、视野缺损
   B. 头痛、呕吐、视盘水肿
   C. 血压升高、脉搏减慢、呼吸减慢
   D. 头痛、复视、呕吐
   E. 头痛、呕吐、失眠
2. 下列哪项为库欣反应的临床表现
   A. 血压升高、呼吸深快、脉搏细弱
   B. 血压升高、脉搏慢而有力、呼吸深而慢
   C. 血压下降、脉搏减慢、呼吸减慢
   D. 血压下降、脉搏减慢、呼吸深慢
   E. 血压下降、心率不齐、呼吸浅快
3. 治疗急性颅内压增高的首选药物是
   A. 50% 葡萄糖　B. 20% 甘露醇
   C. 25% 山梨醇　D. 30% 尿素
   E. 地塞米松
4. 治疗较大的帽状腱膜下血肿的方法是
   A. 待其自行吸收
   B. 用止血药，加压包扎
   C. 穿刺抽血，防止感染
   D. 切开引流，防止感染
   E. 穿刺抽血后加压包扎
5. 颅底骨折的诊断主要依靠
   A. 临床表现　B. X线检查
   C. 外伤史　D. 局部肿胀
   E. 局部疼痛
6. 关于颅骨骨折的治疗原则，以下叙述不正确的是
   A. 颅盖单纯线性骨折和颅底骨折本身，不需特殊处理
   B. 颅盖凹陷性骨折，出现神经症状时，需要手术治疗
   C. 颅盖骨折线通过脑膜中动脉沟时，应警惕硬膜外血肿
   D. 颅底骨折合并脑脊液漏时，应使用抗生素和TAT
   E. 颅底骨折合并脑脊液漏时，应及时手术修补硬脑膜
7. 脑震荡的处理原则是
   A. 对症处理　B. 脱水疗法
   C. 急诊手术　D. 防治休克
   E. 暂不处理
8. 硬脑膜外血肿的典型意识改变是
   A. 嗜睡　B. 谵妄
   C. 昏迷不过 30min　D. 中间清醒期
   E. 持续性深昏
9. 病人，男，25 岁，车祸中伤及头部，昏迷 1h，醒后诉头痛伴恶心呕吐，下列哪种处理措施不妥

A. 呼吸不畅可行气管切开
B. 应用脱水剂
C. 脑水肿明显者可用较大剂量激素治疗
D. 症状明显者可行腰椎穿刺放液减压
E. 限制液体入量

10. 病人，女，18 岁，上学途中被雷电击中头部当场昏迷，经检查发现病人双侧瞳孔大小多变，不等圆，对光反应差，这提示
A. 颅内高压　B. 临危状态
C. 脑疝　D. 脑受压
E. 脑干损伤

11. 病人，女，28 岁，打网球时被球中右侧头顶部，查：神清，一般情况好，右侧顶部可见一乒乓球大小的隆起，周围质地较硬，中心部位较软，似有波动感，以下哪种可能性最大
A. 皮下血肿　B. 帽状腱膜下血肿
C. 骨膜下血肿　D. 颅盖骨凹陷性骨折
E. 以上均不是

12. 病人，女，32 岁，被人打伤头部 15h，查：神清，眼睑青肿，球结膜下出血，嗅觉丧失，有淡红色液体从鼻腔流出，此时最有可能是
A. 面部软组织损伤　B. 颅前窝骨折
C. 颅中窝骨折　D. 颅后窝骨折
E. 眼外伤

13. 病人，男，44 岁，头部外伤后出现右耳流淡红色液体，听力下降，以下处理不对的是
A. 应用抗生素
B. 可用无菌棉球填塞堵漏
C. 禁作腰穿
D. 禁作冲洗
E. 禁止用力咳嗽

14. 病人，男，50 岁，以头部外伤送急诊室，神志不清，口鼻腔出血且分泌物较多，口唇发绀，呼吸困难。不妥当的急救处理是
A. 立即置病人于侧卧位
B. 立即托起下颌
C. 立即清除口腔积留物
D. 立即吸除咽喉分泌物
E. 立即面罩吸氧

15. 病人，男，34 岁，头部外伤后即出现昏迷，半个小时后清醒，随即再次出现昏迷，伤侧瞳孔进行性散大，对光反射减弱，此时最可能的是
A. 脑内血肿　B. 硬脑膜外血肿
C. 硬脑膜下血肿　D. 脑挫裂伤
E. 脑震荡

A_3/A_4 型题

（16 ～ 19 题共用题干）

病人，男，30 岁，因头外伤 10h 来诊。亲属代述病人伤后即不省人事，持续约 2h。以后神志苏醒，并扶其入厕一次。2h 前，病人再次不省人事，烦躁不安，频繁喷射性呕吐。查体：病人处于昏迷状态，右侧瞳孔散大，对光反射消失，左侧下肢病理反射阳性。受伤时曾行 CT 检查，提示颅盖骨折，骨折线通过脑膜中动脉沟，但未发现血肿。

16. 该病人的入院诊断是颅内血肿，根据以上病史，您考虑是
A. 急性硬脑膜外血肿　B. 慢性硬脑膜外血肿
C. 急性硬脑膜下血肿　D. 慢性硬脑膜下血肿
E. 脑内血肿

17. 根据病史和检查结果，您认为病人已经发生
A. 脑水肿　B. 枕骨大孔疝
C. 小脑幕切迹疝　D. 动眼神经原发损伤
E. 脑干损伤

18. 对该病人，您采取的首要的护理措施是
A. 给氧　B. 床头抬高 20 ～ 30cm 卧位
C. 安慰亲属　D. 快速静脉滴注甘露醇
E. 吸痰

19. 对该病人，您认为最根本的治疗方法是
A. 静脉注射速尿　B. 立即手术治疗
C. 静脉滴注糖皮质激素　D. 静脉滴注甘露醇
E. 静脉滴注止血药

（20 ～ 22 题共用题干）

病人，男，34 岁。从高处坠地后致伤，以“颅前窝骨折”收住院。查体见神志尚清楚，头部有血肿，鼻孔持续流出淡红色液体，嗅觉和视力减退。X 线检查无特殊发现。

20. 诊断颅前窝骨折的主要依据是

A. 高处坠落史　　B. 头部血肿
C. 脑脊液鼻漏　　D. X 线检查
E. 嗅觉障碍

21. 护理诊断“有感染（颅内）的危险”，其主要相关因素是
A. 身体抵抗力降低　　B. 脑脊液鼻漏
C. 呼吸不通畅　　D. 营养失调
E. 治疗不及时

22. 不妥当的护理措施是
A. 去枕平卧位　　B. 勿冲洗鼻腔
C. 勿腰椎穿刺　　D. 勿擤鼻涕
E. 预防性用抗生素

11

第 11 章　颈部疾病病人的护理

甲状腺功能亢进会广泛影响全身。这些影响最初可能会表现为细微的临床表现，随后会进展为威胁生命的急症。因此护士熟悉相关的病理生理知识和掌握精湛的评估技巧，有助于预防此类并发症的发生。甲状腺肿瘤病人会感到巨大的压力，护士要评估病人对疾病的认识、应对方法和家庭支持，并鼓励病人说出心中所虑，与病人共同讨论病情，有助于缓解病人的压力。

第 1 节　甲状腺功能亢进症病人的护理

案例 11-1

病人，女，39 岁，烦躁不安、畏热、消瘦 6 月余。入院后查体：T 37.2℃，P 110 次 / 分，R 20 次 / 分，BP 130/70mmHg。发育营养一般，神情稍激动，眼球突出，眼裂增宽，瞬目减少。两叶甲状腺可及，轻度肿大、均匀、质软，随吞咽上下移动，未扪及结节，腺体上叶可闻及血管杂音，浅表淋巴结不大，心肺 (-)，腹软，肝脾未及。

问题：

1. 病人目前的基础代谢率为多少？
2. 怎样测定基础代谢率比较准确？

一、概　　述

甲状腺功能亢进简称甲亢，是由各种原因导致正常甲状腺素分泌反馈调节异常，引起循环中甲状腺素异常增多，出现以全身代谢亢进为主要特征的疾病总称。甲亢的类型根据引起的原因分为原发性、继发性和高功能腺瘤。

原发性甲亢最常见，甲状腺肿大的同时出现功能亢进症状。本病好发于年轻女性，腺体呈弥漫性肿大、两侧对称，常伴有眼球突出，故又称“突眼性甲状腺肿”。

继发性甲亢较少见，常在多年结节性甲状腺肿基础上继发甲亢。本病好发于 40 岁以上的女性，腺体呈结节状肿大、两侧多不对称，无眼球突出，易发生心肌损害。

高功能腺瘤少见，是腺体内有单发的自主性高功能结节，结节周围的甲状腺组织呈萎缩改变，无眼球突出。

二、护理评估

（一）健康史

了解病人有无甲亢家族史、有无其他自身免疫性疾病史，询问发病前有无精神刺激、感染、损伤、创伤，或其他强烈应激等情况发生。怀疑继发性甲亢或高功能腺瘤者，应了解有无结节性甲状腺肿及甲状腺腺瘤等病史；有无相关用药史和手术史。

（二）身体状况

1. 躯体表现

(1) 甲状腺激素分泌过多症候群：由于甲状腺激素分泌过多导致交感神经兴奋性增高和新陈代谢加速，病人出现疲乏无力、怕热、多汗、皮肤潮湿；急躁易怒、失眠不安、两手颤动；心悸气短、脉快有力（脉率常在100次/分以上，休息及睡眠时仍快），脉压增大（收缩压升高明显）；食欲亢进却消瘦、稀便、排便次数增多；女性常伴有月经失调或闭经，男性常伴有阳痿。

(2) 甲状腺肿大：大多数病人有不同程度的甲状腺肿大，多呈弥漫性对称性肿大，随吞咽上下移动，质软，无压痛，肿大程度与甲亢病情轻重无明显关系，多无局部压迫症状。甲亢严重者甲状腺上下极触诊有震颤感，听诊可闻及连续性收缩期增强的血管杂音，为本病重要体征。甲状腺肿大明显者可出现相应的压迫症状：压迫气管可出现呼吸困难；压迫食管可产生吞咽困难；压迫喉返神经可出现声音嘶哑；压迫颈交感神经节（链）可产生Horner综合征，表现为同侧面部无汗、上睑下垂、眼球内陷和瞳孔缩小等。

(3) 突眼征：多见于原发性甲亢，分为单纯性和浸润性两种。典型者双侧眼球突出，眼裂增宽，重者上、下眼睑不能闭合，盖不住角膜，凝视时瞬目减少，易致眼部感染甚至失明。凸眼的严重程度与甲亢严重程度无关。

2. 心理－社会状况 甲亢病人常处于精神紧张、情绪易激动、急躁易怒状态，受到不良刺激后更加明显，对他人言行和周围事物敏感多疑，甚至有幻觉、狂躁等精神异常现象。由于情绪不稳定，病人在检查、治疗、护理等活动中出现不协调或不依从行为。病人也可因甲状腺肿大、突眼等外形改变，造成自我形象紊乱。

（三）辅助检查

1. 基础代谢率（BMR）测定 用基础代谢率测定器测定较可靠，测定前应让病人卧床休息1h后测定。但常简便地选择清晨病人起床前（安静、空腹时）测定脉率和脉压，计算公式为：基础代谢率(%)=脉率+脉压−111。正常值为±10%，+20%～+30%为轻度，+30%～+60%为中度，+60%以上为重度。

考点：基础代谢率的计算与甲亢程度的判断

测定基础代谢率前需停服可影响甲状腺功能的药物，如甲状腺素制剂、抗甲状腺药物和镇静剂等；测前晚充分睡眠，不服安眠药；测定日晨禁食，静卧，少说话，测定前排空大小便。

案例11-1分析

1. 基础代谢率计算公式为：基础代谢率(%)=脉率+脉压−111。根据公式，病人的基础代谢率=110+(130−70)−111=59%。

2. 用基础代谢率测定器测定较可靠，测定前应让病人卧床休息1h后测定。若用公式计算测定，应选择清晨病人起床前（安静、空腹时）测定的脉率和脉压计算比较准确。

护考链接

一女性青年病人为甲状腺功能亢进，目前测基础代谢率为 +35%，甲状腺功能亢进程度属于

A. 轻度甲状腺功能亢进　B. 中度甲状腺功能亢进　C. 重度甲状腺功能亢进
D. 正常范围　E. 低于正常

分析: 基础代谢率正常值为 ±10%，+20%～+30% 为轻度，+30%～+60% 为中度，+60% 以上为重度。答案为 B。

2. 血清 T_3 和 T_4 含量的测定　是临床诊断甲亢的首选指标，甲亢时 T_3 可高于正常值 4 倍左右，T_4 仅为正常值的 2. 5 倍，因此 T_4 的测定对甲亢的诊断具有较高的敏感性。

考点: 甲亢的首选辅助检查

3. 甲状腺摄 ^{131}I 率测定　正常甲状腺 24h 内摄取 ^{131}I 量为人体总量的 30%～40%。若 2h 内摄取 ^{131}I 量超过人体总量的 25%，或在 24h 内超过人体总量的 50%，且吸 ^{131}I 高峰提前出现，均可诊断为甲亢，但不反映甲亢的严重程度。

4. 其他　颈部 X 线吞钡透视或摄片可显示气管、食管有无受压变形或移位；B 超检查有利于分析甲状腺形态、腺体内结节数量，并可区分实质性或囊性结节；核素扫描可评估甲状腺肿块良、恶性倾向；心电图可反映心脏有无异常；血清钙磷测定有助于分析术后手足抽搐的原因。

（四）治疗要点与反应

甲亢的治疗包括抗甲状腺药物治疗、放射性 ^{131}I 治疗及手术治疗。目前甲状腺大部分切除术对中度以上的甲亢仍是最常用而有效的疗法，能使 90%～95% 的病人获得痊愈，手术死亡率低于 10%。手术治疗的缺点是有并发症和 4%～5% 的病人术后甲亢复发，也有少数病人术后发生甲状腺功能减退。

1. 手术适应证　①中度以上的原发性甲亢。②继发性甲亢。③高功能腺瘤。④抗甲状腺药物或 ^{131}I 治疗后复发者。⑤腺体较大，伴有压迫症状或胸骨后甲状腺肿。⑥妊娠早、中期（小于 6 个月）具有上述指征之一的甲亢病人，也可考虑手术治疗。

2. 手术禁忌证　①症状较轻者。②青少年病人。③老年病人或有严重器质性疾病不能耐受手术者。

三、护理问题

1. 焦虑　与担心手术及预后有关。
2. 营养失调：低于机体需要量　与基础代谢率增高显著有关。
3. 睡眠型态紊乱　与交感神经过度兴奋有关。
4. 自我形象紊乱　与甲状腺切除术后手术瘢痕影响外观有关。
5. 潜在并发症: 呼吸困难和窒息、喉返神经损伤、喉上神经损伤、手足抽搐、甲状腺危象。

四、护理措施

（一）术前护理

1. 一般护理　保持环境安静、通风、室温凉爽。给予高蛋白、高热量、高维生素饮食，

每日 5 ～ 6 餐。鼓励肾功能正常者多饮水，每日 2000 ～ 3000ml，但并发心脏病者避免大量饮水，以防诱发心力衰竭。避免食用海带、紫菜、海产品等含碘丰富食物及烟、酒、辛辣刺激性食物，禁饮对中枢神经有兴奋作用的咖啡、浓茶等饮料。睡眠时应抬高枕头，取侧卧位，顶部微屈，以减轻肿大的甲状腺对气管的压迫。术前指导病人进行体位练习，主要训练术中的头颈过伸位：病人取平卧位，将软枕垫于肩部，伸颈，头向后仰。

考点：甲亢病人的饮食护理与术中体位

2. 病情观察 观察病人心率、脉压和基础代谢率的变化，以判断甲亢的严重程度。观察病人体重、情绪及症状的发展变化，了解治疗反应，脉搏减慢、体重增加是治疗有效的标志。注意各种激素的检测结果。观察有无甲状腺危象的表现，若有异常立即报告医生。

考点：甲亢病人治疗有效的标志

3 治疗配合 术前药物准备是术前降低基础代谢率的重要环节，护士遵医嘱指导病人做好术前药物准备，是术前最重要的护理。

(1) 合用硫脲类药物加碘剂的准备：硫脲类药物既能抑制甲状腺素的合成，又会使甲状腺肿大充血，增加手术困难和手术风险。因此可先用硫脲类药物，待甲亢症状得到基本控制后，再改服 2 周碘剂，待甲状腺缩小变硬，血管数减少后再手术。

(2) 单用碘剂的准备

1) 碘剂的作用：碘剂能抑制甲状腺激素的释放，减少甲状腺血流量，使腺体充血减少继而缩小变硬。

2) 碘剂的使用方法：常用的碘剂是复方碘化钾溶液（又称 Lugol 液），每日 3 次，每次 3 滴开始，逐日每次增加 1 滴至每次 16 滴时维持此剂量至手术日。使用碘剂的理想效果一般在用后 2 ～ 3 周。碘剂可刺激口腔和胃黏膜，引起恶心、呕吐等不良反应，因此应告知病人在饭后经凉开水稀释或滴在饼干、面包片上服用。

3) 碘剂的使用注意事项：由于碘剂只抑制甲状腺素释放而不抑制其合成，因此一旦停服碘剂后，储存于甲状腺滤泡内的甲状腺球蛋白大量分解，甲亢症状会重新出现，甚至比原来更为严重。因此，不准备施行手术者不要服用碘剂，术前服用碘剂的时间不宜超过 2 周，女性应有预见性地避开月经期。

(3) 特殊情况：对于常规应用碘剂或合并应用硫脲类药物不能耐受或无效者，主张单用普萘洛尔或与碘剂合用做术前准备。每 6h 口服 1 次，每次 20 ～ 60 mg，连服 4 ～ 7 天后脉率降至正常水平时便可实施手术。普萘洛尔在体内的有效半衰期不到 8h，故末次口服应在术前 1 ～ 2h。此外，术前不用阿托品，以免引起心动过速。

考点：术前药物准备的护理

(4) 术前准备有效指标：病人情绪稳定，睡眠好转，体重增加，脉率＜ 90 次 / 分，基础代谢率＜ +20%。

（二）术后护理

1. 一般护理

(1) 体位：未清醒时取平卧位，血压平稳后取半卧位，以改善静脉回流，减少血肿形成，并有利于呼吸和渗出液的引流。

(2) 引流：保持引流通畅，注意引流液的量及性状，引流管或引流橡皮片一般于术后 24 ～ 48h 拔除。

(3) 保持呼吸道通畅：床边常规备气管切开包、氧气筒、吸痰设备（或中心供氧、吸引设备）及急救药品，指导和鼓励病人深呼吸、有效咳嗽，必要时行超声雾化吸入帮助排痰。

(4) 饮食：清醒病人可先给予少量温水或凉开水，若无呛咳、误咽等，可逐步进食微温流质饮食，避免过热饮食刺激腺体充血、出血，少食慢咽。术后第 2 日开始半流质饮食并逐渐过渡到高蛋白、高热量、高维生素软食。若进食出现呛咳，应暂禁食。

2. 病情观察　密切注意病人生命体征、发音情况、进食时有无呛咳及切口敷料和引流等情况；加强巡视观察，一旦发现并发症，立即报告医生，配合抢救。

3. 治疗配合

考点：术后碘剂停用的护理

(1) 用药护理：继续服用碘剂，由每日 3 次，每次 16 滴开始，逐日每次减少 1 滴，至每次 3 滴停止。不可自行减量或停药。术前服用普萘洛尔者，术后继续口服 4 ～ 7 天。

(2) 术后并发症的护理

1) 呼吸困难和窒息：多发生在术后 48h 内，是术后最危急的并发症。常见原因为切口内出血压迫气管、喉头水肿、气管塌陷、双侧喉返神经损伤。临床表现为进行性呼吸困难、烦躁、发绀，甚至窒息。如还有颈部肿胀，切口渗血时，多为切口内出血引起，须立即行床边抢救，拆除缝线，敞开切口，除去血肿。如除去血肿后病人呼吸仍无改善，应立即行气管插管，待情况好转后，再送手术室做进一步检查、止血等处理。要求病人术后 48h 内要避免过多活动和谈话，以减少切口出血。

2) 喉返神经损伤：如因切断、缝扎、挫夹、牵拉造成暂时性或永久性损伤，在术中立即出现症状；少数也可由于血肿压迫或瘢痕组织牵拉引起，在术后数日才出现症状。若单侧损伤可引起声嘶，若双侧损伤可引起失音或严重的呼吸困难，甚至窒息，需立即做气管切开。暂时性损伤经理疗等处理后 3 ～ 6 个月内逐渐恢复。

3) 喉上神经损伤：喉上神经内支（感觉支）损伤会使喉部黏膜感觉丧失，在进食时，特别是饮水时引起呛咳；喉上神经外支（运动支）损伤会使环甲肌瘫痪，引起声带松弛，音调降低。一般经理疗后可自行恢复。术后进食有呛咳者，应取坐位进半流质饮食或干食，吞咽不可过快，特别注意饮水时避免误咽。

4) 手足抽搐：多在术后 1 ～ 3 天出现。因术中误伤甲状旁腺或其血液供给受累，引起甲状旁腺功能低下，继而血钙浓度下降，引起手足抽搐。多数病人症状轻且短暂，常在术后 1 ～ 2 天出现面部、唇或手足的针刺感、麻木或强直感；少数严重者出现面肌和手足阵发性痉挛，甚至发生喉和膈肌痉挛，引起窒息死亡。发生抽搐后，应限制病人进食肉类、乳品和蛋类等含磷较高的食物，以免影响钙的吸收。症状轻者，口服葡萄糖酸钙或乳酸钙；症状较重者或长期不能恢复者，可加服维生素 D_3。最有效的治疗是口服双氢速固醇油剂，能明显提高血钙。抽搐发作时，静脉注射 10% 葡萄糖酸钙 10 ～ 20ml。

5) 甲状腺危象：多发生在术后 12 ～ 36h 内，是甲亢的严重并发症。多与术前准备不充分、甲亢症状未能很好控制及手术应激有关。表现为高热（> 39℃）、脉快而弱（> 120 次 / 分）、烦躁、谵妄、大汗、呕吐、腹泻，若未及时处理会迅速发展为昏迷、虚脱、休克，甚至死亡。一旦出现症状，应立即吸氧，绝对卧床休息，呼吸困难时取半卧位，遵医嘱使用肾上腺素能阻滞剂、碘剂、氢化可的松、镇静剂、葡萄糖等，应用人工冬眠疗法，以降低体温和病人的耗氧，保持水、电解质及酸碱平衡。病情一般 36 ～ 72h 好转，1 周左右恢复。

护考链接

甲亢病人行甲状腺次全切除术后最危急的并发症是

A. 呼吸困难和窒息
B. 甲状腺危象
C. 喉返神经损伤
D. 喉上神经损伤
E. 手足抽搐

分析：选 A。本题考查甲状腺功能亢进术后并发症的观察和处理。

考点：术后并发症的观察及配合治疗

（三）心理护理

1. 术前　甲亢病人焦虑、紧张的情况较为严重，护理人员应多与病人交谈，向病人介绍手术的意义及手术前后应配合的事项，消除病人的顾虑和对手术的恐惧。对于精神过度紧张、失眠的病人，可遵医嘱给予镇静、催眠药。

2. 术后 术后与病人进行耐心细致的沟通和交流，了解病人的心理状态，给予适当的解释和安慰；关心病人术后的康复过程，采取措施缓解术后不适及并发症，引导病人调整心态，积极配合治疗和护理。

五、健康指导

(1) 指导病人自我控制情绪，保持心境平和，合理安排工作和休息，避免过度劳累和精神刺激。

(2) 指导病人遵医嘱坚持长期按时按量服药，教会病人服用碘剂的方法。

(3) 教会病人自我检查和护理的方法：每日起床前自测脉搏，定期测量体重，脉搏减慢、体重增加是治疗有效的标志。上衣领口宜宽松，避免压迫颈部。严禁用手挤压甲状腺，以免甲状腺激素分泌过多而加重病情。

(4) 叮嘱出院病人应定期复查，以了解甲状腺功能。若发现颈部出现凹凸不平、肿块，或出现心悸、手足发麻、抽搐等现象应及时就诊。

第 2 节 甲状腺肿瘤病人的护理

一、概 述

甲状腺腺瘤是最常见的甲状腺良性肿瘤，多见于 40 岁以下的女性。按形态学可分为滤泡状和乳头状囊性腺瘤两种。滤泡状腺瘤多见，有完整的包膜；乳头状囊性腺瘤少见，常不易与乳头状腺癌区分。甲状腺腺瘤有引起甲亢（发生率约为 20%）或恶变（发生率约为 10%）的可能。

甲状腺癌是最常见的甲状腺恶性肿瘤，约占全身恶性肿瘤的 1%。按病理类型可分为乳头状癌、滤泡状癌、未分化癌、髓样癌。除髓样癌外，绝大多数甲状腺癌起源于滤泡上皮细胞。

二、护理评估

（一）健康史

了解病人的年龄、性别，询问有无结节性甲状腺肿等甲状腺病史；有无相关疾病的家族史；是否有放射碘治疗史。

（二）身体状况

1. 甲状腺腺瘤 早期多无自觉症状，常在无意中或体检时发现颈部有圆形或椭圆形结节，多为单发。质地稍硬，表面光滑，边界清楚，无压痛，可随吞咽上下移动。甲状腺腺瘤生长缓慢，但乳头状囊性腺瘤因囊壁血管破裂发生囊内出血时，肿瘤可在短期内迅速增大，局部出现胀痛。继发甲亢者可有相应表现。

2. 甲状腺癌 早期无明显症状，仅在甲状腺内发现肿块，质硬、表面不平、固定、吞咽时上下移动性小。甲状腺癌生长速度较快。晚期出现声音嘶哑、呼吸困难、吞咽困难，当交感神经受压时引起 Horner 综合征，侵犯颈丛时出现耳、枕、肩等处疼痛，转移至局部淋巴结及远处器官出现相应转移表现。不同病理类型，其临床特点各异（表 11-1）。

表 11-1　各类甲状腺癌的临床特点

病理类型	好发年龄	占比	恶性程度	临床特点	预后
乳头状癌	30～45 岁女性	60%	低	多单发，生长缓慢，以颈部淋巴转移为主	好
滤泡状癌	50 岁左右	20%	中	多单发，发展较快，以血行转移为主	较好
未分化癌	70 岁左右	15%	高	发展迅速、弥漫性肿大，可经颈淋巴或血行转移	很差
髓样癌	—	5%	中	常有家族史，可分泌降钙素致血钙降低等，可经颈淋巴和血行转移	较差

（三）心理 - 社会状况

病人初识病情后，常担忧肿块的性质和预后，表现出惶恐不安；女性病人也往往为颈部瘢痕对自我形象的影响而焦虑。

（四）辅助检查

1. 实验室检查　血清降钙素测定有助于髓样癌的诊断。

2. 影像学检查　B 超检查可提示甲状腺肿块的解剖信息，区别实质性或囊性肿块。X 线检查可了解气管有无移位受压。

3. 针吸涂片细胞学检查　应用广泛，诊断率高，有助于诊断肿块良恶性，为精确选择治疗方法提供依据。

4. 放射性 ^{131}I 或 ^{99m}Tc 扫描　补充体格检查所见，提供甲状腺功能活动情况。甲状腺腺瘤多为温、凉或冷结节，边界较清楚。甲状腺癌多为冷结节，边界一般较模糊。

（五）治疗要点与反应

1. 甲状腺腺瘤　甲状腺腺瘤有引起甲亢和恶变的可能，应早期手术切除。切除范围为包括腺瘤的患侧甲状腺大部分或部分（腺瘤小），切除标本必须立即行冰冻切片检查，以判定有无恶变。

2. 甲状腺癌　以手术治疗为主。手术治疗是除未分化癌（放疗为主）以外的各型甲状腺癌的基本治疗方法，并辅以核素、甲状腺激素及放射外照射等治疗。手术范围与肿块病理类型相关，范围最小的是腺叶加峡部切除，最大的是甲状腺全切除，并根据病变情况决定是否行颈淋巴结清扫。甲状腺癌次全或全切术者应终身服用甲状腺素片，以预防甲状腺功能减退及抑制 TSH。

考点：甲状腺肿瘤的治疗方法

三、护理问题

1. 焦虑　与担心手术及预后有关。

2. 疼痛　与局部肿块压迫、囊性肿块内出血或手术创伤有关。

3. 潜在并发症：呼吸困难或窒息、喉返神经损伤、喉上神经损伤、手足抽搐、甲状腺功能减退。

四、护理措施

（一）术前护理

与甲亢、肿瘤病人的护理措施基本相同。

（二）术后护理

与甲亢、肿瘤病人的护理措施基本相同，不同点在于：

1. 饮食 同甲亢，但甲状腺癌行颈淋巴结清扫术后，因手术创伤较大，病人全身和局部反应较严重，多在术后 2～3 天开始进食，禁食期间应遵医嘱补充水、电解质及必要的营养素。

2. 镇静镇痛 行颈淋巴结清扫的病人，创面较广泛，手术创伤大，病人多有疼痛不适，可给予镇静镇痛药，既利于休息，又可减轻病人因切口疼痛而不敢或不愿咳嗽的现象，以保持呼吸道通畅和预防肺部并发症。

考点：甲状腺素片的用药护理

3. 用药护理 甲状腺癌次全或全切术者应终身服用甲状腺素片。开始为每日 10～20mg，逐渐增加至维持量每日 80～120mg，少数病人需每日 160mg。用药期间注意定期监测血浆 T_4 和 TSH，如出现心悸、手颤、怕热、腹泻等类似甲亢症状或倦怠、无力、怕冷等类似甲低症状，应考虑药物过量或药量不足，及时报告医生，遵医嘱调整用药剂量。

五、健康指导

1. 功能锻炼 对于行颈淋巴结清扫者，斜方肌可有不同程度的受损，术后病人切口愈合后应加强肩关节和颈部功能锻炼至少持续至出院后 3 个月，并随时保持患侧上肢高于健侧，以防肩下垂。

2. 指导用药 对于甲状腺癌次全或全切术病人，应告知其服药方法及注意事项，嘱咐其遵医嘱终身服用甲状腺素制剂，如有异常，及时到医院检查。

3. 定期复查 出院后定期复查，并坚持 10 年以上。教会病人自行检查颈部、胸部等，若发现结节、肿块等异常情况，应及时就诊。

链接

吃碘盐能预防核辐射吗?

2011 年 3 月 11 日，日本大地震引发了福岛核电站核泄漏事故，其中 ^{131}I 是本次福岛核泄露的主要核素之一。甲状腺会主动摄取碘，无放射性的碘占据甲状腺，能阻止 ^{131}I 进入甲状腺。但是预防服用的碘是超大剂量的，成年人推荐服用量为 100mg，孕妇和 3～12 岁的儿童服用量为 50mg，3 岁以下儿童服用量为 25mg。

我国目前碘盐内的碘浓度是 30mg/kg，如果要达到预防放射性碘进入甲状腺的目的，成人需要一次服用 3kg 以上碘盐，这显然是不切合实际的。因为正常成人的合理安全的碘摄入量是 0.15～0.3mg/d（相当于每天 5～10g 碘盐），过量服用碘盐对预防核辐射无益，相反会危害自己的健康。

第 3 节　常见颈部肿块的护理

一、概　　述

颈部肿块在临床上较为多见，是颈部肿瘤、炎症、先天性疾病等常见体征，为颈部或非颈部疾病的共同表现。其中恶性肿瘤占相当比例。

（一）病因分类

1. 肿瘤 有原发性和转移性肿瘤两类。前者有甲状腺癌、恶性淋巴瘤、涎腺瘤等。后者原发病灶常为位于口腔、鼻咽部、甲状腺、肺、纵隔、乳房、胃肠道和胰腺等处的恶性肿瘤。

2. 炎症　包括急性、慢性淋巴结炎、淋巴结核、涎腺炎、软组织化脓感染等。

3. 先天性畸形　甲状腺舌管囊肿或瘘、胸腺咽管囊肿或瘘、囊状淋巴管瘤（囊状水瘤）、颏下皮样囊肿等。

（二）常见颈部肿块

除甲状腺肿块外，常见颈部肿块有以下5类：

1. 慢性淋巴结炎　临床常见，多继发于头、面、颈部炎症病灶。肿大的淋巴结常散见于颈侧区或下颏下区，多如绿豆至蚕豆样大小，较扁平，硬度中等，表面光滑，能推动，有轻度压痛或无压痛。本身不需治疗，其治疗重点在于原发炎症病灶的处理。

2. 颈部淋巴结结核　初起无疼痛，进行性肿大，累及单侧或双侧颈深淋巴结以及腮部、枕骨下、颌下与锁骨上淋巴结。病期常为1～3个月或更长，呈多颗淋巴结肿大、散在性、可推动。随疾病发展可融合成团块、固定、不能推动，最后干酪样坏死，形成寒性脓肿，破溃后流出豆渣或米汤样脓液。可采用全身抗结核疗法，少数局限性可推动且淋巴结较大者，可以手术切除。形成寒性脓肿而未破溃者，可拟行穿刺抽脓并注入抗结核药物。已破溃形成慢性窦道者，可行病灶刮除术，并加强换药。

3. 甲状舌管囊肿　系未完全退化闭锁的甲状腺舌管所形成的先天性畸形。甲状腺舌管通常在胎儿6周左右自行闭锁，如退化不全，则形成先天性囊肿，感染破溃后成为甲状舌管瘘。当囊肿内积液增到一定程度才引起注意，多见于15岁以下儿童，男性为女性的2倍。常位于颈部中线、舌骨下直径为1～2cm的圆形肿块，表面光滑无压痛，有囊性感，能随吞咽或伸、缩舌而上下移动为其特征。感染破溃后即形成瘘管，瘘管可向上延伸，经久不愈。手术治疗时必须将囊肿或瘘管连同舌骨中段完整切除，并切除舌骨上方与其相邻的肌肉，直达舌根部，以免复发。

4. 恶性淋巴瘤　包括霍奇金病和非霍奇金病，是来源于淋巴组织的恶性肿瘤。其多见于男性青壮年，肿大淋巴结常先出现于一侧或两侧的颈侧区，散在、稍硬、无压痛、活动度尚可，以后肿大的淋巴粘连成团，生长迅速，腋窝、腹股沟淋巴结和肝脾肿大，并有不规律的高热。血常规检查对诊断有一定帮助，但明确诊断需依靠淋巴结的病理检查。以放、化疗为首选治疗方法。

5. 转移性肿瘤　约占颈部恶性肿瘤的3/4，在颈部肿块中，发病率仅次于慢性淋巴结炎和甲状腺疾病。其原发癌病灶多数在头颈部（如鼻咽癌、甲状腺癌）的转移；其次来源于乳腺、肺、纵膈、食管、胃肠等脏器。经早发现、早诊断、早治疗可改善患者预后。

二、护理措施

涉及颈部手术者参见第11章第1、2节，转移性肿瘤应兼顾原发性肿瘤的护理。

小结

甲状腺功能亢进症是由各种原因导致正常甲状腺素分泌的反馈调节异常，引起循环中甲状腺素异常增多，而出现以全身代谢亢进为主要特征的疾病总称。甲状腺肿瘤分为良性肿瘤和恶性肿瘤，以肿块为其主要表现，需通过病理检查确诊。甲状腺癌的病理类型较多，不同病理类型的肿瘤的临床表现、治疗方法及预后等差异较大。以上3种疾病手术后，可出现呼吸困难和窒息、喉返神经损伤、喉上神经损伤、手足抽搐等并发症，为避免其发生，要充分做好术前准备和术后护理工作，才能保证患者如期康复。

（张　维）

自测题

A_1/A_2 型题

1. 判断甲亢病情严重程度的主要根据是
   A. 突眼程度　B. 甲状腺大小
   C. 情绪是否稳定　D. 体重是否增加
   E. 脉率和脉压大小
2. 甲状腺大部分切除手术前病人应练习的体位是
   A. 半卧位　B. 俯卧位
   C. 去枕平卧位　D. 垫枕平卧位
   E. 头颈过伸位
3. 硫氧嘧啶类药物治疗甲亢的作用是
   A. 抑制甲状腺球蛋白的分解
   B. 抑制交感神经的兴奋，使心率减慢
   C. 抑制甲状腺激素的释放
   D. 使甲状腺血运减少，腺体变小变硬
   E. 阻止甲状腺激素的合成
4. 甲亢术前药物准备下列哪一项是错误的
   A. 单用β受体阻滞剂作准备
   B. β受体阻滞剂与碘剂合用
   C. 卢戈液每日3次，每次15滴开始，逐日每次减少一滴，至每次3滴时止
   D. 甲亢明显，先服硫氧嘧啶类药物，待症状基本控制后停服，改用碘剂1～2周
   E. 甲亢明显，先服他巴唑或甲亢平等，待症状基本控制后停服，改用碘剂2周
5. 甲状腺腺瘤临床特点的叙述，错误的是
   A. 多为单发
   B. 圆形或椭圆形，表面光滑
   C. 中等硬度，无压痛
   D. 随吞咽而上下移动
   E. 均不发生甲亢或恶变
6. 病人，男，30岁，入院后行甲状腺次全切除术，手术顺利，送回病室途中患者突诉胸闷、发绀、声嘶，检查敷料为血渗湿。其原因为
   A. 喉返神经损伤
   B. 喉头水肿
   C. 切口内出血，血肿压迫气管
   D. 甲状腺危象
   E. 以上都不是
7. 病人，女，28岁，甲状腺手术后出现进食时（尤其是饮水时）呛咳，音调降低，其原因为
   A. 单侧喉返神经损伤
   B. 两侧喉返神经损伤
   C. 喉上神经内侧支损伤
   D. 喉上神经外侧支损伤
   E. 喉上神经内、外侧支损伤
8. 病人，男，30岁，甲亢行双侧甲状腺次全切除术后第3天出现面部和手脚麻木强直感，以手指叩耳前部刺激面神经时，可诱发同侧口角抽动，其原因可能是
   A. 双侧喉返神经损伤　B. 喉头水肿
   C. 甲状腺危象　D. 甲状旁腺被误切
   E. 喉上神经损伤
9. 病人，男，32岁，甲亢行双侧甲状腺次全切除术后第3天出现面肌和手足疼痛性痉挛，应立即给予
   A. 多吃肉，蛋白、乳品
   B. 10% 葡萄糖酸钙静脉缓慢注射
   C. 口服维生素 D_3
   D. 口服乳酸钙
   E. 口服二氢速变固醇
10. 病人，女，30岁，甲亢行双侧甲状腺次全切除术，术后12h病人出现高热、脉速（每分钟达120次以上），烦躁不安，其原因可能是
   A. 双侧喉返神经损伤
   B. 伤口内血肿，压迫气管
   C. 甲状旁腺被误切
   D. 肺炎
   E. 甲状腺危象

A_3/A_4 型题

（11～13题共用题干）

病人，女，30岁，甲状腺肿大1年，有怕热多汗、心悸现象，乏力，易疲劳。检查：心率100次/分，呼吸22次/分，血压130/70mmHg，双侧甲状腺弥漫性肿大，眼球稍突，

有震颤，心肺无异常。

11. 对病人病情诊断最有价值的辅助检查是

A. B 超检查　　B. CT 检查

C. 心电图检查　　D. T_3、T_4 测定

E. 血清钙、磷测定

12. 该病人的基础代谢率为

A. 49%　　B. -49%　　C. 59%

D. -59%　　E. 60%

13. 该病人的基础代谢率属于

A. 偏低　　B. 正常　　C. 轻度甲亢

D. 中度甲亢　　E. 重度甲亢

（14 ～ 16 题共用题干）

病人，女，40 岁，因重度甲状腺功能亢进症入院，拟在全麻下行甲状腺次全切术。术前晚，病人因担忧手术辗转反复，彻夜难眠。

14. 病人目前最主要的护理问题是

A. 焦虑

B. 营养失调：低于机体需要量

C. 自我形象紊乱

D. 体液不足

E. 甲状腺危象

15. 术后第二天上午，病人出现烦躁不安、大汗淋漓、恶心、呕吐，腹泻，体温 40℃，脉搏 140 次 / 分，呼吸 25 次 / 分，血压 140/90mmHg。病人最可能发生的问题是

A. 输液反应　　B. 急性肺水肿

C. 术中误伤甲状旁腺　　D. 术后伤口感染

E. 甲状腺危象

16. 病人发生这种问题的原因可能是

A. 硫氧嘧啶类药物服用过多

B. 碘剂准备时间不够

C. 术前焦虑未能很好控制

D. 手术过度刺激，出血多

E. 甲状腺切除不够

12

第 12 章　乳房疾病病人的护理

乳房是女性的第二性征器官，位于胸大肌浅表，约在第 2 和第 6 肋骨水平的浅筋膜之间。随着社会生活节奏的加快，乳腺疾病的发病率呈逐年上升的趋势，已经威胁到我国广大女性的健康。早期进行乳腺保健，实现早发现、早诊断、早治疗，对提高女性生活质量有非常重要的意义。

第 1 节　急性乳腺炎病人的护理

案例 12-1

病人，女，26 岁，3 周前剖宫产一女婴，产后一直母乳喂养，经常抱宝宝哺乳入睡，近日，病人出现畏寒乏力，体温 38.7℃，左侧乳房胀痛，局部皮肤红肿、触痛明显，诊断为急性乳腺炎。

问题：

1. 病人发生本病的原因是什么？

2 . 如何对病人进行健康指导？

一、概　　述

急性乳腺炎是乳房的急性化脓性感染，多见于产后哺乳期妇女，尤以初产妇多见，常于产后 3 ～ 4 周发病。

病因：除病人产后抵抗力下降外，还与以下因素有关。

护考链接

急性乳腺炎最主要的病因是

A. 乳汁分泌障碍

B. 哺乳次数过多

C. 乳汁淤积

D. 乳腺组织发育不良

E. 局部抵抗力下降

分析：乳汁淤积是导致急性乳腺炎最主要的病因。答案：C。

考点：急性乳腺炎常见的病因

1. 乳汁淤积　原因可能是乳汁过多或婴儿吸乳过少；乳头发育不良（过小或凹陷），妨碍正常哺乳；乳管不通畅影响乳汁排出。

2. 细菌入侵　乳头破损或皲裂是细菌沿淋巴管入侵感染的主要途径。致病细菌以金黄色葡萄球菌为主，其次是化脓性链球菌。

二、护理评估

（一）健康史

评估病人有无乳头凹陷、过小或乳管不通畅以及是否存在乳汁过多等情况；病人哺乳是否正常，有无乳头破损或者皲裂。

（二）身心状况

病人患侧乳房胀痛，患处变硬。炎症继续发展，病人有寒战高热、不适，脉搏加快，患侧乳房呈搏动性疼痛，哺乳时疼痛加剧。检查可见乳房肿胀、皮肤潮红、触痛；常在短期内软化形成脓肿，根据脓肿的位置可分为乳房内脓肿、乳晕下脓肿和乳房后脓肿（图 12-1）。位置较浅则有波动感，表浅的脓肿可自行向外溃破。较深者局部仅有水肿，触痛，穿刺可抽得脓液。患侧腋窝淋巴结肿大，有压痛。

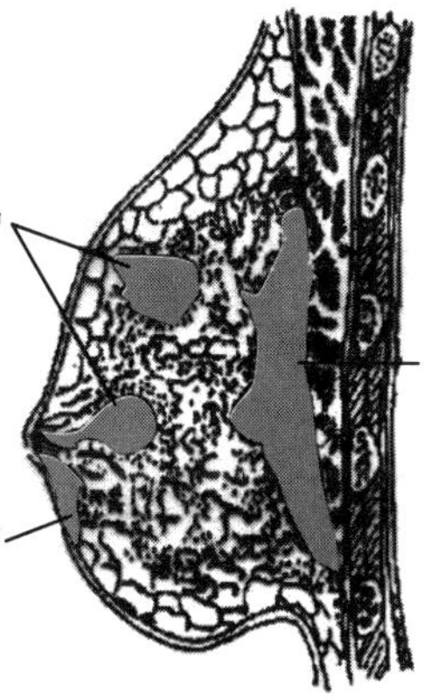

图 12-1　乳房脓肿的不同部位

（三）辅助检查

1. 实验室检查　血常规检查白细胞计数和中性粒细胞比例均升高。

2. 超声波检查　脓肿较深者，可明确脓肿的大小和位置，有利于引导切开排脓。

3. 诊断性穿刺　在乳房波动或者压痛最明显的部位进行穿刺，抽到脓液表示脓肿已形成，脓液需进行细菌培养和药物敏感试验。

（四）治疗要点与反应

治疗原则包括控制感染，排空乳汁。

1. 一般处理　炎症早期患侧乳房应停止哺乳，外力协助排空乳汁；局部热敷或理疗。感染严重或脓肿引流后并发乳瘘，应停止哺乳。

2. 抗感染　应早期、足量应用抗生素。首选青霉素类抗生素，或根据脓液的细菌培养和药物敏感试验结果选用。亦可用清热解毒类中药，如蒲公英、野菊花等。

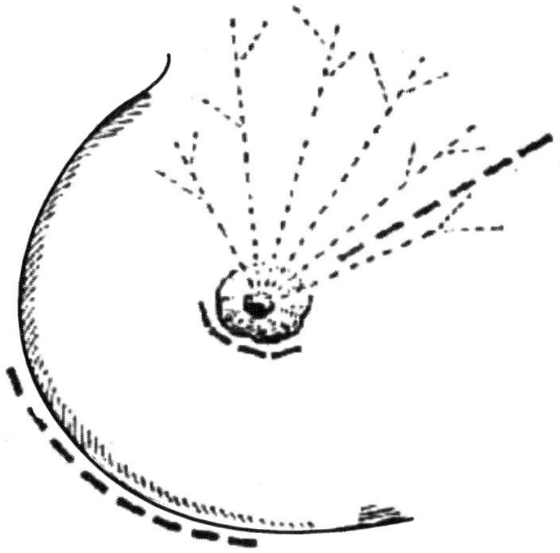
图 12-2　乳房脓肿的切口

3. 脓肿形成后应及时切开引流　脓肿切开引流时应注意：乳房内脓肿切口呈放射状，以免损伤乳管发生乳瘘；乳晕下脓肿可沿乳晕边缘作弧形切口；乳房后脓肿可在乳房下缘作弓形切口（图 12-2）。

4. 终止乳汁分泌　感染严重、脓肿引流后或并发乳瘘者应终止乳汁分泌。常用方法：①口服溴隐亭 1.25mg，每日 2 次，服用 7 ～ 14 日；或己烯雌酚 1 ～ 2mg，每日 3 次，共 2 ～ 3 日；②肌内注射苯甲酸雌二醇 2mg，每日 1 次，至乳汁分泌停止；③中药炒麦芽，每日 60mg 水煎，分 2 次服用，共 2 ～ 3 日。

考点：急性乳腺炎的治疗原则

三、护理问题

1. 疼痛　与乳腺炎症、脓肿、乳汁淤积有关。

2. 体温过高 与乳腺炎症有关。

3. 知识缺乏：缺乏哺乳和预防急性乳腺炎的相关知识。

四、护理措施

（一）心理护理

鼓励病人讲出焦虑原因，帮助病人克服疼痛，尽量满足病人生活上的需要。介绍预防乳腺炎的相关知识，指导病人及家属合理喂养婴儿。

（二）一般护理

病人应多休息，注意个人卫生，给予营养丰富、易消化的流质或半流质饮食，并嘱病人少食多餐。

（三）配合治疗的护理

(1) 患侧乳房停止哺乳，定时用吸乳器吸净乳汁。

(2) 用宽松的胸罩托起乳房，减轻疼痛和肿胀。

(3) 局部用药物外敷、热敷或理疗，促进局部血液循环和炎症消散。

(4) 定时监测生命体征，高热者给予物理降温，必要时遵医嘱应用解热镇痛药。

(5) 遵医嘱早期、足量应用抗生素。

(6) 局部脓肿切开排脓后，保持引流通畅，注意观察引流脓液量、颜色及气味的变化，及时更换切口敷料。

五、健康指导

1. 妊娠期 在孕期经常用温水、肥皂水洗擦乳头、乳晕，以加强皮肤的坚韧；有乳头内陷者，应在分娩前 3 ～ 4 个月开始每天挤捏、提拉乳头，也可以用吸乳器吸引，使乳头外突。

2. 哺乳期

(1) 保持乳头清洁。产后每次哺乳前后均需清洗乳头，以保持局部清洁和干燥。

(2) 养成良好的哺乳习惯。要先用一侧哺乳，并使乳汁吸尽，不能吸尽时，如有乳汁淤积，应及时用吸乳器或手法按摩排空乳汁，这是预防乳腺炎的关键。

(3) 乳头破损或皲裂。乳头或乳晕有皲裂或破损时暂停哺乳，并使用吸乳器吸尽乳汁，乳头局部用温水清洗后涂抗生素软膏，待伤口愈合后，再行哺乳。

考点：急性乳腺炎病人的健康指导

(4) 婴儿口腔。保持婴儿口腔卫生，预防或及时治疗婴儿口腔炎症，避免婴儿含乳头睡觉的坏习惯。

案例 12-1 分析

1. 病人为初产妇，缺乏哺乳经验，抱宝宝哺乳入睡可导致细菌逆行侵入，导致急性乳腺炎。

2. 每次哺乳前后均需清洗乳头，以保持局部清洁和干燥；要先用一侧哺乳，并使乳汁吸尽，不能吸尽时，如有乳汁淤积，应及时用吸乳器或手法按摩排空乳汁，这是预防乳腺炎的关键；保持婴儿口腔卫生，避免婴儿含乳头睡觉的坏习惯。

第 2 节　乳腺癌病人的护理

案例 12-2

病人，女，52 岁。1 年半前无意中发现右侧乳腺外上有一黄豆大小的肿块，无不适，也未重视。近 3 个月来生长迅速，并有乳房皮肤凹陷。就诊查体：双乳不对称，右侧外上象限明显隆起，乳头略向下凹陷。触诊发现一直径 3cm 肿块，质地较硬，与周围分界不清。右侧腋窝可触及 2 个肿大淋巴结。

问题：

1. 病人最有可能的诊断是什么？
2. 术后护理应该注意哪几个方面？

一、概　　述

乳腺癌是女性发病率最高的恶性肿瘤之一，在我国占全身各种恶性肿瘤的 7% ～ 10%。近几年乳腺癌的发病率呈上升趋势，在部分大城市已经超过子宫颈癌，居女性恶性肿瘤之首。本病多见于 40 ～ 65 岁的妇女，少数 60 岁左右的男性也可发生。

（一）病因

乳腺癌的病因尚不清楚。目前认为与下列因素有关：

1. 内分泌因素　乳腺是内分泌激素的作用器官，其中雌酮和雌二醇与乳腺癌的发病有直接关系。

2. 遗传因素　一级亲属中有乳腺癌病史者，发病危险性是普通人群的 2 ～ 3 倍。

3. 月经及生育史　初潮年龄早于 12 岁者发病的危险性为年龄大于 17 岁者的 2.2 倍。绝经年龄大于 50 岁者较小于 45 岁的危险性增加。初产年龄在 35 岁以后者或 40 岁以上未孕者，危险性高。

4. 乳腺良性疾病　乳腺小叶有上皮高度增生或不典型增生者可能与乳腺癌的发病有关。

5. 环境因素与生活方式　如北美、北欧地区乳腺癌发病率是亚洲地区的 4 倍。营养过剩、肥胖、高脂肪饮食可加强或延长雌激素对乳腺上皮细胞的刺激，从而增加发病机会。

（二）病理

1. 病理分型

(1) 非浸润性癌：包括导管内癌、小叶原位癌及乳头湿疹样乳癌。此型属早期，预后较好。

(2) 早期浸润性癌：包括早期浸润性小叶癌、早期浸润性导管癌。此型仍属早期，预后较好。

(3) 浸润性特殊型癌：包括乳头状癌、髓样癌、小管癌、鳞状细胞癌、黏液腺癌、腺样囊性癌等。此型一般分化较高，预后尚好。

(4) 浸润性非特殊型癌：包括浸润性小叶癌、浸润性导管癌、硬癌、髓样癌等。此型一般分化较低，预后较上述类型差，并且是乳腺癌中最常见的类型，占 70% ～ 80%。

2. 转移途径

(1) 淋巴转移：癌细胞沿淋巴管侵入同侧腋窝淋巴结，然后侵入锁骨上下淋巴结，再侵入静脉血流而发生远处转移。淋巴转移是乳腺癌最常见的转移方式。

考点：乳腺癌中最常见的转移途径

(2) 血运转移：癌细胞可经淋巴途径进入静脉，也可直接侵入血循环而向远处转移。最常见的远处转移部位为肺、骨和肝。

(3) 直接浸润：癌细胞沿导管或筋膜间隙蔓延，从而浸润皮肤、胸肌、胸筋膜等周围组织。

二、护理评估

（一）健康史

询问病人的月经史、孕育史、哺乳情况、饮食习惯、生活环境等；既往有无患乳房良性肿瘤；有无乳癌家族史。

（二）身心状况

1. 常见乳腺癌

(1) 乳房肿块：早期最常见的表现为患侧乳房无痛性、单发小肿块，病人常在洗澡或更衣时无意中发现，早期尚可活动，进一步增大时，表面不光滑，质硬与周围组织分界不很清楚，活动度差。肿块最常见于乳房的外上象限（45% ～ 50%），其次为乳晕区（15% ～ 20%）和内上象限（12% ～ 15%）。

考点：乳腺癌的早期表现及外形改变特点典型表现

(2) 乳房外形改变：随着肿瘤生长，可引起乳房的局部隆起。若癌肿累及 Cooper 韧带，可使其缩短而导致肿瘤表面的皮肤凹陷，称为“酒窝征”（图 12-3）。乳头或乳晕邻近的癌肿因侵入乳管使之缩短，可把乳头牵向癌肿一侧，使乳头扁平、凹陷或者回缩。癌肿继续增大，如皮下淋巴管被癌细胞堵塞，引起淋巴回流障碍，出现真皮水肿，在毛囊处形成点状凹陷，皮肤呈“橘皮样”改变（图 12-4）。

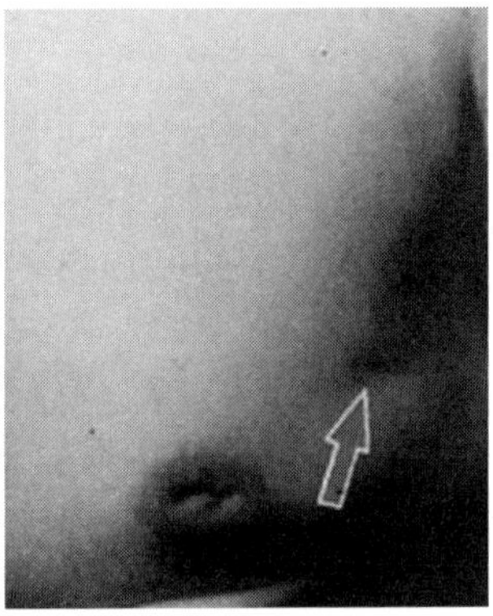

图 12-3　乳房“酒窝征”

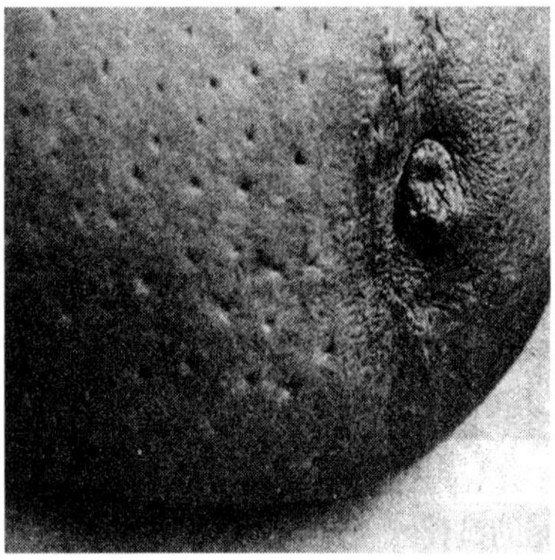

图 12-4　乳房“橘皮征”

(3) 晚期变化：肿块固定，癌肿侵入胸筋膜和胸肌时，固定于胸壁不易推动。癌细胞侵犯大片乳房皮肤时，可出现多个坚硬小结节或条索，呈卫星样围绕原发病灶称其为卫星结节。如果结节彼此融合、弥漫成片，可延伸至背部和对侧胸壁，致胸壁紧缩呈铠甲状称其为铠甲胸，病人呼吸受限。有时癌肿侵犯皮肤可破溃形成菜花状溃疡，常有恶臭，易出血。

(4) 转移征象

1) 淋巴转移：最初多见于患侧腋窝。肿大的淋巴结先是少数散在，质硬、无痛、可被推动，继之数目增多并融合成团，甚至与皮肤或深部组织粘连。

2) 血运转移：乳腺癌转移至肺、骨、肝时，可出现相应症状。肺转移者可出现胸痛、气急，骨转移者可出现局部骨疼痛，肝转移者可出现肝肿大或黄疸等。

2. 特殊类型乳腺癌

(1) 炎性乳腺癌：发病率低，多见于年轻女性。表现为患侧乳房皮肤红、肿、热、硬，类似急性炎症，但无明显肿块。病变开始比较局限，而后癌肿迅速浸润整个乳房，常可累及对侧乳房。本病恶性程度高，发展迅速，早期即转移，预后极差，病人常在发病数月内死亡。

(2) 乳头湿疹样乳腺癌：少见。乳头有瘙痒、烧灼感，而后出现乳头和乳晕区皮肤发红、糜烂，如同湿疹样，进而形成溃疡；有时覆盖黄褐色鳞屑样痂皮，病变皮肤较硬。部分患者于乳晕区可扪及肿块。本病恶性程度低，发展慢，腋窝淋巴结转移较晚。

3. 乳腺癌的临床分期

(1) TNM 国际分期法：T 指原发肿瘤的大小，从小到大依次为 T_1、T_2、T_3、T_4；N 指局部淋巴结转移的情况，可分为 N_0 ～ N_3；M 指远处转移的情况，M_0 指无远处转移，M_1 指有远处转移。

(2) 临床分期法，根据癌肿的大小、与皮肤或胸肌粘连程度以及腋窝淋巴结转移情况共分 4 期，即Ⅰ期、Ⅱ期、Ⅲ期、Ⅳ期。

Ⅰ期：肿块完全限于乳腺组织内，直径不超过 2cm，与皮肤无粘连，腋窝淋巴结无转移。

Ⅱ期：肿瘤直径为 3 ～ 5cm，与皮肤有粘连或无粘连，有一定活动度，腋窝有肿大淋巴结，但无融合趋势。

Ⅲ期：肿瘤直径超过 5cm，与皮肤有粘连，或与胸肌有粘连，或穿破皮肤，同侧腋窝淋巴结肿大，有融合但可推动。

Ⅳ期：肿瘤广泛侵犯乳腺皮肤，或形成卫星结节，或与胸壁固定，或广泛淋巴结转移，或远处转移。

4. 心理 - 社会状况　爱美是女性的天性，面对恶性肿瘤对生命的威胁以及不确定的疾病预后，病人都会产生紧张恐惧的心理。尤其是年轻女性乳房外形的改变，对她们更是致命的打击。护士应注意评估病人及家属对疾病以及自身形象变化的认知程度和心理承受能力。

（三）辅助检查

1. 影像学检查

(1) X 线检查：常用方法是钼靶 X 线摄片和干板照相。钼靶 X 线摄片可作为乳腺癌的普查方法，是早期发现乳腺癌的最有效方法。X 线可发现乳房内密度增高的肿块影，边界不规则，或呈毛刺状，或见细小钙化灶。

(2) B 超检查：能清晰显示乳房各层次软组织结构及肿块的形态和质地，能显示直径在 0.5cm 以上的乳房肿块。

(3) 磁共振：敏感性高于 X 线检查。在国外及国内一些大城市已经广泛应用于乳腺癌的早期诊断。

2. 活组织病理检查　目前常用细针穿刺细胞学检查，多数病例可获得较肯定的细胞学诊断，但有一定的局限性。

近年来，结合超声、钼靶 X 线摄片、磁共振显像等进行立体定位空心针穿刺活组织检查在临床上应用逐渐增多，此法具有定位准确、取材量多、阳性率高等特点。

（四）治疗要点与反应

手术治疗为主，辅以化学药物、放射、内分泌、生物等综合治疗措施。

1. 手术治疗 是最根本的治疗方法。手术适应证为TNM分期法的0、Ⅰ、Ⅱ期及部分Ⅲ期患者。已有远处转移、全身情况差、主要脏器有严重疾病及不能耐受手术者属手术禁忌。

(1) 乳癌根治术：切除整个乳房、胸大肌、胸小肌、腋窝及锁骨下淋巴结。

(2) 乳癌改良根治术：单纯乳腺切除，同时做腋窝淋巴结清除，术后外观效果较好，目前已成为常用的手术方式。适用于第Ⅰ期乳腺癌。

(3) 保留乳房的乳腺癌切除术：手术包括完整切除肿块及腋窝淋巴结清扫。适用于临床Ⅰ期、Ⅱ期的病人。

(4) 乳癌扩大根治术：在根治术的基础上进行腋下、腋中、腋上以及胸廓内动、静脉和周围淋巴结的清除。该术式目前较少应用。

(5) 全乳房切除术：切除整个乳房，包括腋窝部和胸大肌筋膜。

2. 化学治疗 是重要的全身性辅助治疗，可以提高生存率。一般主张术后早期应用，治疗期为6个月左右，能达到杀灭亚临床转移灶的目的。

3. 内分泌治疗 可降低乳腺癌术后复发及转移，同时可减少对侧乳腺癌的发生率。

4. 放射治疗 属局部治疗手段。可降低Ⅱ期以上病人的局部癌肿。

5. 生物治疗 近年临床上推广应用的曲妥珠单抗注射液，通过转基因技术，对人类表皮生长因子受体2(HER2)过度表达的乳腺癌患者有一定效果。

三、护理问题

1. 自我形象紊乱 与手术前担心乳房缺失、术后乳房切除影响自我形象与婚姻质量有关。

2. 有组织完整性受损的危险 与留置引流管、患侧上肢淋巴引流不畅、头静脉被结扎、腋静脉栓塞或感染有关。

3. 知识缺乏：缺乏有关术后患肢功能锻炼的知识。

四、护理措施

（一）术前护理

1. 心理护理 患者面对恶性肿瘤的威胁、手术预后、乳房缺失等各种问题容易产生焦虑、恐惧的心理，应有针对性地进行心理护理，多了解和关心病人，向病人和家属耐心解释手术的必要性和重要性，帮助病人树立战胜疾病的信心、鼓励以良好的心态面对疾病和治疗。

2. 皮肤准备 做好严格的术前备皮，对手术范围大、需要植皮的病人，除常规备皮外，同时做好供皮区（如腹部或同侧大腿区）皮肤准备。乳房皮肤溃疡者，术前每天换药至创面好转。乳头凹陷者应清洁局部。

3. 终止妊娠或哺乳 妊娠期和哺乳期的病人，立即终止妊娠和哺乳，因为激素作用活跃可加速癌肿的生长。

（二）术后护理

1. 体位 术后麻醉清醒、血压平稳后取半卧位，以利于呼吸和引流。

2. 病情观察 术后严密观察生命体征的变化，观察切口敷料渗血、渗液情况，并予以记录。乳癌扩大根治术有损伤胸膜可能，病人若感胸闷、呼吸困难，应及时报告医生，以便早期发现和协助处理肺部并发症，如气胸等。

3. 饮食护理 病人术后6h后无麻醉反应可给予正常饮食，注意加强营养补充，以利于病人术后的恢复。

4. 伤口护理

(1) 有效包扎：手术部位用弹性绷带加压包扎，使皮瓣紧贴胸壁，防止积液、积气。包扎松紧度以能容纳一手指、维持正常血运、不影响呼吸为宜。一般持续7～10日，如松脱需及时重新加压包扎。

(2) 观察皮瓣血液循环：正常皮瓣的温度较健侧略低，颜色红润，并与胸壁紧贴，如皮瓣颜色暗红，提示血液循环欠佳，有可能坏死，应报告医师及时处理。

(3) 观察患侧上肢远端血液循环：如手指发麻、皮肤发绀、皮温下降、动脉搏动不能扪及，提示腋窝血管受压，应及时调整绷带的松紧度。

护考链接

病人，女，39岁。行右侧乳腺癌根治术，术后生命体征平稳。家属探视时感觉伤口处包扎过紧，问护士"为什么包的这么紧啊？"护士的正确解释是

A. 防止感染　B. 保护伤口
C. 防止皮瓣坏死　D. 有利于引流
E. 利于肢体功能恢复

分析： 选C，乳腺癌术后需加压包扎，使皮瓣紧贴胸壁，防止皮瓣坏死。

5. 引流管的护理 妥善固定引流管，保持有效的负压吸引，保持引流通畅。观察引流液的颜色和量：术后1～2日，每日引流血性液为50～200ml，以后颜色及量逐渐变淡、减少；术后4～5日，每日引流液转为淡黄色、量少，即可考虑拔管。若拔管后仍有皮下积液，可在严格消毒后抽液并局部加压包扎。

6. 预防患侧上肢肿胀 患侧腋窝淋巴结切除后导致上肢淋巴回流不畅静脉回流障碍而引起患侧上肢肿胀。护理时勿在患侧上肢测血压、抽血、做静脉穿刺或皮下注射等；平卧时患肢下方垫软枕抬高10°～15°；半卧位时屈肘90°，放于胸腹部；下床活动时用吊带托或用健侧手将患肢抬高于胸前，需他人扶持时只能扶健侧，以防腋窝皮瓣滑动而影响愈合；避免患肢下垂过久。按摩患侧上肢或进行握拳、屈腕、伸肘运动，以促进淋巴回流。肢体肿胀严重者，可用弹力绷带包扎或戴弹力袖促进淋巴回流；局部感染者，及时应用抗生素治疗。

7. 功能锻炼 重点是术侧上肢功能锻炼。

(1) 术后24h内：活动手指及腕部，可做握拳、伸指、屈腕等锻炼。

(2) 术后1～3日：上肢肌肉等长收缩，可用健侧上肢或他人协助患侧上肢进行屈肘、伸臂等锻炼，逐渐过渡到肩关节的小范围前屈、后伸运动。

(3) 术后4～7日：鼓励病人用患侧手洗脸、刷牙、进食等，并做以患侧手触摸健侧肩部及同侧耳朵的锻炼。

(4) 术后1～2周：皮瓣基本愈合后，开始做肩关节活动，以肩部为中心，前后摆臂。术后10日左右皮瓣与胸壁粘附较牢固，逐渐做抬高患肢、手指爬墙、梳头等锻炼。指导患者做患肢功能锻炼时，应注意锻炼的内容和活动量需根据患者的实际情况而定，一般以每日3～4次，每次20～30min为宜。

考点： 乳腺癌术后患肢功能锻炼的方法

案例12-2分析

1. 病人最有可能是右侧乳腺癌。

2. 病人术护理应注意体位安置、病情观察、伤口护理、引流管护理、患侧上肢的护理及功能锻炼。

五、健康指导

1. 活动 近期避免用患侧上肢搬动、提取重物，继续进行功能锻炼。

2. 避孕 因妊娠常促使乳腺癌复发，术后5年内绝对避免妊娠。

3. 坚持放疗、化疗 放疗期间应注意保护皮肤，出现放射性皮炎时及时就诊。化疗期间应定期检查肝、肾功能，每次化疗前1天或当天查血白细胞计数，化疗后5～7日复查血白细胞计数，若白细胞计数＜ $3.5×10^9$/L，需暂停化疗。放疗、化疗期间因抵抗力低，应少到公共场所，以减少感染机会；加强营养，多食高蛋白、高维生素、高热量、低脂肪的食物，以增强机体的抵抗力。

4. 乳房定期检查 20岁以上的女性应每月自查乳房1次，宜在月经干净后5～7日进行；绝经后妇女宜在每月固定时间检查。40岁以上的妇女、乳腺癌术后患者定期行B超检查，以便早期发现乳腺癌或乳腺癌复发征象。乳房自查方法包括：

(1) 视诊：站在镜前以各种姿势（两臂放松垂于身体两侧、向前弯腰或双手上举置于头后），观察双侧乳房的大小和外形是否对称；有无局限性隆起、凹陷或皮肤橘皮样改变；有无乳头回缩或抬高。

(2) 触诊：仰卧位，肩下垫软薄枕，被查侧的手臂枕于头下，使乳房往前平铺于胸壁。对侧手指并拢平放于乳房，从乳房外上象限开始检查，依次为外上、外下、内下、内上象限，然后检查乳头、乳晕，最后检查腋窝注意有无肿块，乳头有无溢液。若发现肿块和乳头溢液，应及时到医院做进一步检查。

考点： 乳腺癌术后避免复发的重要措施

护考链接

对乳腺癌术后出院病人健康指导，哪项最重要

A. 参加体育活动

B. 5年内避免妊娠

C. 经常自查

D. 继续功能锻炼

E. 加强营养

分析： 因妊娠常促使乳腺癌复发，所以乳癌术后5年内绝对避免妊娠。答案B。

第3节 乳腺囊性增生病人的护理

乳腺囊性增生是女性多发病，常见于中年妇女。本病是乳腺组织的良性增生，与内分泌失调有关。

（一）身体状况

1. 周期性乳房胀痛 疼痛在月经来潮前发生或加重，月经过后减轻或消失。这是乳腺囊性增生最典型的症状。

2. 乳房肿块 在一侧或双侧乳腺内有大小不等、质韧、边界不清的结节性肿块，可推动。

3. 乳头溢液 少数病人可有乳头溢液，呈黄绿色或血性，偶为无色浆液。

（二）治疗要点

本病一般不做手术治疗，主要是对症治疗。症状明显者，可口服逍遥散、小金丹等中成药。乳腺增生有无恶变的可能尚有争议，应该每隔2～3个月到医院复查。对怀疑恶性的病灶，应给予切除并做病理检查。

（三）护理措施

向病人解释疼痛的原因，消除病人的思想顾虑，保持心情舒畅。指导病人用宽松的乳罩托起乳房，以减轻疼痛，并定期进行乳房的自我检查，以便及时发现恶变。

第4节 乳房纤维腺瘤病人的护理

乳房纤维腺瘤为女性常见的乳房良性肿瘤，好发年龄为20～25岁。本病的发生与雌激素作用活跃密切相关。

（一）身体状况

身体状况主要表现为乳房无痛性肿块，多发生于乳房的外上象限，约75%为单发。肿块增大缓慢，质地坚韧，有弹性，表面光滑，边界清楚，活动度大。月经周期对其影响不大。

（二）治疗要点

因有恶变的可能，一经确诊应及早手术切除，切下的肿块常规做病理学检查。

（三）护理措施

告诉病人乳房纤维腺瘤的病因及治疗方法，密切观察肿块的变化，明显增大者及早做好手术切除的准备。

第5节 乳管内乳头状瘤病人的护理

乳管内乳头状瘤好发于经产妇，40～50岁多见。75%发生在大乳管靠近乳头的壶腹部，瘤体很小，因有很多壁薄的血管，极易出血。

（一）身体状况

病人一般无自觉症状，乳头溢液为主要表现。溢液可为血性，也可为暗棕色或黄色液体。

（二）治疗要点

乳管内乳头状瘤一般为良性，恶变率为6%～8%。因此以手术治疗为主，切下的包块常规送病理学检查。

（三）护理措施

向病人提供疾病的相关知识，减轻病人的焦虑。术后保持切口敷料清洁干燥，按时回医院复查。

小结

急性乳腺炎多见于产后3～4周的初产妇。乳汁淤积是急性乳腺炎发病的重要原因，预防的关键是对孕产妇的健康指导。乳腺癌多见于40～65岁绝经期前后的妇女，好发于乳房的外上象限，常为无痛性、单发小肿块，可出现“酒窝征”、“橘皮样”改变，常出现同侧腋窝淋巴结转移。乳腺癌术后5年内绝对避免妊娠，定期复查，每月进行乳房自查。

（刘 凯）

自测题

A_1型题

1. 哺乳期妇女预防急性乳房炎的主要措施是
   A. 保持乳头清洁　B. 养成定时哺乳习惯　C. 每次哺乳排空乳汁　D. 及时治疗破损乳头　E. 婴儿睡觉时不含乳头

2. 关于急性乳房炎病人的护理，下列不正确的是
   A. 停止哺乳，人工喂养
   B. 用吸乳器吸净乳汁
   C. 局部用硫酸镁湿敷
   D. 高热者给予物理降温
   E. 脓肿切开引流术后定时换药
3. 乳腺癌的首发症状是
   A. 乳头凹陷　B. 橘皮样改变
   C. 无痛性肿块　D. 乳房弥漫性增生
   E. 两侧乳头位置不对称
4. 乳腺癌最常发生的部位是
   A. 乳头及乳晕区　B. 乳房外上象限
   C. 乳房外下象限　D. 乳房内上象限
   E. 乳房内下象限

A_2 型题

5. 病人，女，26 岁，1 个月前顺产一男婴，乳房肿痛，体温 38.9℃，患侧腋窝淋巴结肿大，压痛，应诊断为
   A. 乳癌　B. 急性乳腺炎
   C. 乳房肿块　D. 乳房纤维腺瘤
   E. 乳管内乳头状瘤
6. 病人，女，右侧乳房内有多个结节状肿块，质韧，边界不清，月经来潮时乳房胀痛，首先考虑
   A. 乳癌　B. 乳房纤维瘤
   C. 乳管内乳头状瘤　D. 乳房囊性增生病
   E. 乳房结核
7. 病人，女，30 岁，因乳癌做根治术，并化疗，出院前进行健康指导，以下哪项对预防复发最重要
   A. 加强营养
   B. 参加体育活动增强体质
   C. 5 年内避免妊娠
   D. 经常自查乳房
   E. 定期来院复查
8. 病人，女，产后 4 周体温升高左侧乳房疼痛，局部红肿，有波动感，最主要的处理措施是
   A. 全身应用抗生素　B. 托起患侧乳房
   C. 33% 硫酸镁湿敷　D. 局部物理疗法
   E. 及时切开引流

A_3/A_4 型题

（9、10 题共用题干）

病人，女，48 岁，未婚，左侧乳房无痛性肿块，边界不清，质地坚硬，直径 4cm，同侧腋窝 2 个肿大淋巴结，无粘连，诊断为乳腺癌，需手术治疗。

9. 该病人乳癌分期为
   A. 第一期　B. 第二期
   C. 第三期　D. 第四期
   E. 晚期
10. 若病人术后出现左臂水肿。康复指导错误的是
   A. 淋巴回流受阻
   B. 手术所致，时间长了能缓解
   C. 左手臂锻炼
   D. 抬高左臂
   E. 穿柔软的衣物

（11、12 题共用题干）

病人，女，47 岁，发现右侧乳房内无痛性肿块 2 个月。体检：右侧乳房外上象限可扪及直径 4cm 的肿块，边界不清，质地硬，局部乳房皮肤出现“橘皮样”改变。经活组织病理学检查证实乳腺癌。行乳腺癌改良根治术。

11. 该病人乳房皮肤出现“橘皮样”改变，是由于
   A. 癌细胞堵塞皮下淋巴管
   B. 癌肿侵犯乳房
   C. 癌肿与胸肌粘连
   D. 癌肿与皮肤粘连
   E. 癌肿侵犯乳管
12. 术后第 2 天，对病人采取的护理措施不正确的是
   A. 患侧垫枕以抬高患肢
   B. 保持伤口引流管通畅
   C. 观察患侧肢端的血液循环
   D. 指导患侧肩关节的活动
   E. 禁止在患侧手臂测血压、输液

13

第13章 胸部疾病病人的护理

在日常生活中，胸部容易受到损伤，由于这种损伤具有一定的隐蔽性，较肢体损伤更易致命。胸腔内有维持人体呼吸、循环的重要器官，一旦损伤会出现呼吸和循环功能障碍，如及时有效抢救可挽救生命。胸部肿瘤常见食管癌、肺癌，在发达国家和我国大城市中，肺癌的发病率已居男性各种恶性肿瘤的首位，其有效的诊治及护理，是减少并发症和死亡的关键。

第1节 胸部损伤病人的护理

案例13-1

病人，男，43岁，胸部外伤致右侧第6肋骨骨折并发气胸，呼吸极度困难，发绀，检查：脉搏120次/分，血压75/45mmHg，呼吸25次/分，右胸廓饱满，叩诊鼓音，听诊呼吸音消失，气管向左侧移位，颈胸部有广泛皮下气肿。

问题：

1. 造成病人呼吸困难、发绀最可能的原因是什么？

2. 如在现场，如何急救？

胸部损伤是常见损伤，其发生率约占全身损伤的1/4，而且常伴复合性损伤。根据胸膜腔是否与外界相通，分为闭合性和开放性两类。闭合性损伤多由暴力挤压或钝力撞击胸部所引起，可造成肋骨骨折、气胸、血胸，甚至心脏损伤。开放性损伤多由于利器或火器等穿破胸膜所引起，可导致开放性气胸或血胸，影响呼吸和循环功能，严重者可危及生命。同时累及胸、腹部的多发性损伤称为胸腹联合伤。

一、肋骨骨折

（一）概述

肋骨骨折在胸部损伤中最常见，常发生于第4～7肋骨。根据骨折后对生理功能的影响可分为两大类：①单根或数根肋骨单处骨折；②多根多处骨折。

1. 病因 暴力或钝器直接施压胸部，可使该处肋骨向内弯曲而折断，骨折断端易刺破胸膜和肺组织，发生气胸和血胸；胸部前后受挤压的间接暴力，使肋骨中段腋中线附近向外弯曲而折断（图13-1）。

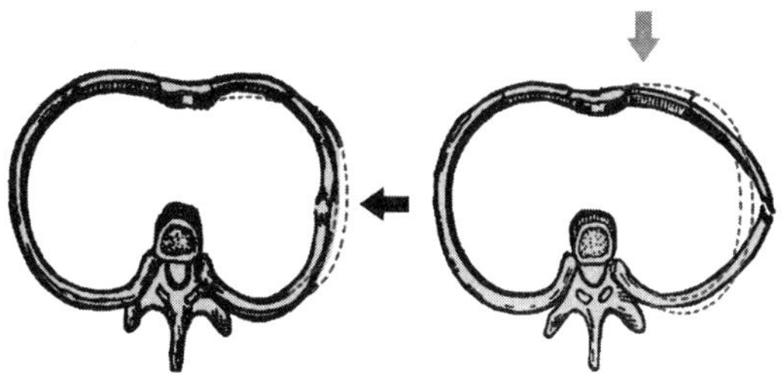

图13-1 肋骨骨折暴力示意

A. 直接暴力；B. 间接暴力

护考链接

病人，女，28岁。右胸部外伤后，局部疼痛，咳嗽时加重，且胸壁局部出现反常呼吸运动，应首先考虑为

A. 单根单处肋骨骨折

B. 单根多处肋骨骨折

C. 多根多处肋骨骨折

D. 张力性气胸

E. 开放性气胸

分析：反常呼吸运动是多根多处肋骨骨折的特征性表现，故选择C。

考点：多根多处肋骨骨折可引起反常呼吸运动

2. 病理生理 肋骨骨折时，骨折断端可刺破胸膜或肺组织产生气胸、血胸、皮下气肿或引起咯血等。同时，病人因疼痛不敢做深呼吸和有效地咳嗽，使呼吸道分泌物潴留，引起肺炎或肺不张。多根多处肋骨骨折后，因失去完整肋骨的支撑，而出现相应部位胸壁软化，吸气时，胸膜腔内压力增高，软化区胸壁内陷；呼气时，负压减低，软化区胸壁向外凸出；这和其他部位的胸壁活动正相反，称为反常呼吸运动（图13-2）。如果软化区范围较大，在呼吸时由于胸膜腔内两侧压力不平衡，使纵隔左右摆动，引起机体缺氧和二氧化碳潴留，并影响静脉血回流，严重时可出现呼吸和循环衰竭。

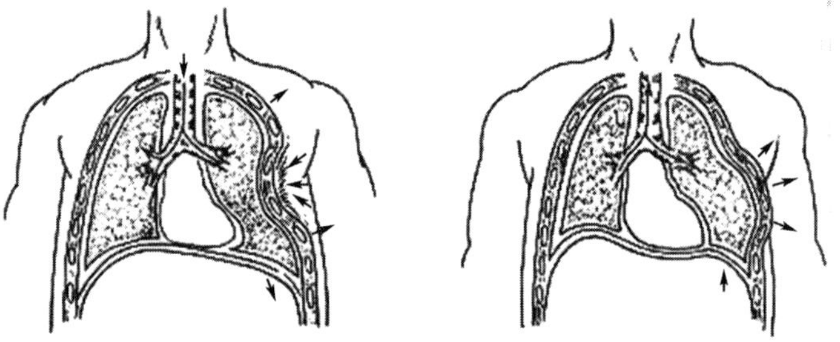

图 13-2 胸壁软化区的反常呼吸运动

（二）护理评估

1. 健康史 了解病人胸部受伤史，以及引起肋骨骨折的暴力是直接或间接暴力，造成病人的损伤有所不同。

2. 身体状况 单根或数根肋骨单处骨折主要表现为骨折部位疼痛，在深呼吸、咳嗽或改变体位时加重；局部可有肿胀，压痛，畸形，有时可触及骨擦感（音）。若骨折断端向内移位刺破壁胸膜和肺组织，可产生气胸、血胸等；若刺破肋间血管，可引起大出血。多根多处肋骨骨折伤侧胸壁出现反常呼吸运动及皮下气肿，病人常伴有明显的呼吸困难。

3. 辅助检查 胸部X线检查可显示肋骨骨折断裂线或断端错位情况，如并发气胸、血胸可显示相应的肺压缩及胸腔积气、积液情况。

4. 治疗要点及反应 单处肋骨骨折治疗重点是镇痛、固定胸廓和防治并发症。多根多处肋骨骨折治疗的重点是控制反常呼吸，应及早采用包扎固定法或牵引固定法消除反常呼吸运动。开放性肋骨骨折争取尽早彻底清创，骨折内固定，应用抗生素防治感染。

（三）护理问题

1. 疼痛 与胸部损伤肋骨骨折有关。

2. 气体交换受损 与胸部损伤所致多根多处肋骨骨折引起反常呼吸有关。

3. 清理呼吸到无效 与局部疼痛不敢咳嗽等因素有关。

4. 潜在并发症 肺炎、脓胸等。

（四）护理措施

1. 急救护理 急救时护理人员积极与医生配合，进行及时有效的处理：①以抢救生命为首要原则，给予鼻导管吸氧并迅速建立静脉输液通路。②维持呼吸功能，保持呼吸道通畅，及时清理呼吸道内血液、呕吐物、异物。对咳嗽无力不能有效排痰者可行吸痰术，必要时行气管切开。③多根多处肋骨骨折时迅速用厚敷料覆盖胸壁软化区，然后用绷带加压包扎固定，以消除或减轻反常呼吸。如有大面积的胸壁软化区常需做骨折牵引固定术。

护考链接

病人，男，32 岁，左侧胸部被车撞伤，局部疼痛，呼吸困难，左前胸壁有部分软化区，随呼吸波动，首先应采取的措施是

A. 应用止痛药物　　B. 气管切开给予辅助呼吸

C. 胸壁软化区加压包扎　　D. 胸腔穿刺排气减压

E. 开胸手术

分析：急救措施是阻止反常呼吸运动，胸壁软化区加压包扎恢复胸腔完整，纠正病情继续恶化。

2. 病情观察 严密观察生命体征、胸部和腹部体征。注意病人呼吸和血压情况，有无反常呼吸、缺氧紫绀、是否合并血气胸等胸部其他损伤。遵医嘱使用抗生素预防肺部并发症。

3. 治疗配合

（1）保持呼吸道通畅：常规给予鼻导管吸氧，鼓励和协助病人有效排痰，及时清除口腔和呼吸道血液、痰液及呕吐物。不能有效排痰或呼吸衰竭者，可采用气管插管或气管切开给氧、吸痰或辅助呼吸，同时观察呼吸频率、节律及幅度。

（2）减轻疼痛：①遵医嘱给予止痛剂或用 1% 利多卡因作肋间神经封闭。②病人咳嗽、咳痰时指导病人用双手按压患侧胸壁，减少胸壁的震动以减轻疼痛。③肋骨骨折行胸带或宽胶带固定胸壁，缓解疼痛利于骨折愈合。根据骨折部位和数量，准备 6 ～ 7cm 宽、长度超过胸围半径的胶布数条。病人取坐位，在深吸气末，将胶布自后向前，自下而上，依次粘贴在胸部上，使上下胶布呈叠瓦状排列。若有胶布过敏改用多头带包扎胸部。

链接

协助胸外伤的病人有效咳嗽排痰

①协助者站在病人的健侧，双手环抱在伤口部位，以支托固定胸部的伤口，嘱病人先行深吸气，在病人呼气时略施压力将胸部按下，再让病人用力咳嗽。②协助者站在病人手术侧，一手放在手术侧的肩部上并向下压，另一手置于伤口下托胸部，让病人深呼吸数次后再咳嗽。③用中单或毛巾舒适地围住胸部，再嘱病人深吸气后用力咳嗽。④卧位时让病人环抱住枕头，于呼气时用力咳嗽略加压力协助胸外伤的病人有效咳嗽排痰。⑤预防感染，胸部损伤时易导致肺或胸腔感染。护理时应做到：①密切观察体温变化；②遵医嘱合理应用抗生素；③严格无菌操作；④鼓励病人深呼吸，有效咳嗽、咳痰；⑤保持胸膜腔引流通畅。

（五）健康指导

给病人讲明深呼吸咳嗽排痰的重要性，教会病人如何做有效地咳嗽。

二、损伤性气胸

（一）概述

损伤性气胸是指创伤后，空气经肺、支气管破裂口或胸壁伤口进入胸膜腔，使胸膜腔积气。在胸部损伤中气胸发病率仅次于肋骨骨折。

（二）病因病理

根据损伤后的病理特点，可分为闭合性、开放性和张力性三种。

1. 闭合性气胸 空气通过胸壁或肺的伤口进入胸膜腔后，伤口即闭合，胸膜腔与外界不相通，胸腔内压力趋于稳定。

2. 开放性气胸 胸壁有开放性伤口，患侧胸膜腔负压消失，肺萎陷；两侧胸膜腔的压力不等使纵隔移位，健侧肺也部分萎陷。吸气时，健侧胸膜腔负压增大与患侧压力差增加，纵隔移向健侧；呼气时，两侧胸膜腔压力差减小，纵隔又移向患侧导致纵隔位置随呼吸而左右摆动，称为纵隔扑动（图 13-3）。

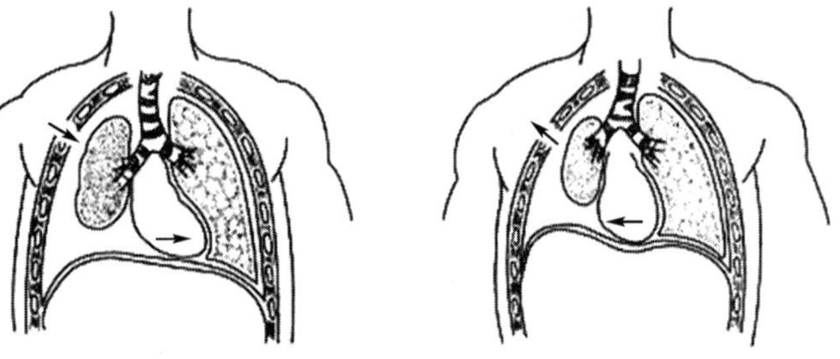

图 13-3 开放性气胸的纵隔扑动

A. 吸气；B. 呼气

3. 张力性气胸 多见于较大的肺泡破裂、肺裂伤或支气管破裂，其裂口与胸膜腔相通且形成单向活瓣作用，吸气时，气体从裂口进入胸膜腔，而呼气时活瓣关闭，气体不能排出胸膜腔，使胸膜腔内积气不断增多，压力不断增高，又称高压性气胸。患侧胸腔内压力进行性增高，对肺的压迫和对纵隔的推移越来越大，造成严重呼吸及循环功能障碍。同时高压气体可挤入纵隔，扩展至颈、面、胸部等处的皮下，造成纵隔或皮下气肿（图 13-4）。

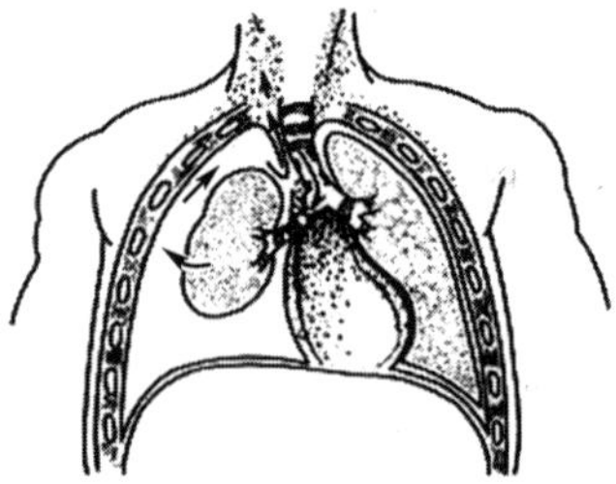

图 13-4 张力性气胸及纵隔、皮下气肿

案例 13-1 分析

问题 1 分析：造成呼吸困难、发绀的最可能的原因是病人出现了张力性气胸。

（三）护理评估

1. 健康史 有胸部受伤史，可见钝器、锐器、火器等所致胸壁组织损伤。

2. 身体状况

(1) 闭合性气胸：其表现取决于气体进入胸膜腔的量和肺萎陷的程度。胸膜腔小量积气，肺萎陷在 30% 以下，病人可无明显症状；超过 30% 积气病人可有胸闷、气促、胸痛等症状，体检发现患侧胸廓饱满，气管向健侧移位，叩诊呈鼓音，听诊呼吸音减弱或消失。

(2) 开放性气胸：病人可出现气促、呼吸困难、发绀甚至休克。胸部检查时可见患侧胸壁有伤口，空气可自由进入胸膜腔，呼吸时可听见空气进出的“嘶嘶”样声音；气管和心脏向健侧移位；患侧胸部叩诊呈鼓音；听诊呼吸音减弱或消失。

(3) 张力性气胸时，病人表现为极度呼吸困难、发绀、烦躁不安、昏迷、休克甚至窒息。体格检查可见患侧胸部饱满，肋间隙增宽，呼吸幅度减弱，气管向健侧移位，颈静脉怒张，常触及皮下气肿。叩诊呈高度鼓音；听诊呼吸音消失。

3. 辅助检查

(1) 闭合性气胸：胸部 X 线检查可显示不同程度的肺萎缩和胸腔积气。

(2) 开放性气胸：胸部 X 线检查示患侧肺明显萎缩，气管、心脏及纵隔明显移位。

(3) 张力性气胸：胸部 X 线检查示胸腔大量积气、患侧肺严重萎缩、胸膜腔穿刺有高压气体冲出，气管和心脏偏移至健侧。

4. 治疗要点及反应

(1) 闭合性气胸：少量气胸不必治疗，可于 1 ～ 2 周自行吸收。大量闭合性气胸需进行胸膜腔穿刺抽气或胸膜腔闭式引流术排除积气，促使肺尽早膨胀，同时吸氧，应用抗生素，必要时防治休克。

(2) 开放性气胸：现场紧急处理的首要措施是立即迅速封闭胸壁伤口，使之成为闭合气胸，然后按闭合性气胸进一步处理。病情稳定后，争取早期清创，封闭伤口。

(3) 张力性气胸：张力性气胸是迅速致死的危重急症，现场应紧急在患侧锁骨中线第 2 肋间穿刺排气，降低胸腔内压力；然后行胸膜腔闭式引流术、吸氧、补充血容量防治休克、应用抗生素控制感染等。

（四）护理问题

1. 气体交换受损　与呼吸道梗阻、肺萎陷、肺损伤及胸廓活动受限有关。

2. 心排出量减少　与损伤性气胸致纵隔移位、大血管扭曲、静脉回流障碍有关。

3. 焦虑或恐惧　与胸部损伤引起的呼吸功能紊乱有关。

4. 潜在并发症：肺不张、肺内感染、呼吸衰竭。

（五）护理措施

1. 急救护理　急救时护理人员要积极与医生配合，进行及时有效的处理：①以抢救生命为首要原则，要给予鼻导管吸氧和立即建立静脉输液通路，补充血容量。②开放性气胸：立即用凡士林纱布加厚敷料于呼气末封闭伤口，再用胶布或绷带包扎固定，使开放性气胸变为闭合性气胸，再按闭合性气胸处理。③张力性气胸，用一根粗针头在伤侧锁骨中线第二肋间隙处刺入胸膜腔，能立即排气减压。在病人转运过程中，将一橡胶手指套附扎在针头的针栓外，指套的顶端剪 1cm 大小的小口，可起活瓣作用，即呼气时张开瓣口排气，吸气时瓣口闭合防止空气进入（图 13-5）。

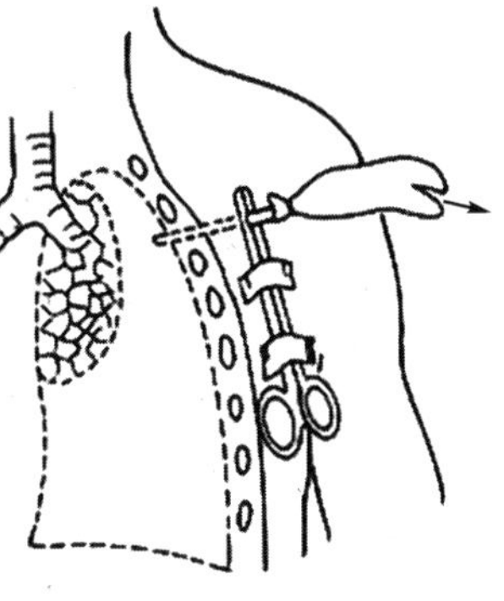

图 13-5　针头胶皮指套排气法

护考链接

病人，男，27岁，右侧胸部被三角刀刺伤半小时，病人胸痛，呼吸急促，口唇发绀。心率120次/分，血压60/40mmHg。右侧胸壁有伤口，呼吸时能听到空气出入伤口的响声。气管移向健侧。患侧叩诊鼓音，听诊呼吸音消失。

1. 该病人的情况是

A. 胸壁软组织刺伤　B. 损伤性血胸　C. 闭合性气胸

D. 开放性气胸　E. 张力性气胸

2. 引起病人休克的主要原因是

A. 血容量不足　B. 伤侧肺萎缩　C. 纵隔摆动　D. 健肺受压

E. 心脏受压

3. 病人的急救措施首先是

A. 立即输液输血　B. 迅速封闭伤口　C. 立即开胸手术

D. 立即使用抗生素　E. 胸腔闭式引流

分析：呼吸时听见空气进出的“嘶嘶”样声音为开放性气胸重要诊断依据。迅速封闭胸壁伤口为其现场急救的重要护理措施。

2. 病情观察　气胸发生时常需紧急处理，合并胸腔内器官损伤需急诊手术治疗。需严密观察生命体征，注意神志、瞳孔、胸部和腹部体征，有无气管移位，皮下气肿等情况，警惕多发性损伤与合并感染等情况。

3. 治疗配合

(1) 保持呼吸道通畅：常规给予鼻导管吸氧，鼓励和协助病人有效排痰，及时清除口腔和呼吸道血液、痰液及呕吐物。不能有效排痰或呼吸衰竭者，可采用气管插管或气管切开给氧、吸痰或辅助呼吸，同时观察呼吸频率、节律及幅度。

(2) 协助医生做好胸腔穿刺或闭式引流术，保持胸腔闭式引流的通畅，观察引流效果（详见胸腔闭式引流的护理）。

(3) 预防感染：胸部损伤时，易导致肺或胸腔感染。护理时应做到：①密切观察体温变化；②遵医嘱合理应用抗生素；③严格无菌操作；④鼓励病人深呼吸，有效咳嗽、咳痰。

4. 心理护理　护士应加强与病人的沟通，做好心理护理及病情介绍，说明各项诊疗护理操作及手术的必要性和重要性，解释各种不适的原因和可能持续的时间，关心、爱护病人，帮助病人树立信心，配合护理操作。

案例13-1分析

问题2分析：张力性气胸病人急救用一根粗针头在伤侧锁骨中线第二肋间隙处刺入胸膜腔，能立即排气减压。

（六）健康指导

(1) 向病人说明吸氧、胸腔穿刺、胸腔闭式引流等操作的意义及注意事项，以取得合作。

(2) 鼓励病人早期活动并说明其意义。

(3) 向病人说明应戒烟、避免刺激物吸入的重要性。

(4) 向病人解释半卧位深呼吸有效咳嗽排痰的意义，指导病人练习腹式呼吸。

链接

指导病人腹式呼吸练习

病人取仰卧位：腹部安置 3 ～ 5kg 重沙袋，吸气时保持胸部不动，腹部上升鼓气，呼气时尽量将腹壁下降呈舟状；呼吸动作缓慢、均匀；8 ～ 12 次 / 分或更少。

三、损伤性血胸

（一）概述

损伤性血胸是指胸部损伤引起的胸膜腔积血。血胸可与气胸同时存在，称为血气胸。其是胸部损伤早期死亡的主要原因之一。

1. 病因　胸膜腔积血来自：①肺组织裂伤出血时，出血量少而缓慢，多能自行止血；②肋间血管或胸廓内血管破裂出血不易自行止血；③心脏大血管破裂出血，出血多而急，易造成循环衰竭。

2. 病理生理　血胸病理生理改变取决于出血量和出血速度，以及伴发损伤的严重程度。胸膜腔积血可使患侧肺萎缩，影响呼吸功能，同时，由于血容量丢失及腔静脉血回流受阻，又影响循环功能。大量持续出血所致的胸膜腔积血，称进行性血胸。肺、心、膈肌运动有去纤维蛋白作用，少量胸腔积血，则为不凝固血；若短期大量出血，胸腔内积血可发生凝固，形成凝固性血胸。凝血块机化后形成纤维组织，称为机化性血胸。细菌在积血中生长繁殖，引起感染，形成脓胸。

（二）护理评估

1. 健康史　了解病人胸部受伤史，评估病人发生血胸情况，是否并发气胸，有无身体其他部位的损伤。

2. 身体状况　血胸临床表现与出血量和出血速度有关。

(1) 少量血胸（成人 500ml 以下）可无明显症状。

(2) 中等量血胸（500 ～ 1000ml）和大量血胸（1000ml 以上）（图 13-6）。特别是急性失血，可出现面色苍白、脉搏快弱、血压下降等低血容量性休克的表现，同时因胸膜腔积血，肺萎陷有呼吸困难的表现，查体可见肋间隙饱满，气管向健侧移位，患侧叩诊呈浊音，听诊呼吸音减弱或消失。

考点：进行性血胸的观察

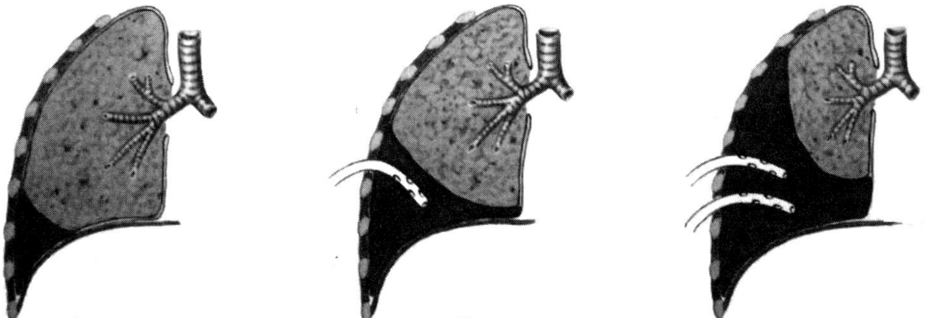

A　B　C

图 13-6　血胸

A. 少量；B. 中等量；C. 大量

3. 辅助检查　①血常规，白细胞计数升高；②胸部 X 线检查，胸膜腔有大片积液阴影，纵隔向健侧移位，血气胸者可见液平面。③胸膜腔穿刺抽出不凝固血液。

4. 治疗要点与反应 ①非进行性血胸，小量积血可自行吸收。积血量多时，尽早行胸腔穿刺抽出积血，必要时行胸腔闭式引流。②进行性血胸，应尽早输液、输血，防治休克，及时剖胸止血。③凝固性血胸或机化性血胸，及早剖胸清除血块或进行纤维组织剥除术。血胸治疗的同时要注意防治感染，血胸已感染者按脓胸处理。

（三）护理问题

1. 低效性呼吸型态 与胸部损伤所致的疼痛、胸部活动受限、肺萎陷有关。

2. 心排血量减少 与血胸使血容量减少有关。

3. 焦虑 与强烈的意外损伤及担忧预后有关。

4. 潜在并发症：休克、脓胸。

（四）护理措施

1. 急救护理 急救时护理人员要积极与医生配合，进行及时有效的处理，以抢救生命为首要原则，要给予鼻导管吸氧和立即建立静脉输液通路，补充血容量。

2. 病情观察 严密观察生命体征，注意神志、瞳孔、胸部和腹部体征。病人若出现下列征象提示出现进行性血胸，应迅速告知医生并配合做好剖胸止血术前准备：①脉搏持续加快，血压下降，或经补充血容量血压仍不稳定；②血红蛋白量，红细胞计数，血细胞比容进行性下降；③胸膜腔闭式引流引出的血量每小时超过 200ml，并持续 3h 以上；④胸膜腔穿刺抽出的血液很快凝固或血液凝固抽不出，但胸部 X 线检查显示胸部阴影逐渐扩大。

3. 治疗配合

(1) 保持呼吸道通畅：及时清除口腔和呼吸道血液、痰液及呕吐物。不能有效排痰或呼吸衰竭者，可采用气管插管或气管切开给氧、吸痰或辅助呼吸，同时观察呼吸频率、节律及幅度。

(2) 协助医生做好胸腔穿刺或闭式引流术，保持胸腔闭式引流的通畅，准确记录出血量。需开胸止血者，要迅速做好术前准备工作。

(3) 预防感染胸部损伤时：易导致肺或胸腔感染。护理时应做到充分引流，合理使用抗生素。

4. 心理护理 保持环境安静、整洁，加强与病人及家属的沟通，解释各种症状和不适的原因、持续时间及预后，说明各种诊疗、护理操作及手术的必要性和安全性，关心、理解、同情病人，帮助病人树立信心，配合治疗。

（五）健康指导

(1) 向病人说明吸氧、胸腔穿刺、胸腔闭式引流等操作的意义及注意事项，以取得合作。

(2) 向病人解释半卧位深呼吸有效咳嗽排痰的意义，指导病人练习腹式呼吸。

(3) 鼓励病人早期活动并说明其意义。

第 2 节 脓胸病人的护理

一、概　　述

脓胸是指脓性渗出液积聚于胸膜腔内的感染。根据致病菌可分为化脓性、结核性和特异病原性脓胸；按波及的范围可分为全脓胸（脓液占满整个胸腔者）和局限性脓胸（脓液局限于部分胸腔内，如肺与胸壁间脓胸、叶间脓胸、膈上脓胸、纵隔脓胸）。按病理发展过程可分为急性（3 个月以内）和慢性。

二、护理评估

1. 健康史 详细询问患者病史；同时应了解病人的发病情况及诊治过程。致病菌进入胸膜腔的途径有：

(1) 直接侵入：多数病人是由于肺部化脓性感染病灶侵入胸膜腔所致，或因胸部外伤、手术污染胸膜腔所致。

(2) 淋巴途径：临近器官的化脓性病灶（膈下脓肿、肝脓肿等）内致病菌经过淋巴管侵入胸膜腔，造成胸膜腔感染。

(3) 血源性播散：全身化脓性感染时，致病菌可经血液循环进入胸膜腔。致病菌以金黄色葡萄球菌（特别是耐药性金黄色葡萄球菌）、肺炎链球菌多见。

2. 身心状况

(1) 身体状况

1) 急性脓胸：常有高热、脉快、呼吸急促、食欲差、胸痛、全身乏力、白细胞增高等征象。积脓较多者尚有胸闷、咳嗽、咳痰症状。体检患侧语颤减弱，叩诊呈浊音，听诊呼吸音减弱或消失。严重者可伴有发绀和休克。胸部X线检查患侧显示有积液所致的致密阴影。若有大量积液，患侧呈现大片浓密阴影，纵隔向健侧移位。若脓液在下胸部，可见一由外上向内下的斜行弧线形阴影。脓液不多者，有时可同时看到肺内病变。伴有气胸时则出现液面。若未经胸腔穿刺而出现液面者，应高度怀疑有气管、食管瘘。超声波检查所示积液反射波能明确范围和准确定位，有助于脓胸诊断和穿刺。胸腔穿刺抽得脓液，可诊断为脓胸。首先观察其外观性状，质地稀稠，有无臭味。其次是做涂片镜检、细菌培养及药物敏感试验，以指导临床用药。

2) 慢性脓胸：常有长期低热、食欲减退、消瘦、贫血、低蛋白血症等慢性全身中毒症状。有时尚有气促、咳嗽、咯脓痰等症状。体格检查可见：气管移向患侧；患侧呼吸运动减弱，胸壁塌陷，肋间隙变窄，语颤减弱；叩诊浊音；听诊呼吸音减弱或消失。部分病人晚期可有杵状指（趾）。

(2) 心理状况：脓胸病人，尤其是慢性脓胸病人，因长期消耗，一般状况较差，常有贫血、低蛋白血症，再加上手术创伤，病人心理负担较重，常表现出情绪低落、精神紧张、悲观失望，对治疗失去信心。需要手术的病人，应了解其对手术带来的胸廓畸形的认知程度，术后的心理状态，家属的关心照顾，家庭、社会、经济支持等情况。

3. 辅助检查

(1) 血常规检查：白细胞计数及中性粒细胞比例增高。

(2) 胸部 X 线检查：见患侧胸部有积液所致的致密阴影，纵隔向健侧移位；慢性脓胸病人可见患侧胸膜增厚及大片密度增强模糊阴影或钙化，肋间隙变窄，纵隔移向患侧，膈肌抬高。

三、护理问题

1. 焦虑 与疾病反复发作、长期发热、用药、手术创伤等有关。

2. 营养失调：低于机体需要量 与营养摄入不足、久病长期消耗增加有关。

3. 低效性呼吸状态 与肺受压、肺纤维病变、胸壁运动受限等因素有关。

4. 清理呼吸道无效 与局部疼痛、患者不敢咳嗽等因素有关。

5. 体温过高 与感染毒素吸收有关。

四、护理措施

急性脓胸应控制感染，积极排尽胸膜腔积脓，尽快促进肺膨胀和支持治疗。慢性脓胸应：①改善营养，提高机体抵抗力；②去除造成慢性脓胸的病因，清除感染，闭合脓腔；③尽可能保存和恢复肺功能。排净脓液的方法：可尽早、反复行胸腔穿刺抽脓或施行胸膜腔闭式引流术，并向胸膜腔内注入抗生素。必要时行胸膜纤维板剥除术、胸廓成形术、胸膜肺切除术等。

（一）一般护理

病人应卧床休息，监测生命体征，吸氧，增加营养。高热者给予冰块冷敷、酒精擦浴等物理降温措施，必要时遵医嘱应用药物降温。

（二）心理护理

护士要加强与病人之间的交流与沟通，关心体贴病人，建立良好的护患关系。同时为病人提供安静、舒适的环境以及尽力帮助解决病人生活上的困难，并动员家属及亲友给予病人心理、情感、经济上的支持，使之能积极配合治疗，建立战胜疾病的信心，早日康复。

（三）胸膜腔闭式引流的护理

详见第 13 章第 3 节。

（四）加强营养代谢支持护理

脓胸病人因长期感染和消耗，常有不同程度的营养不良。应鼓励病人多进食高蛋白、高热量和富含维生素的食物。根据病人的口味与需要制订食谱，合理调理饮食，保证营养素的供给，必要时静脉营养、肠内营养支持。

（五）改善呼吸功能

(1) 坚持呼吸功能训练，如吹气球或深呼吸功能训练，促使肺功能恢复正常。

(2) 为保证有效呼吸和引流，宜取半卧位；支气管胸膜瘘者，取患侧卧位，以免脓液流向健侧或发生窒息。

(3) 鼓励病人有效咳嗽排痰，保证呼吸道通畅。

(4) 术后病人，定时检查、调整胸带。胸带松紧度适宜才能起到治疗作用，并减少胸部不同步运动。

（六）注意皮肤护理

脓胸病人常体温高、出汗多，卧床时间长，应给病人经常擦洗身体，保持皮肤清洁，及时更换汗湿的衣被，保持床单位平整干净，避免汗液对皮肤的不良刺激。指导病人定时翻身和肢体活动，按摩背部及骶尾部皮肤，预防压疮的发生。

（七）手术后护理

(1) 胸廓成形术后，病人应取术侧卧位；用大而厚的棉垫加压包扎，以控制反常呼吸运动；护士应随时检查、调整包扎的松紧度，过松不能控制反常呼吸运动，过紧则可严重限制胸廓运动而致通气功能障碍。

(2) 胸膜纤维板剥脱术后，易发生大量渗血，应严密观察生命体征及胸膜腔闭式引流液的性状和量；若出现血压下降、脉搏增快、尿量减少、烦躁不安等失血症状，或胸腔闭式引流术后 3 ～ 4h 内每小时引流量大于 200ml 且呈鲜红色，应立即通知医生，及时快速输血，酌情给予止血药，必要时做好再次开胸止血的准备。

（八）应用抗生素的护理

病人可能长期应用抗生素，应合理用药，注意药物的不良反应，警惕二重感染的发生。若病人出现黑色舌苔或舌炎、口炎、肛门或阴道瘙痒，阴道分泌物增多或发臭等真菌感染征象，应立即通知医生，及时调整用药及治疗方案，防止病情加重。

五、健 康 指 导

(1) 为保证有效的引流，宜取半卧位；支气管胸膜瘘者，取患侧卧位；胸廓成形术后病人则取术侧卧位。

(2) 说明饮食与疾病康复的重要性，指导病人进食高蛋白、高热量、富含维生素的食物，以提高机体抵抗力。

(3) 正确的康复训练，胸廓成形术后病人，易引起脊柱侧弯及手术侧肩关节的运动障碍。指导病人采取躯干正确姿势，坚持练习头部前后左右回转运动、上半身前屈运动及左右弯曲运动。从手术后第一天开始进行上肢运动，如上肢屈伸、抬高上举、旋转等，使之尽快恢复到健康时的活动水平。

第 3 节　胸腔闭式引流病人的护理

一、目的与适应证

胸膜腔闭式引流术（图 13-7) 是胸外科应用广泛的基本技术，是治疗气胸、血胸、脓胸等的重要措施。一般开胸手术后，也需要常规应用。通过胸膜腔闭式引流装置可以排除胸膜腔内积气、积液、积血、积脓，从而恢复胸膜腔内负压状态，促进肺复张，同时有预防和治疗胸膜腔感染的作用。

胸膜腔闭式引流术的适应证为：①中、大量气胸，开放性气胸，张力性气胸；②胸膜腔穿刺术治疗下肺无法复张者；③需使用机械通气或人工通气的气胸或血胸者；④拔除胸膜腔引流管后气胸或血胸复发者；⑤剖胸手术；⑥切开胸膜腔者。

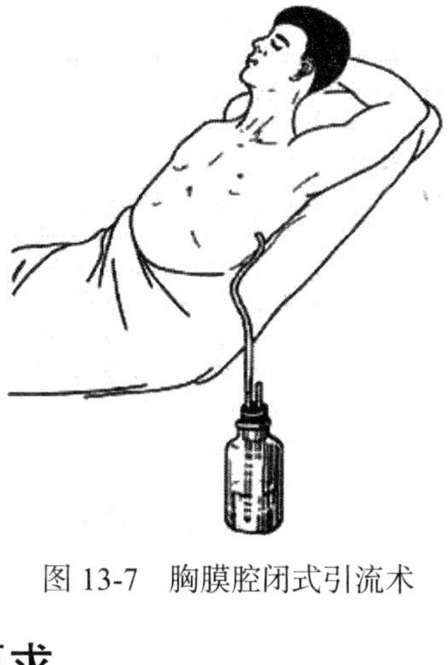
图 13-7　胸膜腔闭式引流术

二、置管位置和管径要求

胸膜腔闭式引流的插管位置可依据体征和胸部 X 线检查结果确定。液体位于低位，一般在患侧腋中线和腋后线之间第 6 ～ 8 肋间插管引流；气体多积聚在胸腔上部，常选患侧锁骨中线第 2 肋间进行引流；脓胸常选在脓液积聚的最低位。排气管径一般要求直径为 1cm，排液体管径要求在 1.5 ～ 2cm 为宜。

考点： 胸膜腔引流的置管位置

三、装　　置

传统的胸膜腔闭式引流有 3 种：单瓶装置、双瓶装置、三瓶装置。水封闭式引流由容

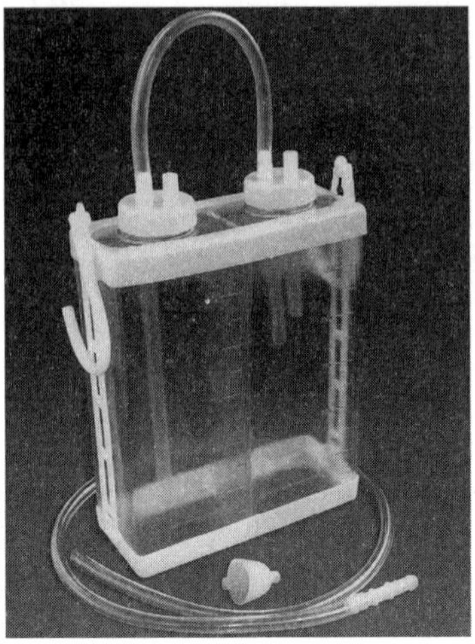

图 13-8 一次性胸膜腔引流瓶

量为 2000 ～ 3000ml 的广口无菌引流瓶、安装有长短 2 根玻璃管的橡胶瓶塞及一长约 100cm 的橡胶接管组成。引流瓶中盛有无菌生理盐水约 500ml，长玻璃管的下口插至液面下 3 ～ 4cm，短玻璃管下口则远离液面，使瓶内空气与大气相通。使用时将长玻璃管上的橡胶管与病人胸腔引流管相连接，可见长玻璃管内水柱上升，高出液平面 8 ～ 10cm，并随呼吸上下移动，若水柱不动，则提示引流管不通畅。若引流液逐渐增加时，应排除水封瓶中部分液体，以利于引流。这是观察闭式胸腔引流是否通畅的最简单方法。

考点：观察胸腔闭式引流是否通畅最简单的方法

目前已有各种一次性使用的塑料胸膜腔引流装置供临床上应用，较为方便（图 13-8）。

四、护理措施

1. 保持管道的密闭 使用前仔细检查引流装置的密闭性能，注意引流管及接管有无裂缝，引流瓶有无破损，各衔接处是否密封。水封瓶长玻璃管应没入水中 3 ～ 4cm，始终保持直立位。搬运病人时，需双重夹闭引流管。引流管皮肤入口处周围用油纱布包盖严密。若引流管从胸腔滑脱，立即用手捏闭伤口处皮肤，消毒处理后用凡士林纱布封闭伤口。更换引流瓶时，务必双重夹闭引流管，以防止空气进入胸膜腔。

2. 严格无菌操作，防止逆行感染 引流装置应保持无菌，按规定时间更换引流瓶和引流接管。引流瓶应低于胸壁引流口平面 60 ～ 100cm，任何情况下引流瓶不应高于病人胸腔，以免引流瓶内液体逆流入胸膜腔引起感染。保持胸壁引流口处敷料清洁干燥，一旦渗透，及时更换。

3. 保持引流管道系统通畅 闭式引流主要靠重力引流，水封瓶要始终低于胸腔。定时挤压引流管，手术后初期每 30 ～ 60min 向水封瓶方向挤压引流管 1 次，防止引流管打折、受压、扭曲、阻塞。鼓励病人做咳嗽、深呼吸运动及变换体位，以利于胸腔气体、液体的排出。

4. 观察和记录 观察引流液的量、颜色、性质，并准确记录。注意观察长玻璃管的水柱波动。若水柱无波动，则提示引流管系统不畅或肺已完全扩张；若病人出现胸闷、气促、气管向健侧偏移等症状，应疑为引流管道系统阻塞，需设法挤压或使用负压间断抽吸，使其通畅。一般情况下，开胸术后胸膜腔引流出血性液，第一个 24h 内不超过 500ml，且引流量逐渐减少，颜色逐渐变淡。若每小时引流出血性液体量超过 200ml，持续 2 ～ 3h 以上，应考虑有胸膜腔内活动性出血。

考点：胸膜腔闭式引流的观察要点

护考链接

观察闭式胸膜腔引流是否通畅的最简单方法是

A. 用无菌注射器抽吸导管 B. 引流管内有无液体排出

C. 观察长玻璃管内水柱的波动 D. 检查引流管有无扭曲

E. 听诊呼吸音

分析：胸膜腔闭式引流装置的长玻璃管内的水柱会随着呼吸上下波动，若水柱无波动，则提示引流管系统不畅或肺已完全扩张。答案为 C。

5. 妥善固定引流管 引流接管长度约为 100cm，应妥善固定于床旁。可用橡皮筋或胶带条环绕引流管，以别针穿过橡皮筋或用胶带固定于床上；或将引流接管两侧的床单捏紧而形成一凹槽，再用别针固定。运送病人时双钳夹管，水封瓶置于床上病人双下肢之间，防止滑脱。

6. 体位与活动 最常采用的是半卧位，此体位有利于呼吸和引流，如病人侧卧位向留置引流管一侧，可在引流管两旁垫以沙袋或折叠的毛巾，以免压迫引流管。鼓励病人做咳嗽、呼吸运动，利于积液排出，恢复胸膜腔负压。

7. 拔管指征和方法 胸膜腔引流后，临床观察无气体逸出，或引流量明显减少且色变浅，即 24h 引流液＜ 50ml，脓液＜ 10ml，经胸部 X 线片检查提示肺膨胀良好，病人无呼吸困难，即可拔除引流管。拔管时先嘱病人深吸气后屏气，迅速拔出引流管并立即用凡士林纱布紧紧盖住引流伤口，随后做好局部包扎与固定，或收紧、结扎已放置在引流管切口的缝线。拔管后注意病人有无胸闷、呼吸困难、切口漏气、渗液、出血、皮下气肿等，如发现异常应及时通知医生处理。

护考链接

拔除胸腔闭式引流管时，应嘱病人

A. 深吸气后屏气　　B. 深呼气后屏气

C. 正常呼吸　　D. 浅呼气后屏气

E. 浅吸气后屏气

分析：拔除胸腔闭式引流管时，为避免外界空气进入胸膜腔，应嘱病人深吸气后屏气，然后迅速拔管，故选择 A。

第 4 节　胸部肿瘤病人的护理

一、肺癌病人的护理

（一）概述

肺癌大多起源于支气管黏膜上皮，故又称原发性支气管肺癌。发病率有明显上升趋势，20 世纪末，已成为恶性肿瘤死因中的首位。肺癌的发病年龄大多在 40 岁以上，男性居多，但女性肺癌的发病率近年来明显增加。

1. 病因 肺癌的病因至今尚不完全明确，现认为与下列因素有关：

(1) 长期大量吸烟：资料表明，多年每日吸烟 40 支以上者，肺鳞癌和小细胞癌的发病率是不吸烟者的 4 ～ 10 倍。

护考链接

下列因素与肺癌病因无关的是

A. 长期大量吸烟

B. 长期接触石棉、镍、铬、砷、放射性物质

C. 肺部慢性疾病

D. 遗传因素

E. 人体营养状态

分析：肺癌病因包括吸烟、大气污染、化学刺激物，家族遗传等。答案是 E。

(2) 某些化学和放射性物质的致癌作用：某些工业部门和矿区职工，肺癌的发病率较高，可能与长期接触石棉、镍、铬、铜、锡、砷、放射性物质等有关。

(3) 肺部慢性疾病：如肺结核、矽肺、尘肺等可与肺癌并存。

(4) 人体内在因素：如家族遗传以及免疫功能降低，代谢活动、内分泌功能失调等。

2. 病理分类

(1) 按病理学部位分类：中心型肺癌，起源于主支气管、肺叶支气管的肺癌，位置靠近肺门，多为鳞状上皮癌和小细胞未分化癌。周

围型肺癌，起源于肺段支气管以下的肺癌，位置在肺的周围部分，以腺癌较多见。

(2) 按组织学分类：临床上一般按细胞类型将肺癌分为鳞状细胞癌（鳞癌）、小细胞癌（未分化小细胞癌）、腺癌、大细胞癌4种。鳞癌最常见，多见于老年男性，与吸烟关系密切；未分化小细胞癌，对化疗、放疗较其他敏感；腺癌，女性多见，对化疗、放疗敏感性较差；大细胞癌，恶性程度高。

肺癌的转移途径有直接扩散、淋巴转移、血行转移3条途径，其中淋巴转移是常见的转移途径，血行转移是肺癌的晚期表现，常转移至肝、骨骼、脑等。

（二）护理评估

1. 健康史 了解个人生活史，询问病人的年龄，有无吸烟史、职业史及其他相关病史。

2. 身体状况 早期肺癌，特别是周围型肺癌没有任何症状。癌肿生长过程中，可出现刺激性咳嗽是最常见的早期症状，咳嗽加重为持续性高调金属音。当继发肺部感染时，可有脓痰。另一个常见症状是血痰，通常为痰中带血或间断少量咯血。肺癌造成支气管阻塞时，病人可出现胸闷、气促、哮鸣、发热、胸痛等症状。

晚期肺癌除食欲缺乏、体重减轻、倦怠、乏力等全身症状外，可出现癌肿压迫、侵犯邻近组织、器官，可产生相应的临床征象，如侵犯喉返神经出现声音嘶哑；侵犯纵隔、食管出现吞咽困难；侵犯胸膜和胸壁引起胸膜腔积液、胸痛；压迫上腔静脉可引起上腔静脉压迫综合征，出现上肢水肿、上肢和胸部静脉怒张、上肢运动障碍；肿瘤位于肺尖压迫颈交感神经出现颈交感神经综合征（Horner 征），表现为患侧上眼睑下垂、瞳孔缩小、眼球内陷、面部无汗等。肺癌血行转移后，出现远处转移的症状，如肝大、黄疸、抽搐、昏迷等。

3. 心理 - 社会状况 当病人被诊断为肺癌时，会产生对癌症的恐惧，同时面对手术及其他治疗带来的不良反应及高额费用而感到焦虑、担忧、无助甚至绝望。

4. 辅助检查

(1) 胸部X线检查：是发现肺癌的最主要的方法。在肺部可见块状阴影、边缘不清或呈分叶状、周围有毛刺，若有支气管梗阻，可见肺不张，若肿瘤坏死液化，可见空洞。

(2) 痰细胞学检查：80%以上的病人在反复痰液检查时可检出癌细胞，是简单有效的早期诊断方法。

(3) 支气管镜检查：是诊断肺癌最可靠的方法。可直视肿瘤的部位、大小，并可取小块组织做病理切片检查，也可取支气管内分泌物进行细胞学检查。

(4) CT 及 MRI 检查：可发现早期的周围型肺癌，还可显示淋巴结转移情况和邻近器官受侵犯情况。

(5) 其他：经胸壁穿刺活组织检查、胸腔积液检查、转移病灶活组织检查等。

护考链接

病人，男，56岁，近3个月来咳嗽，痰中带血，经抗感染、对症治疗后症状改善，但胸部X线片示右肺门旁3cm×3cm左右肿块影，边缘模糊，右肺尖有钙化。吸烟，10年前曾患右上肺结核，已治愈，平素体健。为确诊最恰当的检查方法是

A. 纤维支气管镜　B. 痰细胞学检查　C. 胸部X线　D. 胸部CT扫描

E. 剖胸探查

分析：纤维支气管镜是原发性支气管肺癌的确诊方法，故选择A。

5. 治疗要点及反应 肺癌的治病原则是以手术治疗为主，辅以放射治疗、化学药物治疗、

中医中药治疗及免疫治疗等综合治疗。

(1) 手术治疗是肺癌最重要和最有效的治疗手段。一般施行肺叶切除术或一侧全肺切除术。据统计，我国目前肺癌手术切除术后总的 5 年生存率为 30%～40%。肺切除术后并发症有胸腔内出血、肺不张、肺炎、支气管胸膜瘘等。

(2) 放射治疗在肺癌各类型中，小细胞癌对放疗最敏感，鳞癌次之，腺癌最低。术前放疗可提高肺癌病灶的切除率，术后放疗可清除残留病灶。晚期病人可行姑息放疗，以缓解症状。放射治疗可引起放射反应及并发症，应给予相应处理。

(3) 化学治疗用于手术前、后辅助治疗，提高治愈率，也可单独用于晚期病人缓解症状。化疗对小细胞未分化癌最敏感，鳞癌其次，腺癌效果最差。需注意的是，当白细胞降至 1×10^9/L 时，做好保护性隔离。化学药物治疗可出现骨髓造血功能抑制、严重胃肠道反应等不良反应。

(4) 中医中药治疗和免疫治疗：可缓解部分病人的症状，增强人体免疫功能，延长生存期。

（三）护理问题

1. 焦虑或恐惧　与久咳不愈、咯血及对所患疾病心理准备不充分、担心预后及治疗费用等有关。

2. 疼痛　与晚期肺癌以及手术所致组织损伤、胸部活动受限有关。

3. 低效性呼吸状态　与呼吸道梗阻、疼痛、肺复张不全，以及肺组织病变、肺叶切除术后肺组织减少、肺弥散面积减少等有关。

4. 清理呼吸道无效　与术后及肺癌晚期病人疼痛不敢咳嗽等因素有关。

5. 潜在并发症：肺不张、支气管胸膜瘘、胸腔内出血、心律失常、肺部感染等。

（四）护理措施

除肿瘤病人的常规护理和一般手术病人的常规护理外，重点注意以下围术期护理措施。

1. 手术前护理　全面了解病人的情况，特别是重要脏器的功能，以准确评估病人对手术的耐受能力。

(1) 呼吸道准备：①术前应戒烟 2 周以上，因为吸烟可刺激气管、支气管发生炎症反应，呼吸道分泌物增多。②加强口腔卫生。③对伴有慢性支气管炎、肺内感染、肺气肿的病人，遵医嘱应用抗生素。④指导病人做腹式呼吸的训练。⑤指导病人有效咳嗽、排痰的训练。

(2) 胃肠道准备：提供高蛋白、高热量、高维生素、易消化的饮食，必要时要经静脉补充营养，提高对手术的耐受力。术前 12h 禁饮食，以保证胃的排空，防止在麻醉或手术过程中因呕吐而导致窒息或吸入性肺炎。

2. 手术后护理

(1) 安置合适的体位：①全麻未清醒的病人，头偏向一侧，防止呕吐及误吸。②麻醉清醒、血压平稳后改为半卧位，以利于肺通气及胸部引流。③肺叶切除病人，酌情取一侧的完全侧卧位，健侧的侧卧位有利于患侧肺的膨胀与复张，但呼吸功能较差的病人，尽量避免健侧的侧卧位，以免压迫健侧肺而限制通气功能。④一侧全肺切除病人，避免完全侧卧，以防纵隔移位压迫健侧肺，可采取患侧 1/4 侧卧位。⑤一般每 1～2h 给病人变换体位一次，有利于皮肤保护及预防呼吸和循环系统的并发症。

考点：肺癌术后患者体位的安置

(2) 监测生命体征：胸部手术严重影响病人的呼吸、循环功能，术后应严密观察生命体征及神志、面色、尿量、末梢循环变化等。一般术后 24～36h 内，每 15min 测生命体征

1 次，因血压常有波动现象。当麻醉苏醒，且脉搏、血压平稳后改为 1.5 ～ 2h 测量 1 次，并做好详细记录。

(3) 减轻疼痛：因手术切口较大，引流管穿过肋间使肋间神经受压，故麻醉作用消失后可出现剧烈疼痛，术后应适当应用止痛剂。另外，病人进行深呼吸、咳嗽及其他护理操作应尽可能安排在此阶段进行。术后若使用止痛泵，需向病人及家属讲明止痛泵的目的和按钮的使用方法。术后 24h 内疼痛最为剧烈，2 ～ 3 天后逐渐缓解，若疼痛呈持续性或减轻后又加剧，需警惕切口感染的可能。

(4) 呼吸道护理：肺切除术后 24 ～ 36h，由于肺通气量和肺换气面积减少、麻醉术后不适、伤口疼痛、肺膨胀不全等，会造成不同程度的缺氧，所以做好呼吸道护理十分重要。①术后需常规给予鼻导管吸氧。②术后 24 ～ 48h 内，每隔 1 ～ 2h 叫醒病人做深呼吸 5 ～ 10 次。③鼓励并协助病人有效地咳嗽排痰。a. 翻身、叩背，可使存在于肺叶、肺段处的分泌物流至支气管中咳出。b. 指压胸骨切迹上方的气管能刺激病人咳痰。c. 病人咳嗽时，固定其胸部，避免或减轻由于胸廓震动而引起的疼痛。d. 痰液黏稠不易咳出时，可采用雾化吸入，以利于痰液排出。对于咳痰无力、呼吸道分泌物滞留的病人，可行鼻导管深部吸痰。必要时行纤维支气管镜下吸痰或行气管切开术。

考点：肺癌术后患者的呼吸道护理

(5) 手术后活动与锻炼：为了有效预防呼吸、循环系统并发症，最大可能地恢复肢体运动功能，在麻醉清醒后，即可指导病人开始躯干和四肢的适度活动与锻炼，并逐渐适应肺切除后余肺的呼吸功能。①病人麻醉完全清醒后，先开始被动活动，3 ～ 4h 活动 1 次；手术后第一天，鼓励病人主动活动，运动方式以前屈、后伸、外展、内收、内旋、外旋活动为主（图 13-9）；随着术后时间的延长，可在床上或下床活动，运动方式需要综合训练患侧肩、肘、前臂、肩胛区及患侧上肢。②手术后早期就应活动下肢关节，协助病人坐起，鼓励病人逐步下床活动，根据病人的情况逐渐增加活动量，如出现头晕、气促、心动过速、心悸和出汗等症状，应立即停止活动。

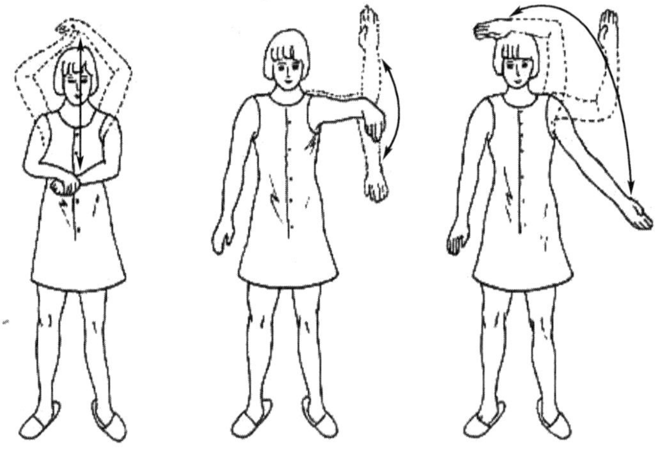

A　　B　　C

图 13-9　肺癌术后肩关节锻炼的方法

A. 肩臂上举和后伸运动；B. 肩外展与旋前、旋后运动；C. 肩臂外展与上举运动

(6) 一侧全肺切除术后护理的特殊要求

1) 全肺切除术后胸腔引流管一般呈钳闭状态，保持手术后患侧胸腔内有一定的积气积液，维持胸腔内一定压力，以减轻或纠正明显的纵隔移位。但要注意胸腔内压力的改变，

经常检查颈部气管的位置有无变化。若气管偏向健侧，可酌情放出适量的气体或积液，以维持气管、纵隔于中间位置。每次放液时，速度宜慢，否则快速多量放液可引起纵隔突然移位，病人出现胸闷、呼吸困难、心动过速，甚至心搏骤停。

2）一侧全肺切除术后，肺泡 - 毛细血管床明显减少，应严格掌握输液的速度和量，否则易发生急性肺水肿。全肺切除术后 24h 补液量宜控制在 2000ml 内，速度以 20 ～ 30 滴 / 分为宜。

3）全肺切除术后的病人，其支气管残端缝合处就在气管隆嵴下方，行鼻导管深部吸痰时易戳破，操作时吸痰管进入气管长度以不超过气管的 1/2 为宜，以免造成支气管残端瘘。

4）一侧全肺切除术后，肺组织明显减少，加之麻醉后遗效应使气道分泌物增多及疼痛刺激等，使呼吸功能急剧下降，潮气量和有效通气量明显减少。由于患侧主支气管缺如，一旦健侧主支气管被痰阻塞，将很快导致呼吸衰竭。因此术后特别强调保持呼吸道通畅，协助病人有效咳嗽、咳痰，防止发生肺炎、肺不张。

5）休息与活动：病人手术后 7 ～ 10 天内严格休息，禁忌健侧卧位。但要适当活动肢体，进行功能锻炼，促进循环、呼吸功能恢复。

(7) 术后常见并发症的预防和护理

1）肺不张与肺部感染：肺不张的护理应着眼于预防。术前力劝病人戒烟。术前术后加强口腔卫生，加强深呼吸和咳嗽动作的训练，以增加其肺活量及呼吸肌的强度。做好呼吸道的管理，及时清除呼吸道分泌物，经常鼓励病人自行或协助其咳嗽排痰，必要时行鼻导管深部吸痰或支气管镜吸痰。遵医嘱合理应用抗生素。

2）支气管胸膜瘘：早期瘘可及早再次手术修补瘘口。并发感染性脓胸者，应行胸腔闭式引流术排出脓液、控制感染，以利于肺复张，并遵医嘱给予抗生素。病人置于患侧卧位，以防胸膜腔积液、积脓经瘘口流向健侧。注意观察有无张力性气胸的发生。有的小瘘口经以上处理可自行愈合。引流 4 ～ 6 周瘘口仍不闭合，需按慢性脓胸处理。

3. 心理护理　病人在疾病的不同阶段，心理问题可以不同，应关心体贴病人，启发病人说出心理问题的原因，有针对性地心理疏导，增强康复的信心，提高生活的质量。

（五）健康指导

(1) 让病人了解吸烟的危害性，力劝病人戒烟。注意口腔卫生，及时处理口腔疾病。

(2) 说明手术后活动与锻炼的重要意义。为病人编制手术后或出院后的锻炼计划，包括运动方法和目标要求，教育病人要坚持进行。

(3) 告知病人应保持排便畅通，必要时可应用缓泻剂，防止便秘时用力排便而增加心脏负担。

(4) 化疗药物可抑制骨髓造血功能，并可能引起肝肾损害，治疗过程中应注意复查血常规和肝肾功能。

(5) 出院后定期复查。出现伤口疼痛、剧烈咳嗽、咯血等症状，或有进行性倦怠情形，考虑肿瘤复发，应立即就医。

二、食管癌病人的护理

（一）概述

食管癌是一种常见的消化道恶性肿瘤，已被列为全球第九大恶性肿瘤。全世界每年约有 30 万人死于食管癌。发病年龄多在 40 岁以上，男性多于女性。我国是世界上食管癌高发地区之一，以太行山南段的河南、河北、山西三省交界地区的发病率最高。

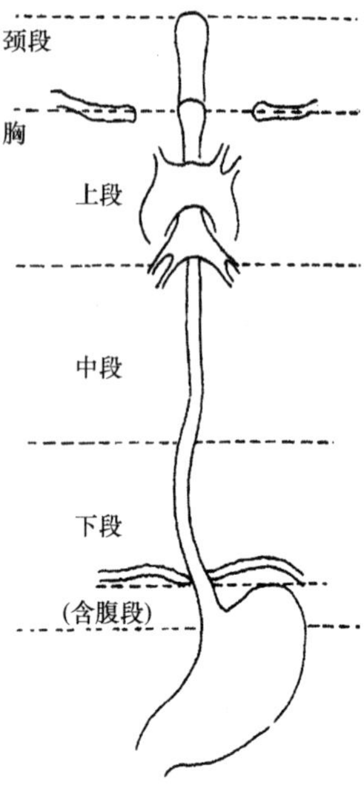

图 13-10　食管的分段

1. 病因　食管癌的病因虽尚未完全明了，根据流行病学调查及有关的实验研究：①化学物质，亚硝胺类化合物有致癌作用。②生物因素。③缺乏某些微量元素。④缺乏维生素。⑤嗜好烟酒、过烫或过硬的饮食，发现食管癌病人有进食过快、过热、过度等不良饮食习惯，这些因素损伤了食管上皮，增加了致癌物的敏感性。⑥遗传因素等。

2. 病理　临床上采用国际抗癌联盟食管分段标准分为三段，即颈段、胸段（又分为上、中、下三段）、腹段。胸中段食管癌较多见，下端次之，上段较少（图 13-10）。高发区（我国）以鳞癌为主，占 80% 以上，非高发区（美国和欧洲）的腺癌已超过鳞癌，占 50% 以上。贲门部腺癌可向上延伸累及食管下段。按病理形态可分为四型，髓质型（占食管癌的大多数），蕈伞型，溃疡型，缩窄型（即硬化型）。癌在黏膜下可向食管全周及上、下扩散，同时也向肌层浸润，并侵入邻近组织。食管癌主要通过直接浸润、淋巴转移、血行转移 3 条途径转移，其中以淋巴转移为主要，晚期可经血行转移至肝、肺、骨髓等。

（二）护理评估

1. 健康史　应注意询问病人有无长期饮烈性酒、吸烟、进食过快、食物过硬、过热等；了解病人的营养状况；有无慢性食管炎、食管良性狭窄、食管白斑病等食管疾病；注意了解是否生活在食管癌的高发区及有无家族史。

2. 身心状况　早期症状常不明显，偶有吞咽食物梗噎感、停滞感或异物感，胸骨后烧灼样、针刺样疼痛。随着病情发展，出现典型症状，即进行性吞咽困难。先是难咽干硬食物，继而半流质，最后水和唾液也不能咽下，病人逐渐出现消瘦、贫血、乏力、脱水及营养不良。当癌肿侵及喉返神经时出现声音嘶哑；累及气管，形成食管气管瘘，出现呛咳和肺部感染；侵入主动脉，溃烂破裂时，可引起大量呕血；晚期出现恶病质。此外，还可出现锁骨上淋巴结肿大、肝大、胸腔积液、腹水等转移体征。

3. 心理 - 社会状况　当病人被诊断为食管癌，并出现进行性加重的进食困难及对治疗预后的担忧时，病人会产生不同程度的焦虑、恐惧、悲哀或绝望感。

4. 辅助检查

(1) 食管吞钡 X 线检查：了解有无黏膜破坏，充盈缺损、管腔狭窄等。

(2) 脱落细胞学检查：食管拉网查脱落细胞，早期阳性率可达 90%以上。

考点：食管癌确诊的方法

(3) 纤维食管镜检查：可直视病变部位，并取活组织做病理学检查。

5. 治疗要点及反应　食管癌的治疗原则是以手术治疗为主，辅以放射、化学药物等治疗的综合疗法。手术可彻底切除肿瘤及周围受侵组织，手术切除的范围为癌肿及上下各 5cm 内的食管及所属区域淋巴结。以胃、结肠或空肠做食管重建术，对于晚期病例，可做姑息性手术，如食管腔内置管术、胃造瘘术等。放射治疗可用于手术前和手术后，增加手术切除率，也可单独用于上段食管癌或晚期癌的治疗。化学药物治疗，一般为手术后辅助治疗。食管癌手术后可出现吻合口瘘、乳糜胸等并发症。放疗和化疗可出现全身或局部反应。

（三）护理问题

1. 焦虑或恐惧 与对所患疾病心理准备不充分、担心预后及治疗费用等有关。

2. 舒适的改变 与晚期食管癌疼痛，以及手术所致组织损伤疼痛及胸部活动受限有关。

3. 体液不足 与进食困难、摄入不足等有关。

4. 营养失调：低于机体需要量 与长期进食困难、呕吐、癌症消耗增加及手术后消耗有关。

5. 低效性呼吸状态 与伤口疼痛、呼吸道分泌物增多、肺复张不全等有关。

6. 潜在并发症：水电解质紊乱、肺不张、肺部感染、吻合口瘘、乳糜胸等。

（四）护理措施

1. 手术前护理

(1) 呼吸道准备：手术前戒烟2周以上。病人学会有效咳嗽，训练腹式深呼吸，以利于术后减轻伤口疼痛，主动排痰，以增加肺部通气，为预防肺炎和肺不张做好积极准备。

(2) 营养支持：术前评估病人的营养状态。大多数食管癌病人因长期不同程度进食困难而出现营养不良、水及电解质失衡，故应对病人进行营养代谢支持治疗。能进食的病人指导合理饮食，进食高热量、高蛋白和维生素丰富的流质或半流质饮食；不能进食的病人遵医嘱肠外营养，即经静脉补充水分和营养。

(3) 保持口腔卫生：口腔内细菌可随食物或唾液进入食管，而食管梗阻可造成食物积存，易引起细菌大量繁殖，造成易感染因素；手术后吻合口周围组织易感染，影响术后吻合口愈合，造成吻合口瘘，故应保持口腔清洁。预防措施：①餐后或呕吐后，给予漱口或口腔清洁。②使用抗生素积极治疗口腔溃疡或口腔感染等疾病。③不能进食的病人，每日淡盐水或其他漱口液漱口数次。

(4) 胃肠道准备：①指导病人术前1周每餐后饮少量温开水，并口服抗生素溶液，以起到冲洗食管和局部消炎抗感染作用。②食管有明显梗阻的病人，术前3日每晚以0.9%氯化钠溶液加庆大霉素、甲硝唑经鼻胃管冲洗食管，可减轻局部充血水肿，减少术中污染，防止术后吻合口瘘。③拟结肠代食管手术的病人，术前做好结肠肠道准备（见结直肠癌病人护理）。④术日晨常规留置胃管，如不能顺利通过梗阻部位，不可强行插管，否则可造成局部穿孔。待手术中直视下再插于胃内。⑤术前3日流质饮食，术前1日禁食，术前8h禁饮。

考点：食管癌术前呼吸道和胃肠道准备

2. 手术后护理

(1) 监测生命体征：术后早期应加强对血压、脉搏、呼吸、心率的监测。

(2) 安置合适的体位：麻醉未清醒前取平卧位，头偏向一侧。待麻醉清醒、血压平稳后改为半卧位。

(3) 饮食管理：①术后3～4日吻合口处于充血水肿期，胃肠蠕动尚未恢复正常，需禁饮禁食。一般术后要禁食4～6日以上。②拔除胃管，停止胃肠减压24h后，若无吻合口瘘症状，可试饮少量水。若无异常，术后8～10日可给予少量清流质饮食。若无不适，进食量逐渐增加至全量，每2h给予100ml，每日6次。术后10日左右考虑进半流质饮食。术后3周后病人若无特殊不适可进普食。③原则：少食多餐，不能进食过多、速度过快，避免坚硬食物、大块食物咽下，避免餐后马上卧床休息。

(4) 引流管护理：术后病人引流管数量多，常规留置的引流管有胃肠减压管、十二指肠营养管、胸腔闭式引流管、腹腔引流管、尿管等，各引流管应标注位置及用途。

3. 术后并发症的预防和护理

(1) 吻合口瘘：是食管癌术后最严重的并发症，也是术后死亡的主要原因之一。吻合口瘘多发生在术后 5 ～ 10 日，病人表现为呼吸困难及胸痛，胸腔积液、积气，严重时出现脓毒症甚至休克。术后需注意以下几方面的治疗与护理：①术前、术后纠正低蛋白血症。②保证胃管通畅，避免胃排空不畅增加吻合口张力。③加强病人的饮食护理与监控。吻合口瘘发生后，应立即禁饮食，行胸膜腔闭式引流，保持引流通畅。抗感染治疗，并加强营养代谢支持。

(2) 乳糜胸：是食管癌术后比较严重的并发症，多因术中损伤胸导管所致。多发生在术后 2 ～ 10 日，少数病例可在 2 ～ 3 周后出现。乳糜液的液量与性质同进食的量与性质有密切关系。术后早期由于禁食，乳糜液含脂肪甚少，胸腔闭式引流可为淡血性或淡黄色液，但量较多；恢复进食后，乳糜液漏出量增多，大量积聚于胸腔内，可压迫肺及纵隔并向健侧移位。

(3) 肺不张、肺内感染：因胃上提胸腔使肺受压，疼痛限制病人呼吸、咳嗽等因素，术后易发生肺不张、肺内感染，特别是患有慢性肺部疾病者。术前要戒烟、控制肺内感染。术后加强呼吸道管理，协助病人有效咳嗽、叩背，及早应用支气管扩张剂和有效的抗生素。

护考链接

病人，男，55 岁，食管癌切除、食管胃吻合术后第 5 天，出现高热、寒战、呼吸困难、胸痛，白细胞 20×10^9/L，高度怀疑发生了

A. 吻合口瘘　　B. 乳糜胸　　C. 肺部感染

D. 肺不张　　E. 切口感染

分析：吻合口瘘多发生在食管癌、食管胃吻合术后 5 ～ 10 天，表现为持续高热、呼吸困难、胸痛，全身中毒症状明显，故选择 A。

4. 放疗、化疗的护理　向病人解释治疗目的。放疗 2 ～ 3 周时易出现放射性食管炎，表现为进食烧灼痛，此时病人进食应避免干、硬食物，以免发生食管穿孔。放疗期间食管的肿瘤部位水肿致使病人吞咽困难加重，应预先向病人做好解释工作。化疗期间病人常出现恶心、呕吐、脱发、骨髓抑制等不良反应，要鼓励病人坚持完成化疗，并采取减少不良反应的措施。

5. 心理护理　当病人诊断为癌症时，精神上会受到很大的打击，可产生强烈的情绪反应。中晚期食管癌因长期进食困难、呕吐、消瘦、疼痛等，使病人身心备受折磨。对于早、中期的病人，解释手术治疗的意义、效果，使其理解并接受手术治疗；对于晚期的病人，在接受综合治疗的基础上，共同商讨解决进食的方案。

（五）健康指导

(1) 进食原则是少食多餐，由稀到干，细嚼慢咽，逐渐增加食量。防止进食过多、速度过快，避免进食生、冷、硬的食物（包括硬质的药片和带骨刺的肉类、花生、豆类等），质硬的药片可碾碎后服用。否则，仍有导致后期吻合口瘘的可能。

(2) 食管癌、贲门癌切除术后，可发生胃液反流至食管，病人可有反酸、呕吐等症状，平卧时加重。嘱病人饭后 2h 内不宜平卧位，睡觉时上身适当垫高。

(3) 食管胃吻合术后病人，可能有胸闷、进食后呼吸困难，应告知病人是由于胃已拉

入胸腔，肺受压暂不能适应所致。建议病人少食多餐，经 1 ～ 2 个月后，此症状多可缓解。

(4) 告诉病人出院后定期复查的时间。术后 3 周仍有吞咽困难者有吻合口狭窄可能，应随时复诊。

小结

胸部疾病是外科护理中的一类常见疾病，常见的有肋骨骨折、血气胸、脓胸、肺癌、食管癌等。胸部是身体暴露较大的部分，易受外伤，约占全身创伤的 1/4，严重者可造成心、肺等重要脏器功能受损，甚至危及生命。脓胸多源自肺内疾病，随着病情的进展可成为全脓胸，随着生活水平的提高，发病率有下降趋势。肺癌、食管癌以 40 岁以上男性多见。胸膜腔闭式引流是胸外科常用的护理技术，在护理时要注意观察和无菌操作。开胸手术对心、肺功能干扰大，围术期的心肺功能监测，尤其是呼吸道的护理是十分重要的。胸部外科疾病会给患者带来躯体和心理压力，要注意对患者进行有效的整体护理。

（李底平）

自测题

A_1 型题

1. 闭合性肋骨骨折的治疗原则是
   A. 胸膜腔闭式引流　B. 胸腔穿刺
   C. 止痛、防治并发症　D. 开胸手术
   E. 气管插管或气管切开
2. 胸腔穿刺放气时一次抽气量不宜超过
   A. 600ml　B. 700ml　C. 800ml
   D. 1000ml　E. 1200ml
3. 血胸行胸膜腔闭式引流术的最佳引流位置是
   A. 腋前线第 6 或 7 肋间
   B. 腋中线第 6 或 7 肋间
   C. 腋后线第 6 或 7 肋间
   D. 腋中线与腋后线之间第 6 或 7 肋间
   E. 腋前线与腋中线之间第 6 或 7 肋间
4. 以下疾病中纵隔不会偏向健侧的是
   A. 张力性气胸　B. 开放性气胸
   C. 血胸　D. 急性脓胸
   E. 慢性脓胸
5. 常用于普查食管癌的检查方法是
   A. 带网气囊食管脱落细胞学检查
   B. 纤维食管镜检查
   C. X 线食管吞钡造影
   D. 大便隐血
   E. 胸部 CT
6. 食管癌的典型症状是
   A. 进食时哽噎感　B. 声音嘶哑
   C. 胸骨后针刺样疼痛　D. 进行性吞咽困难
   E. 体重减轻，营养不良
7. 食管癌好发于
   A. 颈段　B. 胸中段
   C. 胸上段　D. 胸下段
   E. 贲门
8. 下列有关食管癌术前胃肠道准备的说法，错误的是
   A. 口服抗生素溶液
   B. 术前 3 天改为流质饮食，术前 1 天禁食
   C. 梗阻明显者经鼻胃管冲洗食管
   D. 结肠代食管者，术前 3 ～ 5 天口服新霉素
   E. 术前放置胃管通过梗阻部位困难时，应强行插入
9. 关于食管癌根治术后胃肠减压的护理措施，错误的是
   A. 妥善固定，防止脱出
   B. 经常挤压胃管，防止堵塞
   C. 胃管不畅时，可用少量生理盐水冲洗
   D. 胃管脱出时应立即插入

E. 术后胃管放置 2～4 天，待肛门排气后拔除

10. 肺癌病人术后的输液速度为

A. 20～30 滴 / 分　B. 30～40 滴 / 分

C. 40～50 滴 / 分　D. 50～60 滴 / 分

E. 60～70 滴 / 分

11. 对放化疗最敏感的肺癌类型是

A. 鳞癌　B. 大细胞癌

C. 小细胞癌　D. 中医中药治疗

E. 免疫治疗

12. 肺癌的首发症状是

A. 刺激性咳嗽　B. 胸闷

C. 咯血　D. 胸痛

E. 气促

13. 闭合性气胸病人如无自觉症状，估计其肺萎陷的比例不超过

A. 10%　B. 20%　C. 30%

D. 40%　E. 50%

A_2 型题

14. 病人，男，28 岁，外伤后呼吸困难，发绀。查体：右侧胸壁可见一 2cm×2cm 的开放性伤口，呼吸时伤口处能听到空气出入胸膜腔的吹风声。伤侧胸部叩诊呈鼓音，呼吸音减弱。应首先考虑为

A. 血胸　B. 多根多处肋骨骨折

C. 开放性气胸　D. 张力性气胸

E. 闭合性气胸

15. 病人，男，25 岁。肋骨骨折合并血气胸，急诊行胸腔闭式引流术。对胸腔闭式引流的护理，错误的是

A. 嘱患者勿折叠、扭曲、压迫管道

B. 嘱患者翻身时勿牵拉引流管

C. 保持水封瓶长管没入水中 6～8cm

D. 指导患者多做深呼吸运动

E. 更换引流瓶时应双重夹闭引流管

16. 病人，男，24 岁，车祸后导致血气胸。下列可以提示病人胸腔有活动性出血的信息是

A. 血压逐步回升

B. 血红蛋白、红细胞计数升高

C. 体温升高

D. 胸腔闭式引流每小时引流量超过 200ml，持续 3h

E. 白细胞计数增多

17. 病人，男，67 岁，因食管癌入院准备手术。病人自述目前能进食米粥之类的食物，护士应指导患者的饮食为

A. 高热量、高蛋白、高脂肪半流食

B. 低热量、低蛋白、低脂肪流食

C. 高热量、高蛋白、高维生素半流食

D. 高热量、低蛋白、高维生素半流食

E. 高热量、高蛋白、高维生素普食

18. 病人，男，42 岁。进行性吞咽困难半年，入院经 X 线钡餐透视诊断为食管癌。该病的早期症状为

A. 进食时哽噎感

B. 声音嘶哑

C. 胸骨后针刺样疼痛

D. 进行性吞咽困难

E. 体重减轻、营养不良

19. 病人，男，62 岁。支气管肺癌术后 3 天。目前一般情况尚可，但有痰不易咳出。最适宜采取的排痰措施是

A. 指导深呼吸咳嗽　B. 给予叩背

C. 给予机械震荡　D. 给予体位引流

E. 给予吸痰

20. 病人，男，65 岁。慢性咳嗽 10 年，近半月来出现阵发性干咳，持续痰中带血。胸部 X 线片显示左肺下叶不张。明确诊断最有意义的检查方法为

A. 痰细菌培养　B. 结核菌素试验

C. 肺功能测定　D. 纤维支气管镜检查

E. 血清癌胚抗原测定

21. 病人，女，60 岁，嗜烟。胸痛 1 个月，伴咳嗽、痰中带血，无明显发热。胸部 X 线片示右下肺周边有一直径 5cm 的结节状阴影，首先应考虑为

A. 肺脓肿　B. 结核瘤

C. 转移性肺癌　D. 矽肺

E. 周围型肺癌

22. 病人，女，45 岁，小学文化。刚刚知晓自己被诊断为原发性支气管肺癌，询问护士："我是不是活不了多久了？"针对该病人的心理护理，错误的是

A. 耐心倾听病人的诉说

B. 讲解有关疾病知识及治疗措施

C. 安排家庭成员和朋友定期看望病人

D. 指导病人立遗嘱安排后事

E. 安慰病人，保持积极情绪

A_3/A_4 型题

（23～24题共用题干）

病人，男，28岁，因车祸后致右侧第4～7肋骨骨折合并气胸。查体：病人极度呼吸困难、发绀，右侧胸廓饱满、叩诊呈鼓音，颈部皮下可触及气肿。

23. 考虑该病人为

A. 血胸　B. 多根多处肋骨骨折

C. 开放性气胸　D. 闭合性气胸

E. 张力性气胸

24. 针对上述情况，应首先采取的措施是

A. 立即行胸膜腔排气减压

B. 迅速封闭胸壁伤口

C. 补充血容量

D. 紧急行气管切开

E. 剖胸探查

（25～26题共用题干）

病人，男，45岁，汽车修理工，间断咳嗽3个月，无痰。近20天出现咳嗽加剧。痰中带血，无发热、寒战等症状。查体：T 36.7℃，P 78次/分，R 19次/分，BP 110/70mmHg，浅表未扪及淋巴结，高度怀疑肺癌。

25. 在收集病人病史资料时，不能遗漏的重要信息是

A. 吸烟史　B. 服药史

C. 婚姻状况　D. 营养状况

E. 心理状态

26. 病人确诊为肺癌，给予化疗。输注化疗药物前需建立静脉通道，首选的液体为

A. 5% 葡萄糖溶液　B. 10% 葡萄糖溶液

C. 5% 葡萄糖盐水　D. 生理盐水

E. 林格液（复方氯化钠溶液）

（27～30题共用题干）

病人，男，48岁，支气管肺癌，病理组织报告为“鳞状细胞癌”。

27. 按照解剖部位分类，该癌肿最常见的类型是

A. 周围型　B. 混合型

C. 边缘型　D. 中央型

E. 巨块型

28. 病人进行肺癌切除术后，需要进行化疗。输注化疗药前与病人沟通。最重要的注意事项是

A. 健康指导　B. 评估血管

C. 血液检验指示正常　D. 保护血管

E. 告知病人，并要求签署化疗同意书

29. 病人在输注化疗药过程中，突然感觉静脉穿刺处疼痛，紧急处理措施是

A. 安慰病人

B. 检查有无回血，如有回血继续输注

C. 拔掉液体

D. 立即停止输液，做进一步处理

E. 通知医生

30. 病人治疗过程中，白细胞低于多少时应停止化疗或减量

A. $6.5\times10^9/L$　B. $5.5\times10^9/L$

C. $4.5\times10^9/L$　D. $3.5\times10^9/L$

E. $2.5\times10^9/L$

14

第14章 腹外疝病人的护理

腹腔内的小肠或其他脏器、组织，因某种原因突出腹腔外，形成包块，俗称“疝气”，也就是腹外疝。青少年时期因为先天的因素以及后天的爱运动等腹内压增高的机会比较多，所以相对诱发腹外疝的机会也比较多。一般轻者无自觉症状，也许有少许坠胀不适，可发生肠坏死或者引起穿孔，危及到病人的生命。所以护士应该加强对青少年的健康宣教。

案例 14-1

病人，女，44岁，剧烈腹痛10h。10h前在劳动中突然出现下腹部疼痛，表现为持续性疼痛阵发性加剧，伴恶心、呕吐，呕吐物为胃内容物。腹胀，无肛门排气排便，无畏寒发热。肥胖体型，急性痛苦病容，腹部膨隆，偶见肠型，全腹轻压痛，无肌紧张和反跳痛，肠鸣音亢进，偶闻气过水声，右侧腹股沟下方扪及6cm×6cm×8cm包块并有触痛。

问题：

1. 该病人治疗原则是什么？
2. 主要护理措施有哪些？

第1节 概 述

腹外疝是腹内脏器或组织离开正常的解剖位置，通过腹壁的薄弱或缺损处向体表突出而形成的包块。

一、病 因

腹壁强度降和低腹内压力增高是腹外疝的主要原因。

（一）腹壁强度降低

腹壁薄弱或缺损造成的强度降低是形成腹外疝的解剖基础，可分为先天性因素和后天性因素。

1. 先天性因素 在胚胎发育过程中，某些脏器或组织穿过腹壁时会造成腹壁薄弱或形成缺损区，如精索或子宫圆韧带穿过的腹股沟管，股动脉、股静脉、股神经等穿过的股管，胎儿脐血管穿过的脐部，发育不全的腹白线等，均为先天性腹壁薄弱或缺损区。

2. 后天性因素 腹部手术切口愈合不良，腹壁外伤或感染造成腹壁缺损；年老体弱、过度肥胖、多次分娩等造成腹壁肌肉萎缩或松弛等，可导致腹壁薄弱。

（二）腹内压力增高

腹内压力增高是腹外疝形成的重要诱因，可分为病理性因素和生理性因素。

1. 病理性因素 如慢性咳嗽、慢性便秘、排尿困难、前列腺增生、腹水、腹内肿瘤等。

2. 生理性因素 妊娠、婴儿经常啼哭、长期从事重体力劳动等。

考点：腹外疝形成的主要原因

二、病理解剖

典型的腹外疝由疝环、疝囊、疝内容物和疝外被盖四部分组成（图 14-1）。

1. 疝环 也称疝门，指腹壁薄弱或缺损处，是疝内容物向体表突出的“门户”，也是腹外疝命名的依据。依据疝环的位置不同，腹外疝可分为腹股沟疝、股疝、切口疝、脐疝等。

2. 疝囊 是疝内容物推动壁层腹膜从疝环向外突出所形成的囊袋状结构，分疝囊颈、疝囊体、疝囊底三部分。疝囊颈由于受进出疝内容物的摩擦而增厚变白，是疝囊高位结扎的重要标志。

3. 疝内容物 是进入疝囊内的腹内器官或组织，最常见的是小肠，其次是大网膜，另外有盲肠、结肠、膀胱等。

4. 疝外被盖 指覆盖在疝囊以外的腹壁各层组织，通常是由筋膜、肌肉、皮下组织和皮肤构成。

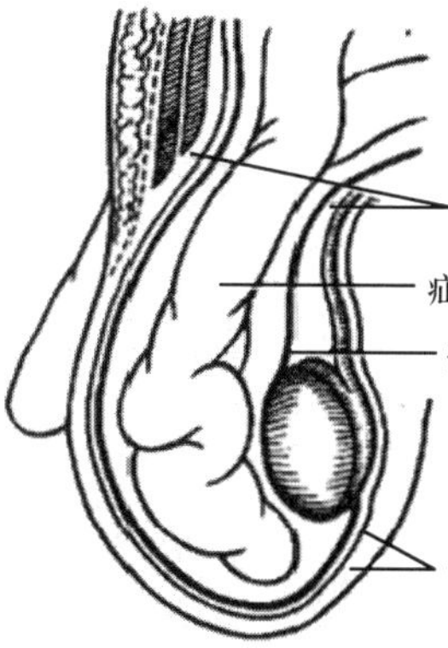

图 14-1 腹外疝的组成

考点：典型腹外疝的组成、最常见的疝内容物

三、病理类型

按病理变化过程，腹外疝可分为四种类型：

1. 可复性疝 最为常见，指疝内容物能回纳入腹腔的疝。其特点是：当病人站立、行走、举重、咳嗽及排便等腹内压增高时，疝内容物进入疝囊，在腹壁上出现包块；当平卧休息或用手推送时，疝内容物可回纳腹腔，腹壁包块消失。

2. 难复性疝 由于疝内容物与疝囊壁发生粘连，疝内容物不能完全回纳入腹腔。其特点是：无论病人是平卧或用手推送，包块均不完全消失，局部有坠胀、隐痛感。

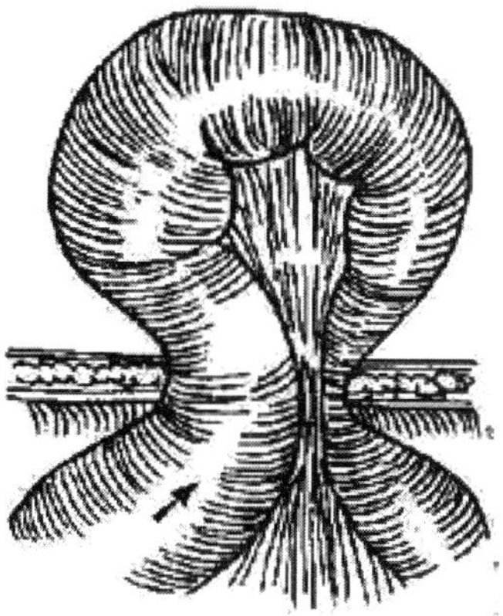
图 14-2 嵌顿性疝

3. 嵌顿性疝 当腹内压突然增高时，较多的疝内容物强行通过狭窄的疝环挤入疝囊，随后疝环弹性回缩，疝内容物被卡压而不能还纳入腹腔（图 14-2）。其特点是：疝块突然增大，变硬，有剧痛，若内容物为肠管，可有肠梗阻表现，重症者可引起体液失衡。

4. 绞窄性疝 指嵌顿性疝的疝内容物被卡压时间过久，导致疝内容物缺血坏死。绞窄性疝是嵌顿性疝进一步发展的病理结局，两者是密不可分的连续性病理过程。发展成绞窄性疝时有炎症表现，内容物坏死则可出现腹膜炎甚至感染性休克征象。

考点：四种类型腹外疝的临床特点

第2节　常见腹外疝病人的护理

一、护理评估

（一）健康史

评估有无腹外疝发生的原因。

1. 评估病人有无腹壁强度降低的因素　除先天性腹壁薄弱因素外，应详细询问病人妊娠分娩史，有无腹部手术切口愈合不良的病史；有无腹壁外伤、感染史等；年老体弱或过度肥胖者，要注意病人是否存在腹壁肌肉萎缩或松弛等情况。

2. 评估病人有无腹内压增高的因素　了解病人有无慢性咳嗽、长期便秘、排尿困难、腹水等病史；了解病人是否长期从事重体力劳动、负举重物及是否有妊娠或腹腔内存在肿瘤等病史。

（二）身心状况

评估腹外疝病人的病情变化，要及时发现是否形成嵌顿性疝和绞窄性疝，有无造成腹膜炎或感染性休克等严重后果。

腹腔内脏器或组织经腹股沟区的薄弱或缺损处向体表突出形成的疝，称为腹股沟疝。腹股沟疝在各类疝中的发病率最高，约占腹外疝的90%以上，且多发生于男性，男、女发病比约为15 ∶ 1。右侧比左侧多见。

腹股沟疝可分为斜疝和直疝两种。腹腔内脏器或组织经腹股沟管突出于体表者，称为斜疝，可进入阴囊。腹腔内脏器或组织从直疝三角区突出于体表者，称为直疝（表14-1）。

腹腔内脏器或组织经股环、股管自卵圆窝突出的疝，称为股疝，易嵌顿和绞窄。多发生于中年以上的妇女，男、女发病之比约为1 ∶ 5。这与女性骨盆较宽阔、股环较宽大松弛及多次妊娠等因素有关。

链接

直疝三角

直疝三角又称海氏三角、腹股沟三角，是由腹壁下动脉（外侧边）、腹直肌外缘（内侧边）、腹股沟韧带（底边）构成的三角形的区域。

1. 腹股沟斜疝　发病率最高，多见于儿童和青壮年男性，右侧多于左侧。主要表现为在腹股沟区出现肿块，并可进入阴囊或大阴唇，常在病人站立、劳动、行走、咳嗽、婴儿啼哭等腹内压增高时出现，呈梨形或椭圆形，上部呈蒂柄状；部分病人可有坠胀感或牵拉痛。当病人平卧或用手向腹腔推送时，疝块消失。体征：腹股沟管外环扩大、松弛，嘱病人咳嗽，指尖有明显冲击感。难复性斜疝：病人常有腹部胀痛不适、消化不良、便秘等，多见于病程较长的病人。嵌顿性斜疝：当腹内压骤然增高时，如强力劳动、用力排便或剧烈咳嗽等，腹股沟区疝块突然出现或原来疝块突然增大，并有剧烈疼痛；检查时可发现疝块紧张变硬、压痛明显，且疝块不能回纳到腹腔，如嵌顿的疝内容物为肠管，病人除了有局部疼痛外，还伴有腹痛、呕吐、腹胀和肛门停止排气排便等急性肠梗阻的表现。绞窄性疝：如嵌顿时间过久，疝内容物可发生缺血坏死，嵌顿性疝发展为绞窄性疝，疝块除了有红、肿、热、痛等急性炎症的表现外，常伴有急性腹膜炎的体征，严重者可并发感染性休克。

2. 腹股沟直疝　多见于年老体弱的男性病人，一般无自觉症状，偶尔感下腹胀满不适、行走不便。当病人站立或腹内压增高时，疝块在腹股沟内侧和耻骨结节外上方突出，多为半球形，基底较宽，不进入阴囊，极少发生嵌顿（表 14-1）。

3. 股疝　主要表现是病人站立、劳动或咳嗽时，在腹股沟韧带下方卵圆窝处出现一核桃或鸡蛋大小的包块，呈球形或半球形，可回纳，有时局部有轻度的胀痛不适。因疝块较小，症状较轻，常不被病人注意，肥胖者更易忽视。因股环较窄小而周围组织坚韧，故股疝极易发生嵌顿和绞窄。股疝发生嵌顿后，除了局部有明显疼痛外，若嵌顿疝内容物为肠管，病人常伴有急性肠梗阻表现；部分病人以急性腹痛或急性肠梗阻来医院就诊，应予注意。由于股疝是最容易发生嵌顿和绞窄的疝，故一经诊断，应尽早手术治疗。

表 14-1　腹股沟斜疝和直疝的鉴别

鉴别要点	腹股沟斜疝	腹股沟直疝
好发人群	儿童、青壮年男性	老年人
突出途径	经腹股沟管突出，可进入阴囊	由直疝三角突出，不进入阴囊
疝块外形	椭圆或梨形，上部呈蒂柄状	半球形，基底宽
回纳疝块后压迫内环	疝块不再突出	疝块仍可突出
手术检查	疝囊颈在腹壁下动脉外侧	疝囊颈在腹壁下动脉内侧
嵌顿机会	较多	极少

考点：腹股沟斜疝、直疝的区别

链接

腹股沟管

位置：腹股沟韧带内上方，长度为 4 ～ 5cm。内含精索或子宫圆韧带。

方向：外后上斜向内前下。解剖特点是“两口四壁”。

两口：①内环：腹横筋膜卵圆形裂隙，腹股沟韧带中点上方 1.5cm；②外环：皮下环，腹外斜肌腱膜三角形裂隙。

四壁：①前壁：腹外斜肌腱膜 + 外 1/3 腹内斜肌；②后壁：腹横筋膜，内 1/3 联合肌腱；③上壁：腹内斜肌、腹横肌的弓状下缘；④下壁：腹股沟韧带和陷窝韧带。

4. 心理 – 社会状况　因疝块长期反复突出而影响病人正常的工作、生活和学习，同时由于病人及家属对腹外疝疾病的认识不足，担心治疗费用和手术治疗效果，故病人多表现有焦虑不安的心理状况。当疝嵌顿引起剧烈疼痛时，病人常会有恐惧心理。

（三）辅助检查

绞窄性疝可出现白细胞计数增高、中性粒细胞增多。X 线检查可发现是否发生肠梗阻。阴囊透光试验（图 14-3）可帮助鉴别完全性腹股沟斜疝和睾丸鞘膜积液。

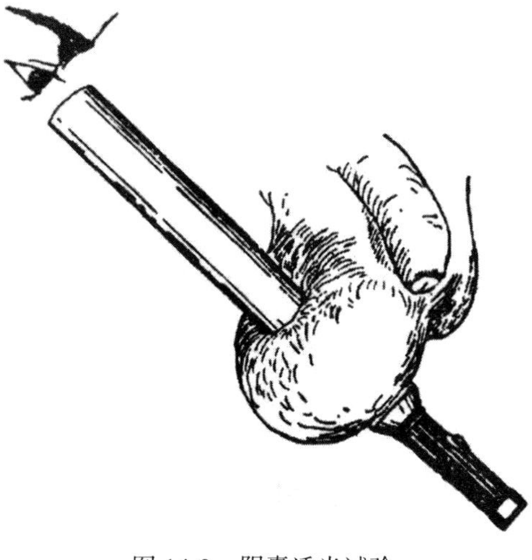

图 14-3　阴囊透光试验

（四）治疗要点与反应

1. 非手术疗法　腹外疝一般应及早采用手术治疗。

1 岁以内的患儿，可暂不手术。随着生

长发育，腹肌逐渐增强，腹外疝可望自愈，暂时可采用压迫疝环的方法如用棉带（图 14-4）、疝带（图 14-5）等压迫。年老体弱或伴有严重疾病不能耐受手术者，可佩带特制的疝带，或用其他压迫方法，阻止疝内容物脱出。

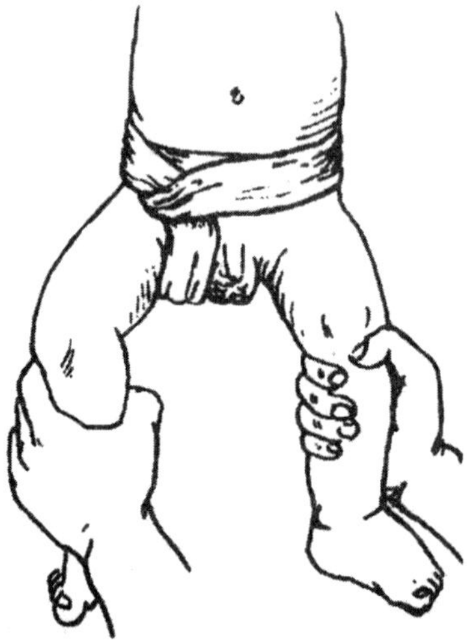
图 14-4　儿童斜疝棉束带压迫

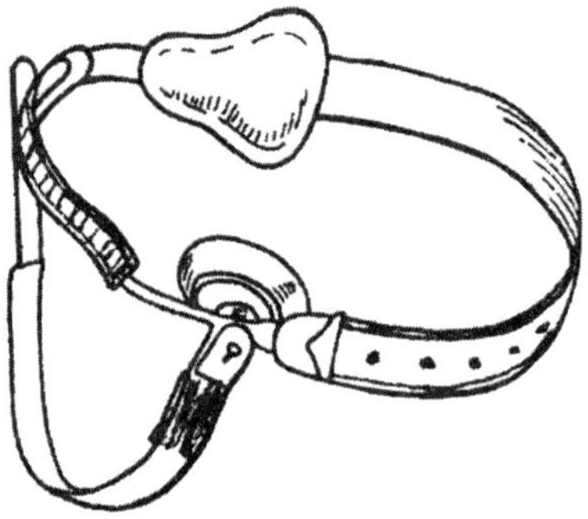
图 14-5　疝带示意图

2. 手术治疗　手术是治疗腹股沟疝的有效方法。常用的手术方式有以下几种：

(1) 疝囊高位结扎术：单纯的在疝囊颈以上高位结扎疝囊，同时切除多余的疝囊。婴幼儿的腹肌在发育中可逐渐强壮而使腹壁加强，单纯疝囊高位结扎常能获得满意的疗效。

(2) 疝修补术：加强或修补腹股沟管管壁，是最常用的治疗方法。成年腹股沟疝病人都存在不同程度的腹股沟管的薄弱和缺损，只有在疝囊高位结扎的基础上，用邻近的健康组织来加强或修补疝囊突出部位的腹壁缺损，治疗才能彻底。

(3) 无张力疝修补术：对疝环周围组织严重缺损、无法作修补术的病人，可应用人工高分子材料，如合成纤维网片、丝绸片等，以缝补腹壁。

(4) 经腹腔镜疝修补术：在腹腔镜下，利用合成纤维网片等材料来修补腹壁缺损或使内环缩小，具有创伤小、痛苦少、恢复快等优点。但因其对技术设备要求高等原因，临床广泛应用仍受限制。

3. 嵌顿性疝和绞窄性疝的治疗　嵌顿性疝具备下列情况时可先试行手法复位：①嵌顿时间在 3 ～ 4h，局部压痛不明显，无腹部压痛或腹肌紧张等腹膜刺激征者。②年老体弱或伴有其他严重疾病而估计肠内容物尚未绞窄坏死者。手法复位后 24h 内需严密观察腹部情况，如出现腹膜炎或肠梗阻表现，或手法复位失败，应立即手术。除上述情况外，嵌顿性疝原则上需紧急手术治疗，以防疝内容物绞窄坏死。绞窄性疝应必须紧急手术治疗。

案例 14-1 分析

问题 1 分析：依据病史及身体状况，可初步诊断为：右腹股沟斜疝并发嵌顿、绞窄。由于已嵌顿 10h，且已出现腹膜刺激征等征象，故应放弃手法复位的可能，行急诊手术治疗。

二、护理问题

1. 焦虑　与疝块影响病人日常生活有关。

2. 疼痛　与疝块嵌顿及手术创伤有关。

3. 知识缺乏：缺乏腹外疝相关知识。

4. 潜在并发症：术后阴囊水肿、术后切口感染及疝复发等。

三、护理措施

（一）手术前护理

1. 心理护理 向病人解释发生腹外疝的病因和诱发因素、手术治疗的必要性和手术方法，以消除病人对手术的顾虑，积极配合治疗和护理。

2. 一般护理 病人体位和活动一般不受限制，但巨大疝的病人应卧床休息2～3日，回纳疝内容物，使局部组织松弛，减轻充血和水肿，有利于术后切口愈合。饮食没有特殊要求，注意保持大便通畅。

3. 消除引起腹内压增高的因素 术前病人如存在咳嗽、便秘、排尿困难等引起腹内压增高的因素时，应积极治疗，控制症状后方可手术。指导病人注意保暖、预防呼吸道感染；对吸烟者，术前2周开始戒烟；多饮水、多进食蔬菜等富含纤维素的饮食，以保持大便通畅。

4. 严格备皮 是预防切口感染、避免疝复发的重要措施。术前嘱病人沐浴、更衣，对生活不能自理者，应给予协助。按疝手术要求进行备皮，备皮时既要剃净体毛，又要防止剃破皮肤。手术日晨起再检查一遍皮肤准备情况，如有皮肤破损或有感染征象，应暂停手术。

5. 灌肠和排尿 术前晚应灌肠，可防止术后腹胀及便秘。病人进入手术室前，嘱病人排尿，必要时留置导尿管以保持膀胱空虚，防止术中误伤膀胱。

6. 急诊手术前护理 嵌顿性或绞窄性疝多需急诊手术治疗，术前应给予禁食、胃肠减压、纠正体液失衡、抗感染等处理。

（二）术后护理

1. 卧位与活动 术后取平卧位，膝下垫软枕，使膝、髋关节微屈，以降低腹股沟区切口的张力，减轻切口疼痛、预防切口裂开。次日可改为半卧位。术后1～2日应鼓励病人翻身及活动双上肢。一般在术后3～5日病人可下床活动，但采用无张力疝修补术的病人可早期下床活动。年老体弱、复发性疝、绞窄性疝及巨大疝等病人应适当延迟下床时间。

2. 饮食管理 一般术后6～12h，若无恶心、呕吐，病人可进食流质食物，逐步改为半流质食物、软食及普食；行肠段切除吻合术者，应按胃肠道手术后饮食要求进行饮食护理。

护考链接

病人，男，25岁。在硬膜外麻醉下行左腹股沟斜疝修补术。恰当的术后饮食护理是

A. 术后应禁食48h　　B. 术后即进普通饮食

C. 术后应胃肠减压　　D. 术后应静脉供给营养3日

E. 若术后6h无恶心即可进流质饮食

分析： 病人硬膜外麻醉下行左腹股沟斜疝修补术，术后6h无恶心即可进流质饮食，选E。

3. 病情观察 注意观察体温、脉搏、血压和呼吸等生命体征的变化，密切观察切口有无出血、感染及阴囊有无肿大、血肿的征象，同时还注意观察有无其他并发症（如术中肠管损伤或膀胱损伤）的出现。

4. 预防阴囊血肿 术后手术区常规压迫沙袋（重0.5kg），减少渗血渗液；用阴囊托或丁字带托起阴囊，以防发生阴囊血肿。加强观察，如有伤口红肿、阴囊肿大应及时联系医生处理。

5. 预防切口感染 注意保持伤口敷料清洁、干燥、固定，避免大小便污染，尤其是婴

幼儿更应加强护理，及时更换污染或脱落的敷料；嵌顿或绞窄性疝术后，需应用抗生素预防感染。

6. 防止腹内压增高 术后注意保暖，防止受凉感冒引起咳嗽。如有咳嗽应及时用药物控制，并嘱病人在咳嗽时用手按压切口，以减少腹内压增高对切口愈合的影响；注意保持大小便通畅，如有便秘及排尿困难应尽早给予处理。

案例 14-1 分析

问题 2 分析：术前禁食，胃肠减压，心理护理，严格备皮。术后取平卧位，膝下垫软枕，手术区压迫沙袋，严密观察病情，预防切口感染，防止腹内压增高。

四、健康指导

出院后仍需适当休息，注意劳逸结合，逐渐增加活动量，3 个月内避免重体力劳动或提举重物等。积极预防和及时治疗导致腹内压增高的各种疾病，如咳嗽、便秘、排尿困难等，以防疝复发。定期随访，若有疝复发，应及早治疗。

小结

腹外疝是常见腹部疾病之一，主要表现为病人站立、劳动、行走、咳嗽、婴儿啼哭等腹内压增高情况下腹部出现包块，当病人平卧或用手向腹腔推送，包块消失。当腹外疝发生嵌顿或绞窄时，常需紧急处理。护理时，术前应强调严格备皮和消除腹内压增高的因素，术后注意不能过早下床活动，预防切口感染，及时发现和配合医生处理各种引起腹内压增高的因素，促使病人早日康复。

（阴　俊）

自测题

A_1 选择题

1. 下列哪一项不是腹股沟斜疝的特点
   A. 经腹股沟管突出
   B. 可进入阴囊或大阴唇
   C. 疝环在腹壁下动脉内侧
   D. 还纳后压迫内环，可阻止疝突出
   E. 咳嗽有冲击感
2. 腹股沟斜疝术后切口部位压沙袋的主要目的是
   A. 预防阴囊血肿　B. 减轻切口疼痛
   C. 预防切口感染　D. 防止切口裂开
   E. 减轻腹壁张力
3. 腹股沟疝修补术后护理，错误的是
   A. 腹股沟手术区可用沙袋压迫
   B. 用阴囊托或丁字带托起阴囊
   C. 保持大小便通畅
   D. 及早下床活动
   E.3 个月内避免重体力劳动
4. 腹股沟斜疝与直疝主要的鉴别点是
   A. 发现时的年龄不同
   B. 疝块外形不同
   C. 压迫内环后疝块是否再出现
   D. 有无咳嗽冲击感
   E. 嵌顿概率

A_2 选择题

5. 病人，男，7 岁。疝内容物可达阴囊处，还纳后指压内环、增加腹压不再出现。应诊断为
   A. 腹股沟斜疝　B. 腹股沟直疝
   C. 股疝　D. 脐疝
   E. 切口疝
6. 病人，男，53 岁。患右侧腹股沟斜疝，1h 前

用力提重物时疝块突然增大、不能回纳，疝块紧张发硬伴疼痛。其可能是
A. 易复性疝 B. 难复性疝
C. 滑动性疝 D. 嵌顿性疝
E. 绞窄性疝

7. 病人，男，17岁。右侧腹股沟斜疝嵌顿2h就诊。检查，右下腹包块，有轻压痛，无明显腹肌紧张，无反跳痛，此时最适宜的处理是
A. 行非手术治疗，佩带疝带
B. 择期手术治疗
C. 试行手法还纳
D. 不可还纳，应紧急手术
E. 以上处理均不对

8. 患儿，5个月。哭闹时出现腹部包块，诊断为腹股沟斜疝，患儿家长很担心，护士对家长进行健康指导，不妥的是
A. 解释疝的发病原因及特点
B. 嘱其保持患儿大便通畅
C. 疝块还纳后棉束带压迫包扎
D. 建议尽早手术治疗
E. 定期来院复查

9. 病人，男，28岁。腹股沟斜疝修补术后第一天，可采取的体位是
A. 仰卧位 B. 俯卧位
C. 仰卧位、膝部垫枕 D. 半卧位
E. 中凹卧位

10. 病人，男，30岁。行疝修补术后2天，体温38.2℃，病人无其他主诉。应考虑
A. 手术切口感染 B. 上呼吸道感染
C. 并发肺部感染 D. 基础代谢增高
E. 外科热

A_3/A_4 选择题

（11～14题共用题干）

病人，男，52岁。有慢性便秘多年，每次排便必须十分用力。近半年来发现，站立时阴囊出现肿块，呈梨形，平卧时可还纳。局部检查，触诊发现外环扩大，嘱病人咳嗽，指尖有冲击感，手指压迫内环处，站立咳嗽，肿块不再出现。

11. 该病人腹外疝的疝环是
A. 直疝三角 B. 股环
C. 脐环 D. 腹股沟管内环
E. 腹股沟管外环

12. 可避免术后疝复发的术前处理是
A. 治疗便秘 B. 备皮
C. 排尿 D. 灌肠
E. 麻醉前用药

13. 术后预防血肿的措施是
A. 仰卧位
B. 保持敷料清洁、干燥
C. 托起阴囊、伤口沙袋压迫
D. 应用抗生素
E. 不可过早下床活动

14. 病人，治疗后即将出院，护士给予健康指导，不正确的是
A. 出院后3个月内避免重体力劳动
B. 注意保暖，防止受凉而引起咳嗽
C. 调整饮食习惯，保持大便通畅
D. 定期随访，疝复发时可在家中观察
E. 避免增加腹内压的动作

（15～18题共用题干）

病人，男，52岁。右腹股沟肿块10年。病人有便秘史，肿块在站立时明显，平卧时消失，肿块有时可进入阴囊，可还纳。体检发现右腹股沟区肿块，约8cm×6cm大小，质软，可还纳，外环口可容2指。压迫内环口后，肿块不再出现。透光试验阴性。

15. 该病人术后下床活动的适宜时间是
A. 术后第1～2天 B. 术后第5～7天
C. 术后第2周 D. 术后第4周
E. 术后3个月

16. 该病人可能的诊断是
A. 腹股沟斜疝 B. 腹股沟直疝
C. 股疝 D. 睾丸鞘膜积液
E. 精索静脉曲张

17. 护理评估时必须询问的内容不包括
A. 慢性咳嗽史 B. 慢性便秘史
C. 尿频、尿急史 D. 工作单位
E. 工作种类

18. 准备为该病人行无张力疝修补术，手术前准备措施不包括
A. 皮肤准备 B. 积极处理腹内压增高因素
C. 戒烟 D. 局部热敷
E. 安慰病人，以免紧张

15

第15章　急性化脓性腹膜炎与腹部损伤病人的护理

本章重点学习急性化脓性腹膜炎和腹部损伤两类疾病。急性腹膜炎和腹部损伤是腹部外科常见的严重疾病。急性腹膜炎具有起病急、病情重、变化快的特点。若护理治疗不当，轻者可引起肠粘连及腹腔脓肿，重者可危及生命，而腹腔内脏损伤常直接威胁病人生命，如治疗、救护不当，将会产生严重的后果，因此，是腹部外科病人护理的重点。

第1节　急性化脓性腹膜炎病人的护理

案例15-1

病人，男，40岁。阑尾穿孔合并腹膜炎，行手术治疗。术后第7天，体温39.2℃，伤口无红肿，大便次数增多，混有黏液，伴里急后重。

问题：

1. 病人主要的护理问题是什么？
2. 术后出现了什么并发症？

一、概　　述

急性腹膜炎是由细菌感染、腹部损伤、化学刺激等引起的腹膜急性炎症，以腹膜刺激症状和全身感染中毒症状为特征。根据发病原因可分为细菌性腹膜炎和非细菌性腹膜炎（化学性）；根据发病机制可分为原发性和继发性腹膜炎；根据病变范围可分为弥漫性和局限性腹膜炎。其中原发性腹膜炎是指腹腔内无原发病灶，细菌经血液循环、淋巴途径或者女性生殖道侵入腹腔，引起的急性化脓性炎症，临床上较为少见。而继发性腹膜炎是指在腹腔内的某些原发疾病的基础上发生的腹膜炎。临床上以急性继发性化脓性腹膜炎最为常见（图15-1）。急性继发性腹膜炎常见于：

1. 腹内脏器的穿孔或破裂　最为常见，如急性阑尾炎穿孔，急性胃、十二指肠溃疡穿孔，以及腹部损伤引起腹内空腔脏器破裂等。

2. 腹内脏器感染及扩散　如急性化脓性阑尾炎、急性化脓性胆囊炎、急性胰腺炎、女性生殖系化脓性炎症等感染扩散而引起。

3. 其他　腹腔手术污染，胃肠道、胆道及胰管吻合口漏等。

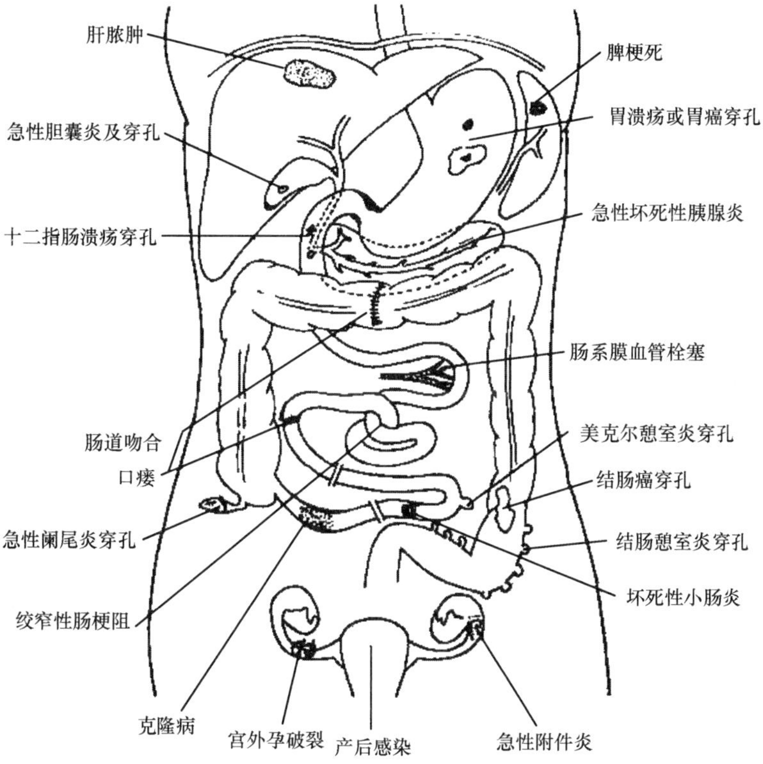

图 15-1 继发性腹膜炎的常见原因

腹膜的炎症可导致腹腔内大量液体渗出和毒素吸收，病人极易出现低血容量性休克和感染性休克，甚至并发多器官功能障碍综合征，危及病人的生命。因此对此类疾病护理时，应严密观察病情变化、积极配合治疗、有效预防并发症的发生。

二、护理评估

（一）健康史

询问病人既往有无胃、十二指肠溃疡病或阑尾炎病史，有无腹部手术史或外伤史；有无嗜烟、酗酒等不良生活习惯史；发病前有无暴饮暴食、剧烈活动等诱因；这些因素与继发性腹膜炎发生密切相关。对成人还要询问有无肝炎、肝硬化病史，对小儿要询问有无肾病、猩红热或营养不良等引起机体抵抗力低下的病史，对女性病人应询问有无生殖器感染史等，这些因素可能与原发性腹膜炎发生有关。

考点：继发性腹膜炎的常见病因

（二）身心状况

1. 症状 ①腹痛：是最主要的症状。一般腹痛较为剧烈，呈持续性，先从原发病灶处开始，随着炎症扩散而弥漫全腹。深呼吸、咳嗽、改变体位时加剧。②恶心、呕吐：腹膜炎早期由于腹膜受到刺激而发生反射性呕吐；后期由于肠麻痹而发生溢出性呕吐，内容物常是棕褐色液体或粪样物质。③感染中毒症状：多出现高热、脉快、大汗、口渴、贫血等，常伴有体液失衡，甚至出现典型的休克表现。

2. 体征 ①视诊：腹部膨隆，腹式呼吸减弱或消失。②触诊：腹部有压痛、反跳痛和肌紧张，三者合称腹膜刺激征，为腹膜炎的标志性体征。压痛和反跳痛始终存在，尤以原发病变部位最为明显；腹肌紧张程度可因病因及病人全身情况不同而不同，如胃肠道穿孔时，因化学性刺激，可引起强烈的腹肌紧张，甚至呈“板状腹”；但对于老年、幼儿或体弱的病人，腹肌紧张轻微而易被忽视。③叩诊：因胃肠胀气，腹部叩诊多呈鼓音；胃肠道穿孔时，肝浊音界可缩小或消失；腹腔内渗液超过500ml时，可叩出移动性浊音。④听诊：肠鸣音减弱或消失。⑤直肠指检：急性腹膜炎波及盆腔或并发盆腔脓肿时，直肠前壁有触痛或波动感。

考点：腹膜炎的主要症状和体征

3. 并发症　①休克：评估有无寒战高热、面色苍白、肢端湿冷、血压下降，甚至意识障碍等感染性休克的表现。②腹腔脓肿：急性腹膜炎局限后，脓液未被完全吸收，积聚于膈下、肠管间、盆腔等间隙，并持续刺激周围的浆膜使其渗出增多，逐渐形成粘连，将脓液包裹而形成腹腔脓肿。膈下脓肿常出现上腹部闷痛不适、右胸下部呼吸音减弱、顽固性呃逆、颈肩部牵涉痛等表现；肠间脓肿常出现腹胀、腹痛，恶心、食欲缺乏等不典型表现；盆腔脓肿常出现直肠刺激征、膀胱刺激征等（图15-2）。③粘连性肠梗阻：腹膜炎治愈后，腹腔内多有不同程度的纤维粘连，在某些诱因如暴饮暴食、餐后剧烈运动作用下，肠管易出现扭曲成角、腹内嵌顿而发生梗阻。

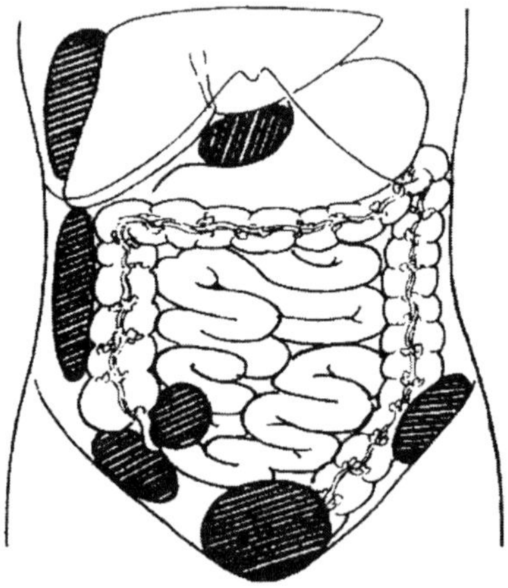

图15-2　腹腔脓肿的好发部位

4. 心理－社会状况　由于病情严重且发展较快，病人除腹痛等表现外，常有焦虑、恐惧的不良心理反应；当非手术治疗无效而需要手术治疗时，更易产生恐惧心理，进而拒绝手术；病情观察期间或者诊断未明确时，原则上不用镇痛剂，病人及其家属因为不理解而可能出现过激的言行，护理人员应充分了解上述情况，及时与病人及家属进行良好沟通，取得他们的理解和配合。

案例15-1分析

问题2分析：穿孔性阑尾炎术后第7天，体温39.2℃，伤口无红肿，大便次数增多，混有黏液，伴里急后重，可能是并发了盆腔脓肿。

（三）辅助检查

1. 实验室检查　血常规白细胞计数及中性粒细胞比例均升高，可出现中毒性颗粒。但对于病情危重或者机体反应能力严重降低者，白细胞计数可不见升高，仅有中性粒细胞比例的升高。

2.X线检查　最常用的是腹部立位平片。当出现小肠广泛胀气并有多个气液平面时，常提示肠麻痹（图15-3）；当出现膈下新月形游离气体影时，常提示有胃肠道穿孔（图15-4）。

3.B超、CT等影像学检查　可查出腹腔内有不等量的液体及积液部位。亦可运用于腹腔脓肿的诊断及治疗。

4. 诊断性腹腔穿刺　根据腹腔穿刺抽得液体的颜色、混浊度、气味、涂片镜检、淀粉酶测定和细菌培养等来判断引起急性腹膜炎的病因。若穿刺液呈黄色混浊状，无臭味或伴有食物残渣，常提示胃、十二指肠溃疡穿孔；若穿刺液呈有臭味脓液，有急性阑尾炎穿孔的可能；若穿刺抽出带有臭味的血性脓液，应考虑绞窄性肠梗阻；若抽出血性渗出液，且胰淀粉酶含量高，有急性重症胰腺炎的可能。若抽出稀薄无臭味脓液，且涂片检查有链球菌或肺炎双球菌，应考虑为原发性腹膜炎。对肠梗阻、腹胀明显者穿刺应慎重。

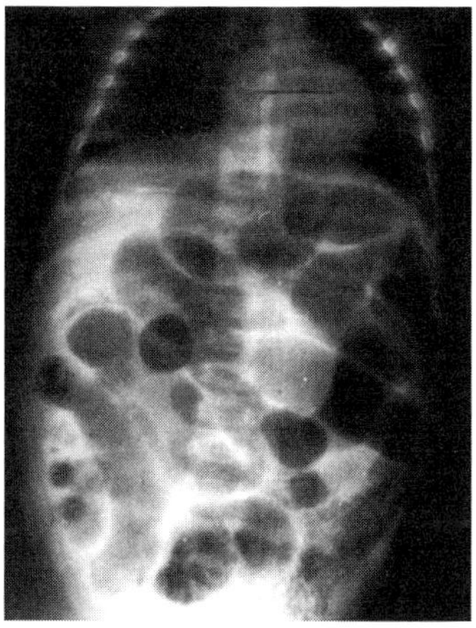

图 15-3　小肠广泛胀气

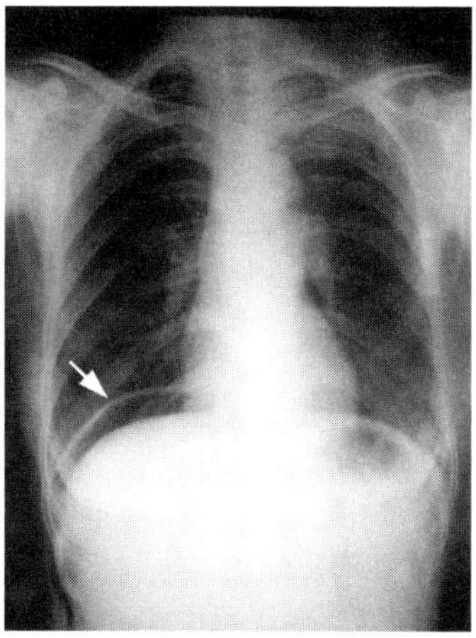

图 15-4　膈下气体影像

5. 诊断性腹腔灌洗　如腹腔内渗液不多，腹腔穿刺不成功，为了明确诊断，可行诊断腹腔灌洗。

三、护理问题

1. 腹痛　与消化液和炎症刺激有关。

2. 体温过高　与腹腔内感染、毒素吸收有关。

3. 有体液不足的危险　与腹腔内广泛的渗出、高热、体液丢失过多有关。

4. 焦虑、恐惧　与病情严重、身体不适、担心预后等有关。

5. 潜在并发症：腹腔脓肿、粘连性肠梗阻等。

案例 15-1 分析

问题 1 分析：病人体温 39.2℃，故主要的护理问题是体温过高。

四、护理措施

（一）非手术治疗的护理及术前护理

1. 病情观察

(1) 生命体征的观察：定时观察病人的意识、血压、脉搏、呼吸、体温等生命体征的变化，注意有无水、电解质及酸碱平衡紊乱及休克的表现。

(2) 液体出入量的观察：观察和详细记录 24h 液体出入量。

(3) 腹部症状和体征的观察：定时询问腹痛和检查腹部体征，当病情突然加重时，应及时报告医生，并配合医生处理。

(4) 关注辅助检查：注意辅助检查结果提示的相关情况。

(5) 并发症的观察：注意观察有无腹腔脓肿或粘连性肠梗阻的发生。

2. 合理体位　在病人无休克的情况下，可取半卧位，尽量减少不必要的搬动，病情稳定后，逐步下床活动；若并发休克，取中凹位。

3. 饮食管理　腹膜炎病人应禁饮食，因为炎症致使胃肠功能减退，饮食会加重腹胀，甚至导致肠绞窄；若腹膜炎是因为胃肠道穿孔，更应严格禁饮食，否则会加重炎症程度、加大炎症范围。

4. 胃肠减压 可减少胃肠道的积气、积液，缓解腹胀，改善肠管的血液循环；可减少胃肠内容物继续溢入腹腔，减少毒素的吸收，减轻中毒症状。

5. 支持疗法 迅速建立静脉通道，遵医嘱纠正水、电解质及酸碱平衡紊乱；加强营养支持，必要时可输入血浆、全血或者全胃肠外营养液等。

6. 有效抗炎 继发性腹膜炎多是混合感染，故需大剂量联用敏感抗生素。注意给药的时机、途径及配伍禁忌，观察用药过程中的不良反应。

7. 对症护理 若疼痛剧烈影响病人的情绪和休息时，可采用镇静剂、暗示、松弛疗法或针灸缓解疼痛，一般慎用止痛剂。对诊断不明确仍需观察或治疗方案未确定者，应严禁使用吗啡、哌替啶等镇痛剂，以免掩盖病情，贻误诊断和治疗。禁服泻药和禁灌肠。高热者应给予物理或药物降温，寒战者应注意保温。夏天注意防暑，冬天注意保暖。加强口腔护理、皮肤护理及其他生活护理。

8. 心理护理 做好病人及其家属的解释、安慰工作，增强患者对医护人员的信任感，使其积极配合治疗、护理；介绍腹膜炎的科普常识，使其很好地配合治疗。

链接

腹膜炎的手术适应证

在病情观察期间，若病人有下列情况者，应及时行手术治疗：①原发病的病情严重。②腹膜炎病因不明且无局限化趋势。③病人一般情况差，感染中毒症状严重，甚至出现感染性休克表现。④经短期（8～12h）非手术治疗，症状体征不但无减轻，反而有加重趋势者。

（二）术后护理

1. 病情观察 密切观察病人的意识、体温、脉搏、呼吸、血压、尿量、腹部症状体征变化；注意及时发现有无术后并发症（腹腔出血、伤口感染、腹腔脓肿、粘连性肠梗阻）的发生。

2. 合理体位 首先可依据麻醉方式选择体位；麻醉作用消除及病人血压平稳后，应取半卧位。

3. 活动管理 病情允许情况下，应鼓励病人及早活动，促进肠蠕动，预防肠粘连的发生。病人从卧床活动到下床活动应遵循循序渐进、量力而行。

4. 饮食管理 禁饮、禁食，直至肠蠕动恢复，肛门排气，拔除胃管后方能进食；拔除胃管当天可给少量饮水；术后2～3日可进食流质饮食，应少食多餐，如无腹胀、腹痛、呕吐等不适，术后4～5日可改为半流食；术后6～7日可恢复正常的饮食，但必须强调是营养丰富易消化软食。

考点：术后体位、饮食和胃肠减压的护理

5. 胃肠减压 术后早期保持胃肠减压，直至肠蠕动恢腹，肛门排气方可停止。但还要依据其他具体病情需要而定。

6. 有效抗炎 继续应用敏感抗生素控制感染，待炎症消退、体温正常后3～5日方可停药，对于严重感染者，可适当延长抗生素的用药时间。

7. 引流护理 术后多需安置各种腹腔引流管。需注意各引流管的通向，并妥善固定，保持引流通畅，每日应对比观察和记录引流液的量、色和性状，每日按时更换引流袋。预防性安置的腹腔引流管一般在术后2～3日，待引流量减少、色清淡，且病人无发热、腹痛等表现，白细胞计数正常后，即可考虑拔除引流管；若是以预防吻合口破裂为目的，可在术后4～6日拔管，期间应注意每隔2～3日转动引流管一次，防止出现组织压迫坏死和引流管粘连的发生。

8. 伤口护理　观察伤口敷料是否干燥清洁；观察有无伤口的并发症发生，如出血、裂开、感染等，积极做好防治工作。

9. 心理护理　关心体贴病人，尽量满足病人的各种要求，亲切地与病人交谈、聊天，转移病人的注意力，减轻病人疼痛不适，多给病人做解释工作，使其能够配合术后各项护理医疗工作。

五、健康指导

(1) 向病人及其家属介绍有关疾病的防治知识、护理知识。

(2) 指导并协助病人掌握早期活动的方法。

(3) 指导病人掌握术后循序渐进的饮食方法，宜选择易消化、富含营养、产气少的食物。

(4) 向病人告知注意事项，定期门诊随访；若有不适，随时复诊。

第 2 节　腹部损伤病人的护理

案例 15-2

病人，男，32 岁。上腹部被行驶中的汽车撞伤 30min，急诊入院。病人上班途中被撞，左上腹剧痛。在被人护送医院途中，自觉头晕、发冷、全腹疼痛、左肩部放射痛伴恶心。入院查体：脉搏 120 次 / 分，呼吸 22 次 / 分，血压 80/60mmHg。神清，面色苍白，轻度气促，胸廓挤压试验 (–)；左季肋区皮肤瘀斑，全腹压痛及肌紧张，移动性浊音 (+)，肠鸣音弱。

问题：

1. 该病人最可能是什么损伤？为确诊应做什么检查？
2. 该病人主要护理措施有哪些？

一、概　　述

无论战时或者平时，腹部损伤都较为常见。腹部损伤根据损伤的范围分为单纯性腹壁损伤和腹腔脏器损伤；根据腹壁有无伤口分为开放性损伤和闭合性损伤，其中开放性损伤又根据腹膜是否被穿透而分为穿透伤和非穿透伤。不论开放性损伤还是闭合性损伤，都有合并腹腔器官损伤的可能。单纯腹壁伤一般病情较轻，不需要特殊处理。闭合性腹部损伤常见受损内脏依次是脾、肾、小肠、肝、肠系膜等。相对于开放性损伤，合并腹腔器官损伤的闭合性损伤早期诊断较为困难，可能会贻误最佳的治疗时机，甚至危及病人生命，因此早期准确的病情评估和病情动态监测十分重要。

链接

穿　透　伤

穿透伤分为贯通伤（有入口和出口的伤道）和盲管伤（只有入口伤道，而无出口伤道）。①穿透伤的入口或出口有可能不在腹部，而在胸、肩、腰、臀、会阴等部位，但仍有穿透腹部的可能；②穿透伤的入口和出口之间的伤道并不一定是直线。常受腹内脏器的阻力和病人在受伤瞬间姿势的影响而改变方向；③伤情的轻重与伤口大小不一定成比例。例如，被高速弹片击中或者被很长的锐器刺中，虽然伤口较小，但伤道较深，器官损伤较多。

二、护理评估

（一）健康史

1. 评估暴力性质和致伤方式 注意询问致伤物的性质、暴力的种类（如高处坠落、锐器刺伤、钝器打击、重力挤压、拳打脚踢等）、强度、投射速度、投射方向、作用部位等。开放性损伤常由利器或火器引起，闭合性损伤多由挤压、冲击、碰撞和爆震等钝性暴力引起。

2. 评估受伤时和受伤后的状态 注意询问受伤的时间、部位、受伤时的姿势和体位；受伤时空腔器官是否充盈（如刚进餐后的胃、充盈的膀胱等容易破裂），器官既往有无病变（如胃的溃疡处、炎症状态的脾脏容易破裂），有无器官脱出，受伤后神志变化，呼吸心跳情况，了解病人有无合并有其他损伤（如颅脑损伤、胸部损伤和骨折等）。

3. 评估受伤后现场救治情况 注意询问病人受伤后的治疗效果，搬运方式，救治途中情况。对损伤严重或昏迷病人，应询问陪同或现场目击者。

（二）身心状况

1. 单纯性腹壁损伤 腹壁受伤局部疼痛、压痛、瘀斑或局限性腹壁肿胀。若为开放伤，可见伤口和出血。腹肌紧张时疼痛加剧，蜷曲侧卧腹肌松弛时疼痛可减轻。一般无恶心、发热等表现，生命体征仅有短暂的应激性变化。

2. 实质性脏器破裂和血管损伤 实质性脏器包括脾、肝、肾和胰腺等。主要表现为腹腔内出血（或腹膜后出血），病人可出现面色苍白、脉搏细速、血压下降、四肢湿冷、尿量减少等失血性休克表现；腹痛呈持续性，但不剧烈；腹膜刺激征不如空腔脏器损伤严重，但当肝、肾、胰腺破裂时由于有胆汁、尿液、胰液进入腹腔，可出现明显的腹膜刺激征。移动性浊音虽是内出血的有力证据，但出现较晚，对早期诊断意义不大。

考点：实质性脏器破裂和空腔脏器破裂的主要表现

3. 空腔脏器破裂 空腔脏器包括胃、肠、胆道、膀胱等。主要表现为典型的弥漫性腹膜炎。病人出现恶心、呕吐、持续性剧烈腹痛，腹部压痛、反跳痛、腹肌紧张，甚至呈“板状腹”，胃肠破裂者还可有“气腹征”的表现（肝脏浊音界缩小或消失），肠鸣音减弱或消失，严重者可出现体温升高、脉快、气促，甚至感染中毒性休克。

护考链接

汪某，女，32岁，因车祸撞伤左上腹，出现腹痛、面色苍白、出冷汗、脉细速、血压下降，首先考虑损伤的脏器是

A. 小肠　　B. 脾　　C. 肝

D. 大肠　　E. 胃

分析：左上腹外伤最容易损伤的器官是脾，病人出现腹痛、面色苍白、出冷汗、脉细速、血压下降等内出血的表现，故首先考虑是脾外伤。答案B。

4. 腹腔开放性损伤（穿透伤） 腹壁伤口内可溢出血液及损伤空腔器官的内容物，如胆汁、肠液、粪便、尿液等，有时可见有部分肠管或者大网膜自伤口脱出。

5. 心理－社会状况 腹部损伤多数是在意外情况下突然发生，病人没有充分的心理准备，再加上病情复杂多变，尤其是开放性损伤时的出血、内脏脱出等带来的视觉刺激，使病人常表现出焦虑不安、紧张、惊恐、无助。病人家属或者朋友也常表现出焦躁、紧张、甚至出现情绪过激的行为。这些情况还可能使病人产生绝望心情，拒绝医护治疗，失去康复的信心。

通过评估，力争在最短时间内初步判定病人受伤的原因、部位、范围和各部位伤情轻重。注意腹痛开始的部位、腹痛最明显的部位或者压痛最明显的部位往往是原发损伤所在的部位。仔细评估，留心发现病人各种不良的心理反应，尤其要注意病人周围人群的情绪变化或者不当言行对病人心理带来的不良影响。

（三）辅助检查

1. 血常规　红细胞计数、血红蛋白、血细胞比容下降，提示有大量失血；白细胞计数及中性粒细胞比例升高不但见于腹腔器官损伤时，同时也是机体对创伤的一种应激反应，所以诊断意义不大。血清淀粉酶或尿淀粉酶升高提示胰腺损伤、胃肠道穿孔、腹膜后十二指肠破裂。尿常规检查发现血尿，提示泌尿系统有损伤。

2. 影像学检查　胃肠道破裂后，腹部立位 X 线平片可见到膈下游离气体。

3. B 超检查　主要适用于实质性脏器损伤的诊断。常用于肝、脾、胰、肾等器官损伤程度的诊断，准确率高达 80% 以上。还可用来探测腹腔内积液、积血的部位和量。

4. 诊断性腹腔穿刺　是判断有无腹腔内脏器损伤简便而有效的方法，准确率高达 90% 以上（图 15-5）。若抽出不凝固血液，多为腹内实质脏器破裂出血；若抽出血液迅速凝固，可能是刺入血管或腹膜后血肿；若抽出胃肠内容物、胆汁、尿液等，多为腹内空腔脏器破裂；肉眼不能观察出腹腔穿刺液的性质时，应及时送显微镜检查。疑有胰腺损伤时，可测其淀粉酶含量。对腹腔穿刺阴性，但疑有内脏损伤者，应严密观察，必要时可重复腹腔穿刺或诊断性腹腔灌洗。

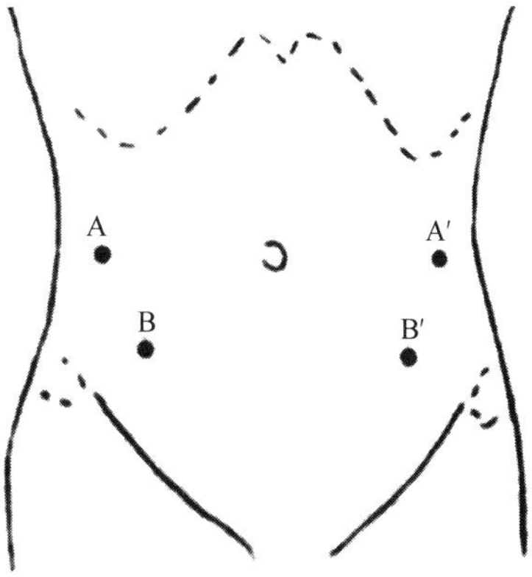

图 15-5　诊断性腹腔穿刺的穿刺点

5. 腹腔镜检查　是近年来应用于腹部损伤的早期诊断技术，可直接观察和确定损伤脏器的部位及程度，并能及时治疗。

案例 15-2 分析

问题 1 分析：依据病人左上腹外伤史，加之休克征、腹膜炎及移动性浊音阳性，初步诊断为脾破裂。为明确诊断，可行腹腔穿刺，抽出不凝固的血即可确诊。

（四）治疗要点与反应

单纯腹壁损伤的治疗原则同一般软组织损伤。对于病人一般情况良好，生命体征稳定，不能立即确定有无内脏损伤者，可考虑观察治疗，如病情观察、禁饮、禁食、补液、抗感染、对症及做相关的检查等。对已确诊或高度怀疑有腹内脏器损伤者，或在观察治疗期间病情加重者，应积极做好术前准备，尽早手术探查。对于肝、脾等实质性脏器破裂所致的大出血，应当机立断，边抗休克，边手术；对胃肠等空腔脏器破裂，如有休克，一般应先纠正，待休克好转后再手术；对少数合并休克不易纠正时，亦可在抗休克的同时进行手术处理。手术方式主要为剖腹探查术，包括手术探查、止血、修补、切除、清理腹腔和适当引流等。

链接

腹内器官损伤的判断

有下列情况之一者，均应考虑有腹内器官的损伤：①休克发生早且难以纠正。②腹痛呈持续性或进行性加重，伴恶心呕吐。③腹胀进行性加重，肠鸣音逐渐消失。④腹膜刺激征呈扩散趋势。⑤短时间出现移动性浊音、肝浊音界缩小或者消失。⑥出现呕血、便血、尿血或者胃肠减压管抽出血样液体。⑦直肠指检、腹腔穿刺等有阳性发现。

三、护理问题

1. 疼痛　与腹部损伤有关。

2. 有体液不足的危险　与腹腔内出血、感染渗出、呕吐等所致的体液丢失有关。

3. 皮肤完整性受损　与损伤所致的皮肤破裂有关。

4. 有感染的危险　与皮肤破损、空腔器官内容物外溢有关。

5. 焦虑、恐惧　与突发创伤、伤口出血、器官脱出所带来的感觉刺激及手术预后有关。

6. 潜在并发症：急性继发性腹膜炎、失血性休克、腹腔脓肿等。

四、护理措施

（一）急救护理

腹部损伤常伴有多发性损伤，现场急救或急诊接诊病人时，应对病人进行全面而迅速的评估，分清轻重缓急。首先处理危及生命的损伤，如心跳呼吸骤停、窒息、大出血、张力性气胸等。对于发生休克者，原则上待休克纠正后，再处理其他病情，对于病情危、重、急，需手术处理时，应边抗休克边手术。对于开放性腹部损伤，尤其注意脱出肠管的处理：若只有少量脱出，严禁现场还纳，用相对清洁的容器或包布妥善保护；若大量脱出，应先将脱出的肠管还纳入腹腔，暂时包扎伤口，以免伤口痉挛收缩、卡压肠系膜血管引起血运障碍，造成肠管坏死。

（二）非手术治疗病人的护理

1. 一般护理　①绝对卧床休息，不要随意搬动病人，在病情允许时可取半卧位。②腹部损伤的病情未完全明确前，尤其是疑有腹内器官损伤者，应该禁饮食。③给予吸氧。④病人若需移动，如做X线、CT等检查时，必须有医护人员护送。⑤加强口腔护理、皮肤护理及其他生活护理。

2. 病情观察　不论腹部闭合性或者开放性损伤，还是腹部以外其他部位的损伤，均应考虑有可能合并腹腔器官的损伤。病情观察有下列要求：

(1) 每15～30min监测并记录生命体征一次。

(2) 每30min监测并记录腹部的症状和体征变化趋势，尤其是腹膜刺激征的程度和范围。

(3) 适时监测血常规，了解红细胞计数、血红蛋白、血细胞比容、白细胞计数等的变化趋势。

(4) 必要时进行其他辅助检查项目的复检：如X线、CT等，便于前后对照。

通过上述观察，了解各项指标的变化趋势，便于掌握病情发展方向，评价治疗效果，以便及时做出医护方案的调整和完善。

3. 治疗配合　①胃肠减压。②及时纠正各类体液失衡，加强营养支持。③防止感染。④难以排除结肠破裂者，禁忌灌肠。⑤在诊断未明确前，或者治疗方案未完善前，禁止使用止痛剂，尤其是强效止痛剂，以免掩盖病情。⑥难以排除胃肠严重挫伤或破裂者，禁用泻药，以免加重胃肠道缺血，甚至出现绞窄性坏死。

护考链接

病人，女，34岁。车祸致腹部闭合性损伤，疼痛剧烈，明确诊断后，护士遵医嘱给予镇痛剂治疗，目的是

A. 便于病情观察　　B. 减轻伤痛刺激，预防神经源性休克

C. 预防和控制感染　　D. 便于手术　　E. 有利于与病人沟通

分析：诊断不明时禁用镇痛剂，防止掩盖病情。诊断明确，遵医嘱给予镇痛剂，减轻伤痛刺激。选B。

4. 术前准备 除常规准备外，尤其注意术前备血、纠正休克。

5. 心理护理 主动关心、体贴病人，及时发现病人不良的心理变化，给予有针对性的解释和安慰工作。对需要手术的病人，适当给予手术方式、意义、预后等的解释工作，消除对手术的恐惧感；注意和病人家属、朋友的沟通，鼓励他们给予病人心理和精神上的支持。

考点：治疗配合的护理

（三）手术治疗病人的护理

原则上除上述非手术护理措施和围术期护理的常规措施外，各个器官损伤的特殊护理见有关章节的器官损伤或其他疾病的护理。

案例15-2分析

问题2分析：病人应平卧位，给氧，禁饮食，严密观察病情变化，保暖，备血，快速建立静脉通道，扩容补液，边抗休克边准备急诊手术，心理护理，禁止使用止痛剂。

五、健康指导

1. 加强安全教育 加强日常劳动保护、安全生产、安全行车和遵守交通规则的意识，尽量避免意外的发生。

2. 普及急救知识 在发生意外损伤时，能够做到初步而及时的自救。

3. 院外康复锻炼 充分休息、适量锻炼，及时向专业医护人员咨询康复知识，反馈康复效果。

4. 及时正规复诊 若在院外出现腹部不良表现或者初诊时的不良表现，应及时到正规医院就诊，最宜去初诊医院。

第3节 胃肠减压术病人的护理

一、目　　的

胃肠减压就是通过置入胃腔内或肠腔内的引流管，利用负压吸引的原理，将胃肠腔内的内容物吸出，达到降低胃肠腔内的压力、缓解腹胀、改善胃肠壁血液循环、减少胃肠内容物外溢等目的。

胃肠减压的适应证有：

(1) 胃肠道穿孔或破裂的病人，可减少胃肠道内容物漏入腹腔，减轻腹腔炎症。

(2) 肠梗阻病人，可降低肠腔内压力，改善肠壁血液循环。

(3) 胃肠道手术后病人，尤其是胃肠吻合或修补后的病人，可降低肠腔内压力，防治胃肠道瘘的发生。

(4) 上腹部需要充分显露术野的手术，如肝、胆、脾等手术，可减轻胃肠胀气，利于术野显露和手术的操作。

(5) 各种能够引起胃肠功能减退甚至肠麻痹的疾病，可降低胃肠腔内的压力，改善胃

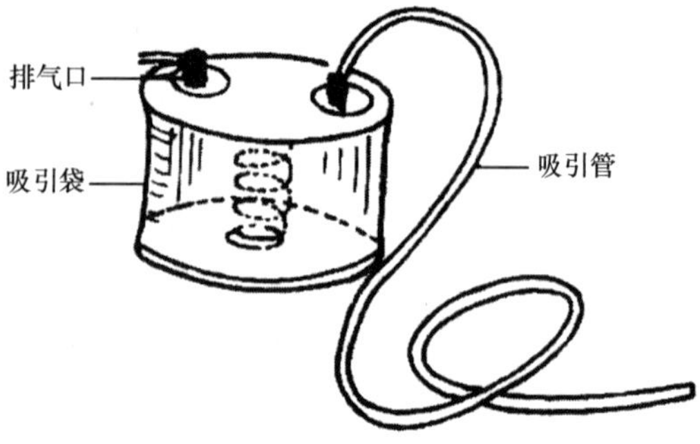

图 15-6　一次性负压吸引器

肠壁的血液循环，促进胃肠功能的恢复。

二、种类与装置

胃肠减压的装置种类较多，都是由负压产生装置、吸引管、引流液收集装置组成。目前最为常用的是一次性负压吸引器（图 15-6）。轻便实用，最大可产生 -6.6kPa（-50mmHg）的负压。

三、护理措施

胃肠减压管的护理要点和外科引流管的一般护理原则一致。

1. 取得合作　向病人及家属解释清楚胃肠减压的重要意义，取得配合；对于难以主动合作的病人，如躁动的病人或有精神疾患的病人，适当镇静或约束，防止减压管脱落。

2. 装置检查　使用前，应仔细检查减压装置是否通畅，减压管是否有老化或断裂的迹象，装置连接处是否紧密等。

3. 饮食管理　胃肠减压期间，应停止经口进食或服药。若需经胃管注药，则需注药后夹管 1h。减压期间营养支持可经静脉途径进行。

4. 妥善固定　胃肠减压期间，应防止引流管滑出，尤其对于减压管滑出后难以再次置入的手术，如食管癌术后、近端胃或全胃切除术后等，更应注意妥善固定。可用胶布粘贴固定法、丝线结扎固定法或两者同时使用。

5. 保持通畅　减压期间，注意观察引流管是否通畅，若出现堵塞现象，可及时用生理盐水加压冲洗管腔。

6. 观察记录　减压期间，注意记录引流液的量、颜色和性状，可为监测病情变化和正确补液提供依据。

7. 口腔护理　置管期间，注意加强口腔护理，保持口腔及咽喉部黏膜清洁湿润；及时清除咽喉部因减压管刺激而分泌的黏液，减少呼吸道感染。

8. 拔管指征　一般是在术后 2 ～ 3 天，胃肠功能恢复（上腹饱胀感消失，肠鸣音恢复）、肛门排气后，可考虑拔除胃肠减压管。若减压管在手术后还起到支撑、营养等其他作用，即使胃肠功能恢复，也要暂时保留，如远端食管癌术后。拔管时，先将负压吸引装置与减压管分离，解除减压管的固定装置，捏紧减压管外端，嘱病人深吸气，先缓慢往外牵拉，感觉无阻力时，迅速拔出引流管，最后清洁病人鼻孔周围。

考点：胃肠减压的拔管指征

小结

急性化脓性腹膜炎多继发于腹腔内脏破裂、穿孔、炎症扩散等病变。其主要症状是急性腹痛，主要体征是腹膜刺激征，必须通过严密的病情观察和辅助检查来完善诊断和治疗方案，积极做好非手术和手术前后的护理工作。

腹部损伤的病情复杂多变，处理需要多管齐下，方可奏效。单纯腹壁损伤病情较轻，无需特殊护理；实质性脏器损伤多表现为内出血，而空腔器官损伤多表现为腹膜炎。

胃肠减压管的护理要点和外科一般引流管的护理基本相同，减压期间应注意观察减压引流情况，严格掌握拔管指征。

（阴　俊）

自 测 题

A_1 型题

1. 原发性腹膜炎和继发性腹膜炎的主要区别是
   A. 腹痛性质　B. 腹胀程度
   C. 病原菌种类　D. 体温升高程度
   E. 有无腹腔原发病灶
2. 急性腹膜炎的非手术护理中错误的是
   A. 胃肠减压　B. 有效抗炎
   C. 禁饮食　D. 使用强效止痛剂
   E. 严格病情观察
3. 诊断腹腔内实质性脏器破裂的主要依据是
   A. 腹肌紧张　B. 腹式呼吸减弱
   C. 腹腔穿刺抽出不凝血
   D.X 线示腹腔多个气液平
   E.B 超示腹腔积液
4. 对需要长期胃肠减压的病人应特别注意的护理是
   A. 预防压疮的发生　B. 适当增加活动量
   C. 及时倒掉引流液　D. 注意口腔护理
   E. 注意无菌操作

A_2 型题

5. 病人，男，21 岁。因“急性化脓性阑尾炎”而急诊行手术治疗。术后第 6 日病人体温 38.7℃，双肺呼吸音清，无明显的腹部不良表现。肛区有下坠感，排便时里急后重感明显。伤口无炎症表现，对合良好。护士应考虑发生了
   A. 急性胃肠炎　B. 肠瘘
   C. 膈下脓肿　D. 外科热
   E. 盆腔脓肿
6. 病人，女，19 岁。因车祸致腹部开放性损伤，伴有肠管少量脱出。意识尚清，无明显大出血，现场正确的处理是
   A. 敞开伤口、及时手术
   B. 用凡士林纱布覆盖，加压包扎
   C. 用生理盐水纱布保护
   D. 迅速还纳入腹腔
   E. 用消毒棉垫加压包扎
7. 病人，女，34 岁。急性胃穿孔腹膜炎手术修补后 7 天，病人突发寒战、高热，出冷汗，上腹部疼痛，呃逆，季肋部压痛、叩击痛。应考虑
   A. 肠间脓肿　B. 膈下脓肿
   C. 盆腔脓肿　D. 脓毒血症
   E. 肺炎
8. 病人，男，38 岁。左上腹疼痛伴进行性血压下降 6h，因诊断不明需做剖腹探查，病人担心“白挨一刀”，此时护士对其进行心理疏导，目的应除外
   A. 增进医患合作　B. 加强人性化服务
   C. 提高手术成功率　D. 消除病人顾虑
   E. 增加医患间沟通
9. 病人，男，40 岁。左腹部被行驶中的摩托车撞伤后 1h，伴头晕乏力急诊来院。查体：脉搏 125 次 / 分，呼吸 21 次 / 分，血压 90/55mmHg，左季肋区皮肤瘀斑，诊断性腹穿抽出不凝固血液。此病人最可能的诊断是
   A. 腹壁软组织挫伤　B. 脾破裂
   C. 小肠破裂　D. 肝破裂
   E. 膀胱破裂
10. 消化道手术后提示病人胃肠道功能恢复的标志是
    A. 胃管引流量较前减少　B. 病人有饥饿感
    C. 肛门排气　D. 病人有便意
    E. 听诊有肠鸣音
11. 病人，女，58 岁。胃肠道手术后第一天，尚未排气，病人感觉饥饿要求进食。护士首先应采取的措施是
    A. 直接拒绝病人的请求
    B. 询问病人想进食的食物
    C. 告知可进食的食物种类
    D. 告知病人不能进食的原因
    E. 直接报告医生
12. 病人，男，62 岁。外伤性肠穿孔修补术后 2 天，肛门未排气，腹胀明显，最重要的处理措施是

A. 胃肠减压　　B. 半卧位
C. 禁食　　D. 针刺穴位
E. 肛管排气

13. 病人，女，28 岁。7 天前因“弥漫性腹膜炎，胃、十二指肠破裂”行剖腹探查术，术中行胃十二指肠修补、十二指肠造瘘减压术，空肠造瘘置营养管、放置腹腔引流管。1 天前病人诉腹痛，T 39.2℃，见小网膜孔附近引流管引出含胆汁样液体，量约 1500ml。该病人最可能出现何种术后并发症
A. 肠动力异常　　B. 吻合口瘘
C. 胆囊穿孔　　D. 腹腔脓肿
E. 引流不畅

14. 病人，女，52 岁。因腹部刀刺伤行剖腹探查术，术中见脾、回、结肠数处刀刺伤口，边缘整齐。术后 18h 见病人腹腔引流管流出少量粪渣，此时应考虑病人出现了
A. 肠粘连　　B. 肠瘘
C. 吻合口狭窄　　D. 术中冲洗不彻底
E. 肠坏死

15. 病人胃肠道手术出院后 1 个月，因腹痛、腹胀、呕吐胃内容物及胆汁 1h 入院，该病人可能发生了
A. 肠梗阻　　B. 肠瘘
C. 吻合口狭窄　　D. 肠痉挛
E. 肠坏死

A_3/A_4 型题

（16 ～ 18 题共用题干）

病人，女，47 岁。被自行车撞伤左上腹，自述心慌、胸闷、腹痛。查体：神志清，面色苍白，血压 90/60mmHg，腹部胀，左上腹压痛明显。以腹部闭合性损伤、皮肤挫裂伤入院。

16. 病情观察期间错误的做法是
A. 禁饮食　　B. 尽量少搬动病人
C. 疼痛剧烈时及时应用止痛剂
D. 绝对卧床休息
E. 积极做好术前准备

17. 半小时后，病人全腹压痛，左下腹抽出不凝固血液，需急诊手术。术前准备的内容不包括
A. 注射破伤风抗毒素　　B. 交叉配血
C. 皮肤过敏试验　　D. 皮肤准备
E. 留置胃管、尿管

18. 术后第一天，病人痰多不易咳出，护士应协助其
A. 少量饮水　　B. 翻身叩背
C. 含服润喉片　　D. 用止咳化痰药
E. 通知医生

16

第16章 胃、十二指肠疾病病人的护理

胃、十二指肠疾病是临床上极为常见的疾病，尤以青壮年男性多见；随着人们生活节奏的加快，工作压力加大，以及饮食生活无规律，目前患胃、十二指肠疾病越来越多；尽管绝大多数胃、十二指肠疾病经正规的内科治疗，是可以治愈的，但仍有小部分疾病内科治疗无效，甚至出现严重并发症，必需进行外科手术治疗。

第1节 胃、十二指肠溃疡病人的外科治疗及护理

案例 16-1

病人，男，34岁，长途货运司机。主因饱餐后突发上腹部刀割样剧痛，伴恶心2h。病人3年来常有烧心、反酸，已多次出现进餐后腹痛，约2h后腹痛减轻，曾到医院就诊，确诊为“胃溃疡”，住院给予正规的药物治疗，效果佳。但平时服药不规律，多次发生反酸、上腹疼痛。现入院查体：急性痛苦表情、大声呻吟、面色苍白、蜷曲体位。腹式呼吸弱、全腹压痛明显，尤以剑突下为甚，反跳痛明显，板状腹，移动性浊音可疑，肝浊音界消失，肠鸣音弱。腹部X线片示：膈下新月形阴影。

问题：

1. 列出病人目前存在的主要护理问题？
2. 应采取哪些护理措施？

一、概　　述

胃、十二指肠溃疡，也称为消化性溃疡，包括胃溃疡、十二指肠溃疡及复合性溃疡，是全球性的多发病，男性发病率是女性的4倍。此病的发病机制虽众说纷纭，但有两点是被普遍认可的：一是由于胃酸暂时性或持续性的增高，激活胃蛋白酶，使胃、十二指肠黏膜发生“自家消化”；二是胃内幽门螺杆菌（Hp）的感染。

绝大多数的胃、十二指肠溃疡病人经内科治疗，症状可以得到控制，溃疡可以愈合，尤其是H_2受体阻滞剂和质子泵抑制剂的使用，十二指肠溃疡的治愈率显著提高，仅一小部分溃疡病人发展至需要外科手术治疗。溃疡目前明确需要外科手术治疗的适应证有：①胃、十二指肠溃疡并发急性穿孔；②胃、十二指肠溃疡并发大出血；③胃、十二指肠溃疡并发瘢痕性幽门梗阻；④胃溃疡恶变或可疑恶变；⑤内科治疗无效的顽固性溃疡。外科治疗溃疡病的目的是：消除症状、治愈溃疡、防止复发。目前常用的手术方法有：胃大部切除术和迷走神经切断术。

1. 胃大部切除术 是外科治疗溃疡病最常采用的手术方式。胃大部切除术（图 16-1）分为毕罗Ⅰ式和毕罗Ⅱ式。①毕罗Ⅰ式是指胃大部切除后，将残胃和十二指肠残端吻合的方法，多用于胃溃疡的治疗（图 16-2）。②毕罗Ⅱ式是指胃大部切除后，关闭十二指肠残端，将残胃和上段空肠吻合，尤其适用于十二指肠溃疡的治疗（图 16-3）。胃大部切除术治疗溃疡病的原理是：①切除了胃窦部，消除了促胃液素引起壁细胞分泌胃酸的体液性分泌因素；②切除了部分胃体，即切除了分泌胃酸和胃蛋白酶原的腺体；③切除了溃疡本身和好发部位。

2. 迷走神经切断术 适用于十二指肠溃疡的治疗。其中高选择性迷走神经切断术（图 16-4）效果更佳，该术式减少了对腹内其他器官的干扰，而且不影响胃的正常排空。但是由于迷走神经的解剖变异，常难以完全切除，术后溃疡容易复发。

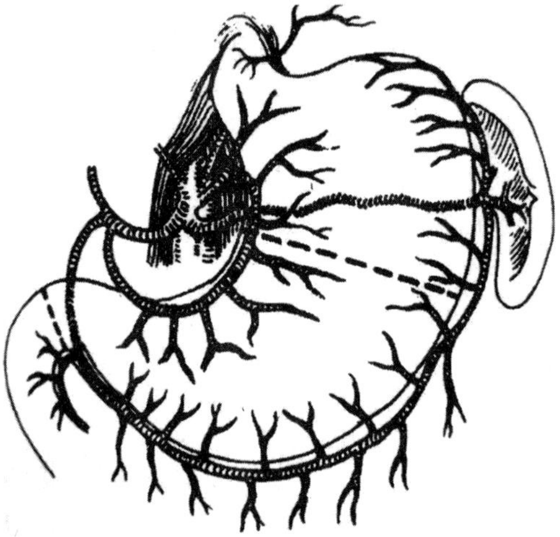

图 16-1 胃大部切除范围示意图

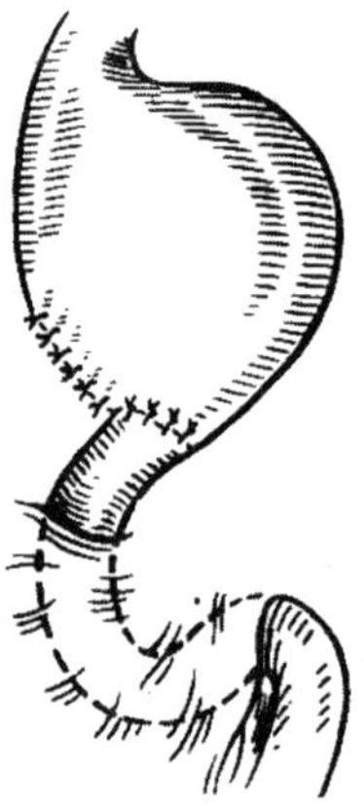

图 16-2 毕罗Ⅰ式

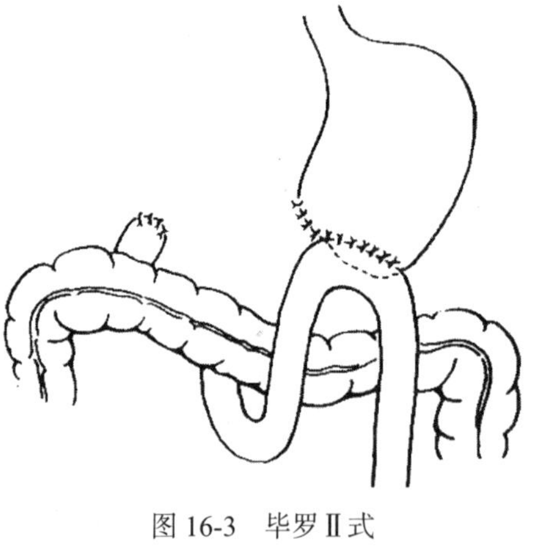

图 16-3 毕罗Ⅱ式

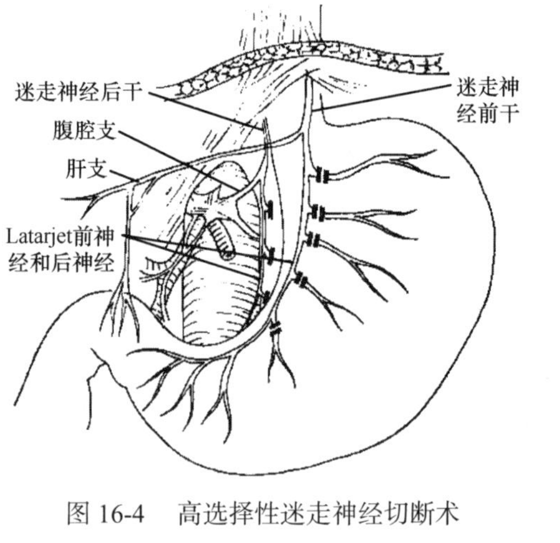

图 16-4 高选择性迷走神经切断术

链接

隐秘的胃内“杀手”——幽门螺杆菌

幽门螺杆菌（Hp）是一种存在于人类胃中6000余年的细菌，早在100多年前，西方学者就在一些患有胃炎或胃癌的病人胃中发现了这种细菌，但是当时还不能确定此菌和胃病的关系。直到20世纪80年代初，澳大利亚医生经过研究并确认：Hp是消化性溃疡的发病的重要因素。这种细菌寄存在胃黏膜上，产生各种毒素，破坏胃黏膜的屏障功能，造成黏膜破损或者炎症。近年来研究发现，Hp感染也是胃癌发病的危险因素。世界卫生组织已将Hp列为第一类致癌因子。

二、护理评估

（一）健康史

溃疡病病因和发病机制尚未完全明了。目前认为与遗传、体质、饮食、神经精神、药物等因素有关，秋冬和冬春之交发病率较高。有溃疡病史的病人，饮食不当、情绪波动，气候变化、过度劳累等都可加重病情或诱发并发症。评估时应仔细询问：

⑴ 有无长期生活饮食不规律，暴饮暴食，进食刺激性食物（如饮酒、咖啡、浓茶，辛辣饮食）等。

⑵ 有无长期精神过度紧张、忧虑、情绪激动，过度劳累等。是否具有“多愁善感”素质。消化溃疡有一定的家族遗传倾向，“O”型血的人较其他血型者有较高的发病率。

⑶ 是否长期服用一些对胃肠黏膜有刺激性的药物，如阿司匹林、吲哚美辛、磺胺及皮质类固醇药等。

⑷ 是否长期吸烟、嗜酒，既往有无溃疡病史、慢性胃炎和十二指肠炎病史。

（二）身心状况

1. 急性穿孔 多发生在幽门附近的胃壁或十二指肠球部前壁，其中十二指肠穿孔较为多见。大多数病人有溃疡病发作史，近期症状加重，穿孔前常有明显的诱因，如刺激性饮食、过度劳累等。表现为突发上腹部持续性刀割样或撕裂样剧痛，并很快波及全腹。病人常有痛苦面容、蜷曲体位、呼吸浅快、面色苍白、脉搏细速等表现。全腹压痛、反跳痛明显，以上腹部为甚，腹肌紧张呈板状，早期移动性浊音可不明显，约75%病人可有肝浊音界缩小或消失。

链接

波动性腹痛

胃、十二指肠溃疡穿孔后，胃肠液流入腹膜腔，首先引起化学性腹膜炎，病人出现剧烈的全腹痛。经6～8h后，由于腹膜大量渗出，强酸或强碱的胃肠液被稀释，腹痛减轻，但此后致病菌生长繁殖，引起细菌性腹膜炎，病人腹痛及全身症状又加重，故胃、十二指肠溃疡穿孔所致腹痛呈波动性腹痛。因此，在观察病情时，不要误认为病人腹痛减轻是病情好转的征象，应密切观察病人全身情况及腹部体征的变化，以免贻误病情。

2. 急性大出血 约85%的病人有典型的溃疡病史，出血前常有溃疡病症状加重，出血后症状减轻。主要表现为呕血和柏油样便。呕血前常有恶心、眩晕、上腹部不适；便血前常突感便意。出血后病人可有软弱无力、心慌气短、双眼发黑，甚至可有面色苍白、脉搏细速等典型的休克表现。体征多不明显。

3. 瘢痕性幽门梗阻 病人均有长期的溃疡反复发作史。典型表现是呕吐，餐后感觉上腹部饱胀不适，常在下午或晚上出现大量呕吐，呕吐物多为酸臭味、不含胆汁的宿食。由于呕吐后感觉腹部舒适，病人常自行诱发呕吐。由于长期呕吐，病人可出现营养不良、体液失衡的表现。查体可见：上腹部膨隆，可见胃型，闻及振水声。

4. 胃溃疡恶变 多见于年龄较大的慢性胃溃疡病人。主要表现为腹痛的节律性消失，出现持续性顽固性疼痛、厌食、进行性消瘦，药物治疗无效。

5. 心理－社会状况 溃疡病常反复发作，经久不愈，直接影响病人的生活、学习和工作，对病人造成很大的心理压力，出现焦虑、烦躁等情绪变化；当发生出血、穿孔等并发症时，病人往往无心理准备，易出现紧张或焦虑不安；年龄较大者，常因惧怕癌变而产生恐惧心理。由于知识的缺乏，对治疗前途缺乏信心。护士应及时发现病人的不良心理状况，有针对性地进行解释和安慰。

（三）辅助检查

1. 血常规检查 血细胞计数进行性下降可提示急性大出血或术后吻合口进行性出血；白细胞计数，尤其是中性粒细胞比例升高提示发生了急性穿孔、十二指肠残端破裂或胃小弯坏死穿孔，并发腹膜炎。

2. 血气分析 提示瘢痕性幽门梗阻时由于频繁呕吐而导致的低钾低氯性碱中毒。

3. 粪便潜血试验 阳性多提示有活动性溃疡或胃溃疡发生恶变。

4.Hp 的检测 现已列为消化性溃疡病的常规检查。方法常有组织尿素酶试验、组织切片染色、^{13}C 或 ^{14}C- 尿素呼气试验等。

链接

^{13}C 或 ^{14}C- 尿素呼气试验

嘱服用一粒药丸（以 ^{13}C 或 ^{14}C 标记的尿素），如果病人胃内有 Hp 寄存，Hp 就会分解尿素并产生标记的 CO_2，细菌越多，分解尿素产生的 CO_2 就越多，30min 后对着仪器吹几口气，仪器收集呼出的气体，通过检测并计算出呼气中的 CO_2，就可以知道胃内有没有 Hp 及其数量有多少。此方法已列为诊断 Hp 感染的“金标准”。

考点：胃十二指肠溃疡并发穿孔时的 X 线征象

5.X 线检查 上消化道造影时出现龛影或手指征提示溃疡的存在（图 16-5）；腹部立位平片发现膈下新月形游离气体（图 16-6）提示并发急性穿孔；上消化道造影时出现胃高度扩张、未见蠕动波、24h 仍有钡剂存留，提示瘢痕性幽门梗阻。

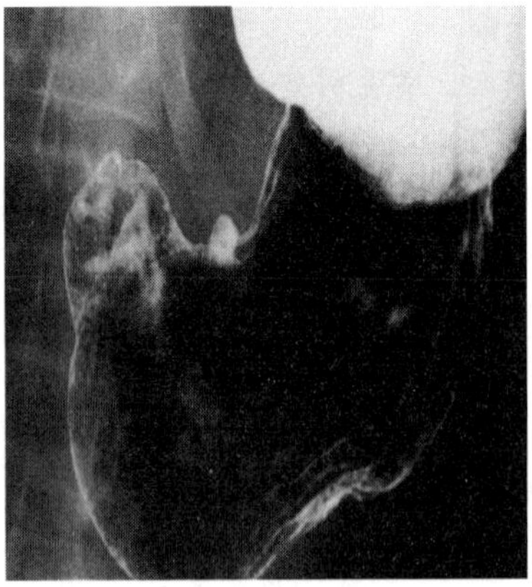

图 16-5 胃小弯侧可见龛影

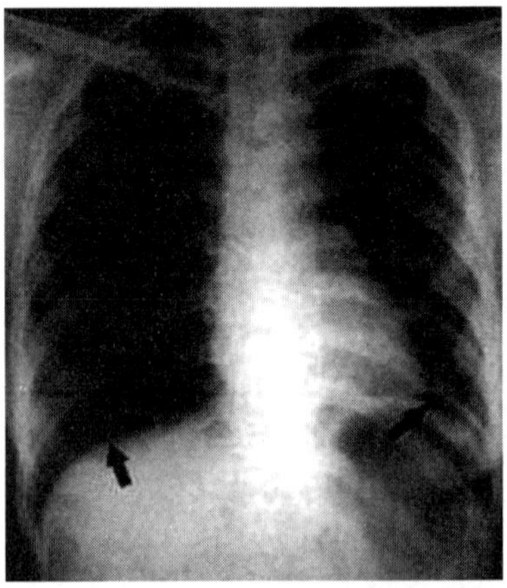

图 16-6 膈下新月形阴影

6. 胃镜检查 可判明出血部位并进行止血；用于 Hp 的检查；可进行组织活检，对胃溃疡可疑恶变的确诊等。

三、护理问题

1. 疼痛　与胃十二指肠溃疡及其并发症等有关。

2. 体液不足　与大出血、禁食、穿孔后大量腹腔渗出液、幽门梗阻引起的呕吐等有关。

3. 营养失调：低于机体需要量　与摄入不足和消化吸收障碍有关。

4. 潜在并发症　术后出血、胃肠吻合口瘘、术后梗阻、倾倒综合征等。

5. 焦虑 / 恐惧　与溃疡反复发作、环境改变及担心手术预后等有关。

6. 知识缺乏：缺乏疾病预防、手术后的饮食调节等知识。

案例 16-1 分析

问题 1 分析：病人以突发刀割样剧痛就诊，故目前最主要的护理问题是疼痛。

四、护理措施

（一）非手术治疗的护理及手术前护理

1. 生活护理　注意休息，保证充足的睡眠时间，避免精神过度紧张；同时适当活动，可参加适量的户外活动如散步、打太极拳、做保健操等，增强机体抵抗力。

2. 心理护理

(1) 护士应和蔼可亲，关心病人，经常和病人交谈，鼓励病人说出心中的顾虑或担心。

(2) 加强与病人的沟通，向病人讲明疾病的规律、防治知识、医护计划，明确地告诉病人，胃、十二指肠溃疡并非不治之症，只要配合好，是可以完全治愈的，增强病人战胜疾病的信心。

(3) 指导病人学会自我放松的技巧，适当参加文体活动，保持乐观情绪。注意环境安静，减少不良刺激。

(4) 当病人出现不良症状时，护士应及时、有序地反映病情、执行医嘱，给病人以可依赖的心理。

3. 饮食护理　告知病人合理饮食在溃疡病治疗中的重要性，注重健康饮食：①规律饮食：饮食宜定时，避免过度饥饿；急性活动期宜少量多餐，每日进餐 4 ～ 5 次，稳定期可恢复至一日三餐；餐间避免零食、睡前避免进食。②节制饮食：饮食宜定量，避免暴饮暴食；要细嚼慢咽，避免过快；饮食宜以面食为主，同时进高蛋白、高热量、高维生素、易于消化的食物，如牛奶、豆浆、西红柿、黄瓜、蜂蜜、鸡蛋等；避免粗纤维和刺激性食物，如辛辣、生硬、过冷过热、油炸食品，浓茶、咖啡、酒类等。

考点： 胃十二指肠溃疡非手术治疗中的饮食护理

4. 病情监测　非手术治疗期间注意观察病人有无急性大出血、急性穿孔、瘢痕性幽门梗阻、恶变等并发症的表现。

5. 治疗配合　强调药物治疗的长期性和持续性，督促病人按时服药，及时观察疗效及药物的不良反应。①抑酸药：H_2 受体拮抗剂，如雷尼替丁、法莫替丁等，宜在早、晚餐后服用。其中西咪替丁可引起腹胀、腹泻、口干、面部潮红、心率减慢等，长期服用可引起男性乳房发育和阳痿。雷尼替丁静脉滴注后可有头晕、胃部烧灼感、焦虑、健忘等不适。长期服用雷尼替丁，可致维生素 B_{12} 缺乏；有肝肾疾病、孕妇、哺乳期妇女慎用。质子泵抑制剂，如奥美拉唑（洛赛克、奥克），可引起头晕及氨基转移酶升高，孕妇和哺乳期妇女亦慎用。②抗酸药：如枸橼酸铋钾（德诺、得乐），宜向病人说明在餐前半小时服用，睡前加服一次；服药前 1h 至服药后半小时内不宜进食，禁牛奶；不宜与碱性药物同服。服用铋剂后，可呼出带有氨味气体，舌苔及粪便变黑；为避免蓄积中毒，胶体铋服用不宜超过2个月。③抗菌药：用于杀灭Hp，如阿莫西林、甲硝唑、呋喃唑酮等。阿莫西林用药前应确定病人没有青霉素过敏史。

6. 并发症护理

(1) 急性穿孔：立即禁饮食、胃肠减压，是最主要的护理措施；监测生命体征和腹部体征的变化；若病人无休克，宜取低半卧位；及时补液，防治体液失衡；积极抗感染治疗；做好急诊手术前的准备。

(2) 急性大出血：病人宜取平卧位，绝对卧床休息，呕血者取去枕平卧、头偏向一侧体位；保持病人安静；严格禁饮食；建立多条输液通道，输液输血；可用加有去甲肾上腺素的冰盐水洗胃，静脉滴注奥美拉唑和止血药物；配合医生行内镜下止血等治疗；密切观察血压、脉搏、意识和呕血、便血等病情变化，每15～30min观察一次，做好急诊手术前准备。若经6～8h治疗，休克不见好转，输血减慢或停止后病情再度恶化，提示出血仍在继续，应及时联系医生，考虑手术治疗。

(3) 瘢痕性幽门梗阻：病人应卧床休息，持续胃肠减压，及时纠正体液失衡，加强营养支持；非手术治疗无效者考虑手术治疗，积极做好术前准备，尤其注意术前3日，每晚用温生理盐水洗胃，以减轻幽门附近胃肠组织的水肿，有利于术后胃肠吻合口或十二指肠残端缝合口的愈合。

（二）手术后的护理

1. 病情观察 ①密切观察病人神志、生命体征、尿量的变化。②注意腹部症状和体征的变化。③详细记录24h的出入量。④观察伤口情况，有无渗血、渗液，敷料是否清洁、干燥、固定；切口有无红肿、疼痛及脓性分泌物等。⑤注意各种引流管的情况，观察引流液的颜色、量和性状，及时处理堵塞、脱落等。

护考链接

病人，男，26岁，血友病16年，胃大部分切除术后2h出现烦躁不安，术口敷料渗血，值班护士首先应采取的措施是

A. 监测血糖变化　　B. 监测生命体征　　C. 观察皮肤受压情况

D. 查看病人病历　　E. 查看四肢活动情况

分析：病人术后烦躁不安，术口敷料渗血，应先查看生命体征，了解出血程度，有无休克等，选B。

2. 一般护理

(1) 合理体位：待麻醉清醒、血压平稳后取半卧位。

(2) 活动管理：若病情允许，鼓励病人早活动，促进肠蠕动恢复和预防肠粘连。可先卧床活动，逐步过渡到下床活动。下床活动时应注意看护病人，防治因直立性低血压致跌倒损伤。鼓励病人深呼吸，有效咳嗽、排痰，协助病人翻身拍背，注意口腔护理，防止肺部并发症。

(3) 饮食管理：胃肠减压期间应禁饮食，注意静脉补液维持体液平衡和营养良好。肠蠕动恢复、肛门排气，拔除胃肠减压管后方可进食。拔管当日少量饮水，每次4～5汤匙，约60ml/2h；若无不适，次日可进少量流质饮食，约100ml/2h，以后逐渐加量，减少进食次数；1周后可进半流质饮食；术后10～14天可进软食，若无不良反应，3～7日后可进普食。术后1～2个月应少量多餐，避免生冷、油炸食物，浓茶、咖啡、酒等刺激性饮食。

一般需要半年以上才能逐渐恢复到正常的每日3餐饮食。

3. 胃肠减压　有利于减轻腹胀，保护吻合口的顺利愈合。

4. 防治感染　执行医嘱使用有效的抗生素，防治感染。

5. 引流护理　术后各种引流管（包括腹腔引流管、胃管、尿管）的护理应注意：①管道通向：尤其要了解引流管通向腹腔何处，在术后腹部保留了多根引流管的情况下，注意要严格标识，分别记录。②妥善固定：通常同时采用粘贴固定法和缝扎固定法，嘱病人和家属小心保护引流管。③保持通畅：避免管道扭曲、折曲，及时发现管腔阻塞。若出现阻塞，可用挤捏法或冲洗法来解决。④观察记录：严格记录引流液的量、颜色和性状，便于及时发现病情变化。⑤无菌操作：每24h要更换引流袋一次，更换时注意接口处的严格消毒；腹壁引流口要定期换药。⑥拔管指征：一般当腹腔引流液的量逐渐减少到每日15ml以下，引流液的颜色逐渐变淡，病人无任何不适时，即可拔管。有特殊作用的引流管，拔管时间视病情要求而定。

6. 伤口护理　观察伤口的愈合情况，及时更换渗透或污染的敷料；发现和处理伤口的意外情况，如感染、裂开等。

案例16-1分析

问题2分析：依据病人的情况，应采取下列护理措施：禁饮食，胃肠减压；血压正常可取半卧位；严密观察病情变化；建立静脉通道，纠正体液失衡；心理护理；诊断明确时可遵医嘱使用止痛剂；积极做好术前准备。

7. 并发症护理

(1) 吻合口出血：一般在术后24h内经胃管引流出不超过300ml的暗红色或咖啡色胃液，量逐渐减少且色逐渐变淡，属于术后正常现象。若短期内引流出大量鲜红色血液，超过100ml/h，甚至出现呕血、休克表现，多为活动性出血。应协助医师采取禁饮食，应用抑酸剂、止血药，输入新鲜血液等措施，出血多可自止；若经上述处理后有出血征象，则应尽快准备手术止血。

(2) 十二指肠残端破裂：是毕罗Ⅱ式术后最严重的并发症，死亡率高达10%～15%。多发生在术后3～6天，表现为右上腹突发性剧痛，局部或全腹出现腹膜刺激征表现，体温升高，白细胞计数升高。确诊发生破裂时，由于破口局部肠壁组织炎症水肿明显，早期手术修补难以成功，应及时行引流术，在十二指肠残端破裂处放置双套管持续负压吸引，亦要同时引流残端周围腹腔；应用氧化锌软膏保护腹壁引流口周围皮肤；通过静脉途径或空肠造瘘管给予营养支持，维持体液平衡；遵医嘱应用抗生素防治腹腔感染。

(3) 术后梗阻

1) 吻合口梗阻：主要表现为进食后不久或进食期间出现上腹饱胀不适、呕吐，呕吐物多为餐后不久的食物，且不含胆汁。若梗阻是因手术时吻合口过小，或缝合时内翻过多，则需要再次手术；若是因吻合口处黏膜水肿造成的梗阻，则经禁饮食、胃肠减压、静脉补液等多可缓解；若经2周非手术治疗无效者，则应考虑再次手术治疗。

2) 输入段梗阻：当出现急性完全性梗阻时，典型表现为上腹部阵发性剧烈疼痛，呕吐频繁，量少，且呕吐物不含胆汁，亦可并发十二指肠残端破裂、急性胰腺炎、梗阻性黄疸等；慢性不完全性梗阻时，表现为进食后15～30min内，上腹阵发性胀痛，恶心，随即大量呕吐出胆汁，不含食物，吐后症状缓解。若为急性完全性梗阻者，应积极配合医师准备手术治疗；若为慢性不完全梗阻，多数可经禁饮食、胃肠减压、静脉补液等非手术治疗缓解，少数梗阻症状严重、无缓解趋势者需要再次手术。

3) 输出段梗阻：主要表现为进食后一段时间（一般是几小时后），上腹部饱胀不适、呕吐，呕吐物为发酸的食物和胆汁。处理同输入端梗阻。

(4) 倾倒综合征：早期倾倒综合征是指进食后 10 ～ 20min，病人自觉上腹部闷胀、心悸、出汗、头晕、恶心、肠鸣和腹泻等，平卧 20 ～ 30min 后可自行缓解。与食物大量进入胃肠腔，腹腔神经丛受到食物膨胀扩张作用的刺激，再加上高渗性食物使体内水分大量转移入肠腔，致使血容量锐减有关。晚期倾倒综合征多发生在进食后 2 ～ 3h，表现和早期倾倒综合征相似。可能是未经胃液稀释的食物大量、一次性进入肠腔，经消化后，葡萄糖迅速被吸收，血糖过度增高，刺激胰岛素分泌过多而继发的低血糖现象。

考点：倾倒综合征的预防

术后早期指导病人少量多餐，避免过热、过甜、过浓、过咸的流质饮食，选用较干的饮食，进食时限制饮水；进食后宜平卧 20 ～ 30min。饮食调节后效果不佳者，可用生长抑制素治疗。一般经过 1 年后自愈。若仍较严重，可经慎重考虑后以其他术式再次手术。

(5) 碱性反流性胃炎：常发生于毕罗Ⅱ式术后 1 ～ 2 年。表现为上腹持续性烧灼样痛，进食后加重，偶有胆汁样呕吐，呕吐后症状不缓解，服用抗酸药物后无效。治疗一般应用胃黏膜保护剂、胃动力药；若症状仍不缓解，可考虑再次手术。

(6) 胃潴留：表现为术后拔除胃管后，上腹持续饱胀不适感，呕吐物含有食物和胆汁，体检可见腹上部膨隆，未见胃型或蠕动波。治疗宜采用禁饮食、胃肠减压、多次洗胃、静脉补液、管饲胃肠动力药物、静脉滴注红霉素等措施，胃的动力逐渐能够恢复，上述症状逐渐缓解。

五、健康指导

(1) 向病人及家属介绍胃十二指肠溃疡的发病原因及其诱因。

(2) 告知病人合理安排作息，规律起居，保证充分睡眠，避免过劳，保持乐观的情绪，同时劝告病人放弃喝酒、抽烟等不良习惯。

(3) 告知病人合理饮食，一年内饮食应定时定量、少量多餐、营养丰富，逐渐过渡到普通饮食。少食腌制、熏烤、油炸食物，避免进食过热、过快、过冷、过辣等刺激性饮食。

(4) 指导病人掌握正确的服药物方法，观察药物的不良反应。

(5) 适量运动，3 个月内避免重体力劳动。

(6) 若有不适，应及时到院复诊。

第 2 节　胃癌病人的护理

案例 16-2

病人，男，47 岁，工人。平时饮食不规律，7 年来病人反复出现进食后上腹部烧灼样疼痛、反酸，曾到当地县医院就诊，未给予胃镜检查，以“胃溃疡”给予住院保守治疗，效果佳。出院后，服药不规律，时有烧心、反酸发作。3 个月来，自觉上腹疼痛不规律，疼痛性质有所变化，食欲缺乏、乏力、消瘦明显，未见明显黑便，服药效果不佳。遂到医院就诊，胃镜检查见：胃窦部小弯侧有一直径约 3cm 的溃烂病灶，伴有轻微出血，周围胃黏膜中断，胃壁僵硬，黏膜有轻度炎症表现。在病灶周围多点活检后，初诊以“胃癌”收住院。

问题：

1. 该病人目前的主要护理问题是什么？
2. 如何对该病人进行心理护理？

一、概　　述

胃癌是消化道最常见的恶性肿瘤，占我国消化道肿瘤的第一位。发病年龄以 40 ～ 60 岁多见，男女比例约为 3 ∶ 1。

（一）病因

胃癌的发生原因目前尚未明确，但与以下因素有关：

1. 不良饮食习惯　是目前胃癌的主要致病因素。长期进食大量熏烤、腌制的食物者易患胃癌，因为这类食物中含有大量的亚硝胺和苯并芘等致癌物质。研究发现，新鲜蔬菜、水果含有丰富的维生素，尤其是维生素 C 和 **β-** 胡萝卜素，具有降低胃癌发生率的作用，还有含有巯基类的新鲜蔬菜，如大蒜、大葱、韭菜、洋葱等，也具有明显降低胃癌发病率的作用。

2. 慢性胃病史　长期患有胃溃疡、慢性萎缩性胃炎、腺瘤性息肉、残胃慢性炎症等的病人是胃癌发生的危险人群。这些疾病易恶变，被称为“癌前疾病”。

3. 胃幽门螺旋杆菌感染　Hp 感染与胃癌的发生密切相关，Hp 感染率较高的国家和地区也是胃癌的高发区。Hp 在代谢中可产生尿素使局部环境酸性降低，且可释放细胞毒、炎症因子等，破坏局部的黏膜屏障，使局部组织持续呈炎症状态。

4. 生活环境因素　我国西北和东南地区是胃癌高发地区；在世界范围内，日本是胃癌发病率最高的国家。

5. 遗传因素　家族史调查发现，胃癌具有家族聚集现象；A 型血人群患有肠上皮化生和异型性增生的比例高于其他血型的人群。

（二）病理

胃癌多见于胃窦部，约占 50%，其次为胃小弯和贲门。胃癌大致分为早期胃癌和进展期胃癌。①早期胃癌：是指癌组织浸润深度仅限于黏膜或黏膜下层，不论其有无淋巴转移，也不论癌灶面积大小。②进展期胃癌：癌组织已浸润肌层、浆膜层或浆膜外组织。胃癌的组织学类型，按照世界卫生组织分类法分为上皮性肿瘤和类癌，其中上皮性肿瘤又分为腺癌、腺鳞癌、鳞癌、未分化癌、印戒细胞癌。胃癌转移的方式有直接浸润、淋巴转移、血行转移及腹腔种植转移。淋巴转移是主要的转移途径，出现较早。晚期血行转移到肝脏。

考点：胃癌的好发部位和转移途径

二、护理评估

（一）健康史

(1) 仔细询问并了解病人的饮食喜好、生活习惯和生活工作环境，是否有长期大量进食烟熏及腌制食品、烧烤的食物等；经常处于紧张状态，工作精神压力过大的人，其胃癌的发病率较一般人群高。有无吸烟史。

(2) 既往有无胃息肉、慢性萎缩性胃炎及胃溃疡的病史，如有，其患病时间有多久？以往是否做过胃镜检查？是否诊断、治疗过，曾服过何药物，疗效如何？

(3) 了解病人有无胃癌或其他肿瘤的家族史。

（二）身心状况

1. 症状　胃癌早期的临床症状多不明显，有时出现上腹隐痛不适、嗳气、反酸、食欲缺乏等类似消化性溃疡或慢性胃炎的症状，易被忽视；随着病情进展，上述症状加重，逐渐出现贫血、消瘦、体重减轻等，胃窦部癌肿可致幽门梗阻而发生呕吐，贲门癌和高位的小弯侧的胃体癌可引起吞咽困难，癌肿侵蚀胃壁大血管可致上消化道大出血；晚期病人可出现恶病质、腹水、黄疸等。

2. 体征 胃癌早期无明显体征，可有上腹深压痛。中晚期查体可见：消瘦明显、贫血貌，上腹部可扪及肿块，可触及左锁骨上淋巴结肿大等转移表现。

3. 心理－社会状况 多数病人当得知自己患上胃癌时，因为毫无心理准备，再加上目前所有恶性肿瘤尚无根治方法，所以病人表现出恐惧、悲观甚至绝望，进而不配合治疗，拒绝交流，甚至会产生愤怒和敌意。因此我们应及时和家属一起做好病人的思想疏导工作，要病人正视现实、乐观向上、配合治疗。

案例 16-2 分析

问题 2 分析：根据病人目前的病情，应多关心、体贴病人；根据病人的需要程度和接受能力提供信息，注意语言沟通技巧，避免不良刺激；帮助病人分析治疗中的有利因素，消除悲观消极的态度，增强对治疗的信心，积极配合医疗护理计划的实施。

（三）辅助检查

1. 血常规检查 红细胞计数、血红蛋白含量下降，部分病人可有缺铁性贫血。

2. 粪便潜血试验 若为阳性，说明癌灶有慢性出血。

3.X 线钡餐检查 借以观察胃的形态和黏膜变化，胃的蠕动功能。可发现不规则的充盈缺损或腔壁内的龛影（图 16-7）。气钡双重造影可显示胃壁僵硬，病灶处黏膜中断、皱襞消失（图 16-8）。

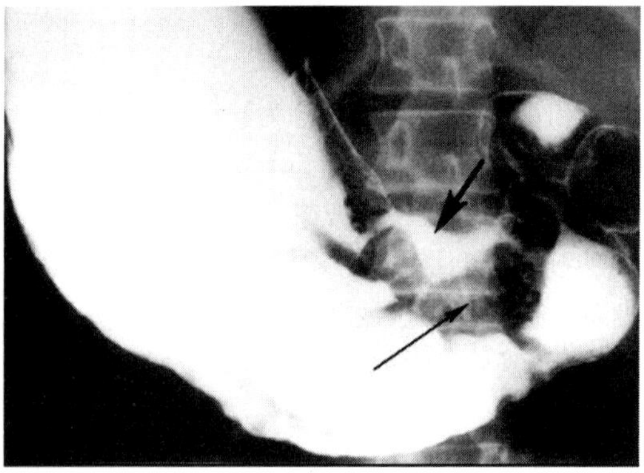

图 16-7 充盈缺损和龛影

（粗箭头示龛影，细箭头示半环状充盈缺损）

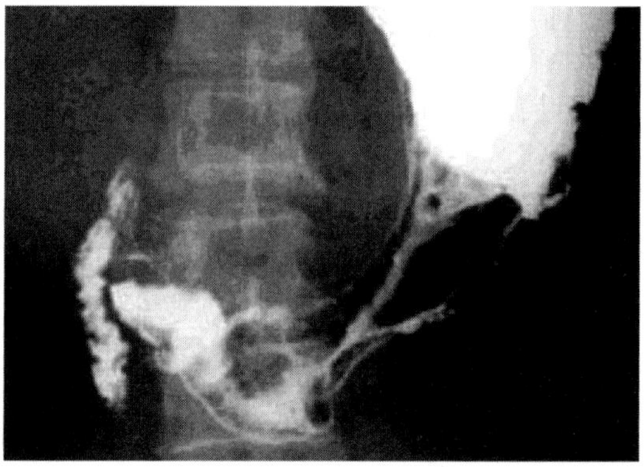

图 16-8 胃体癌

（气钡双重造影显示胃壁僵硬，黏膜部分中断，皱襞消失）

4. 内镜检查 纤维胃镜是诊断早期胃癌的有效方法。可直接观察病灶，并做组织学检查，用于最后诊断的确立。

5. 超声波检查 随着水充盈胃腔法及胃超声显像液的普及应用，超声对胃癌的诊断价值日益受到重视。本检查不但可以实时显示胃壁蠕动状况，显示肿瘤的大小、形态、内部结构、生长方式、癌变范围，而且最为关键的是此法可显示肿瘤在壁内的浸润深度及向壁外的浸润、转移情况，术中超声对手术切缘有无癌浸润诊断率达 90%，弥补了 X 线及内镜的不足。

考点： 胃癌 X 线征象及内镜检查

本检查适用于因种种原因不能实施内镜检查者，不能实施手术治疗的胃癌病人保守治疗疗效的观察，胃癌切除后的复发、转移的评价，术中切除范围的评定等。

（四）治疗要点与反应

胃癌的治疗方法是以手术为主的综合治疗，手术是目前可能治愈胃癌的唯一方法。只要病人全身情况尚可，无明显的远处转移征象，均应首先考虑手术治疗。方法有根治性胃部分切除术或全胃切除术，姑息性手术（包括不切除病灶的各种短路手术和切除原发病灶的姑息性切除术）。

胃癌手术前、术中及术后均可辅助化学药物治疗，以提高手术成功率、减少复发率及提高生存率。常用药物有5-氟尿嘧啶（5-Fu）、阿霉素（ADM）、丝裂霉素（MMC）等。一般根据病情采用不同的联合用药方案。胃癌对放疗不够敏感，而临近器官却较敏感，这就限制了放疗在胃癌治疗中的应用。

三、护理问题

1. 营养失调：低于机体需要量　与摄入不足、消化吸收功能障碍、肿瘤消耗、化疗反应等有关。

2. 疼痛　与手术和疾病本身有关。

3. 焦虑/恐惧　与胃癌的确诊、手术疗效的担心、并发症的发生有关。

4. 知识缺乏　与缺乏疾病的防治知识和手术康复知识有关。

5. 潜在并发症：吻合口瘘、肠梗阻、感染等。

案例16-2分析

问题1分析：病人7年的病史，3个月来，食欲缺乏、乏力、消瘦明显，所以主要的护理问题是病人营养失调：低于机体需要量。

四、护理措施

（一）手术前护理

1. 心理护理　多关心和体贴病人。根据病人的需要程度和接受能力提供信息，注意语言沟通技巧，避免不良刺激；帮助病人分析治疗中的有利因素，消除悲观消极的态度，增强对治疗的信心，积极配合医疗护理计划的实施。

2. 饮食护理　能够进食者，给予高热量、高蛋白、高维生素易消化的饮食，注意少食多餐，必要时补充血浆。

3. 并发症的护理　并发症护理可参照胃、十二指肠溃疡的术前并发症护理。

（二）手术后护理

(1) 胃癌根治术后或姑息性术后，原则上参照胃大部切除术后病人的护理。

(2) 病人体质虚弱，营养状况差，注意术后营养支持的护理。尤其是对经胸全胃切除术的病人，还应做好胸膜腔闭式引流管的护理和肺部并发症的护理。

(3) 手术后化疗的护理，应注意观察化疗药物的不良反应，并及时协助处理。

五、健康指导

(1) 养成良好的饮食习惯，避免刺激性饮食，避免高盐饮食，避免长期大量进食腌制、熏烤的食品，多食用新鲜蔬菜和水果、多进食奶制品。

(2) 告知患有胃部“癌前疾病”的病人，应定期复查，及时治疗。

(3) 对 40 岁以上男性，以往无胃病史而近期出现胃部症状，或长期溃疡病史而近来症状不缓解或疼痛节律改变者、厌食及粪便潜血试验阳性者，应提高警惕，及时检查。

(4) 指导术后病人饮食应少量多餐，营养丰富。注意适当休息和活动。

(5) 向病人及家属讲解化疗的必要性和不良反应。

(6) 配合治疗，定期门诊随访，若有不适、及时就诊。

小结

胃、十二指肠溃疡多见于青壮年男性，是由于胃酸激活胃蛋白酶引起的自身消化性疾病。临床特点为：慢性、周期性、节律性腹痛。绝大多数病人，经内科治疗是可以完全治愈的，少数出现严重并发症者考虑手术治疗。护理的重点强调：保持良好的心理状态，合理安排休息，生活要有规律，避免精神刺激，坚持长期服药和饮食疗法，做好术前术后护理；注意术后饮食的护理，加强各种引流管的护理，及时发现和配合医生处理各种并发症，促进病人早日康复。

胃癌是中年男性最常见的消化道恶性肿瘤。早期胃癌表现不典型，易被忽视，若出现胃部典型症状，多为进展期胃癌。早发期、早诊断、早治疗是提高病人生存质量的关键。护理重点为：加强病人及家属的心理护理，树立战胜疾病的信心；术前注意加强营养支持，术后加强营养、预防各种并发症的发生。增进对病人生活指导，促进身心康复。

（阴　俊）

自测题

A_1 型题

1. 胃溃疡合并幽门梗阻病人的术前准备，下列哪项可减轻胃黏膜水肿
   A. 术前数日每晚用温等渗盐水洗胃
   B. 纠正脱水
   C. 纠正碱中毒
   D. 术前给予流质饮食
   E. 术前晚灌肠

2. 病人，女，32 岁。上腹部节律性疼痛 2 年，常于过度劳累后诱发。近 3 天疼痛加剧，突然呕血约 500ml。查体：血压 90/60mmHg，巩膜无黄染，上腹部无压痛，未触及肝脾。对于目前了解的信息，该病人最有可能是
   A. 肝硬化　　B. 原发性肝癌
   C. 溃疡癌变　　D. 溃疡并发出血
   E. 溃疡并发穿孔

A_2 型题

3. 病人，男，30 岁。有消化性溃疡病史。突发上腹部剧痛 5h，伴大汗淋漓、烦躁不安，服用制酸剂不能缓解，考虑有溃疡病穿孔的可能。下列选项中最有助于判断穿孔的体征是
   A. 腹肌紧张　　B. 肠鸣音消失
   C. 腹部移动性浊音阳性　　D. 腹式呼吸减弱
   E. 腹部叩诊鼓音

4. 病人，女，32 岁。上腹部间歇性疼痛 3 年，空腹及夜间痛明显，进食后可缓解。3 天前出现黑便，病人出现黑便的原因最可能是
   A. 肠道感染　　B. 胃溃疡出血
   C. 十二指肠溃疡出血　　D. 胃癌
   E. 应激性溃疡

5. 病人，男，26 岁。1 个月前出现进食后上腹部胀痛，夜间常痛醒，进食后可以缓解，今日进

食后感上腹饱胀，频繁呕吐宿食，初步诊断为
A. 胃溃疡伴出血
B. 十二指肠溃疡伴幽门梗阻
C. 胃癌
D. 急性胃炎
E. 慢性胃炎

6. 病人，男，45岁。因突发性中上腹剧痛12h来院急诊。体检发现板状腹，腹部立位平片示膈下有游离气体，生命体征平稳。既往有消化性溃疡病和不规则服药史。对该病人目前首先应采取的必要措施为
A. 高浓度吸氧 B. 使用镇痛药
C. 立即输血 D. 禁食并胃肠减压
E. 立即使用抗生素

7. 病人，男，45岁。反复上腹痛10余年，近2个月疼痛加重。检查示胃酸缺乏，进一步的治疗方案首选
A. X线钡餐检查 B. 三联疗法
C. 胃镜检查及组织活检 D. 大便隐血试验
E. 预防性手术治疗

8. 病人，男，46岁。有胃溃疡病史近10年。近2个月疼痛加剧且失去节律性，无呕吐，服用多种抑酸剂不能缓解。查体：腹部平软，上腹部轻压痛，可扪及肿块，质硬。为确诊病因应首选
A. 大便隐血试验 B.X线钡餐检查
C. 幽门螺杆菌检查 D. 胃镜检查
E. 胃液分析

9. 病人，女，52岁。胃大部切除术后2周。进食10～20min后出现上腹饱胀、恶心、呕吐、头晕、心悸、出汗、腹泻等。应考虑并发了
A. 吻合口出血 B. 吻合口梗阻
C. 倾倒综合征 D. 低钾血症
E. 代谢性酸中毒

10. 病人，男，43岁。胃大部切除术后，进食后发生呕吐，呕吐物不含胆汁，可能并发了
A. 胃肠吻合狭窄 B. 近侧空肠梗阻
C. 倾倒综合征 D. 远侧空肠梗阻
E. 十二指肠残端瘘

A_3/A_4 型题

（11～13共用题干）

病人，男，43岁。因胃溃疡穿孔，在全麻下行毕罗Ⅰ式胃大部切除，腹腔引流术。术后返回病室，病人已清醒，生命体征稳定，切口敷料干燥，胃肠减压吸出暗红色血性液体50ml。

11. 全麻已完全清醒的依据是
A. 睫毛反射恢复
B. 呼之能睁眼看人
C. 能正确回答问题
D. 四肢有自主动活动
E. 针刺有痛苦表情

12. 该病人术后拔除胃管的指征是
A. 术后2～3天
B. 生命体征平稳
C. 无腹胀
D. 肛门排气
E. 有饥饿感

13. 该病人术后容易发生的并发症是
A. 胃肠吻合口出血
B. 十二指肠残端瘘
C. 输入段肠袢梗阻
D. 输出段肠袢梗阻
E. 倾倒综合征

17

第17章 肠道疾病病人的护理

肠道疾病在腹部疾病中常见，主要表现为腹痛、腹胀、呕吐等症状。手术治疗是主要手段，同时需积极、正确的术前术后护理、特别是胃肠减压术是促进病人康复的重要措施。

第1节 急性阑尾炎病人的护理

案例 17-1

李某，男，30岁。8h前，感脐周阵发性疼痛，2h前疼痛转移至右下腹，为持续性，伴有恶心、呕吐。体格检查：体温T 39℃，P 90次/分，BP 120/80mmHg，急性痛苦面容，巩膜无黄染，心肺正常。腹平坦，腹式呼吸运动减弱，右下腹麦氏点处固定压痛，伴肌紧张及反跳痛，无移动性浊音，肠鸣音稍弱。

问题：

1. 该病人可能的诊断是什么？存在的护理问题有哪些？
2. 该病人若需手术，应该做哪些准备工作？

一、概　述

急性阑尾炎是阑尾的急性化脓性感染。是外科最常见的急腹症之一，可发生在各个年龄段，以20～30岁青壮年多见，男性发病率高于女性。

（一）病因

考点：急性阑尾炎最常见病因是阑尾管腔阻塞

1. 阑尾管腔阻塞 是急性阑尾炎最常见的病因，主要是由于管壁内丰富淋巴滤泡的明显增生，其次是粪石阻塞、异物、炎性狭窄、寄生虫、肿瘤等引起。

2. 细菌入侵 阑尾管腔阻塞后，阑尾腔内压力升高，细菌生长繁殖并分泌内外毒素，损害黏膜并形成溃疡，细菌穿过黏膜引起感染。致病菌多为肠道内的各种革兰阴性杆菌和厌氧菌。

3. 胃肠道功能紊乱 腹泻、便秘等，引起阑尾肌肉或血管反射性痉挛，导致管腔狭窄梗阻，同时血管痉挛导致阑尾缺血，使阑尾管腔黏膜受损、细菌侵入引起阑尾炎。

（二）病理

根据急性阑尾炎的临床过程和病理解剖学变化，可分为四种病理类型（表17-1）：

1. 急性单纯性阑尾炎 为轻型阑尾炎或病变早期。病变多局限于黏膜及黏膜下层，阑尾轻度肿胀，浆膜充血并失去光泽，表面有少量纤维素性渗出物，腔内有少量渗液。临床症状和体征较轻。

2. 化脓性阑尾炎　由单纯性阑尾炎发展而来。病变扩展到肌层和浆膜层，阑尾显著肿胀、增粗，浆膜高度充血，表面覆脓性渗出。阑尾腔内积脓，腹腔内有脓性渗出物，可形成局限性腹膜炎。其临床症状和体征较重。

3. 坏疽性及穿孔性阑尾炎　是一种重型的阑尾炎。因阑尾腔内积脓，压力不断升高致阑尾壁血液循环障碍，阑尾管壁坏死或部分坏死，呈暗紫色或黑色。多在阑尾根部和尖端发生穿孔，可引起弥漫性腹膜炎。其多见于儿童和老年人。

4. 阑尾周围脓肿　如果急性阑尾炎化脓、坏疽或穿孔过程进展较慢，被大网膜和周围肠管包囊粘连，则可形成阑尾周围脓肿。

以上四种过程是阑尾炎症发展的不同阶段。急性阑尾炎的转归有：①炎症消退。②炎症局限化。③炎症扩散。

二、护理评估

（一）健康史

了解疾病发生的诱因，如有无腹部受凉，急、慢性肠炎和肠道蛔虫等病史，以便做好预防指导；了解既往有无类似发作史，如慢性阑尾炎急性发作。还应了解病人的年龄、性别，成人女性病人应了解月经史、生育史等。

（二）身心状况

1. 症状

(1) 腹痛：典型症状为转移性右下腹痛。腹痛开始于脐周和上腹部，开始痛不严重，位置不固定，呈阵发性，系阑尾管腔阻塞后扩张、收缩引起的内脏神经反射性疼痛。数小时（6～8h）后，腹痛转移并固定在右下腹，呈持续性，这是阑尾炎症侵及壁层腹膜引起的躯体神经痛定位准确。70%～80%转移性，也有一开始就表现右下腹痛的。穿孔性阑尾炎因阑尾管腔压力骤减，腹痛可暂时减轻，但出现腹膜炎后，腹痛又会持续加剧。不同病理类型阑尾炎的腹痛也有差异，如单纯性阑尾炎是轻度隐痛；化脓性呈阵发性胀痛和剧痛；坏疽性呈持续性剧烈腹痛。

(2) 胃肠道症状：恶心、呕吐最常见，早期为反射性，晚期与腹膜炎有关。便秘或腹泻。盆腔位阑尾炎刺激直肠和膀胱，引起里急后重和尿频。腹膜炎肠麻痹出现腹胀和停止排气排便、持续性呕吐。

(3) 全身症状：发病早期病人常头痛、乏力、低热，当阑尾化脓或形成坏疽后，可出现全身中毒症状，如发热（体温可高达39℃）、脉快、烦躁、口干、精神委靡等。若发生门静脉炎可出现寒战、高热和轻度黄疸。

表 17-1　急性阑尾炎的临床病理分型和临床特点

临床病理分型	病理特点	临床特点
急性单纯性阑尾炎	早期、黏膜和黏膜下层轻度充血肿胀，阑尾腔内及浆膜面有炎症渗出	腹痛等症状轻，右下腹固定压痛、无腹膜刺激征
急性化脓性阑尾炎	侵犯全层，肿胀、充血、腔内积脓	腹痛等症状明显，多呈右下腹局限性腹膜炎。
急性坏疽性（穿孔性）阑尾炎	阑尾管壁组织坏死呈暗紫色、管壁坏死。腔内积脓，压力升高使阑尾壁血运障碍，可引起阑尾穿孔	全身中毒症状严重，腹痛剧烈，多呈弥漫性腹膜炎表现
阑尾周围脓肿	阑尾化脓或坏死被大网膜包裹粘连，炎症局限而形成阑尾周围脓肿	右下腹出现界限不清的触痛性包块

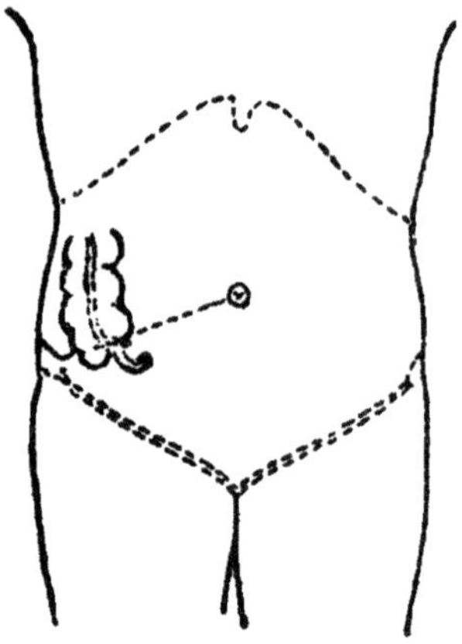
图 17-1　阑尾炎麦氏点

2. 体征

(1) 右下腹固定压痛：是急性阑尾炎最常见的重要体征。压痛点常位于脐与右髂前上棘连线中外 1/3 交界处，即麦氏点（图 17-1）。

(2) 腹膜刺激征：包括压痛、反跳痛、腹肌紧张。早期或单纯性阑尾炎可无腹膜刺激征。当阑尾炎发展到化脓、坏疽或穿孔时，除了压痛，还可出现腹膜刺激征，这是壁腹膜受炎症刺激而出现的防卫反应，提示阑尾炎症加重。腹膜刺激征可因炎症扩散而扩大，但仍以阑尾部位最明显。但小儿、老人、孕妇、肥胖、盲肠后位或盆位阑尾炎时，腹膜刺激征可不明显。

(3) 右下腹包块：如体检发现右下腹饱满，扪及一压痛性包块、边界不清、固定，应考虑有阑尾周围脓肿。

(4) 特殊体征

1) 结肠充气试验：病人仰卧位，检查者一手压迫左下腹降结肠区，另一手按压近端结肠，结肠内气体可传至盲肠和阑尾炎，引起右下腹疼痛者为阳性。

2) 腰大肌试验：病人左侧卧位，右大腿向后过伸，引起右下腹疼痛者为阳性，常提示阑尾炎位于腰大肌前方，为盲肠后位或腹膜后位。

3) 闭孔内肌试验：病人仰卧位，右髋和右膝均屈曲 90°，然后内旋股，引起右下腹疼痛者为阳性，提示阑尾位置靠近闭孔内肌。

考点：急性阑尾炎的主要症状和体征

4) 直肠指诊：盆腔位阑尾炎常在直肠右前方有触痛。若阑尾穿孔，炎症涉及盆腔时，直肠前壁有广泛触痛。若发生盆腔脓肿，可触及痛性肿块。

结肠充气试验、腰大肌试验、闭孔内肌试验及肛门直肠指检等可作为辅助诊断依据。

3. 心理－社会状况　本病发病急，腹痛明显，需急诊手术治疗，病人常因发病突然而焦虑、不安。应了解病人的心理状态、病人和家属对疾病及治疗的认知和心理承受能力。了解家庭的经济承受能力。

（三）辅助检查

1. 实验室检查　多数急性阑尾炎病人血常规检查有白细胞计数和中性粒细胞比例的增高。白细胞计数可高达 $(10\sim20)\times10^9$/L，可发生核左移现象，尿检查一般无阳性发现。当盲肠后位阑尾炎累及输尿管时，尿中可出现少量红细胞和白细胞。

2. 影像学检查　腹部 X 线平片可见盲肠扩张和液气平面。B 超有时可发现肿大的阑尾或脓肿。

（四）治疗要点与反应

根据病人典型的转移性右下腹痛病史，有右下腹固定压痛的体征，结合辅助检查血白细胞计数、中性粒细胞比例升高，及影像学检查的阳性结果确立诊断。

1. 非手术治疗

(1) 适应证：急性单纯性阑尾炎，因伴有其他严重器质性疾病而有手术禁忌证者；急性阑尾炎发病过程超过 72h，已形成阑尾周围脓肿并有局限趋势者。

(2) 治疗措施：禁食或进流质饮食，静脉补液，全身应用抗生素。

(3) 如为阑尾周围脓肿，经非手术治疗炎症消退，3 个月后可择期行阑尾切除以防复发。

2. 手术治疗　急性阑尾炎诊断明确者，尽早行阑尾切除术。

三、护理问题

1. 疼痛　与阑尾炎症刺激或手术创伤有关。

2. 体温过高　与阑尾炎症、毒素吸收有关。

3. 体液不足　与患者呕吐、腹泻、术后禁食及补液不足有关。

4. 焦虑　与突然发病、缺乏术前准备及术后康复等相关知识有关。

5. 潜在并发症：术前可出现急性腹膜炎、感染性休克、腹腔脓肿、门静脉炎等；术后可出现腹腔出血、切口感染、粘连性肠梗阻、粪瘘等。

案例 17-1 分析

问题 1 分析：病人有阑尾炎的典型表现“转移右下腹疼痛”，右下腹固定压痛及右下腹腹膜炎表现可诊断为急性化脓性阑尾炎。主要护理问题是疼痛和体温过高。

四、护理措施

（一）非手术疗法的护理

1. 一般护理　包括卧床休息，取半卧位；控制饮食，适当补液，应用有效抗生素控制感染，禁用吗啡或哌替啶止痛，禁服泻药及灌肠。

2. 病情观察　观察病人的精神状态、生命体征、腹部症状和体征的变化。病人如腹痛加重、高热、出现腹膜刺激征等，应及早通知医生并协助处理。

3. 中药治疗　以清热、解毒、化瘀为主。

4. 若病情有发展趋势　应改为手术治疗。

（二）手术治疗的护理

1. 术前护理

(1) 心理护理：对病人做好思想工作，消除病人的焦虑、烦躁、恐惧心理，积极配合医务人员治疗。

(2) 按急腹症手术前的常规护理。老年病人应检查心、肺、肾等重要脏器功能。

2. 术后护理

(1) 卧位与活动：病人回病房后根据不同的麻醉方式安置体位，待血压平稳后采取半卧位。术后 24h 可起床活动，促进肠蠕动恢复，防止肠粘连。同时可增强血液循环，加速伤口愈合。

(2) 饮食护理：术后禁食 1 ～ 2 天，待肠功能恢复、肛门排气后进流质饮食，无不适改为流质饮食。正常情况下，进食无不适，第 4 ～ 6 天可进易消化的普食。术后 1 周内禁食易产气食物，防止腹胀。

考点：急性阑尾炎的术后的卧位与饮食护理

(3) 注意病情变化，监测生命体征，腹部症状和体征，及时发现并发症。

(4) 切口及引流管的护理：保持切口敷料清洁、干燥，观察切口愈合情况，及时更换渗血、渗液污染的敷料，及时发现出血及切口感染征象。有腹腔引流者应保持通畅，观察引流液的性质及量。

(5) 用药护理：遵医嘱使用抗生素，控制感染，防止并发症发生。术后 1 周内禁用泻药、忌灌肠。

(6) 术后并发症的护理

1) 内出血：多发在术后 24h 内，故术后应严密观察生命征及腹腔引流量的多少，如发现病人有面色苍白、脉速、血压下降等内出血的表现，或腹腔引流管有血液流出，应立即给病人平卧、加快补液、输血等，及时报告医生。

考点：急性阑尾炎的术后最常见并发症是切口感染

2）切口感染：是术后最常见的并发症。多见于术后3～5天，表现为体温升高、切口肿胀或疼痛加剧，或有波动感。应给予抗生素、理疗等治疗。如已化脓应拆开缝线引流。

3）腹腔脓肿：多发生于术后5～7天，表现为体温升高或体温下降后又升高，并有腹痛、腹胀、腹部包块、排便排尿改变等。应及时通知医生并协助处理。

4）粘连性肠梗阻：较常见的并发症。嘱病人早期手术、早期离床活动可预防此并发症。

5）粪瘘：多因阑尾残端组织脆弱，结扎线脱落，盲肠壁破损所致。表现为少量粪性肠内容物从腹壁切口流出，伴有发热、腹痛。多可自行愈合，如经久不愈可考虑手术处理。

案例 17-1 分析

问题2分析：若需手术，按胃肠道手术常规做好术前准备，如备皮、配血、输液、遵医嘱术前用药等。

护考链接

病人，女，35岁。因急性阑尾炎穿孔行阑尾切除术，术后第5天，体温39.2℃，伴里急后重，大便次数增多。直肠指检时直肠前壁有触痛，并有波动感。考虑可能的并发症是

A. 盆腔脓肿　　B. 膈下脓肿　　C. 肠间隙脓肿

D. 切口感染　　E. 并发肠炎

分析：阑尾炎术后5天体温升高，直肠刺激征、直肠指诊前壁有触痛，并有波动感，说明伴有盆腔脓肿。答案为A。

五、健康指导

(1) 指导病人注意饮食卫生、生活规律、劳逸结合、防止腹部受凉、餐后不做剧烈运动等，及时治疗胃肠道炎症或其他疾病。

(2) 指导病人早期床上或下床活动，促进肠蠕动恢复，防止发生肠粘连等并发症。

(3) 阑尾周围脓肿病人经非手术治疗得到控制，嘱出院后3个月再住院，行阑尾切除术。

(4) 出院后如有腹痛、腹胀等腹部不适应及时就诊。

【特殊类型阑尾炎的临床特点】

1. 小儿急性阑尾炎　发展快，病情重。1岁内婴儿穿孔率高达80%。死亡率高达2%～3%。小儿的大网膜发育不健全，局限能力差。临床症状不典型，早期仅有厌食、恶心呕吐、腹泻等消化道症状；全身有脱水，感染症状；有腹胀，但右下腹压痛、反跳痛不明显；小儿查体常不合作。体征不明显。应及早手术切除阑尾。

2. 老年急性阑尾炎　主诉不强烈、体征不典型：腹痛不明显，常无转移特点。已穿孔者刺激征也不明显。有时右下腹出现包块，临床很似回盲部肿瘤。临床表现轻而病理改变重。老年人阑尾壁薄，阑尾动脉硬化，穿孔率高。老年人大网膜已萎缩，穿孔后炎症不易局限，死亡率较高，随年龄的增大而增高。高龄不是手术的禁忌证。注意处理伴随的心血管疾病、糖尿病。

3. 妊娠期急性阑尾炎　胎儿死亡约20%。孕妇死亡率2%。随子宫增大，阑尾尖端呈反时针方向旋转。压痛点上移。盆腔器官充血，穿孔的机会多。刺激子宫易流产、早产。大网膜上移，炎症不易局限。腹膜刺激征不明显，容易误诊。妊娠6个月内，急诊切除阑

尾。围术期可用黄体酮、不用腹腔引流、抗生素应用注意对胎儿的影响。临产期并发穿孔、全身感染重可剖宫产同时切除阑尾。

考点：妊娠合并急性阑尾炎术后应注意保胎

4. 慢性阑尾炎　多由急性演变而来，有反复发作史，少数病变开始即呈慢性过程。其主要病理改变是阑尾壁有不同程度的纤维化和慢性炎性细胞浸润。主要表现为右下腹经常疼痛，有的仅有隐痛或不适感，多因剧烈活动或饮食不洁时急性发作，阑尾部位有局限性压痛，手术是唯一有效的治疗。

第2节　肠梗阻病人的护理

案例 17-2

病人，男，50岁，昨晚餐后出现脐周阵发性腹痛，并有轻度腹胀，呕吐，肛门停止排便排气。查体：可见肠型和肠蠕动波，脐周有压痛，肠鸣音亢进。病人自诉去年曾行阑尾切除术，初步诊断为粘连性肠梗阻，采取非手术治疗。

问题：该病人在非手术治疗时，特别注意做好哪些方面的护理？

一、概　　述

任何原因引起的肠内容物不能正常运行、顺利通过肠道，称肠梗阻。其是外科常见急腹症之一。肠梗阻不但可引起肠管本身解剖与功能上的改变，并可导致全身性生理紊乱，临床表现复杂多变，如发生绞窄性肠梗阻则死亡率显著增高，需及时地观察和处理。

（一）病因及发病机制

1. 按引起肠梗阻发生的基本病因可分为三类

(1) 机械性肠梗阻：最常见。各种原因引起肠腔狭窄，肠内容物通过障碍所致。主要原因有：①肠腔堵塞（如粪石、蛔虫团、异物堵塞等）（图17-2）。②肠壁病变（如肿瘤、肠套叠等）（图17-3）。③肠管受压（如肠扭转、腹腔肿瘤压迫、疝嵌顿等）（图17-4）。

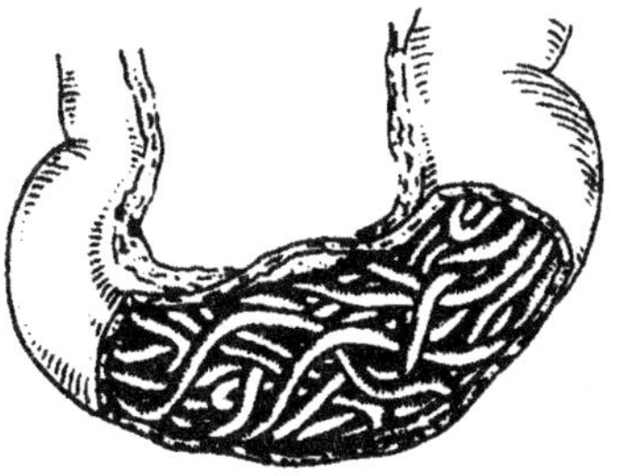
图17-2　蛔虫性肠梗阻

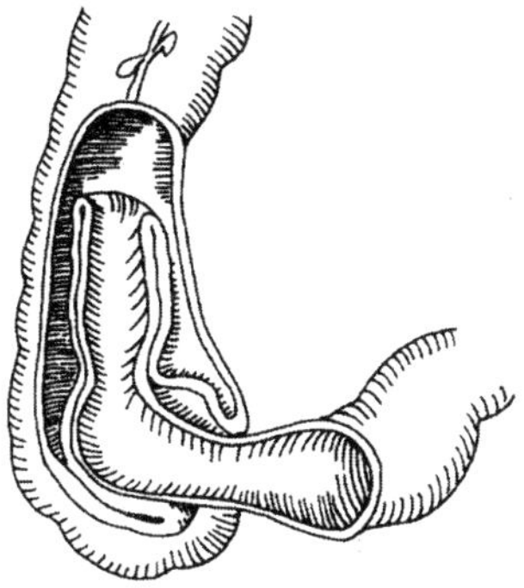
图17-3　肠套叠

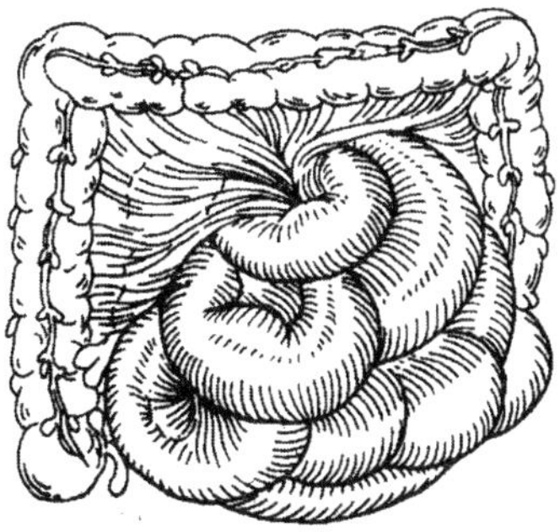
图17-4　小肠扭转

(2) 动力性肠梗阻：肠壁本身无病变，神经反射或毒素刺激引起肠壁肌肉功能紊乱，导致肠内容物不能正常运行。可分为：①麻痹性肠梗阻，常见于急性弥漫性腹膜炎、腹部大手术、低钾血症等；②痉挛性肠梗阻，常见于急性肠炎、慢性铅中毒等。

(3) 血运性肠梗阻：较少见，是由肠系膜血管栓塞或血栓形成引起，使肠管血运障碍，

考点：机械性肠梗阻的最常见类型

致肠麻痹，失去蠕动，使肠内容物不能运行。

2. 按肠壁有无血运障碍分为两类

(1) 单纯性肠梗阻：仅为肠内容物通过受阻，无肠壁血运障碍。

(2) 绞窄性肠梗阻：肠梗阻发生后，伴有肠壁血运障碍。

3. 其他分类

(1) 按梗阻部位：高位肠梗阻（如空肠上段）和低位肠梗阻（如回肠末段和结肠，结肠梗阻为闭袢型肠梗阻）两种。

(2) 按梗阻程度：完全性肠梗阻和不完全性肠梗阻。

(3) 按发病缓急：急性肠梗阻和慢性肠梗阻。

（二）病理生理

肠梗阻发生后，肠管局部和机体全身将出现一系列复杂病理生理变化。

1. 肠管局部的变化

(1) 蠕动次数增多：机械性肠梗阻一旦发生，为克服梗阻而蠕动增强增多，产生阵发性腹痛和呕吐。

(2) 管腔膨胀：梗阻以上部位肠管大量积气积液而扩张、膨胀，梗阻部位越低时间越长，肠膨胀越明显。梗阻以下肠管则瘪陷、空虚或仅存少量粪便。

(3) 肠壁血运障碍：肠管膨胀、肠壁变薄、肠腔压力升高到一定程度可致肠壁血运障碍。肠管成紫黑色，腹腔内出现带有粪臭的渗出物，肠管最终可缺血坏死而破溃穿孔。

2. 全身性改变

(1) 水、电解质紊乱与酸碱失衡：由于不能进食及频繁呕吐，大量丢失胃肠道液，使水分及电解质大量丢失。高位梗阻，丢失大量氯离子和胃酸而产生代谢性碱中毒。低位梗阻，丧失的钠离子、钾离子多于氯离子，在低血容量和缺氧情况下酸性代谢物剧增，引起严重的代谢性酸中毒。

考点：急性肠梗阻引起的体液紊乱易导致等渗性脱水、低钾血症、代谢性酸中毒

(2) 感染、中毒和休克：梗阻以上部位的肠腔内细菌大量繁殖而产生多种强烈的毒素。因肠壁通透性改变，细菌和毒素渗入腹腔，引起严重的腹膜炎和全身中毒症状。

(3) 呼吸和循环功能障碍：由于肠管高度膨胀，腹压升高，膈肌上升，腹式呼吸减弱，影响了肺内气体交换，同时阻碍了下腔静脉血液回流，而致呼吸、循环障碍。

总之，肠梗阻的病理生理变化程度随着梗阻的性质、部位而有所差异。

二、护理评估

（一）健康史

重点评估病人有无引起肠梗阻的危险因素，如病人年龄、有无感染、饮食不当、过度劳累等诱因；注意既往有无腹部疾病、腹部手术、外伤史。

（二）身心状况

1. 症状

(1) 腹痛：机械性肠梗阻表现为阵发性腹部绞痛，多位于腹中部或在梗阻所在的部位。绞窄性肠梗阻表现为腹痛间歇期缩短，剧烈的持续性腹痛；麻痹性肠梗阻表现为持续性胀痛。

(2) 呕吐：早期为反射性，呕吐食物或胃液。由于病情发展，呕吐随着梗阻部位高低而有所不同。高位肠梗阻：呕吐早而频，呕吐胃液、十二指肠液和胆汁。低位肠梗阻：呕

吐迟而少，可出现粪臭味样物。绞窄性梗阻：呕吐物呈棕褐色或血性。麻痹性肠梗阻：呕吐呈溢出性。结肠梗阻时呕吐少见，以腹胀为主。

(3) 腹胀：腹胀程度与梗阻部位有关。高位梗阻时腹胀不明显，低位梗阻为全腹膨胀而且明显，常伴有肠型。麻痹性肠梗阻时全腹膨胀显著。结肠梗阻腹部周围高度膨胀且不对称。因回盲瓣关闭良好，是闭袢型肠梗阻。腹胀不对称是绞窄性肠梗阻的表现。

(4) 停止排气排便：完全性肠梗阻排便、排气停止。不完全性肠梗阻有少量排便、排气。排出黏液血便是绞窄的征象。

考点： 肠梗阻的四大症状及特点

护考链接

病人，男，22 岁，与朋友聚餐饱食后去球场踢球，突觉腹部阵发性剧痛渐呈持续性腹痛，阵发性加剧，伴呕吐 3h 入院。检查：全腹明显腹膜刺激征，面色苍白，四肢冷；脉细速，血压 10.6/8kPa (80/60mmHg)，应首先考虑的肠梗阻是

A. 单纯性肠梗阻　　B. 绞窄性肠梗阻　　C. 麻痹性肠梗阻

D. 痉挛性肠梗阻　　E. 肠套叠

分析： 病人饱餐后剧烈运动，突发剧烈持续性腹痛伴阵发性加剧，体查明显腹膜刺激征，出现休克表现，应考虑为小肠扭转导致的绞窄性肠梗阻。

2. 体征

(1) 全身：单纯性早期可无明显表现，晚期可出现缺水征，如皮肤干燥、弹性差、尿少或无尿，还可出现休克及休克前期症状。

(2) 腹部

1) 视诊：腹部膨隆可见肠型、蠕动波、腹不对称。肠扭转等闭袢型肠梗阻腹胀多不对称，麻痹时呈均匀性全腹胀。

2) 触诊：单纯性肠梗阻轻压痛。绞窄时，有固定压痛和腹膜刺激征，少数可触及包块。蛔虫性肠梗阻可触及条索状团块。

3) 叩诊：绞窄性肠梗阻腹腔渗液多时，可有移动性浊音。

4) 听诊：单纯性肠梗阻，肠鸣音亢进，有气过水声、金属音。麻痹性肠梗阻肠鸣音减弱或消失。

5) 直肠指检：触及肿块，可能为直肠肿瘤、肠套叠的套头或低位肠腔外的肿瘤。

3. 心理 – 社会状况　肠梗阻发病急且病情严重，病人表现为异常痛苦，常产生不同程度的焦虑或恐惧，对手术及预后的顾虑，尤其是粘连性肠梗阻反复发作，或多次手术，常使病人情绪消沉，悲观失望，甚至不配合治疗与护理。

（三）辅助检查

1. 实验室检查　因脱水、血液浓缩，血红蛋白值及血细胞升高，尿比重增高。绞窄性肠梗阻时，白细胞计数和中性粒细胞明显增高。动脉血气分析和血清电解质检测定可了解水、电解质和酸碱平衡紊乱的情况。绞窄时，呕吐物、粪便隐血阳性。

2. X 线检查　立位或卧位。胀气肠袢、多个阶梯状气液平面（图 17-5）。空肠黏膜的环状皱壁呈“鱼骨刺”样。绞窄性肠梗阻可见孤立、突出、胀大肠袢。X 线阴性不能排除肠梗阻。肠套叠，肠扭转或大肠癌做钡灌肠。

考点： 肠梗阻最有意义的辅助检查是 X 线检查

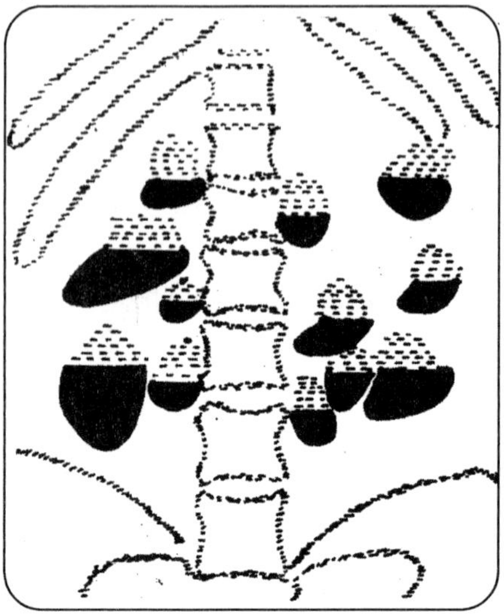

图 17-5 阶梯状气液平面

（四）治疗要点与反应

治疗原则：解除梗阻、纠正全身生理功能紊乱、恢复肠道功能。胃肠减压、纠正水电解质和酸碱平衡失调、防治感染是治疗肠梗阻的基本方法。

非手术治疗的方法包括：禁食禁饮、胃肠减压，纠正水、电解质紊乱和酸碱失衡，控制感染，解痉止痛等。适用于单纯粘连性肠梗阻，麻痹性或痉挛性肠梗阻，蛔虫或粪块堵塞引起的肠梗阻，肠结核等不完全性肠梗阻，肠套叠早期等。

手术治疗的原则是在最短时间内，以最简单的方法解除梗阻和恢复肠腔的通畅。方法包括：粘连松解、肠切开取异物、肠切肠吻合、肠扭转复位、短路手术（侧侧吻合）、肠造口术（结肠梗阻）。适用于绞窄性肠梗阻、肿瘤及先天性肠道畸形引起的肠梗阻，以及非手术治疗无效的病人。

三、护理问题

1. 疼痛 与肠内容物不能正常运行或通过障碍有关。

2. 不舒适 与肠梗阻致肠腔积液积气有关。

3. 体液不足 与呕吐、禁食、肠腔积液、胃肠减压有关。

4. 潜在并发症 与肠坏死、腹腔感染、休克有关。

四、护理措施

（一）非手术疗法及手术前的护理

考点： 肠梗阻病人护理最重要的是禁食、胃肠减压

1. 禁食、胃肠减压 病人应禁食，以静脉维持体液平衡。胃肠减压是治疗肠梗阻的重要方法之一。待梗阻缓解，肠道功能恢复，可逐步进流质饮食。忌食产气的甜食和牛奶等。若发现有血性液体，提示有绞窄性肠梗阻的可能，待病情好转，梗阻解除后 12h，方可试进少量流质。

2. 休息和体位 应卧床休息，无休克、生命体征平稳病人给予半卧位。以减轻腹胀对呼吸循环系统的影响，促进舒适。

3. 病情观察 观察病人的神志、生命体征、腹部症状及体征、准确记录液体出入量及实验检查结果。若出现以下情况应考虑绞窄性肠梗阻的可能，并及时通知医生，做好急病手术前的准备。

(1) 起病急，发展迅速，疼痛持续而固定。

(2) 腹膜刺激征明显。

(3) 呕吐早而频繁。

(4) 早期出现休克，抗休克治疗后无明显改善。

(5) 腹胀不对称，腹部触及有压痛的肿块。

(6) 呕吐物、胃肠减压抽出液、肛门排出物为血性，或腹腔抽出血性液体。

(7) 移动性浊音或气腹征阳性。

(8) X 线显示见孤立、胀大的肠袢，不因体位、时间而改变位置。

(9) 经积极非手术治疗症状和体征无明显好转。

4. 配合治疗

(1) 缓解腹痛和腹胀：阿托品解痉止痛，热敷、针灸、胃管注液体石蜡以减轻腹胀。

(2) 呕吐护理：头偏一侧以免误吸，保持口腔清洁，观察并记录呕吐的颜色、性状和量。

(3) 输液护理：记录液体出入量，合理安排输液的种类，调节输液量。

(4) 防治感染和脓毒症：遵医嘱应用抗生素，应注意观察用药效果和不良反应。

(5) 做好腹部手术常规术前准备。

(二) 手术后护理

1. 体位　病人麻醉清醒，血压平稳后取半卧位。

2. 饮食　术后仍禁食，保持胃肠减压通畅，禁食期间静脉补充营养，维持体液平稳。观察引流液的性质和量。待肠蠕动恢复可逐步进食，原则是少量多餐、禁食油腻、逐渐过渡。

3. 观察病情　注意观察神志、精神状态、伤口情况，每 30 ～ 60min 监测生命体征一次，直至平稳；观察有无腹胀及腹痛、肛门排气排便及粪便性质等情况。有胃肠减压和腹腔引流管者要妥善固定、保持通畅、避免受压扭曲。准确记录 24h 出入量，观察引流液的性质、量，发现异常及时报告。

4. 并发症的观察和护理　注意发现术后腹腔感染、切口感染、肠瘘等并发症，及时通知医生并协助处理。肠瘘常发生在术后 1 周，病人常感腹部胀痛、持续发热、白细胞计数升高、腹壁切口流出粪臭味液体。

考点： 肠梗阻手术和非手术治疗的共同护理措施是胃肠减压

案例 17-2 分析

问题分析：该病人在非手术期间应注意：需半卧位（生命体征平稳）、禁食禁饮、胃肠减压；注意观察生命体征、腹痛性质；腹部体征。

五、健康指导

(1) 术后早期下床活动，防止发生肠粘连。

(2) 注意饮食卫生，养成良好卫生习惯，预防肠道感染。进食营养丰富易消化食物，忌暴饮暴食及生冷饮食。避免受凉，饭后剧烈运动，防止发生肠扭转。

(3) 出院后有腹胀、腹痛等不适情况应及时就诊。

六、常见的机械性肠梗阻

1. 粘连性肠梗阻　常由腹腔内手术、炎症、创伤、出血和异物等引起。因肠功能紊乱、暴饮暴食、体位的突然变化、剧烈运动等因素诱发。临床上有典型机械肠梗阻的表现，一般采用禁食禁饮、胃肠减压、输液、应用抗生素等非手术治疗。对经非手术治疗不见好转甚至病情加重，或疑为绞窄性肠梗阻的病人，应及早手术治疗。

2. 肠扭转　是一段肠袢沿其系膜长轴旋转而形成的闭袢性肠梗阻。小肠扭转多见于青壮年，多为顺时针旋转，常在饱餐后剧烈运动时发生。表现为突然发作持续伴阵发性剧烈腹部绞痛，多在脐周、常牵涉到腰背部。呕吐频繁、腹胀不对称。腹部可扪及有压痛的包块，早期容易发生休克。腹部 X 线检查可见空肠和回肠换位或假瘤征等影像特点。老年人多见于乙状结肠扭转，习惯性便秘为主要原因。腹部 X 线钡剂检查可见扭转部受阻，尖端呈“鸟嘴”形。因肠扭转极易发生绞窄性肠梗阻，故应及时手术治疗。

考点：小肠扭转的临床表现

3. 肠套叠 是一段肠管套入其相连的肠腔内。该病多发生于2岁以下的幼儿，最多见的为回肠末端套入盲肠，极易发展为绞窄性肠梗阻。以腹痛、血便和腹部肿块为三大特征。常为突然发作剧烈的阵发性腹痛，伴呕吐和果酱样黏液性血便，右上腹可扪及腊肠样肿块，伴压痛。X线空气或钡剂灌肠检查，见结肠内逆行受阻，受阻端呈“杯口状”或“弹簧状”阴影。早期可用空气或钡剂灌肠复位，若复位失败，或病期已超过48h，或出现肠坏死、穿孔应及时手术治疗。

考点：肠套叠临床表现及首选治疗方法

4. 蛔虫性肠梗阻 是蛔虫聚集成团引起肠腔阻塞的肠梗阻，多为不完全性梗阻，好发于2～10岁儿童。驱虫治疗不当常为诱因。其主要表现为脐周阵发性疼痛或呕吐，可有吐蛔虫或便蛔虫的病史。腹胀不明显，腹部柔软，可触及可变形、变位的条索状团块，肠鸣音亢进，用B超、X线检查可见成团虫体阴影。主要采用非手术治疗，若无效或发生肠扭转、绞窄者，应手术治疗。

护考链接

患儿，女，1岁，肠套叠18h，阵发性腹痛，主要的处理措施是

A. 胃肠减压　B. 禁食禁饮　C. 手法复位

D. 空气灌肠复位　E. 手术复位

分析：肠套叠早期可用空气灌肠复位。若复位不成功，或病期已超过48h，或出现肠坏死、肠穿孔，应及时手术治疗。

第3节　大肠癌病人的护理

案例 17-3

病人，女，60岁，黏液血便4个月，每日排便3～5次，有少量便血，伴肛门坠胀，偶感下腹胀痛，排气或排便后可缓解，体重减轻约6kg，曾以“痔”治疗，疗效不佳，到医院就诊。体检：外观消瘦、贫血腹稍胀，无明显压痛，未扪及包块；肛门指检：距肛缘2.5～3cm可触及环形肿物，质硬，活动度差，指套染血。活检示“直肠低分化腺癌”。

问题：

1. 按传统方法，病人术前应做哪些肠道准备？
2. 如何对病人进行出院后造口饮食护理指导？

一、概　　述

大肠癌是消化道常见的恶性肿瘤，发病率仅次于胃癌。好发于40～60岁，分为结肠癌和直肠癌，直肠癌的发病率高于结肠癌。在我国以直肠癌最为多见，乙状结肠癌次之。

（一）病因

病因尚不清楚，可能与下列因素有关。

1. 个人饮食及生活习惯 长期高脂肪、高蛋白和低纤维饮食使肠道中致癌物质增多，可诱发结肠癌。缺乏适度体力活动者也易患大肠癌。

2. 癌前病变　发病与家族性结肠息肉病、结肠腺瘤、溃疡性结肠炎、克隆病及结肠血吸虫病肉芽肿有关。

3. 遗传因素　部分结肠癌病人存在家族史，常见的有家庭性腺瘤性息肉病及遗传性非息肉病性结肠癌。

（二）病理及分型

1. 根据肿瘤大体形态分为三类

1）肿块型：肿瘤向肠腔生长，易发生溃疡。恶性程度较低，转移较晚。其好发于右侧结肠，尤其是回盲部。

2）浸润型：沿肠壁浸润生长，易致肠腔狭窄或梗阻，转移较早，预后差。其好发于左侧结肠，特别是乙状结肠。

3）溃疡型：肿瘤向肠壁深层生长并向四周浸润，早期即可发生中央部坏死而形成溃疡，转移较早，恶性程度高，预后差。其是结肠癌最常见类型。

考点：大肠癌的病理分型

2. 大肠癌转移途径　①直接浸润；②淋巴转移：是大肠癌主要的转移途径；③血行转移；④种植转移。

二、护理评估

（一）健康史

了解病人年龄、性别、饮食习惯、既往是否患过结直肠慢性疾病、手术治疗史、询问家族中有无类似病史。

（二）身心状况

1. 结肠癌

考点：结肠癌的早期临床表现是排便习惯及粪便性状的改变

1）排便习惯及粪便性状的改变：是最早出现的症状，多为排便次数增加、腹泻、便秘、粪便中带脓血或黏液。

2）腹痛：也是早期症状之一，多见定位不确切的持续性腹部隐痛、胀痛或仅感腹部不适。晚期合并肠梗阻时则表现为腹痛加重或阵发性绞痛。

3）腹部肿块：肿块较大时，可触及质硬、固定、表面不平、结节性肿块，不易推动。

4）肠梗阻症状：是结肠癌的晚期症状。多为慢性低位不完全梗阻。常表现为腹胀、腹痛、便秘或腹泻、黏液血便。左侧结肠癌有时以急性完全性结肠梗阻为首发症状。

5）全身症状：病人可出现贫血、消瘦、乏力、低热等，晚期可出现肝肿大、黄疸、水肿、腹水、锁骨上淋巴结肿大及恶病质等。

一般右侧结肠癌以全身中毒、贫血、腹部肿块为主要表现；左侧结肠癌以慢性肠梗阻、便秘、腹泻、血便等症状为主要表现。

2. 直肠癌

1）直肠刺激症状：癌肿溃烂或感染时，病人出现频繁便意、排便习惯改变、肛门坠胀、里急后重、排便不尽感、黏液血便等，晚期有下腹痛。

2）肠腔狭窄症状：癌肿侵犯致肠腔狭窄，大便变形、变细。当发生部分梗阻，可表现为腹痛、腹胀、肠鸣音亢进等不完全梗阻症状。

3）其他症状：癌肿侵犯前列腺、膀胱，可出现尿频、尿痛、血尿等；侵犯骶尾神经可出现骶尾部持续性剧烈疼痛。晚期出现肝转移时，可出现腹水、肝大、黄疸、贫血、消瘦、浮肿、恶病质等症状。

3. 心理－社会状况 病人和家属是否了解疾病和手术治疗的相关知识；病人及家属对有关结肠、直肠癌的健康指导内容了解和掌握程度等。病人和家属是否接受手术及手术可能导致的并发症；了解病人和家属的焦虑和恐惧程度。家庭对病人手术及进一步治疗的经济承受能力。

护考链接

结肠癌最早出现的症状是

A. 排便习惯及粪便性状改变　　B. 全身中毒症状　　C. 腹痛

D. 肠梗阻症状　　E. 腹部包块

分析：排便习惯及粪便性状的改变是结肠癌最早出现的症状，多为排便次数增加、腹泻、便秘、粪便中带脓血或黏液。答案 A。

（三）辅助检查

考点：直肠癌的首选检查方法。大肠癌的初筛及确诊方法

1. 直肠指检 是直肠癌的首选检查方法。75% 以上的直肠癌病人经直肠指检可触及肿瘤，并可了解癌肿的部位、大小、范围、距肛缘的距离、固定程度及与周围组织的关系等。

2. 内镜检查 是诊断大肠癌最有效、可靠的方法。可通过直肠镜、乙状结肠镜或纤维结肠镜检查，观察病灶的部位、大小、形态、肠腔狭窄的程度等。

3. 实验室检查

1）大便潜血试验：可作为大规模普查或一定年龄组高危人群的初筛手段，阳性者再做进一步检查。

2）血液检查：癌胚抗原（CEA）测定对大肠癌的诊断、监测复发有一定价值。

4. 影像学检查

1）钡剂灌肠 X 线检查：是结肠癌的重要检查方法，能判断结肠癌的位置。

2）腔内 B 超检查：可检测癌肿浸润的程度及有无侵犯邻近脏器。

3）CT 检查：了解直肠癌盆腔内扩散情况，及有无肝转移。

（四）治疗要点与反应

大肠癌的治疗是以手术切除为主，配合放疗、化疗的综合治疗。

1. 手术治疗

⑴ 结肠癌根治性手术：切除范围包括癌肿所在的肠袢及其系膜和区域淋巴结。常用术式有：

1）左半结肠切除术：适用于横结肠脾曲、降结肠癌。

2）右半结肠切除术：适用于盲肠、升结肠、结肠肝曲的癌肿。

3）横结肠切除术：适用于横结肠癌。

4）乙状结肠癌根治切除术：适用于乙状结肠癌。

⑵ 直肠癌根治性手术：切除范围包括癌肿、足够的两端肠段、已侵犯的邻近器官的部分或全部、四周可能被浸润的组织及全直肠系膜和淋巴结。常用术式有：

1）局部切除：适用于早期瘤体小、局限于黏膜或黏膜下层、分化程度高的直肠癌。

2）经腹会阴联合直肠癌根治术（Miles 手术）：主要适用于腹膜返折以下的直肠癌，此法不能保留肛门，需在左下腹行永久性结肠造口。

3）经腹腔直肠癌切除术（直肠前切除术，Dixon 手术）：适用于癌肿距齿状线 5cm 以

上的直肠癌。此法可保留肛门及功能

4) 经腹直肠癌切除、近端造口、远端封闭手术（Hartmann 手术）：适用于身体状况差、不能 Miles 手术或因急性肠梗阻不宜行 Dixon 手术的病人。

2. 姑息手术　晚期直肠癌病人若排便困难或发生肠梗阻，可行乙状结肠双腔造口。

3. 非手术治疗

(1) 化学治疗：可作为大肠癌根治性手术的辅助治疗，提高 5 年生存率。

(2) 放射治疗：对于部分不能手术的晚期直肠癌，可于术前行放射治疗，再行根治性切除，术后放射治疗仅适用于晚期病人、手术未达到根治或局部复发的病人。

(3) 其他治疗：中医药治疗、基因治疗、导向治疗、免疫治疗等方法。

三、护理问题

1. 焦虑或恐惧　与对癌症、手术的恐惧及结肠造口影响生活、工作的忧虑有关。

2. 知识缺乏　与缺乏肠道手术及结肠造口护理知识有关。

3. 自我形象紊乱　与腹部结肠造口、排便方式的改变有关。

4. 自理能力缺陷综合征　与手术创伤、术后引流和结肠造口有关。

5. 潜在并发症　与感染、吻合口瘘、出血、造口缺血坏死或狭窄及造口周围皮炎有关。

四、护理措施

（一）术前护理

1. 一般护理　鼓励病人进食高蛋白、高热量、丰富维生素、易消化的少渣饮食。必要时采取支持疗法，纠正存在的贫血、低蛋白血症、水和电解质及酸碱平衡的紊乱，以提高病人对手术的耐受力。

2. 肠道准备　包括控制饮食、使用肠道抗菌药物和清洁肠道，目的是避免术中污染、术后腹胀和切口感染。

(1) 传统肠道准备

1) 控制饮食：术前 2 ～ 3 天流质饮食，术前 1 天禁食，以减少粪便的产生，有利于清洁肠道。

2) 使用药物：术前 3 天口服新霉素或卡那霉素；由于肠道菌群被抑制，影响了维生素 K 的合成与吸收，故同时给予口服维生素 K。

3) 清洁肠道：术前 3 天，每晚用番泻叶 10g 开水冲泡饮服，口服泻剂硫酸镁 15 ～ 20g，术前 2 天晚用肥皂水灌肠，术前 1 天晚及术晨清洁灌肠。

(2) 全肠道灌洗法

1) 术前 12 ～ 14h 口服 37℃等渗平衡电解质液（氯化钠、碳酸氢钠、氯化钾），引起容量性腹泻。灌洗全程 3 ～ 4h，灌洗液量不少于 6000ml。灌洗液中可加抗生素。

2) 甘露醇口服：术前 1 日午餐后 0.5 ～ 2h 口服 5% ～ 10% 甘露醇 1500ml。

以上两种用法对年老体弱，心、肾功能不全和肠梗阻者禁用。

考点：大肠癌术前肠道准备方法

3. 心理护理　了解病人的心理状况，根据病人具体情况做好安慰和解释工作。有计划地向病人介绍手术治疗的目的、手术方式及结肠造口术的知识；介绍治疗成功的病例，增强病人战胜疾病的信心。

4. 术日晨准备　手术晨常规放置胃管和留置导尿管。若病人有梗阻症状，应早期放置胃管，减轻腹胀。如癌肿已侵及女病人的阴道后壁，病人术前 3 天每晚应行冲洗阴道。

案例 17-3 分析

问题 1 分析：传统肠道准备法应提前 3 天做好准备：控制饮食（术前 2～3 天流质饮食，术前 1 天禁食）、清洁肠道（术前 3 天，每晚口服泻药，术前 2 天晚用肥皂水灌肠，术前 1 天晚清洁灌肠）、药物使用（术前 3 天口服肠道不吸收的抗生素和维生素 K）。

（二）术后护理

1. 一般护理

(1) 体位：病情平稳后取半卧位，以利于呼吸和腹腔引流。

(2) 饮食：病人术后禁食禁水、胃肠减压，由静脉补充水、电解质和营养。2 ～ 3 天后肠蠕动恢复或结肠造口开放后拔出胃肠减压管，进流质饮食，若无不适改为半流饮食；1 周后改进少渣饮食，2 周左右可进普食。食物应以高热量、高蛋白、低渣为主。

(3) 导尿管护理：术后常规留置导尿管。术后留置 1 ～ 2 周，必须保持其通畅，防止扭曲、受压，观察尿液情况，并做好详细记录。同时做好导尿管护理，冲洗膀胱 1 次 / 日，尿道口护理 2 次 / 日，防止泌尿系感染。拔管前先夹管，每 4 ～ 6h 或病人有尿意时开放，以训练膀胱舒缩功能，防止排尿功能障碍。

2. 病情观察 15 ～ 30min 监测病人意识、血压、脉搏、呼吸一次，病情平稳后酌情延长间隔时间。

3. 引流管及伤口护理 保持腹腔及骶前引流管通畅，妥善固定，避免扭曲、受压、堵塞及脱落，密切观察并记录引流液的色、质、量等，一般骶前引流管放置 5 ～ 7 天，引流液量少、色清时，方可拔管。仔细观察伤口情况，注意有无红肿、压痛等感染现象，保持敷料干燥、清洁，若敷料湿透时，应及时更换。

4. 结肠造口的护理

(1) 造口开放前：用凡士林或生理盐水纱布外敷结肠造口，外层渗湿及时更换，防止感染。注意观察有无因张力过大、缝合不严、血运障碍而致肠段回缩、出血、坏死。

(2) 保护腹壁切口：术后 2 ～ 3 天造口开放后取造口侧卧位，用塑料薄膜隔开造口与腹壁切口，保护腹壁切口。

(3) 正确使用造口袋，保护造口周围皮肤，选择袋口合适的造口袋。①选袋：选用袋口大小适宜的肛门袋。②换袋：当造口袋的三分之一容量被排泄物充满时，须及时更换。③佩袋：每次更换新袋前先用中性皂液或 0.5% 氯己定（洗必泰）溶液清洁造口周围皮肤，再涂上氧化锌软膏，同时注意造口周围皮肤有无红、肿、破溃等现象，造口袋不宜长期应用；袋口对准造口并与皮肤贴紧，袋囊朝下，用有弹性的腰带固定造口袋。④肛袋清洗：使用过的造口袋可用中性洗涤剂和清水洗净，用 0.1% 氯己定溶液浸泡 30min，擦干、晾干备用，也可使用一次性造口袋。⑤ 肛袋保养：病人可备 3 ～ 4 个造口袋用于更换，使用过的造口袋可用中性洗涤剂和清水洗净，用 0.1% 氯己定溶液浸泡 30min，擦干、晾干备用，也可使用一次性造口袋。

考点：造口袋的正确使用方法

护考链接

病人，女，40 岁，直肠癌术后结肠造口。对人工肛门病人护理，下列哪项不妥

A. 指导病人学会人工肛门护理　　B. 肛袋应坚持长期使用

C. 必要时定期以手指扩张瘘口，以防狭窄

D. 保护腹部切口不使其污染　　E. 用氧化锌软膏保护瘘口周围皮肤

分析：造口袋不宜长期应用，时间久了周围皮肤会有无红、肿、破溃等现象。

(4) 饮食指导：注意饮食卫生，避免食物中毒等原因引起腹泻；避免食用产气性食物、有刺激性食物或易引起便秘的食物，鼓励病人多吃新鲜蔬菜、水果，但应避免食用过多组纤维食物。

考点：造口病人的饮食指导

(5) 造口并发症观察与预防：造口拆线后每天扩肛1次，观察有无肠梗阻表现。进食后3～4天未排便，可用导管插入肛门不超过10cm，用液体石蜡或肥皂水灌肠。

(6) 帮助病人正视并参与造口的护理：观察病人是否有出现否认、哀伤、生气情绪，鼓励说出对造口感觉的接受程度。促使病人以接受的态度处理造口，避免厌恶情绪。护理中注意隐私和自尊。鼓励家属参与护理。协助病人逐步获得独立护理造口的能力。

(7) 出院后指导：造口在2～3个月内每1～2周扩张造口1次。向病人介绍自然排便法、结肠造口灌洗法训练排便。

案例17-3分析

问题2分析：对病人进行造口饮食指导：注意饮食卫生，避免食物中毒等原因引起腹泻；避免食用产气性食物、有刺激性食物或易引起便秘的食物，鼓励病人多吃新鲜蔬菜、水果。

5. 并发症的预防和护理

(1) 切口感染

1) 观察体温和局部切口情况，感染后开放引流。

2) 及时应用抗生素。

3) 保持清洁干燥、术后4～7天用1∶5000高锰酸钾温水坐浴，每天2次。

(2) 吻合口瘘

1) 观察在无吻合口瘘，常发生于手术后1周左右。

2) 术后7～10天不灌肠，以免影响吻合口愈合。

3) 若有吻合口瘘，盆腔持续滴注、吸引，同时病人禁食，胃肠减压，给予肠外营养支持。

考点：大肠癌的护理措施

五、健康指导

1. 预防教育　大肠癌的癌前病变要及时治疗，如直肠息肉、腺瘤、溃疡性结肠炎等；避免高脂、高蛋白、低纤维饮食；治疗血吸虫病；保持大便通畅。

2. 定期检查　对疑有结、直肠癌或有家族史及癌前病变者，应行筛选性及诊断性检查。

3. 做好造口护理的健康宣教

(1) 介绍造口护理方法和护理用品。

(2) 指导病人出院后扩张造口，每1～2周一次，持续2～3个月。

(3) 若出现造口狭窄、排便困难，及时就诊。

(4) 指导病人养成习惯性的排便行为。

4. 饮食护理　合理安排饮食，应食用产气少、易消化的少渣食物，忌生冷、辛辣等刺激性食物。避免进食易引起便秘的食物，如芹菜、玉米、煎的食物等，避免进食易引起腹泻的食物，如洋葱、豆类、啤酒等。便秘时可自行扩肛或灌肠，腹泻时可用收敛性药物。

5. 适量煅炼　鼓励病人参加适量活动和一定社交活动，保持心情舒畅。6周内不要提举超过6kg的重物。

考点：大肠癌的健康指导

6. 及时就医　体温超过38℃，腹部感觉疼痛、腹胀、排气排便停止，就立即就医。

7. 定期随访　出院后3～6个月复查一次。指导病人坚持术后化疗，要定期检查血常规，尤其是白细胞和血小板计数。

小结

肠道疾病主要表现为腹痛、腹胀、呕吐等症状。手术治疗是主要手段，同时积极、正确的术前术后护理、特别是胃肠减压术是促进病人康复的重要措施。

急性阑尾炎最常见的病因是尾腔梗阻，典型症状体征是转移性右下固定压痛，大多数阑尾炎一旦确诊，就尽早做阑尾切除手术。阑尾周围脓肿病人经非手术治疗得到控制，嘱出院后3个月再行阑尾切除术。术后最常见的并发症是切口感染，嘱病人早期离床活动，预防粘连性肠梗阻的发生。

肠梗阻典型临床表现是：腹痛、呕吐、腹胀、停止排气排便。注意观察病人的神志、生命体征、腹部症状及体征、准确记录出入量及实验检查结果。注意观察绞窄性肠梗阻的症状和体征，特别注意做好禁食禁饮和胃肠减压护理。

大肠癌包括结肠癌和直肠癌，大肠癌早期症状不典型，多为排便习惯和性状的改变，一旦出现典型症状已属中、晚期。手术切除是大肠癌的主要治疗方法，同时配合化疗、放疗等综合治疗。护理重点是心理护理、术前的肠道准备、术后的结肠造口的护理。

（谭白梅）

自测题

A_1 型题

1. 引起急性阑尾炎最重要的原因是
   A. 胃肠功能紊乱　B. 阑尾管壁痉挛
   C. 阑尾动脉为终末支易缺血
   D. 阑尾腔侵入细菌
   E. 阑尾腔机械性梗阻
2. 当化脓性阑尾炎为若细菌进入阑尾系膜中的静脉，引起的严重的并发症是
   A. 坏疽性阑尾炎　B. 阑尾穿孔胜利膜炎
   C. 阑尾周围脓肿　D. 化脓性门静脉炎
   E. 腹腔脓肿
3. 急性阑尾炎的典型症状是
   A. 转移性右下腹痛　B. 上腹疼痛
   C. 脐周疼痛　D. 固定性右下腹疼痛
   E. 右下腹反跳痛
4. 急性阑尾炎重要的腹部体征是
   A. 右腹包块
   B. 右下腹固定而明显压痛点
   C. 肠鸣音减弱或消失
   D. 有移动性浊音
   E. 膈下有游离气体
5. 麦氏点是指
   A. 左髂前上棘与脐连线中外三分之一交界处
   B. 右髂部与脐连线中外三分之一交界处
   C. 右髂前上棘与脐连线中外三分之一交界处
   D. 左髂部与脐连线中外三分之一交界处
   E. 以上都不是
6. 特殊类型阑尾炎的特点，下列哪项不正确
   A. 小儿急性阑尾炎易穿孔
   B. 老年人急性阑尾炎宜保守治疗
   C. 小儿急性阑尾炎宜及早手术
   D. 妊娠期急性阑尾炎压痛部位偏高
   E. 妊娠期急性阑尾炎宜及早手术
7. 急性阑尾炎中不宜用手术治疗的是
   A. 小儿患者　B. 老年患者
   C. 妊娠期患者　D. 阑尾周围脓肿
   E. 坏疽性阑尾炎
8. 急性阑尾炎非手术疗法的适应证是
   A. 复发性阑尾炎　B. 坏疽性阑尾炎
   C. 重症化脓性阑尾炎　D. 阑尾穿孔

E. 局限性阑尾周围脓肿

9. 急性阑尾炎非手术疗法观察过程中不宜用

A. 进食　　B. 静脉输液

C. 抗生素　　D. 吗啡类镇痛药

E. 半卧位

10. 阑尾穿孔术后，病人出现体温升高，排便次数增多常为

A. 膈下脓肿　　B. 肠间脓肿

C. 盆腔脓肿　　D. 阑尾包块

E. 肠瘘

11. 阑尾切除术后，嘱病人早期起床活动的目的主要是

A. 预防肺部并发症　　B. 预防尿潴留

C. 预防肠粘连　　D. 预防血栓性静脉炎

E. 预防压疮

12. 阑尾术后 24h 内可发生的并发症是

A. 内出血　　B. 切口感染

C. 腹腔脓肿　　D. 肠瘘

E. 阑尾周围脓肿

13. 阑尾炎术后最常见的并发症是

A. 内出血　　B. 切口感染

C. 膈下脓肿　　D. 肠间脓肿

E. 阑尾周围脓肿

14. 关于肠梗阻的全身变化，下列哪项错误

A. 恶心呕吐　　B. 肠膨胀

C. 体液丧失　　D. 毒素吸收

E. 细菌感染

15. 肠扭转的好发部位是

A. 横结肠　　B. 小肠和乙状结肠

C. 十二指肠　　D. 降结肠和横结肠

E. 升结肠

16. 绞窄性肠梗阻腹痛的特点是

A. 阵发性绞痛　　B. 持续性隐痛

C. 持续性腹痛阵发性加剧

D. 全腹胀痛

E. 刀割样疼痛

17. 呕吐出现早而频繁的肠梗阻是

A. 低位小肠梗阻　　B. 盲肠扭转

C. 乙状结肠扭转　　D. 高位小肠梗阻

E. 肠套叠

18. 肠系膜血栓引起的肠梗阻是

A. 机械性单纯性肠梗阻

B. 机械性绞窄性肠梗阻

C. 血运性肠梗阻

D. 麻痹性肠梗阻

E. 痉挛性肠梗阻

19. 幼儿突然阵发性哭闹，排出果酱样血便，应考虑是

A. 肠蛔虫病　　B. 肠炎

C. 肠套叠　　D. 肠扭转

E. 肠粘连

20. 肠套叠能确定诊断的检查是

A. 空气或钡剂灌肠

B. 腹部立位平片

C. 腹部扪及肿块

D. 腹痛发作时右下腹空虚感

E. 肛检可见果酱样大便

21. 粘连性肠梗阻最常见的病因是

A. 先天性肠管发育异常

B. 腹腔手术

C. 胎粪性腹膜炎

D. 腹部肿瘤

E. 先天性粘连索带

22. 直肠癌最初症状是

A. 便中带血　　B. 大便习惯性改变

C. 黏液便　　D. 粪便变形

E. 排便痛

23. 疑直肠癌的病人，应采取哪项检查

A . 纤维结肠镜检查　　B . 直肠镜检查

C. 钡剂灌肠　　D . 直肠指检

E .CEA 检查

24. 使用人工肛门袋不正确的是

A. 造瘘口周围皮肤涂氧化锌软膏

B . 袋口贴放于造口处并固定好

C. 肛门袋应长期持续使用

D. 应备有多个肛袋交替使用

E. 肛袋有粪便时及时更换净

25. 结肠癌术前准备不正确的是

A . 术前 3 天给流质饮食

B . 术前 3 天服用肠道吸收的抗生素

C. 应用维生素 K

D. 术前清洁灌肠

E. 术前口服甲硝唑

26. 检查结肠癌最有价值的方法是

A. 直肠指检　　B. 纤维结肠镜检查
C. 钡剂灌肠造影　　D. 大便隐血试验
E. 癌胚抗原检查

A_2 型题

27. 病人，男，17 岁，转移性右下腹痛 6h，体检：腹平坦，右下腹有明显固定压痛点及反跳痛，白细胞增高，体温 38.5℃，首先应考虑的疾病是
A. 急性阑尾炎
B. 急性肠系膜淋巴结炎
C. 溃疡病穿孔
D. 美克尔憩室炎
E. 肠梗阻

28. 病人，女，20 岁，2 天来右下腹痛，白细胞增高，拟诊为急性阑尾炎，因不愿手术治疗，2h 前弯腰取物时，腹痛突然加剧，并扩大至全下腹，有明显腹膜刺激征，体温 39.5℃，急诊入院，考虑该病人是
A. 阑尾穿孔腹膜炎　　B. 坏疽性阑尾炎
C. 门静脉炎　　D. 盆腔脓肿
E. 膈下脓肿

29. 某病人转移性右下腹疼痛 2 天，拟诊性阑尾炎入院，体温持续高达 40℃，伴寒战，出现黄疸，肝肿大，应考虑发生
A. 阑尾穿孔　　B. 化脓性腹膜炎
C. 门静脉炎　　D. 败血症
E. 毒血症

30. 一坏疽性阑尾炎病人术后 4 天，体温升高，切口疼痛，大便正常，应考虑
A. 切口感染　　B. 肺部感染
C. 肠间脓肿　　D. 盆腔脓肿
E. 膈下脓肿

31. 病人，女，20 岁，脐周疼痛 2h 后转右下腹痛，检查：腹尚软，右下腹有一固定压痛点，诊为急性阑尾炎拟行非手术疗法并严密观察。在病情观察期间病人顿觉腹痛减轻，而全腹未见明显腹膜炎征象，提示可能为
A. 阑尾腔梗阻解除　　B. 并发门静脉炎
C. 阑尾穿孔并弥漫性腹膜炎
D. 形成阑尾周围脓肿
E. 并发腹腔脓肿

32. 患儿 8 个月，平时体健，4h 前突然阵发性哭闹，呕吐 2 次，排出果酱色黏液便一次，体查腹软，右下腹可触及一长圆形肿物，应考虑为
A. 胆道蛔虫病　　B. 肠套叠
C. 肠扭转　　D. 肠粘连
E. 先天性肠管闭锁

33. 病人，男，饱餐后打球突发脐周剧烈疼痛，并向腰背部放射，护士分诊时应考虑为
A. 胃溃疡穿孔　　B. 急性胰腺炎
C. 急性肠扭转　　D. 急性肠套叠
E. 急性胃肠炎

34. 患儿因阵发性哭闹，腹部肿块和黏液血便 72h 入院，拟诊为肠套叠外理原则是
A. 胃肠减压　　B. 按摩复位
C. 手术复位　　D. 空气灌肠复位
E. 钡剂灌肠复位

35. 病人，男，22 岁，在劳动中突觉腹部阵发性剧痛渐呈持续性腹痛，阵发性加剧，伴呕吐 3h 入院。检查：全腹明显腹膜刺激征，面色苍白，四肢冷；脉细速，血压 10.6/8kPa（80/60mmHg），应首先考虑的肠梗阻是
A. 单纯性肠梗阻　　B. 绞窄性肠梗阻
C. 麻痹性肠梗阻　　D. 痉挛性肠梗阻
E. 肠套叠

36. 一肠梗阻病人入院暂行非手术疗法，住院期间，主要观察项目，下列哪项错误
A. 腹痛情况　　B. 腹膜刺激征情况
C. 腹胀情况　　D. 有否肛门排便排气
E. 有无排尿困难

37. 一肠梗阻病人入院暂行非手术疗法，除哪项外均为手术治疗的依据
A. 胃肠减压后，腹痛，腹胀不减轻
B. 呕吐呈溢出性，肠鸣消失
C. 腹部压痛，反跳痛加重
D. 腹腔穿刺抽出血性液体
E. 面色苍白，四肢发冷，血压下降

38. 病人，男，30 岁，重体力劳动后突觉脐周剧痛，入院后经检查拟诊为肠梗阻，以下除哪项外均支持绞窄性肠梗阻的诊断
A. 持续性腹痛阵发性加剧
B. 呕吐十二肠液和胆汁
C. 呕吐血性液体

D. 早期出现休克
E. 明显腹膜刺激征

39. 病人，男，10 岁，脐周疼痛，呕吐胃内容物及蛔虫数条 3h 入院。检查：腹软，腹胀不明显，脐周扪及条索状可变形肿块，应考虑为
A. 粘连性肠梗阻　B. 粪便堵塞性肠梗阻
C. 蛔虫性肠梗阻　D. 肠套叠早期
E. 肠扭转早期

40. 病人，男，60 岁，今早因直肠癌而行根治手术，术后以下哪项护理不正确
A. 术后平卧 6h，如无禁忌改为半卧位
B. 术后 2 ～ 3 日开放造瘘口
C. 术后 2 ～ 3 日肛门排气可拔除胃管
D. 术后予抗生素防感染
E. 引流管于术后 2 周拔除

41. 病人，男，62 岁，左下腹胀痛，腹泻与便秘交替出现，时有黏液血便并里急后重感，后腹胀日渐加重，大便变细，拟诊为左半结肠癌，其病理类型多是
A. 肿块型　B. 溃疡型
C. 浸润型　D. 腺癌
E. 黏液癌

42. 病人，男，61 岁，直肠癌，拟行根治术，并作永久性造口术，术前常规准备，以下哪项错误
A. 做好心里护理
B. 术晨留置导尿管
C. 术前一日流质，术晨禁食
D. 术前一日晚及术晨作清洁灌肠
E. 术前口服新霉素 3 日

A_3 型题

（43 ～ 44 共用题干）

病人，女，65 岁，半年来乏力，贫血，大便次数增多，有少量便血，继而有里急后重，黏液血便，拟诊为直肠癌。

43. 需确诊应进行以下哪项检查
A. 直肠指检　B. 内镜检查
C.X 线钡剂灌肠
D. 内镜并活组织检查
E. 癌胚抗原检查

44. 拟行手术治疗，以下术前准备哪项错误
A. 术前 2 ～ 3 日进流质
B. 术前 2 ～ 3 日服用缓泻剂
C. 术前 3 ～ 4 日每晚清洁灌肠
D. 术前 3 日口服肠道抗生素
E. 必要时做阴道冲洗

（45 ～ 47 题共用题干）

病人，男，45 岁，昨晚餐后出现脐周阵发性腹痛，并有腹胀，呕吐，肛门停止排便排气。病人主诉去年曾行阑尾切除术，诊为单纯性粘连肠梗阻。

45. 与上述诊断相符的体征是
A. 全腹压痛，反跳痛，肌紧张
B. 可触及痛性包块
C. 不对称腹胀
D. 移动性浊音阳性
E. 腹壁软，局部轻度压痛

46. 非手术治疗期间，如出现下列哪一种腹痛性质，提示发生肠绞窄
A. 阵发性腹痛
B. 持续性疼痛阵发性加剧
C. 持续性胀痛
D. 腹痛突然减轻
E. 钻顶样绞痛

47. 治疗后，肠梗阻解除的主要标志是
A. 腹痛减轻　B. 呕吐减少
C. 腹胀减轻　D. 肛门排便排气
E. 肠鸣音减弱

18

第18章 直肠肛管疾病病人的护理

直肠上接结肠，下接肛管，最下端就是肛门。直肠肛管的主要生理功能就是排便。直肠肛管疾病是我国常见病、多发病，主要包括痔、肛裂、直肠肛管周围脓肿和肛瘘等。经常便秘、粪便干结可导致肛管皮肤裂开，形成肛裂，而肛腺感染可引发直肠肛管周围脓肿，脓肿破溃或愈合不良又可形成肛瘘，痔是直肠下段黏膜下和肛管皮肤下静脉丛淤血、扩张和迂曲所形成的静脉团。

第1节 痔病人的护理

案例 18-1

病人，男，58岁，是一名有20年驾龄的出租车司机。最近5年来，排便时经常有鲜血滴出，粪便表面有血迹，无疼痛，一直未做处理。最近，排便时肛门经常有肿物脱出，伴有疼痛，需用手方能送回。确诊为内痔。

问题：

1. 病人的病情属于哪一期内痔？
2. 在饮食方面需要注意什么？

一、概　　述

痔是直肠下段黏膜下和（或）肛管皮肤下静脉丛淤血、扩张和迂曲所形成的静脉团，可发生于任何年龄，发病率随年龄的增长而增高。

（一）病因

病因尚未完全明确，是多因素共同作用的结果。目前得到广泛认可的理论有肛垫下移学说和静脉曲张学说。

1. 解剖因素　直肠上静脉丛属于门静脉系统，位于门静脉系的最低处，且无静脉瓣，静脉回流困难；直肠上下静脉丛壁薄、位置表浅，且缺乏周围组织支持，易于形成静脉扩张。

2. 饮食因素　长期饮酒、喜食辛辣刺激性食物、食物中缺乏足够的纤维素等，易导致局部静脉丛充血、扩张。

3. 腹内压增高　久坐久站、便秘、长期排尿困难、腹水、妊娠、盆腔肿瘤等因素引起腹内压增高，影响静脉回流，导致静脉淤血、扩张。

4. 局部炎症　肛窦、肛腺等慢性感染易导致直肠下部黏膜下静脉丛周围炎，静脉因失去弹性而易于扩张。

5. 其他　年老体弱、营养不良可使局部组织萎缩无力，静脉易于淤血扩张。

（二）分类

根据痔所在部位不同，分为内痔、外痔和混合痔。

1. 内痔　由直肠上静脉丛扩张、迂曲形成，位于齿状线以上，表面覆盖直肠黏膜。好发于截石位的 3、7、11 点（图 18-1）。

2. 外痔　由直肠下静脉丛扩张、迂曲形成，位于齿状线以下，表面覆盖肛管皮肤。

3. 混合痔　由直肠上、下静脉丛互相吻合、扩张、迂曲形成，表面既覆盖有直肠黏膜也有肛管皮肤。

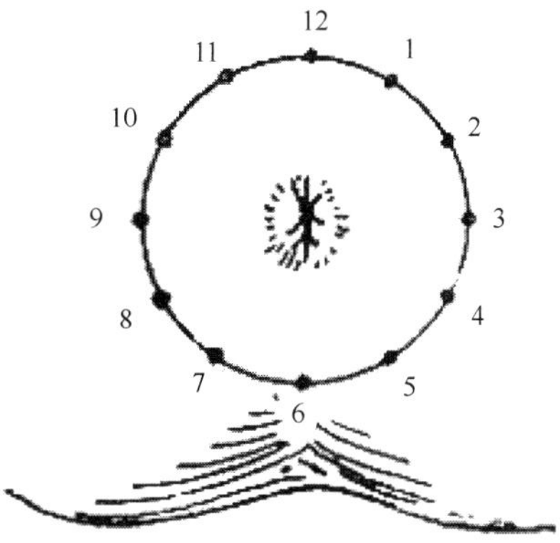

图 18-1　时钟定位法

二、护 理 评 估

（一）健康史

了解病人是否长期饮酒、喜食辛辣刺激性食物；有无久坐久站、习惯性便秘、腹水、妊娠、盆腔肿瘤等引起腹内压增高的因素；有无直肠、肛管的慢性感染史等。

（二）身心状况

1. 躯体表现

（1）内痔：主要表现为排便时无痛性出血和痔块脱出，可分为 4 期（表 18-1）。

表 18-1　内痔分期及临床特征

分期	便血	痔块	疼痛
Ⅰ期	排便时出血或便后滴血	痔块不脱出肛门	无
Ⅱ期	便血加重，严重时呈喷射状	痔块在排便时脱出，便后能自行回纳	无
Ⅲ期	便血量常减少	痔块脱出不能自行回纳，需用手托回	疼痛
Ⅳ期	偶有便血	痔块长期脱出肛门，无法回纳或回纳后又脱出	疼痛

案例 18-1 分析

问题 1 分析：排便时有肿物脱出，需用手才能送回，故属于Ⅲ期内痔。

考点：内痔分期及临床特征

（2）外痔：主要表现为肛门不适、潮湿、偶伴局部瘙痒。形成血栓性外痔时，肛门疼痛剧烈，排便、咳嗽时加重，持续数日后减轻，肛周可见暗紫色椭圆形肿物，边界清楚，触痛明显。

（3）混合痔：兼有内、外痔的临床特征。严重时可出现环状痔，即痔块脱出肛门，在肛周呈梅花状。脱出痔块若发生嵌顿，可引起充血、水肿甚至坏死。

考点：血栓性外痔的临床表现

2. 并发症　尿潴留、贫血、肛门狭窄等。

3. 心理 – 社会状况　病人常因无痛性便血而感到紧张和恐惧；病程迁延，反复发作，给病人生活、工作带来诸多痛苦和不便，病人易于产生焦虑的心情。

（三）辅助检查

肛门镜检查不仅可以直接观察痔的情况，还可观察有无直肠黏膜水肿、淤血、溃疡、坏死等。

（四）心理-社会状况

痔是成人最感困扰的疾病之一，发病率高，迁延时间长，给病人生活和工作带来痛苦和不适。因其便血的特点，易于同直肠其他疾病混淆，部分病人可因长期便血，担心患恶性疾病而产生焦虑和恐惧心理。而也有一部分病人因对疾病不了解或因害羞而不愿就医，延误病情。某些便秘病人，因害怕用力使痔核脱出，不愿排便，而使便秘加重。

（五）治疗要点与反应

无症状者无需治疗，有症状者以对症治疗为主，保守治疗无效或病情严重者可行手术治疗。

1. 一般治疗 适用于痔初期或无症状者。调节饮食结构，戒酒、避免辛辣刺激性食物、增加膳食纤维的摄入，便后温水坐浴以改善血液循环；血栓性外痔可给予局部热敷、外敷消炎止痛软膏，若疼痛缓解则不需手术；发生嵌顿时，尽早手法还纳痔核。

2. 注射疗法 适用于Ⅰ～Ⅱ期出血性内痔。方法：将硬化剂（常用5%鱼肝油酸钠）注射于痔核上方的黏膜下层，使其发生无菌性炎症反应，黏膜下组织、静脉丛逐渐纤维化、萎缩而脱落。

3. 胶圈套扎法 适用于各期内痔。将胶圈套扎于痔核根部，阻断其血供，使痔缺血、坏死、脱落。

4. 手术治疗 适用于保守治疗无效或病情严重者。对Ⅱ、Ⅲ期内痔及混合痔，可行痔单纯切除术；对疼痛剧烈的血栓性外痔，可行血栓性外痔剥离术。

案例18-1 分析

问题2分析：饮食方面要戒酒、多喝水、多吃新鲜蔬菜和水果、避免辛辣刺激性食物。

第2节　肛裂病人的护理

一、概　述

肛裂是肛管皮肤全层裂伤后继发感染所形成的慢性溃疡，好发于肛管的后正中线上。

（一）病因

肛裂的形成是多因素共同作用的结果，直接原因大多是长期便秘、粪便干结引起的排便时机械性创伤。

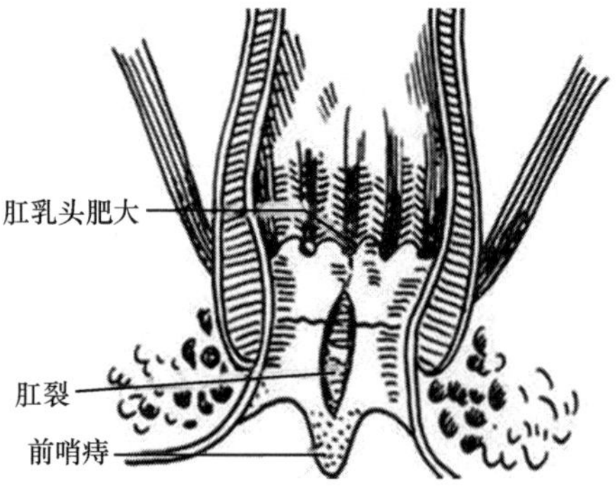

图18-2　肛裂“三联症”

（二）病理

肛裂常为单发的纵行、梭状溃疡或感染裂口。裂口上端的肛瓣和肛乳头水肿形成肥大乳头，下端皮肤因水肿及静脉、淋巴回流受阻，形成突出于肛门外的袋状皮垂，称为前哨痔。肛裂、“前哨痔”、肥大乳头三者常同时存在，合称为肛裂“三联症”（图18-2）。

二、护理评估

（一）健康史

了解病人有无长期便秘、粪便干结史。

（二）身心状况

1. 躯体表现　典型表现为疼痛、便秘和出血。

(1) 疼痛：排便时和排便后肛门疼痛，是肛裂的主要症状，疼痛较剧烈，有两个高峰。排便时疼痛是由于肛管扩张及粪块刺激溃疡面所致；排便后疼痛是肛门括约肌反射性痉挛所致。

(2) 便秘：既是肛裂的病因，也是肛裂的表现。病人因惧怕疼痛不敢排便，从而加重了便秘，而便秘的加重又会引发更剧烈的疼痛，以此形成恶性循环。

考点：肛裂的疼痛和出血的特点

(3) 出血：排便时在粪便表面或手纸上可见少量鲜血。

护考链接

病人，女，37 岁，有习惯性便秘病史 3 年，最近因身体不适到医院就诊，诊断为肛裂。引发刘女士就诊的主要症状可能是

A. 排便时和排便后疼痛　　B. 肛周潮湿、瘙痒
C. 排便时无痛性出血　　D. 高热
E. 肛周触及有波动感的肿块

分析：排便时和排便后疼痛是肛裂的主要症状，故选择 A。

2. 心理 – 社会状况　肛裂的周期性发作、迁延不愈给病人工作和生活带来诸多不便，逐渐出现焦虑和恐惧的心理反应。

（三）辅助检查

肛裂病人不宜行直肠指诊或直肠镜检查，以免诱发或加重疼痛。肛门检查可见肛管后正中线部位有梭形裂口，新鲜肛裂色鲜红，边缘皮肤薄而软；慢性肛裂深而色灰，边缘皮肤较硬。检查发现肛裂“三联症”即可确诊。

（四）治疗要点与反应

对初发病者，采取有效措施保持大便通畅，便后坐浴、局部涂消炎止痛软膏或在溃疡基底封闭注射，促进裂口愈合。陈旧性肛裂常需手术切除，术后创口不缝合，坚持肛门坐浴和换药，促进伤口及早愈合。

第 3 节　直肠肛管周围脓肿病人的护理

一、概　　述

直肠肛管周围脓肿是指发生在直肠肛管周围软组织内或其周围间隙的急性化脓性感染，并形成了脓肿。

（一）病因

绝大多数直肠肛管周围脓肿由肛腺感染引起，少数与直肠肛管损伤后感染有关。

考点：直肠肛管周围脓肿的主要病因

（二）分类

按脓肿所在部位不同，可分为肛门周围脓肿、坐骨肛管间隙脓肿和骨盆直肠间隙脓肿等。

二、护理评估

（一）健康史

了解病人有无肛窦、肛腺感染史；有无直肠肛管损伤史；有无肛裂、痔疮药物注射史等。

（二）身心状况

1. 躯体表现

(1) 肛门周围脓肿：最常见。脓肿位置表浅，以肛周持续性跳痛，局部红肿、触痛等局部症状为主，脓肿形成后有波动感。全身感染症状不明显。

(2) 坐骨肛管间隙脓肿（坐骨直肠窝脓肿）：较常见。脓肿位于肛提肌以下的坐骨、肛管之间的软组织间隙内，大而深。初期表现为局部疼痛，炎症较重时局部红肿热痛明显，炎症波及直肠和膀胱时，病人可出现直肠和膀胱刺激症状。

(3) 骨盆直肠间隙脓肿：较少见。位置较深，空间较大，故高热、寒战等全身感染中毒症状较重而局部体征不明显。

2. 心理－社会状况 病人因病情引发的不适和痛苦而感到焦虑和抑郁。

（三）辅助检查

1. 直肠指诊 表浅脓肿可触及压痛性包块和波动感；深部脓肿可有深压痛，有时可扪及局部隆起性肿块。

2. 诊断性穿刺 局部穿刺抽出脓液即可确诊，可将穿刺出的脓液进行细菌培养。

考点：肛周脓肿的确诊方法

3. B 超 有助于深部脓肿的诊断。

（四）治疗要点与反应

脓肿形成以前，可应用抗生素控制感染；温水坐浴、局部理疗促进炎症消退；口服缓泻剂或液体石蜡以促进排便，从而减少排便时的疼痛。脓肿形成以后，及早手术切开引流。

第 4 节　肛瘘病人的护理

案例 18-2

病人，男，64 岁，3 个月前发现肛门左侧区域皮肤发红、触痛，常有黄色黏稠分泌物排出。体检：膝胸位 9 点钟，距肛门 2.5cm 处有一乳头状突起，挤压时有少量脓性分泌物排出，直肠指诊可触及一硬结样内口及条索样瘘管。诊断为高位肛瘘。

问题：

1. 根据病情，首选何种治疗方法？
2. 为明确瘘管走向，可进行何种检查？

一、概　　述

肛瘘是指肛管或直肠下端与肛周皮肤间形成的慢性感染性管道。

（一）病因

大多数肛瘘是直肠肛管周围脓肿破溃，或切开引流以后未彻底愈合形成的。少数由结核分枝杆菌感染或损伤引起。脓肿形成是直肠肛管周围炎症的急性阶段，而肛瘘是慢性期。

典型的肛瘘由内口、外口及瘘管组成，内口在肛管或直肠下段，多位于齿状线附近，外口位于肛周皮肤，瘘管为连接内口与外口的肉芽肿性管道。

（二）分类

1. 根据瘘口与瘘管的数目分类

(1) 单纯性肛瘘：只有一个瘘管。

(2) 复杂性肛瘘：有多个瘘口和瘘管。

2. 根据瘘管所在位置分类

(1) 低位肛瘘：瘘管位于外括约肌深部以下，包括低位单纯性肛瘘和低位复杂性肛瘘。

(2) 高位肛瘘：瘘管位于外括约肌深部以上，包括高位单纯性肛瘘和高位复杂性肛瘘。

二、护理评估

（一）健康史

了解病人有无直肠肛管周围脓肿病史；有无脓肿切开引流未愈合史；有无结核分支杆菌感染病史等。

（二）身心状况

1. 躯体表现　肛门周围外口不断有脓性分泌物排出，刺激肛周皮肤，出现潮湿、瘙痒甚至形成湿疹。如外口暂时闭合，瘘管内会有脓液积聚，局部可出现明显红肿热痛，同时伴有发热、乏力等全身感染中毒症状。当脓肿破溃再次排脓后，症状可缓解，如此反复发作。反复形成脓肿是肛瘘的特点。

2. 心理 – 社会状况　肛瘘患者由于外口经常排脓、瘙痒，会出现烦躁、焦虑的心情，而病情反复发作，会引发抑郁、恐惧的心理反应。

（三）辅助检查

1. 查体　在肛周皮肤上可见乳头状隆起的外口，挤压时可有少量脓性分泌物排出。直肠指诊有时可触及硬结样内口及条索样瘘管。

2. 内镜检查　肛门镜检查可发现内口。

3. 特殊检查　若无法判断内口位置，可用软质探针从外口置入探查；也可将白色纱布条填入肛管及直肠下端，并从外口注入美蓝溶液，根据染色部位确定内口。

4. 影像学检查　碘油瘘管造影可明确瘘管分布，是临床常规检查方法。

（四）治疗要点与反应

肛瘘通常不能自愈，会反复发作，故必须采取手术治疗。原则是切开瘘管，敞开创面，促进愈合。

1. 瘘管切开术　将瘘管全部切开，靠肉芽组织生长愈合，适用于低位肛瘘。

2. 肛瘘切除术　适用于低位单纯性肛瘘。

3. 挂线疗法　利用橡皮筋或有腐蚀性的药线，缓慢切开肛瘘，可避免肛管直肠环被一次切断所引起的肛门失禁。适用于高位单纯性肛瘘的治愈和高位复杂性肛瘘的辅助治疗。

案例 18-2 分析

1. 高位肛瘘以挂线疗法为主。
2. 碘油瘘管造影可明确瘘管分布，是临床常规检查方法。

第 5 节　直肠息肉病人的护理

直肠息肉泛指自直肠黏膜突向肠腔的隆起性病变。直肠是息肉的好发部位，常合并有结肠息肉。

小息肉很少引起症状，息肉增大后可引起直肠内出血，多为排便后间歇性出血，出血量较少。直肠下端息肉可在排便时突出肛门，呈鲜红色，樱桃状，便后自行回纳。

直肠息肉的诊断主要依靠直肠指检和内镜检查，主要治疗方法为手术切除。

第 6 节　直肠肛管疾病病人的护理问题

1. 疼痛　与痔病人血栓形成、痔核嵌顿有关；与肛裂病人粪块刺激、肛门括约肌痉挛有关；与直肠肛管周围脓肿病人炎症刺激、脓肿形成有关；与肛瘘病人炎症刺激及手术有关。

2. 便秘　与饮食不当、排便习惯不良有关；与惧怕疼痛不敢排便有关。

3. 皮肤完整性受损　与肛裂病人机械性损伤有关；与肛瘘病人肛周皮肤瘙痒、手术治疗有关。

4. 焦虑　与病情迁延、反复发作有关。

5. 体温过高　与局部及全身感染有关。

6. 潜在并发症：肛门狭窄、肛门失禁、尿失禁、贫血等。

第 7 节　直肠肛管疾病病人的护理措施

一、直肠肛管检查的护理

（一）检查体位

考点：直肠肛管检查常用体位的适用范围

1. 膝胸位　是临床上最常用的直肠肛管检查体位，适用于一般病人的短时间检查（图 18-3）。

2. 侧卧位　多选择左侧卧位，适用于年老体弱或重病患者。

3. 截石位　适用于肛门手术（图 18-4）。

4. 蹲位　适用于检查内痔、直肠息肉、直肠脱垂等。

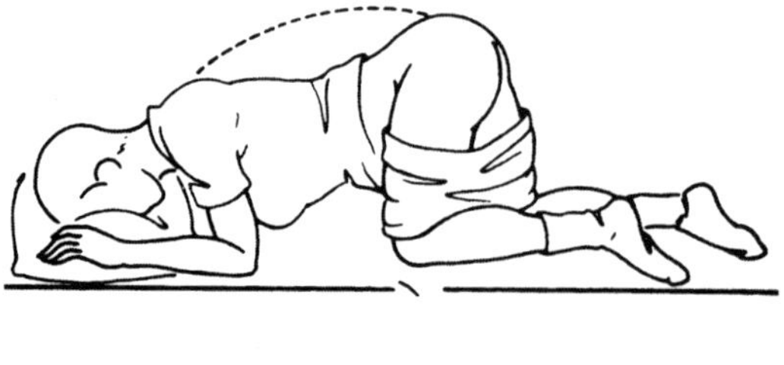

图 18-3　膝胸位

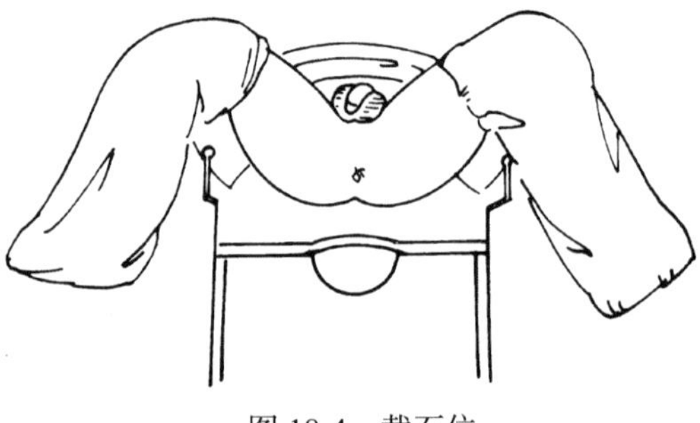

图 18-4　截石位

护考链接

病人，32 岁，因直肠肛管周围脓肿入院就诊，护士指导病人进行直肠肛管检查时采取的体位是

A. 左侧卧位　　B. 平卧位　　C. 膝胸位

D. 中凹卧位　　E. 截石位

分析：膝胸位是临床上最常用的直肠肛管检查体位，适用于一般病人，故选择C。

（二）直肠指诊和内镜检查的配合

1. 检查前准备工作　检查前应向病人或家属说明检查的目的和方法，消除病人的顾虑。检查应在检查室中进行，或在床边用屏风围起。内镜检查前嘱病人排空大便，或进行灌肠排便。检查前护士应将已浸泡消毒的内镜接好电源，备无菌手套或指套、液状石蜡、长棉签及草纸。另备盛有标本固定液的小瓶，以备留标本送活组织检查用。

2. 检查过程　安置病人于合适的体位。向两侧分开肛门作一般视诊后，进行直肠指诊。检查者戴无菌手套或指套，以液状石蜡润滑示指后，用指腹轻轻按压肛缘，嘱病人做深呼吸，以松弛括约肌，然后将示指缓缓插入肛管及直肠，检查肛管直肠壁有无肿块、触痛，注意指套有无黏液、血迹。根据直肠指诊情况确定是否进行内镜检查。但患有肛管狭窄、肛周急性感染、肛裂的病人，以及妇女月经期，不宜做内镜检查。

3. 记录　记录直肠肛管病变时，先写明何种体位，再用时针定位法记录病变的部位，如膝胸位，肛门前方正中为 6 点，后方正中为 12 点；截石位则相反。

二、有效缓解疼痛

(1) 指导病人采取舒适体位，避免局部受压而加重疼痛。

(2) 保持大便通畅，局部清洁、减少粪便刺激。热敷以促进血液循环、减轻疼痛症状。必要时可用 1 ： 5000 高锰酸钾溶液温水坐浴。

(3) 痔块嵌顿时，尽早手法复位，动作要轻柔。血栓性外痔可局部应用抗菌、止痛药物软膏。

(4) 手术后因括约肌痉挛而加重疼痛者，术后 1 ～ 2 天内可适当给予止痛剂。因肛管内敷料填塞过多加剧疼痛者，必要时放松肛管内填塞敷料。

三、保持大便通畅

(1) 嘱病人多喝水，多进食膳食纤维丰富的新鲜水果和蔬菜，避免辛辣刺激性食物，戒酒。

(2) 对于惧怕疼痛不敢排便者，应耐心向其解释排便的意义，鼓励病人排便。必要时可给予止痛剂缓解疼痛。

(3) 根据病情需要，适时应用缓泻剂。

(4) 在病情允许下，适当活动，促进胃肠蠕动，养成定时排便的习惯。

考点：保持大便通畅的护理措施

(5) 直肠肛管手术后一般不控制排便，但要保持大便通畅，并告诉病人有便意时尽快排便。痔手术后 3 天内通过饮食管理等尽量不解大便，以保证手术切口良好愈合。3 天后便秘者，口服液体石蜡等通便，一般在 7 ～ 10 天内不灌肠。

护考链接

病人，女，34 岁，行血栓性外痔剥离术后第 4 天，护士的饮食指导错误的是

A. 少喝水　B. 多吃蔬菜水果　C. 避免辛辣食物

D. 不吃油炸食物　E. 清淡饮食

分析：为了保持大便通畅，术后要多喝水，多进食膳食纤维丰富的新鲜水果和蔬菜，避免辛辣刺激性食物，故选择 A。

四、温水坐浴的护理

1. 作用　肛门温水坐浴能够清洁肛门，改善局部血液循环，促进炎症吸收，还可以松弛肛门括约肌，减轻疼痛。

考点：温水坐浴的作用和方法

2. 方法　选择合适大小的坐浴盆，经消毒后倒入 43 ～ 46℃的温水，或 1 ∶ 5000 高锰酸钾溶液，病人将会阴部全部浸入温水中，每次 20 ～ 30min，每天 2 ～ 3 次。

五、加强肛周皮肤的护理

(1) 保持肛周皮肤清洁、干燥，温水坐浴后涂以抗生素软膏；皮肤瘙痒时不可抓挠，以免损伤皮肤。

(2) 行挂线疗法的病人，每 5 ～ 7 天到门诊收紧药线，直至药线脱落。脱线后局部涂以生肌散或抗生素软膏，以促进伤口愈合。

考点：挂线疗法的护理要点

(3) 术后取仰卧位时，臀部垫气圈，以防伤口受压。排便后伤口被粪便污染，应立即用 1 ∶ 5000 高锰酸钾溶液坐浴，然后再换药。

六、并发症的预防和护理

1. 切口出血　痔切除术后 24h 内，不宜过早下床活动，以免诱发伤口出血。24h 后可下床做轻微活动，之后逐渐延长活动时间，增加活动量，直至伤口愈合后方可恢复正常活动，但要避免久坐久站。

2. 肛门狭窄　多为术后瘢痕挛缩所致。术后注意观察病人有无肛门狭窄的表现，如排便困难、大便变细等，一旦发生狭窄，应及早行扩肛治疗。

3. 尿潴留　病人术后可因麻醉抑制、疼痛、不习惯床上排尿等原因引发尿潴留，故应鼓励病人术后 24h 内，每 4 ～ 6h 排尿一次。对于已经形成尿潴留者，给予诱导排尿，严重者行导尿术。

考点：尿潴留的预防措施

4. 控制感染　根据药敏试验选择合适的抗菌药物；对脓肿切开引流者，应密切观察引流液的量和性状，保持引流通畅。当脓液变稀、引流量小于 50ml/d 时，可考虑拔管。

第 8 节　直肠肛管疾病病人的健康指导

(1) 向病人宣教保持大便通畅的重要性，指导病人合理饮食，多喝水，多吃蔬菜、水果等膳食纤维丰富的食物，避免辛辣刺激性食物。养成良好的排便习惯。

(2) 鼓励病人根据病情做些适当的运动，避免久坐久站。

(3) 养成良好的卫生习惯，保持局部清洁，常做肛门坐浴。

(4) 直肠肛管疾病应及时治疗，并耐心坚持至治愈为止。

小结

痔包括内痔、外痔和混合痔，内痔主要表现为排便时无痛性出血，而外痔常有肛门潮湿和瘙痒。肛裂的发生与便秘有着密切的关系，有典型的排便时和排便后疼痛。肛门周围脓肿形成以后需要及时切开引流。典型的肛瘘由内口、外口及瘘管组成，外口不断有脓性分泌物排出，低位肛瘘可手术切除，而高位肛瘘常用挂线疗法。保持大便通畅、坚持温水坐浴是治疗和护理直肠肛管疾病的重要方法。

（马海龙）

自 测 题

A_1 型题

1. 内痔的早期表现是
   A. 痔块脱出　B. 肛周瘙痒
   C. 排便时无痛性出血　D. 湿疹
   E. 排便时疼痛
2. 可使静脉丛逐渐纤维化、萎缩而脱落的治疗方法是
   A. 内痔切除术　B. 注射疗法
   C. 胶圈套扎法　D. 血栓性外痔切除术
   E. 放射疗法
3. 下列疾病禁忌做直肠指诊的是
   A. 外痔　B. 内痔
   C. 肛瘘　D. 肛裂
   E. 肛门周围脓肿
4. 肛裂的好发部位是
   A. 肛管前正中线　B. 齿状线以上
   C. 齿状线以下　D. 直肠后正中线
   E. 肛管后正中线
5. 肛门周围脓肿的常见症状是
   A. 腹泻　B. 肛周持续性跳痛
   C. 排便时无痛性出血　D. 排便时肛门疼痛
   E. 肛门瘙痒
6. 下列疾病中容易形成肛瘘的是
   A. 痔疮　B. 直肠肛管周围脓肿
   C. 肛裂　D. 便秘
   E. 直肠息肉
7. 高位肛瘘的主要治疗方法是
   A. 瘘管切开术　B. 缝合瘘管
   C. 填塞疗法　D. 挂线疗法
   E. 切开引流

A_2 型题

8. 王某，女，35 岁，内痔病人，排便时无痛性出血，有痔块脱出肛门，便后可以自行回纳，该病人的内痔属于
   A. Ⅰ期　B. Ⅱ期
   C. Ⅲ期　D. Ⅳ期
   E. Ⅴ期
9. 病人，男，45 岁，因肛周不适、瘙痒就诊，诊断为外痔，护士指导病人能够清洁肛门、促进血液循环，缓解疼痛的护理措施是
   A . 禁食　B. 多喝水
   C. 使用止痛剂　D. 肛门温水坐浴
   E. 避免久坐久站
10. 病人，女，42 岁，因肛周皮肤潮湿、瘙痒就诊，诊断为高位肛瘘，行挂线疗法，护士告诉病人，间隔多长时间就需要到门诊收紧挂线
   A. 2 ～ 3 天　B. 4 ～ 5 天
   C .5 ～ 7 天　D. 两周左右
   E. 视具体情况而定
11. 刘某，女，43 岁，Ⅲ期内痔病人，经治疗后准备出院，护士对其进行的出院指导错误的是

A. 多坐、少活动　　B. 多喝水
C. 多吃蔬菜水果　　D. 肛门温水坐浴
E. 戒酒

12. 肛裂病人，男，46 岁，遵医嘱行温水坐浴，下列陈述说明病人还存在理解误区的是
A. "坐浴的盆具应足够大"
B. "每次时间 20 ～ 30 分钟"
C. "每天 2 ～ 3 次"
D. "坐浴盆要经常消毒"
E. "必要时可在温水中加入酒精"

13. 病人，女，36 岁，因排便时和排便后疼痛就诊，自述长期大便干结、便秘，排便时便纸上有少量鲜血，病人排便后疼痛的原因是
A. 括约肌反射性痉挛　　B. 粪块刺激
C. 温度刺激　　D. 神经末梢受刺激
E. 用力过猛

14. 病人，男，47 岁，肛周肿痛 3 天，以坐时及排便时明显。1 天前加剧并局部肿胀，无畏寒、发热。查体：膝胸位 10 点处皮肤局部肿胀、发红，有波动感。目前病人最主要的护理问题是
A. 疼痛　　B. 体温过高
C. 皮肤完整性受损　　D. 焦虑
E. 知识缺乏

15. 病人，男，29 岁。行低位肛瘘行肛瘘切除术，护士的健康指导不正确的是
A. 保持大便通畅　　B. 多饮水
C. 每天喝酒促进血液循环
D. 肛门温水坐浴
E. 适当体育运动

16. 病人，72 岁，因直肠肛管周围脓肿入院就诊，护士指导病人进行直肠肛管检查时采取的体位是
A. 中凹卧位　　B. 膝胸位
C. 截石位　　D. 平卧位
E. 左侧卧位

A_3/A_4 型题

（17 ～ 19 题共用题干）

病人，男，67 岁。习惯性便秘多年，近 3 周来，排便时出血伴疼痛。体检：肛管后正中线上的皮肤裂开，形成溃疡，诊断为肛裂。

17. 护士遵医嘱给病人进行肛门坐浴，合适的水温是
A.40 ～ 42℃　　B.41 ～ 43℃
C.43 ～ 46℃　　D.42 ～ 45℃
E.43 ～ 48℃

18. 关于肛门坐浴好处的健康宣教，错误的是
A. 促进局部血液循环　　B. 局部止血
C. 促进炎症吸收　　D. 缓解疼痛
E . 局部清洁

19. 病人由于不配合治疗，导致病情反复发作，形成了陈旧性肛裂，此时，病人最可能存在的心理反应是
A. 恐惧　　B. 兴奋
C. 焦虑　　D. 愤怒
E. 平静

19

第19章 门静脉高压症病人的护理

门静脉高压症是一组由门静脉压力持续增高引起的症候群。当门静脉血不能顺利通过肝脏回流入下腔静脉就会引起门静脉压力增高。在我国绝大多数是由肝炎肝硬化所致，其次是血吸虫性肝硬化和酒精性肝硬化。本病的早期可无任何症状，而一旦出现症状又往往比较凶险，故有必要对病人肝炎后肝硬化和血吸虫性肝硬化的病人结合健康体检定期随访；早期发现、早期治疗。

案例 19-1

病人，女，52 岁，因乏力 2 年，反复呕血伴柏油样黑便 1 日入院。1 日前进食煎炸食物后突然呕血 800ml，随后解 3 次柏油样黑便共 600ml，病人嗜睡，谵妄，既往有乙肝病史 10 年。查体：贫血貌，定向力障碍，P102 次 / 分，BP 80/60mmHg，胸前可见蜘蛛痣，腹软，蛙状腹，脾肋下 4cm，移动性浊音（+）。血氨增高。B超示肝硬化，脾大，腹水。

问题：

1. 该病人消化道出血的诱因是什么？如何预防？
2. 目前该病人最主要护理问题是什么？

一、概　　述

门静脉高压症是指门静脉血流受阻，血液淤滞，引起门静脉及其分支压力增高，有脾大及脾功能亢进、食管胃底静脉曲张或破裂出血、腹水等一系列临床表现的疾病。正常门静脉压力为 13 ～ 24cmH_2O（1.27 ～ 2.35kPa），平均为 18cmH_2O（1.76kPa）。门静脉高压症时，门静脉压力可升高至 30 ～ 50 cmH_2O（2.9 ～ 4.9kPa），当肝静脉压力梯度（HVPG）不超过 16cmH_2O（1.6kPa）时，食管胃底静脉很少出血。

（一）门静脉解剖概要

门静脉主干由肠系膜上静脉和脾静脉汇合而成。在肝门处门静脉分支，其小分支和肝动脉小分支的血流汇合于肝小叶的肝窦，然后流入肝小叶的中央静脉、肝静脉，进入下腔静脉。门静脉系位于两个毛细血管网之间。肝脏血供 70% ～ 75% 来自门静脉，25% ～ 30% 来自肝动脉，由于肝动脉压力和含氧量高，门静脉和肝动脉对肝的供氧比例各占 50%。门静脉系统和腔静脉之间有四个交通支（图 19-1）：

1. 胃底、食管下段交通支　门静脉血流经胃冠状静脉，胃短静脉通过食管静脉丛与奇静脉相吻合；血流入上腔静脉。

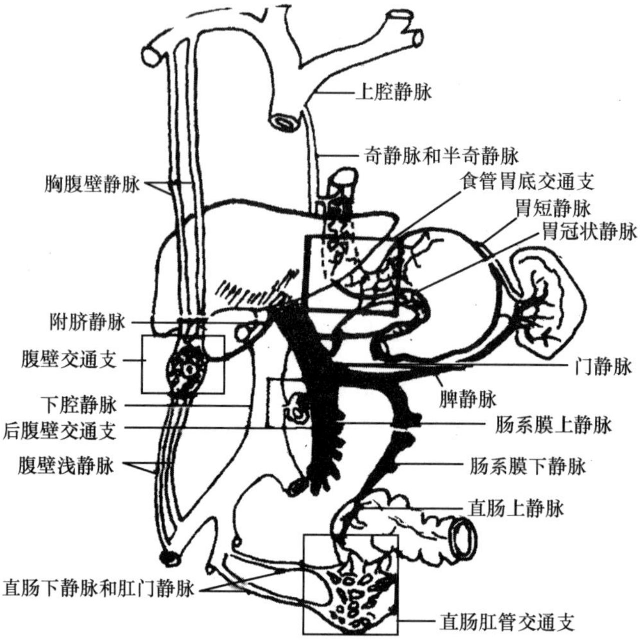

图 19-1　门静脉交通支

2. 直肠下端、肛管交通支　门静脉血流经肠系膜下静脉，直肠上、下静脉与肛管静脉丛吻合，流入下腔静脉。

3. 腹壁交通支　门静脉经脐旁静脉与腹壁上、下静脉吻合，血流入上、下腔静脉。

4. 腹膜后交通支　肠系膜上、下静脉分支与下腔静脉支吻合。

（二）病因和分类

门静脉高压症 90% 以上由肝炎后肝硬化引起。在我国，门静脉高压以血吸虫性肝硬化、肝炎后肝硬化最为常见。根据门静脉血液受阻因素所在部位，门静脉高压分为肝前型、肝内型和肝后型。

（三）病理

门静脉高压症主要有 3 个方面主要的病理改变：

1. 脾大、脾功能亢进　脾窦长期充血，脾内纤维组织增生、脾髓细胞增生、单核 - 吞噬细胞增生和脾脏破坏血细胞功能亢进。

2. 门 – 腔静脉交通支曲张　主要为胃底食管下端交通支曲张（最主要）、肛管及直肠下段交通支、腹前壁交通支、腹膜后交通支。

3. 腹水　由于低蛋白血症（血浆胶体渗透压降低）、淋巴回流受阻、水钠潴留、静脉内水分外渗等多种因素促成腹水。

案例 19-1 分析

1. 该病人因进食煎炸食物引发食管胃底曲张静脉破裂大出血。需禁忌烟酒和粗糙、过热、刺激性强的食物。

2. 该病人因食管胃底曲张静脉破裂大出血，出现低血容量性休克表现，目前最主要的护理问题是体液不足。

二、护理评估

（一）健康史

询问病人有无病毒性肝炎、疟疾，有无血吸虫病病史、长期饮酒史，有无呕血、黑便史，有无胆道感染、疲倦乏力等症状。

（二）身心状况

1. 症状

(1) 脾大、脾功能亢进：早期即可有脾大，伴有程度不同的脾功能亢进，表现为贫血、出血倾向，血常规显示全血细胞减少。

(2) 呕血、黑便：食管胃底曲张静脉破裂出血，是门静脉高压症最凶险的并发症，一次出血量较大，且难自止，极易引起休克，也易诱发肝性脑病。

考点：门静脉高压症最凶险的并发症是：呕血、黑便

(3) 腹水：表示肝功能严重受损，多见于肝内型门静脉高压症。腹水较多时病人表现腹部膨胀，能叩出腹部移动性浊音。

(4) 其他：可有肝肿大、黄疸、消化道症状、腹壁静脉曲张、蜘蛛痣、女性月经失调等表现。

2. 心理－社会状况　由于门静脉高压症多由肝硬化所致，病程较长，经久不愈，常伴上消化道出血，病人往往精神紧张、恐惧不安，对手术后的种种顾虑等使病人常常悲观厌世，情绪低落，甚至不配合治疗及护理。

考点：门静脉高压症主要的临床表现是：脾大及功能亢进、呕血/黑便、腹水

（三）辅助检查

1. 血常规检查　脾功能亢进时，全血细胞计数减少，白细胞计数可降至 3×10^9/L 以下，血小板计数降至 (70 ～ 80) $\times10^9$/L 以下。

2. 肝功能检查　常有血清白蛋白降低而球蛋白升高，白蛋白与球蛋白比例倒置，凝血酶原时间延长，血清转氨酶及血清胆红素升高等。

3. 影像学检查

(1) B 超：有助于了解肝硬化程度、脾肿大情况、有无腹水及门静脉扩张情况等。

(2) 食管吞钡 X 线检查：可观察到曲张的静脉呈蚯蚓样可串珠状改变。

(3) 腹腔动脉造影或肝静脉造影：可明确门静脉受阻部位及侧支回流情况，为选择手术方式提供参考。

（四）治疗要点与反应

门静脉高压症以非手术治疗为主，但食管胃底曲张静脉破裂引起的上消化道大出血、严重脾大或伴明显脾功能亢进、肝硬化引起的顽固性腹水，常需外科手术处理。

1. 非手术治疗　基本措施包括：①卧床休息、禁食、给氧、保持呼吸道通畅及防止血液误吸。②扩充血容量。③应用止血和保肝药物。④使用双气囊三腔管压迫止血：利用充气气囊分别给机械性压迫胃贲门及食管下段破裂的曲张静脉止血，是治疗食管胃底曲张静脉破裂出血简单而有效的方法，牵引重量约为 0.25kg。⑤注射硬化剂。

2. 食管胃底曲张静脉破裂出血的手术治疗

(1) 分流术：选择门静脉和腔静脉的主要血管和其吻合，使压力较高的门静脉系统的血流分流到腔静脉系统内，从而降低门静脉压力，间接制止出血。分流术后，门静脉向肝的血供减少，加重肝功能损害，又因从肠道吸收来的氨部分或全部未经肝脏处理，直接进入体循环，易致肝性脑病，故仅适用于无活动性肝病变及肝功能代偿良好者。常用的手术

方式有：门 - 腔静脉分流术、脾 - 腔静脉分流术、脾 - 肾静脉分流术、肠系膜上 - 下腔静脉分流术等门腔静脉端侧分流术、门腔静脉等。

(2) 断流术：以阻断门、奇静脉间的反常血流达到止血目的。术中切除脾脏，同时行贲门周围血管离断，即在不影响门静脉向肝供血的情况下，较好地制止出血，消除脾功能亢进，临床较常用。

3. 脾大、脾功能亢进的外科手术治疗 脾切除术主要用于脾功能亢进的病人。并可减少门静脉 20% ～ 30% 血源量。

4. 顽固性腹水的手术治疗 腹腔 - 颈静脉转流术：用于肝硬化所致的顽固性腹水。

三、护理问题

1. 焦虑或恐惧 与大出血、担心预后、惧怕死亡有关。

2. 体液不足 与食管胃底曲张静脉破裂出血有关。

3. 体液过多：腹水 与低蛋白血症、血浆胶体渗压降低、醛固酮分泌增加有关。

4. 营养失调：低于机体需要量 与肝功能损害、蛋白摄入不足、消化吸收障碍有关。

5. 潜在并发症：上消化道大出血、术后出血、肝性脑病、静脉血栓形成。

四、护理措施

（一）手术前护理

1. 注意休息 术前保证充分休息，以减轻肝脏代谢负担，提高对手术的耐受能力。

2. 心理护理 通过沟通交流、观察等方法及时了解病人心理状态，多给予安慰和鼓励，使之增强信心，积极配合，以保证治疗护理计划顺利实施。对急性上消化道大出血病人，要专人看护，关心体贴。工作中要冷静沉着，抢救操作应娴熟准确，使病人消除精神紧张和顾虑。

3. 病情观察 定时测量血压、脉搏、呼吸和体温，监测中心静脉压和尿量。准确记录出血的特点，如呕血前常有上腹部不适和恶心感。注意呕血和黑便的颜色、性状和量。

4. 加强营养及保肝 ①给低脂、高热量、高维生素、易消化饮食，根据肝功能决定饮食中蛋白质的含量。②营养不良、低蛋白血症者，给血清蛋白、血浆、支链氨基酸等。③贫血、凝血机制障碍者，输全血、用维生素 K。④给保肝药物和多种维生素，避免使用对肝脏有损害的药物。

5. 预防食管胃底曲张静脉破裂出血 消除任何能增加腹内压的因素（如咳嗽、便秘）；避免进食干硬或刺激性食物，饮食不宜过热；药片应研磨后服用；术前一般不插胃管，如必须，应充分涂以石蜡油，轻巧地插入。

考点：三腔二囊管压迫止血的护理

6. 三腔二囊管压迫止血的护理 置管后病人的头应转向一侧；三腔管压迫期间应每 12h 放气 20 ～ 30min；床边应备剪刀；三腔管放置时间不宜超过 3 ～ 5 日。

7. 分流手术前准备 除术前常规准备外，尚需在术前 2 ～ 3 日服用肠道不吸收的抗生素及甲硝唑，以抑制肠道细菌，减少氨的产生，防止术后肝性脑病；术前 1 日晚清洁灌肠，以避免术后肠胀气压迫血管吻合口；脾 - 肾静脉分流术前，还应检查肾功能。

考点：门静脉高压症的分流手术前准备

（二）手术后护理

1. 病情观察 密切观察病人神志、血压、脉搏变化。胃肠减压引流及腹腔引流液性状和量，若引流出新鲜血液量较多，应考虑是否发生内出血。

2. 饮食护理　病人在肠蠕动恢复后，可给流质饮食，后逐渐改为半流质或普食；对分流术后的病人，应限制蛋白质的摄入量，以减少肝性脑病的发生；忌食粗糙和过热的食物，禁烟、酒。

3. 卧位与活动　病人术后48h内平卧或15°低半卧位，2～3日后改半卧位，避免过多活动，翻身动作应轻缓，保持大小便通畅，1周后方可下床活动，以防止血管吻合口破裂出血。

考点：门静脉高压症卧位与活动的护理

4. 防止脾切除术后静脉血栓形成　术后2周内每日或隔日复查血小板计数1次，当血小板 >60×10^9/L，应给予抗凝治疗，以防止静脉血栓形成；观察体温，有时可出现发热，且持续时间较长，应查明原因。

5. 防止肝性脑病发生　是术后最危险的并发症。分流术后易诱发肝性脑病，应限制蛋白质的摄入，减少血氨的产生，忌用肥皂灌肠，减少氨的吸收，遵医嘱测定血氨浓度。若病人有行为异常、烦燥、意识恍惚、谵妄、昏迷等症状，应通知医生。

6. 保护肝脏　术后应吸氧，避免使用红霉素、吗啡、巴比妥类、盐酸异丙嗪等有损肝脏的药物。

考点：为了保护肝脏，预防肝性脑病避免使用红霉素、吗啡、巴比妥类、盐酸异丙嗪等有损肝脏的药物

7. 预防感染　遵医嘱及时使用有效的抗生素，做好口腔护理、引流管护理；有黄疸者及时止痒，保持皮肤清洁；必要时可进行隔离，防止交叉感染。

护考链接

病人，男，50岁，5年前患乙肝迁延未愈，2年来发现肝硬化，食管静脉曲张，曾大呕血1次，现行门腔静脉分流术，术后48h内应特别注意

A. 预防感染　　B. 保护肝脏　　C. 饮食护理

D. 保持引流通畅　　E. 取平卧位，避免过多活动，防内出血

分析：术后48h内应取平卧，早期下床活动，易造成血管吻合口破裂出血。

五、健康指导

健康指导主要目的是保护肝功能，防止食管胃底曲张静脉再次破裂出血。指导病人要注意：①保持心情愉快。②保证足够休息，避免重体力活动。③做好饮食管理，禁忌烟酒和粗糙、过热、刺激性强的食物。④遵医嘱使用保肝药物，定期来医院复查。

小结

门静脉高压症的病因包括肝内和肝外两大原因。在我国主要是由肝炎后肝硬化和血吸虫肝硬化引起。主要临床表现有脾大、脾功能亢进、呕血、黑便和腹水等。临床以内科综合治疗为主，外科治疗用于紧急制止食管、胃底静脉曲张破裂出血。降低门静脉压力；消除脾大、脾功能亢进；减少或消除顽固性腹水。术前护理应注意病人休息、改善营养状况、保护肝功能、恢复血容量、减少腹水形成、预防食管曲张静脉破裂出血。手术后要严密观察病情，注意病人有无腹腔内出血、肝性脑病等征兆；加强饮食护理，肠蠕动恢复后，给流质饮食，后逐渐改为半流质饮食；对分流术后的病人，应限制蛋白摄入量；为防止分流术后血管吻合口破裂出血、术后应绝对卧床休息；预防感染发生。

（谭白梅）

自测题

A_1型题

1. 下列哪项不是门脉高压的主要临床表现
   A. 脾大及脾功能亢进
   B. 食管胃底静脉曲张
   C. 食管胃底静脉破裂出血
   D. 腹水
   E. 营养不良和蜘蛛痣
2. 关于门静脉与腔静脉之间的交通支，下列哪项错误
   A. 食管下段及胃底交通支
   B. 胃脾交通支
   C. 肛管及直肠下段交通支
   D. 腹前壁交通支
   E. 腹膜后交通支
3. 门静脉断流术的主要目的是
   A. 降低门静脉系压力
   B. 控制食管胃底静脉曲张及破裂
   C. 消除脾功能亢进
   D. 改善肝功能
   E. 减少腹水的形成
4. 门静脉高压症的饮食应是
   A. 高脂、低维生素　B. 高脂、低糖
   C. 高脂、高蛋白
   D. 低脂、高糖、适量蛋白
   E. 高脂、低糖、高维生素
5. 以下哪项是断流术
   A. 贲门周围血管离断术
   B. 脾肾静脉分流术
   C. 脾腔静脉分流术
   D. 肠腔静脉分流术
   E. 脾切除术
6. 门脉高压症病人一般不主张放置胃管，其理由是
   A. 放置胃管丧失胃液
   B. 易损伤食管壁静脉丛
   C. 影响胃肠功能
   D. 引起呕吐
   E. 影响休息
7. 门脉高压症分流术后卧位，哪项正确
   A. 鼓励早期起床活动　B. 头低位卧床一周
   C. 一周内避免床上翻身　D. 低半坐卧位 48h
   E. 平卧 3 天即可起床活动
8. 有关门脉高压症病人术前护理，以下哪项错误
   A. 给低脂，高糖、限制蛋白质入量
   B. 使用保肝药物
   C. 分流术前不必口服肠道抗生素
   D. 术前晚清洁灌肠
   E. 术前一般不放置胃管
9. 门脉高压症病人，以下哪项不是其术后并发症
   A. 腹腔内出血　B. 肝性脑病
   C. 肝、肾功能损害
   D. 胸腔、腹腔和伤口感染
   E. 肠系膜动脉血栓形成
10. 一门脉高压症病人，术后出现意识恍惚，烦躁，谵妄，昏迷，最可能的并发症是
    A. 腹腔内出血　B. 肝性脑病
    C. 肺部感染　D. 静脉血栓形成
    E. 肝、肾功能损害
11. 门脉高压症病人有贫血和凝血机制障碍，术前护理中哪项最重要
    A. 宜卧床休息　B. 加强保肝治疗
    C. 给低脂、高糖饮食
    D. 输鲜血、用维生素 K
    E. 使用广谱抗生素
12. 门脉高压症病人分流术后，其护理下列哪项错误
    A. 术后 24h 内，定时测血压、脉搏、呼吸
    B. 术后 48h 内平卧，避免过多活动
    C. 术后 3 ～ 4 日宜下床活动，避免肠粘连
    D. 术后应继续限制蛋白质入量
    E. 当血小板 $>600\times10^9/L$ 时，考虑抗凝处理
13. 肝脏疾病病人术前护理，下列哪项错误
    A. 改善肝功能　B. 纠正营养不良
    C. 防治感染
    D. 术前一日进行肠道准备
    E. 一般需放置胃管

A_2 型题

14. 病人，男，50 岁，5 年前患乙肝迁延未愈，2 年来发现肝硬化，食管静脉曲张，增大，呕血 1 次，现行门腔静脉分流术，术后 48h 内应特别注意

A. 预防感染　　B. 保护肝脏

C. 饮食护理　　D. 保持引流通畅

E. 取平卧位，避免过多活动，防内出血

15. 某肝硬化并食管胃底静脉破裂出血病人，经手术治疗后基本康复，即将出院，以下哪项不属于出院康复指导

A. 保持心情乐观愉快

B. 避免劳累和较重体力活动

C. 进流质饮食

D. 保肝治疗

E. 忌烟酒和粗糙，过热，刺激性强的食物

A_3 型题

16. 病人，男，40 岁，自认平素健康，今早因大量呕血而入院，检查：白细胞、血小板、红细胞均减少，腹部可叩出移动性浊音，颈及前胸有散在蜘蛛痣。首先应考虑的疾病是

A. 胃溃疡出血　　B. 胃癌出血

C. 食管胃底静脉破裂出血

D. 肺结核咯血

E. 绞窄性肠梗阻

20

第 20 章 原发性肝癌病人的护理

原发性肝癌是我国常见恶性肿瘤之一，以东南沿海地区多见，其死亡率在消化系统恶性肿瘤中列第三位，仅次于胃癌和食管癌。由于血清甲胎蛋白（AFP）的临床应用和各种影像学技术的进步，特别是AFP和超声显像用于肝癌高危人群的监测，使肝癌能够在无症状和体征的亚临床期做出诊断，加之外科手术技术的成熟，以及各种局部治疗等非手术治疗方法的发展，使肝癌的预后较过去有了明显提高。

案例 20-1

病人，男，54 岁，教师，患慢性肝炎 20 年，因右季肋部痛 3 个月，食欲减退，乏力，消瘦，低热 2 周入院。查体：一般情况可，巩膜无黄染，腹平软，右肋缘下可扪及一个 4cm×5cm 肿块，表面结节感，轻压痛。辅助检查：CT 示右肝后叶占位，肝硬化，HBsAg(+)，AFP 600μg/L。入院诊断为：①右肝癌；②肝炎后肝硬化失代偿期，门静脉高压症，脾大伴脾功能亢进。拟行手术治疗。

问题：

1. 目前该病人存在哪些护理问题？
2. 该病人术前如何指导饮食？

一、概　　述

原发性肝癌（简称肝癌）是指发生于肝细胞和肝内胆管上皮细胞的恶性肿瘤，好发于 40 ～ 50 岁，男女比例为 (2 ～ 3) ∶ 1。

（一）病因

考点：与原发性肝癌发生关系最密切的疾病是病毒性肝炎

原发性肝癌的病因和发病机制迄今不清，可能与病毒性肝炎、肝硬化、黄曲霉菌、亚硝酸类致癌物、水土因素等密切相关。在我国，乙型肝炎导致的肝硬化是最主要的原因。常有急性肝炎→慢性肝炎→肝硬化→肝癌的病史。

（二）病理

考点：原发性肝癌大体病理类型以结节型最多见

1. 病理分类

(1) 原发性肝癌大体形态可分为结节型、巨块型和弥漫型三类。以结节型多见。

1) 结节型：多见，常为单个或多个大小不等结节散在分布于肝内，多伴有肝硬化，恶性程度高，愈后较差。

2) 巨块型：常为单发，也可由多个结节融合而成，癌块直径较大有假被膜，易出血、坏死，肝硬化程度较轻，手术切除率高，愈后较好。

3）弥漫型：少见，结节大小均等，呈灰白色散在分布于全肝，常伴有肝硬变，肉眼难与肝硬变区别，病情发展迅速，愈后较差。

考点：原发性肝癌在我国以肝细胞型最常见

（2）按组织学类型可分为肝细胞型、胆管细胞型和混合型三类。我国以肝细胞型为主，约占 91.5%。

2. 转移途径

（1）直接蔓延：癌肿直接侵犯邻近组织、脏器，如胸腔、膈肌等。

（2）血运转移：多为肝内转移。癌细胞容易侵犯门静脉分支，癌栓经门静脉系统在肝内转移。肝外血行转移常见于肺，其次为骨、脑等。

考点：原发性肝癌的最早、常见的转移途径是肝内血行转移

（3）淋巴转移：主要累及肝门淋巴结，其次为胰腺周围、腹膜后及主动脉旁淋巴结，晚期可至锁骨上淋巴结。

（4）种植转移：癌细胞脱落可发生腹腔、盆腔乃至胸腔种植转移。

护考链接

原发性肝癌最常见的转移方式是

A. 肝内血行转移　B. 淋巴转移　C. 直接蔓延

D. 肝外肺转移　　E. 种植转移

分析：癌细胞容易侵犯门静脉分支，癌栓经门静脉系统在肝内转移。

二、护理评估

（一）健康史

询问病人有无病毒性肝炎、肝硬化病史；有无长期进食霉变的花生、玉米等，家族中有无肝癌或其他肿瘤病人。

（二）身心状况

1. 症状　早期缺乏典型表现，多在普查或体检时被发现。晚期可有明显局部和全身症状。

考点：原发性肝癌最常见和最主要的症状是肝区疼痛

（1）肝区疼痛：为最常见和最主要的症状，半数以上病人以此为首发症状。多呈持续性钝痛、刺痛或胀痛，夜间或劳累后加重。疼痛部位常与肿瘤相关，癌肿累及横膈，疼痛可牵涉到右肩背部。当癌结节发生坏死、破裂时，可引起大出血，表现为突发性右上腹剧痛或腹膜刺激征等急腹症表现。

（2）消化道症状：主要表现为食欲下降、恶心、消化不良、腹胀、腹泻等，易被忽视。

（3）全身症状：表现为不明原因的持续性低热或不规则发热，抗生素治疗无效；早期可有消瘦、乏力但不明显，晚期体重进行性下降，伴有贫血、腹水、黄疸、水肿等恶病质表现。

考点：原发性肝癌的高肝外转移依次为肺、骨、脑

（4）肝外转移症状及并发症表现：发生肺、骨、脑转移者，可产生相应症状。少数病人可有低血糖、红细胞增多症、高钙血症和高胆固醇血症等特殊表现。肝癌转移到肺脏，出现胸痛和呼吸困难、咳嗽、咯血；转移到骨骼引起压痛；晚期还可出现上消化道出血、肝性昏迷、肝结节破裂及继发性感染等并发症表现。

2. 体征

（1）肝脏肿大与肿块：为中、晚期肝癌最主要体征。肝肿大呈进行性、质坚硬、表面凹凸不平，有大小不等的结节或巨块，边缘钝而整齐，触诊时有压痛。肝表面接近下缘的癌结节最易触及，有时病人自己发现而就诊。

考点：原发性肝癌中、晚期肝癌最主要体征是肝脏肿大与肿块

(2) 黄疸和腹水：见于晚期病人。

3. 心理－社会状况 本病早期不易发现，一旦发现多数已属晚期，病人承受着难以想象的身心痛苦，会出现各种情绪反应，甚至产生悲观、厌世感。

（三）辅助检查

考点：诊断原发性肝细胞癌最常用、最重要的方法是：血清甲胎蛋白（AFP）测定

1. 血清甲胎蛋白（AFP） 为目前诊断肝细胞癌特异性最高的方法之一，阳性率为70%～90%，广泛用于肝细胞普查、诊断、判断治疗效果、预测复发。若AFP持续阳性或定量大于500μg/L，同时能排除妊娠、胚胎性肿瘤等，应考虑肝细胞癌。

2. B超 是诊断肝癌最常用的方法。能发现直径为2～3cm或更小的病变，诊断正确率可达90%。

3. CT和MRI检查 能显示肿瘤的位置、大小、数目及其与周围器官和重要血管的关系，有助于制订手术方案。可检出直径1.0cm左右的小肝癌，诊断符合率达90%以上。

4. 肝动脉造影检查 诊断肝癌准确率最高，可达95%左右，可发现1～2cm大小的肝癌及血供情况。

考点：原发性肝癌的活组织检查具有确诊意义

5. 活组织检查 在B超或CT的引导下做针刺活检，做出组织学诊断。但有出血、感染的危险，且有一定比例的假阴性率。

（四）治疗原则

治疗原则是早期诊断、早期治疗，以手术治疗为主，辅以其他综合治疗。

1. 手术治疗 肝叶切除术是目前治疗肝癌最有效的方法。手术疗法适用于小于5cm的“小肝癌”。术式有肝叶切除、肝段切除、半肝切除、三叶肝切除。肝边缘肝癌，可部分切除或局部切除。术中至少保留正常肝组织30%，硬化肝组织50%，否则肝功能不易代偿。

术中不能切除，可做注射无水乙醇、液氮冷冻、激光治疗或肝动脉结扎、肝动脉插管化疗、肝动脉栓塞化疗等。

2. 其他治疗 放射治疗、化学药物治疗、中医中药治疗、生物治疗、基因治疗等。

三、护理问题

1. 恐惧/恐惧 与担忧手术效果、疾病预后和生存期限有关。

2. 疼痛 与癌肿迅速生长导致肝包膜紧张增加或放疗、化疗后不适及与手术有关。

3. 营养失调：低于机体需要量 与食欲减退、恶心、呕吐、腹泻及肿瘤导致的代谢异常和消耗有关。

4. 潜在并发症：消化道或腹腔内出血、肝性脑病、膈下积液或脓肿、肺部感染等。

案例20-1分析

问题1分析：该病人存在的护理问题有：疼痛、营养失调、消化道出血等潜在并发症。

四、护理措施

（一）术前护理

1. 心理护理 了解病人情绪和心理变化，鼓励病人说出自己的想法和担忧。鼓励家属与病人共同面对疾病，增强应对能力，树立战胜疾病的信心，积极参与和配合治疗。

2. 疼痛的护理 观察疼痛发生的时间、部位、性质、诱因和程度及伴随症状；遵医嘱按三级止痛给予镇痛，并观察药效及不良反应；指导病人控制疼痛和分散注意力的方法。

3. 改善营养状况　宜采用高蛋白、高热量、高维生素饮食。选择病人喜爱的食物种类，安排舒适的环境，少量多餐。合并肝硬化有肝功能损害者，应适当限制蛋白质摄入；必要时可给予肠内外营养支持，输血浆或清蛋白等；补充维生素 K 和凝血因子等，以改善贫血、纠正低蛋白血症和凝血功能障碍，提高手术耐受力。

4. 预防出血　①改善凝血功能：术前 3 天给维生素 K_1 肌内注射，以改善凝血功能，预防术中、术后出血。②癌肿破裂出血：是原发性肝癌常见的并发症。告诫病人尽量避免致肿瘤破裂的诱因，如剧烈咳嗽、用力排便等致腹内压骤升的动作。加强腹部体征的观察，若病人突然主诉腹痛，伴腹膜刺激征，应高度怀疑肿瘤破裂出血，应及时通知医师，积极配合抢救。少数出血可自行停止。

5. 术前准备　放置胃管、备血等。术前 3 天口服抗生素。术前一晚清洁灌肠，减少血氨来源，禁用肥皂水灌肠。教会病人做深呼吸、有效咳嗽及翻身的方法，在床上练习卧位排尿、排便。

案例 20-1 分析

问题 2 分析：依据病人的营养状态和手术的需要，宜采用高蛋白、高热量、高维生素饮食。选择病人喜爱的食物种类，安排舒适的环境，少量多餐。

（二）术后护理

1. 病情观察　严密观察神志、血压、脉搏、呼吸、尿量，注意观察有无出血和肝昏迷。

2. 一般护理

(1) 吸氧：常规吸氧 3 ～ 5 天。

(2) 体位与活动：术后第 2 天半卧位，鼓励咳嗽，协助翻身，但要避免过早活动，一般卧床 3 天，以免肝断面出血。

考点：原发性肝癌术后体位与活动的护理

(3) 饮食：术后第 1 天禁食，第 2 天可少量饮水，第 3 天如胃肠道功能恢复肛门排气可开始进流食。

3. 引流管的护理　肝叶和肝局部切除术后常旋转双腔引流管。应妥善固定，避免受压、扭曲和折叠，保持引流通畅；严格遵守无菌原则，每日更换引流瓶；准确记录引流液的量、色、质。如有伤口渗液或引流逐渐增多，要及时报告医生。拔管后加压压迫穿刺点 15min，且卧床 24h，防止局部形成血肿。

4. 体液平衡的护理　对肝功能不良伴腹水者，积极保肝治疗，严格控制水和钠盐的摄入量，准确记录 24h 出入水量、每天体重及腹围。检测电解质，保持内环境稳定。

5. 预防感染　术后遵医嘱常规给予抗生素预防感染；保持腹腔引流通畅是腹腔感染的重要措施，应加强腹腔引流管的护理。

6. 并发症的预防和护理

(1) 出血：手术后出血是肝切除术常见的并发症之一，因此术后应注意预防和控制出血：①严密观察病情变化。②体位与活动：手术后病人若血压平稳，可给予半卧位，为防止术后肝断面出血，一般不鼓励病人早期活动。术后 24h 内卧床休息，避免剧烈咳嗽，以免引起术后出血。③引流液的观察：手术后当日可从肝旁引流管引流出血性液体 100 ～ 300ml，若血性液体增多，应警惕腹腔内出血。应做好再次手术止血的准备。

(2) 肝性脑病：病情观察；吸氧；避免肝性脑病的诱因；禁用肥皂水灌肠，便秘者可口服乳果糖，促使肠道内氨的排出。

考点：肝性脑病禁用肥皂水灌肠

(3) 膈下积液及脓肿：膈下积液和脓肿是肝切除术后的一种严重并发症。术后引流不畅或引流管拔除过早，使残肝旁积液、积血，或肝断面坏死组织及渗漏胆汁积聚造成膈下积液，如果继发感染则形成膈下脓肿。护理应注意：①加强观察：膈下积液及脓肿多发生在术后 1 周左右，若病人术后体温正常后再度升高，或术后体温持续不降，应疑有膈下积液或膈下脓肿。②加强支持治疗和抗菌药的应用护理。③保持引流通畅，对经胸手术放置胸腔引流管的病人，应按闭式胸腔引流的护理要求进行护理。④脓肿引流的护理：若已形成的膈下脓肿，应穿刺抽脓，对穿刺后置入引流管者，加强冲洗和吸引护理。

考点：原发性肝癌术后严重的并发症是：膈下积液及脓肿

7. 介入治疗的护理 密切观察生命体征和腹部体征，若因胃、胆、胰、脾动脉栓塞而出现上消化道出血及胆囊坏死等并发症时，及时通知医师并协助处理。肝动脉栓塞化疗可造成肝细胞坏死，加重肝功能损害，应注意观察病人的意识状态、黄疸程度，注意补充高糖、高能量营养素，积极给予保肝治疗，防止肝衰竭。

护考链接

下列对诊断早期原发性肝癌最有价值的检查是

A. 甲胎蛋白检查　B. 血沉检查　C. 碱性磷酸酶测定

D. γ- 谷氨转肽酶测定　E. X 线检查

分析：甲胎蛋白测定对诊断肝癌有相对专一性，是目前诊断原发性肝癌最常用、最重要的方法。

五、健康指导

1. 疾病指导 注意防治肝炎，不吃霉变食物。有肝炎、肝硬化病史者和肝癌高发区人群应定期体格检查，做 AFP 测定、B 超检查，以期早期发现，及时诊断。

2. 饮食指导 给予高热量、高蛋白、高维生素、低脂食物和新鲜蔬菜、水果。食物以清淡、易消化为宜。伴有腹水、水肿者，应严格控制入水量，限制食盐摄入量。

3. 注意休息 在病情和体力允许情况下可适量活动，避免劳累。

4. 坚持后续治疗 应树立战胜疾病的信心。根据医嘱坚持化疗或其他治疗。

5. 自我观察和定期复查 嘱病人及家属注意有无水肿、体重减轻、出血倾向、黄疸和疲倦等症状，必要时及时就诊，定期随访。

6. 给予晚期病人精神上的支持 鼓励病人和家属共同面对疾病。

小结

原发性肝癌的发生与乙地炎病毒感染、黄曲霉菌、亚硝酸类、遗传因素等密切相关。早期表现不明显，中晚期常出现肝区疼痛、肝脏肿大、消化道及全身症状；AFP 持续升高可作为原发性肝癌的定性诊断；多采用以手术为主的综合治疗，术前护理主要是营养支持、充分做好术前准备；术后护理主要做好病情观察，防止并发症发生，促进病人康复和化疗护理。

（谭白梅）

自测题

A_1 型题

1. 原发性肝癌肝外转移最多见的部位是

A. 肺　B. 脑

C. 骨　D. 胰

E. 肾上腺

2. 原发性肝癌肝区疼痛常是
A. 阵发性疼痛　B. 持续性胀痛
C. 间歇性隐痛　D. 剧痛
E. 灼痛

3. 原发性肝癌最常见的转移方式是
A. 肝内血行转移
B. 淋巴转移
C. 直接蔓延
D. 肝外肺转移
E. 种植转移

4. 与原发性肝癌发生关系最密切的疾病是
A. 肝脓肿　B. 中毒性肝炎
C. 乙型肝炎　D. 甲型肝炎
E. 肝包虫病

5. 甲胎蛋白测定持续阳性，对下列哪种疾病的早期诊断最有意义
A. 慢性活动性肝炎　B. 肝硬化
C. 原发性肝癌　D. 肝转移癌
E. 肝脓疡

A_2 型题

6. 病人，男，60 岁，近期肝区呈持续胀痛，消瘦，查轻度黄疸肝大肋下 3cm，质硬，结节感，明显压痛，你考虑哪种疾病的可能性最大
A. 急性黄疸性肝炎　B. 慢性活动性肝炎
C. 门静脉性肝硬化　D. 原发性肝癌
E. 慢性胆囊炎

7. 病人，男，45 岁，患慢性肝炎十余年，近 3 个月来肝区持续性胀痛伴进行性消瘦，一直担心患了肝癌，昨天经 CT 检查诊断为肝癌。胡某最易出现的心理反应是
A. 惊恐、绝望　B. 兴奋、烦躁
C. 忧虑、压抑　D. 依赖、被动
E. 孤独、多疑

A_3 型题

（8、9 题共用题干）

病人，女，39 岁，教师，以“肝癌”收入院，入院第 8 天在全麻下行左半肝叶切除术。

8. 病人术前护理不正确的是
A. 给予肌内注射维生素 K
B. 适量输血
C. 便秘时给肥皂水灌肠
D. 全面检查肝功能和凝血功能
E. 输入白蛋白

9. 病人行肝叶切除术后护理错误的是
A. 应专人护理　B. 常规吸气
C. 鼓励早期下床活动　D. 术后取平卧位
E. 术后给予静脉补充营养

21

第21章 胆道疾病病人的护理

胆道系统具有分泌、储存、浓缩与运输胆汁的功能，胆汁对于乳化脂肪、抑制肠内致病菌生长繁殖和内毒素形成、刺激肠蠕动、中和胃酸都有极其重要的作用。当胆汁成分发生改变时，胆道系统就有可能产生结石，结石长期刺激产生炎症。随着人们的生活水平大幅度提高，饮食中脂肪含量的摄入超标，刺激胆道系统产生大量的胆汁，从而引发各种胆道系统疾病。

第1节 胆道疾病的特殊检查与护理

随着当代影像学技术的发展，胆道系统疾病的诊断有了明显的改善，以下是目前临床常用的特殊检查。

（一）B超检查

考点：胆道疾病的首选检查方法是B超

B超检查是胆道疾病的首选检查方法，因其具有安全、快速、经济而准确的优点。术前B超诊断胆囊结石、胆囊息肉样病变、急性胆囊炎、慢性胆囊炎、胆囊癌及胆管结石等准确率可达95%～98%，也可在手术中检查胆道并引导手术取石，术后可确定残存结石。

护理配合：病人检查前禁食12h，禁水4h，以保证胆囊、胆管内充盈胆汁，并减少胃肠内容物和气体的干扰。

（二）经皮肝穿刺胆道造影

经皮肝穿刺胆道造影（PTC）是在X线监控或在B超引导下用细长的穿刺针经皮肤穿刺肝内胆管，注入对比剂后使整个胆道系统显影的检查方法。对诊断胆道结石及判断胆道阻塞的原因、部位和程度有很大的帮助，也有助于黄疸的鉴别。本法为有创检查，可出现胆瘘、出血、急性胆管炎等并发症。

检查前准备：检查凝血功能，术前2～3日开始注射维生素K。有感染者遵医嘱应用抗生素。检查前1日晚口服缓泻剂或灌肠，检查前4～6h禁食，常规行碘过敏试验并排空膀胱。

检查后护理：检查后禁食2h；平卧4～6h，卧床休息24h，避免腹压增加。定时测血压、脉搏，注意有无内出血及胆瘘等并发症。

考点：PTC术后卧床的方法和目的

PTCD是对重度梗阻性黄疸病人施行PTC后，置管于肝胆管内引流减压，既可防止行PTC漏胆汁的危险，又可缓解梗阻性黄疸，改善肝脏功能，为择期手术作好术前准备。此外，对严重胆管炎病人，还可通过引流导管进行冲洗和滴注有效的抗生素等。

（三）经内镜逆行性胰胆管造影

经内镜逆行性胰胆管造影（ERCP）是在纤维十二指肠镜直视下，通过十二指肠乳头将导管插入胆管或胰管内，行逆行肝内外胆管和胰管的影像，以了解胆道及胰管有无梗阻、狭窄、受压，并可钳取组织行病理学检查，收集十二指肠液、胆汁和胰液行理化及细胞学检查。

检查前准备：常规禁食 6 ～ 8h；检查前 15 ～ 20min 肌内注射地西泮 5 ～ 10mg、山莨菪碱 10mg 及哌替啶 50mg，口服咽部局麻药。

检查后护理：检查后严密观察体温和腹部体征的变化，注意有无急性胰腺炎、胃肠道出血、穿孔等并发症。造影后检查血清淀粉酶。一般 2h 后方可进食。

（四）磁共振胰胆管造影

磁共振胰胆管造影（MRCP）可显示整个胆道系统的影像，在诊断先天性胆管囊状扩张症及梗阻性黄疸方面有重要价值，具有无创、胆道成像完整等优点，可替代 PTC 和 ERCP。检查前 1 日做碘过敏试验。

（五）胆道镜检查

胆道镜检查可协助诊断和治疗胆道结石，了解胆道有无狭窄、畸形、肿瘤和蛔虫等。检查后应观察病人有无发热、恶心、呕吐、腹泻和胆道出血；注意有无腹膜炎的症状和体征，发现异常，及时处理。

第 2 节　常见胆道疾病病人的护理

案例 21-1

病人，女，60 岁，剑突下持续性疼痛 6h，寒战、高热伴黄疸，既往有类似发作史。查体：神志淡漠，体温 39℃，血压 10.7/8kPa（80/60mmHg），脉搏 120 次 / 分，剑突下压痛，肌紧张，白细胞 26×10^9/L，中性粒细胞占 0.95。肝区叩击痛，血清胰淀粉酶 240 索氏单位。

问题：

1. 初步判断病人是什么病？
2. 针对病人的病情，目前的治疗原则是什么？

一、概　　述

胆道疾病包括胆石症、胆道感染、胆道蛔虫症及胆道肿瘤和畸形，其中胆道感染和胆石症是胆道系统最重要、最常见的疾病，急性梗阻性化脓性胆管炎（急性重症胆管炎）最为严重，病死率高，故护理过程中应高度重视。

（一）胆石症

胆石症包括发生在胆囊和胆管内的结石。据调查，我国胆石症患病率为 0.9% ～ 10.1%，平均 5.6%；女性与男性的比例为 2.57 ∶ 1。

（1）成分分类：可分为胆固醇结石、胆色素结石和混合性结石。①胆固醇结石（又称代谢性结石），好发于胆囊内（占 80%），是胆固醇在胆囊内代谢障碍所致，占胆囊结石的 50%，质硬、灰黄色，多面体或椭圆形，表面光滑，切面呈放射状条纹，X 线检查不显影。②胆色素结石（又称感染性结石），多见于胆管内（占 75%），是胆红素在肝细胞内代谢障碍所致，占胆结石的 37%，质软、易碎，形状不规则，大小不一，有的为泥沙状，棕色或棕红色，一般多发，X线检查常不显影。③混合性结石，由胆红素、胆固醇、钙盐等多种成分混合而成，可发生在胆囊和胆管中，占胆结石的6%，60%发生在胆囊内，40%发生在胆管内。

(2) 部位分类：可分为胆囊结石、肝外胆管结石和肝内胆管结石。

（二）胆道感染

胆道感染是指胆囊壁和（或）胆管壁受到细菌侵袭而发生的炎症反应。胆道感染和胆石症互为因果关系，胆石症可引起胆道梗阻，梗阻可造成胆汁淤积、细菌繁殖而致胆道感染；胆道反复感染又是胆石形成的致病因素和始发因素。

(1) 急性胆囊炎：病理可以分三类：①急性单纯性胆囊炎：炎症初期，病变局限在黏膜层，仅有充血、水肿和渗出；②急性化脓性胆囊炎：病变扩展到胆囊全层，白细胞弥散性浸润，黏膜有散在的坏死和溃疡，胆汁呈脓性，浆膜层有脓性渗出物；③急性坏疽性胆囊炎：病变进一步加重，胆囊内压力持续增高，压迫囊壁导致血运障碍，引起组织坏疽、穿孔和胆汁性腹膜炎。

(2) 慢性胆囊炎：急性胆囊炎反复多次发作或长期存在的胆囊结石，使胆囊壁纤维化，结缔组织增生，胆囊萎缩，囊壁增厚，形成慢性胆囊炎。

(3) 急性胆管炎：胆管结石造成胆管梗阻和狭窄，使胆汁排出不畅，胆汁淤积，继发感染。胆管组织充血、水肿、渗出，发生急性胆管炎。

(4) 急性梗阻性化脓性胆管炎（AOSC）或急性重症胆管炎（ACST）：随着胆管梗阻加重，甚至完全梗阻，腔内压力不断增高，胆管壁糜烂、坏死，胆管内充满脓性胆汁。当其压力过大，胆管内脓性胆汁及细菌逆流进入肝窦，大量细菌和毒素进入体循环引起全身脓毒症或感染性休克，严重者可导致MODS。

二、护理评估

（一）健康史

1. 评估发病原因

(1) 胆石症主要因胆汁淤积、胆道内细菌感染和胆汁成分的改变引起。

(2) 胆囊炎主要因胆囊管梗阻、细菌感染和胆囊舒缩功能紊乱致胆汁淤积引起。

(3) 急性梗阻性化脓性胆管炎最常见的原因是胆管结石，其他如胆道蛔虫、胆管狭窄、胆管肿瘤等亦可引起。

考点：引起胆道感染的主要病因

(4) 胆道蛔虫症是因驱蛔虫不当、发热、胃肠道功能紊乱等原因，使寄生在肠道的蛔虫受到激惹后经十二指肠钻入胆道而引起。

2. 评估疾病

(1) 腹痛的部位、范围、程度，有无放射痛及疼痛部位的变化；有无黄疸，出现的时间、变化过程和程度；有无皮肤瘙痒和尿黄等。有无发热、畏寒，其程度及变化。有无肝肿大、肝区压痛和叩击痛，有无胆囊肿大和压痛性包块等。

(2) 询问病人的饮食习惯，了解病人有无胆囊结石、胆道蛔虫病及创伤、手术等引起胆囊舒缩功能紊乱的病史。

(3) 询问有无肠道蛔虫病史，近期有无应用驱虫药物，有无发热、胃肠道功能紊乱等情况。

（二）身心状况

1. 躯体表现

(1) 胆石症

1) 胆囊结石：好发于成年人，40 岁以后发病率随年龄增长呈增高的趋势，尤以女性多见。胆绞痛是胆囊结石的典型症状，表现为右上腹或上腹部阵发性疼痛，或持续性疼痛阵发性加重，可向右肩胛部或背部放射。常发生于饱餐、进食油腻食物或睡眠中体位变化时。上腹隐痛出现饱胀不适、嗳气、呃逆等，常被误诊为“胃病”。有时腹部体征可在右上腹触及肿大的胆囊，如合并感染，右上腹可有明显压痛、反跳痛或腹肌紧张。

2) 肝外胆管结石：常见的症状是胆管炎，典型表现为反复发作的腹痛、寒战高热和黄疸，称为 Charcot 三联症。腹痛为胆绞痛，疼痛多局限在剑突下和右上腹部，呈阵发性剧痛，常向右肩背部放射，伴恶心、呕吐、寒战、高热是胆管结石阻塞胆管合并感染时的表现，体温可高达 40 ～ 41℃，每天发作一次或多次。黄疸多为间歇性。剑突下或右上腹部有深压痛，感染严重时可有局限性腹膜炎，肝区有叩痛，胆总管下端梗阻时可扪及肿大的胆囊。粪便颜色变浅。

考点：Charcot 三联症的表现

3) 肝内胆管结石：因存在肝内的部位不同，其临床表现各异。一般病人的临床表现不如肝外胆管结石典型和严重，易误诊为慢性肝病。

(2) 胆囊炎

1) 急性胆囊炎：常在脂肪餐后或饱餐后发生胆绞痛，表现为右上腹部的持续性剧烈绞痛和胀痛，疼痛常放射到右肩或右背部，伴恶心、呕吐，合并化脓性感染时伴高热。急性胆囊炎很少出现黄疸或仅有轻度黄疸。体检早期可有右上腹部压痛或叩痛，胆囊化脓坏疽时可扪及肿大的胆囊，压痛明显，范围增大，可出现反跳痛和肌紧张。检查者用左手拇指置于病人右肋缘下胆囊区位置，嘱病人深吸气，如出现突然屏气，并露出痛苦表情，称为墨菲（Murphy）征阳性，是急性胆囊炎的主要阳性体征。

考点：急性胆囊炎的主要症状和体征

护考链接

图片题：对急性胆囊炎病人行腹部触诊，最常见压痛点在

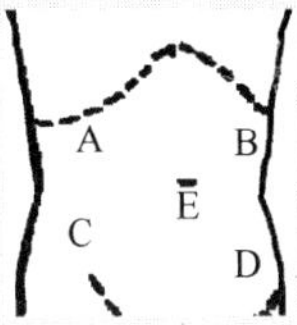

A. A　　B. B　　C. C

D. D　　E. E

分析：选 A，典型的胆囊压痛点。

2) 慢性胆囊炎：症状常不典型，大多数病人有胆绞痛反复发作的病史，常存在胆囊结石，病人有厌油腻食物、腹胀、嗳气等消化不良症状，也可有上腹部隐痛，很少有发热。体检可发现右上腹部有轻压痛或压之不适感。

(3) 急性梗阻性化脓性胆管炎（AOSC），又称急性重症胆管炎（ACST）。病人常有胆石症反复发作或胆道手术病史，多在 Charcot 三联征的基础上较快出现感染性休克和神志改变，称为雷诺（Reynolds）五联征。病人体温常高于 40℃以上，脉率快而弱，可达 120 ～ 140 次 / 分，血压降低，呼吸浅快，可出现皮下瘀斑或全身发紫，剑突下及右上腹压痛和肌紧张，肝区扣痛，有时可扪及肝肿大和胆囊肿大。如未给予及时治疗，病情继续恶化，将发生急性呼吸衰竭和急性肾衰竭，严重者可在短期内死亡。

考点：雷诺（Reynolds）五联征

案例 21-1 分析

问题 1 分析：病人剑突下持续性疼痛 6h，寒战、高热伴黄疸，并出现了精神症状和休克表现，即典型的雷诺五联征。因此初步判断是急性梗阻性化脓性胆管炎。

(4) 胆道蛔虫病：典型症状为突然发生剑突下方钻顶样剧烈绞痛，伴右肩或左肩部放射痛。发作时疼痛难以忍受，病人辗转不安、呻吟不止、大汗淋漓，可伴有恶心、呕吐，有时呕吐出蛔虫。疼痛可突然缓解，间歇期如常人一样，疼痛又可突然再发，无一定规律，持续时间不一。如蛔虫全部进入胆道，则疼痛性质转为钝痛。合并胆道感染时，可出现畏寒、发热，也可合并急性胰腺炎。体征较少或轻微，胆绞痛发作时，除剑突下有深压痛外，并无其他阳性体征。故此病的主要特点为症征不符。

考点：胆道蛔虫病的临床特点

2. 心理－社会状况 胆道疾病与病人的生活方式、习惯等有密切关系，干预其生活习惯或行为，可能使病人有不适感。疾病常反复发作或呈现突然发生，疼痛剧烈，病人及家属常可出现紧张、焦虑心理，急切希望尽早明确诊断并减轻疼痛，但又对手术存在恐惧心理。

（三）辅助检查

1. 胆囊结石 B超检查可发现胆囊内结石声影并随体位改变而移动；如发现胆囊增大或胆囊壁增厚时提示胆囊积液或有急性胆囊炎。

2. 肝外胆管结石 实验室检查血清总胆红素升高，以直接胆红素升高明显，碱性磷酸酶升高，尿胆红素阳性，尿胆原降低或消失；血白细胞可升高。B超检查可见肝内外胆管扩张，胆囊增大，胆总管内有结石影像，还可以选用ERCP、CT、MRCP或超声内镜检查。

3. 肝内胆管结石 实验室检查血白细胞升高，肝功能检查见血清转氨酶、碱性磷酸酶和胆红素升高；高热时见血细菌培养阳性。超声检查可提示结石的部位、有无胆管扩张、有无肝脏萎缩，也可提供是否合并肝硬化、门静脉高压及肝外胆管结石等情况。

4. 急性胆囊炎 实验室检查白细胞总数及中性粒细胞明显升高者提示胆囊化脓或坏疽，血清转氨酶和血清总胆红素可能升高。超声检查是首要的方法，可显示胆囊增大，壁增厚，并可探及胆囊内结石影像。CT可获得与B超相似的效果。

5. 慢性胆囊炎 B超检查发现胆囊缩小、壁厚、内存结石或充满结石，胆囊收缩功能差。

6. 急性梗阻性化脓性胆管炎 实验室检查血白细胞和中性粒细胞明显升高，细胞质内可出现中毒颗粒；如血小板计数低于（10～20）$\times 10^9$/L表示预后严重。凝血酶原时间延长，血胆红素升高，尤其直接胆红素升高，尿胆红素阳性，尿胆原降低或消失，碱性磷酸酶升高，肝功能改变，多数病人出现代谢性酸中毒。血培养多有细菌生长。B超等检查可协助诊断。

7. 胆道蛔虫病 超声检查可见胆管内有平行强光带，偶见活虫体蠕动。ERCP可协助诊断。

（四）治疗要点与反应

1. 胆囊结石与胆囊炎 胆囊切除术是最佳选择。胆囊切除术包括开腹切除术和腹腔镜胆囊切除术。

2. 胆管结石与胆管炎 肝外胆管结石目前以胆总管切开取石加T形管引流手术治疗为主，术中尽可能取尽结石，解除胆道狭窄和梗阻，去除感染病灶，术后保持引流通畅。也可采用胆管空肠Roux-en-Y吻合术。肝内胆道结石治疗应采取以手术为主的综合治疗，合并感染时，给予有效抗生素，加强营养支持疗法，维持水、电解质及酸碱平衡。急性梗阻性化脓性胆管炎（AOSC）的治疗原则是手术解除胆道梗阻并引流，从而有效降低胆管内压力。术前应用有效的抗生素控制感染，纠正水、电解质和酸碱平衡，积极抗休克治疗。通常胆总管切开减压加T形管引流术。

案例21-1分析

问题2分析：针对病人目前的病情，需抗休克的同时，紧急手术解除胆道的压力。

3. 胆道蛔虫病　以非手术治疗为主，仅在非手术治疗无效或出现严重并发症时才考虑手术治疗。非手术治疗包括解痉止痛，可用阿托品、哌替啶；利胆驱虫，可口服食醋、30% 硫酸镁、中药乌梅汤，也可经胃管注入氧气驱虫；应用适当抗生素防治感染。手术采用胆总管探查取虫及 T 形管引流，术中及术后均应行驱虫治疗，以防复发。

护考链接

患儿，男，13 岁，以“胆道蛔虫病”入院治疗，经解痉止痛后病情缓解，给予驱虫药的时间为

A. 清晨空腹或晚上临睡前　　B. 进餐时服用
C. 餐前半小时　　D. 餐后 1h
E. 腹痛时

分析：选 A。儿童驱虫药的使用时间在清晨空腹或晚上临睡前。

三、护理问题

1. 疼痛　与炎症反应刺激、结石梗阻、感染、蛔虫刺激、手术创伤有关。

2. 体温升高　与胆道感染、术后炎症反应等有关。

3. 营养失调　与摄入量不足、消耗增加等有关。

4. 体液不足　与 T 形管引流、呕吐、感染性休克等有关。

5. 恐惧、焦虑　与胆道疾病反复发作和担心手术及预后有关。

6. 潜在并发症：感染性休克、胆瘘、胆道结石残留、腹腔感染、急性胰腺炎、肝功能不全等。

四、护理措施

（一）术前护理

1. 一般护理　①休息与活动：根据病情选择舒适的体位，卧床休息，有腹膜炎者宜取半卧位。②饮食护理：急性期或准备手术者，应禁食或胃肠减压，积极补充体液、电解质和足够的热量等，以维持病人水、电解质、酸碱平衡和良好的营养状态；手术前 12h 禁食、4～6h 禁饮。慢性或非手术治疗病情稳定者，给予低脂肪、高热量、高维生素、易消化饮食，肝功能正常者，可给富含蛋白质的饮食。

2. 病情观察　胆道疾病多为急、重症，病情变化快，应严密观察病人体温、脉搏、呼吸、血压及神志的变化；心肺功能状态变化；定时检查血清学等各项化验指标的变化。观察腹痛的部位、性质，皮肤、巩膜有无黄染及腹膜刺激征的变化。若出现腹痛加重、范围扩大，并有血压下降、神志改变，应考虑病情危重，及时报告医生，并积极配合处理。

3. 防治休克　建立有效的静脉通路，有条件时应放置中心静脉导管；快速给予补液，恢复有效循环血容量；留置尿管，准确记录 24h 出入量，保持水、电解质和酸碱平衡。

考点：胆道疾病禁用吗啡止痛

4. 疼痛处理　根据疼痛的部位、性质、程度、诱因，采取积极护理措施给予缓解，如给予舒适的体位，采取下肢弯曲的仰卧或侧卧位，以减轻腹壁紧张使得腹痛减轻。必要时给予解痉、镇静和镇痛，常用哌替啶 50mg、阿托品 0.5mg 肌内注射或针刺止痛，但勿使用吗啡，以免引起 Oddi 括约肌痉挛。

5. 防治感染　胆道系统致病菌主要为肠道细菌，以大肠杆菌和厌氧菌为主，故选用 2～3

种有效抗生素，遵医嘱联合应用。

6. 术前准备 急诊病人在抢救、治疗的同时，应完善术前各项准备，如留置胃肠减压管、留置导尿管、配血等。需手术治疗的非急诊病人，应常规术前准备。

7. 心理护理 针对病人的心理反应，做好细致的解释、安慰工作。根据病人不同文化层次和疾病情况，说明治疗方法的目的、意义、疾病的转归、手术的重要性和必要性，使病人及其家属消除顾虑，能够积极配合治疗和护理。

（二）术后护理

1. 一般护理 血压平稳后取半卧位，术后 24 ～ 48h 内禁食，胃肠功能恢复后给予低脂流质饮食，3 ～ 5 日后给予低脂肪、高蛋白、高维生素、易消化食物，禁油腻食物及饱餐。

考点：病人术后饮食要求

2. 病情观察 术后早期重点观察病人生命体征、神志、尿量、黄疸的变化，腹部症状和体征的变化，胃肠功能恢复情况。观察引流液的色、量、质及伤口渗血情况。发现异常及时报告医生，并积极配合治疗。

3. 治疗配合

(1) 防治感染：观察病人体温变化，遵医嘱合理应用抗生素。

(2) 维持水、电解质和酸碱平衡：禁食、胃肠减压、胆管引流使消化液和体液丢失较多，应准确记录引流量，及时补充晶体溶液和胶体溶液，保持内环境稳定。

(3) 引流管护理：术后常规放置胃肠减压管和腹腔引流管，术后 2 ～ 3 日胃肠功能恢复后拔除胃管；腹腔引流液少于 10ml，无腹膜刺激征，可拔除腹腔引流管。若引流液含有胆汁，应考虑胆瘘发生，妥善固定引流管，保持引流通畅，密切观察腹部体征变化，积极配合医师行非手术或手术治疗。

(4) T 形管引流的护理：胆总管探查或切开取石术后需常规放置 T 形管引流。

1) 目的：引流胆汁，降低胆道压力，保护吻合口；避免胆汁渗漏引起胆汁性腹膜炎；促进胆道炎症消退；支撑胆道，防止胆道狭窄或梗阻形成。

2) 固定方法：术后除用缝线将 T 形管固定腹壁外，还应用胶布将其固定于腹壁皮肤。但不可固定于床上，以防翻身、活动、搬动时受牵拉而脱出。对躁动不安的病人应有专人守护或适当加以约束，避免将 T 形管拔出。

3) 保持有效引流：平卧时引流袋应低于腋中线，站立或活动时应低于腹部切口，以防胆汁逆流引起感染。若引流袋的位置过低，可使胆汁流出过量，影响脂肪的消化和吸收。避免 T 形管受压、扭曲、折叠，经常给予挤捏，保持通畅。若胆汁突然减少甚至无胆汁引流，应注意是否有血块、脓栓、泥沙样结石、蛔虫、絮状沉淀物等堵塞，立即检查，并通知医生及时处理。若术后 1 周内发现阻塞，可用生理盐水加庆大霉素 8 万 U 严格无菌下低压冲洗。不可用力推注。

4) 观察并记录引流液的颜色、量和性状：术后 24h 内引流量较少，常呈淡红色血性或褐色、深绿色，以后引流量逐渐增加，呈淡黄色、橘黄色，清亮。胆汁引流一般每日 300 ～ 700ml，若量少可能因 T 形管阻塞或肝衰竭所致，若引流量较多，可能是胆道下端引流不畅或梗阻。若颜色过淡、过于稀薄，提示肝功能不佳，浑浊则说明有感染。

5) 预防感染：每天更换 1 次引流袋，注意严格无菌操作。

6) 保护引流管口皮肤：引流管周围皮肤每日用 75% 乙醇消毒，管周垫无菌纱布，防止胆汁浸润皮肤引起红肿、糜烂。如有胆汁渗漏，应及时更换湿纱布，局部涂氧化锌软膏保护。

7) 拔管：一般术后 12 ～ 14 日，病人无腹痛、发热，黄疸已消除，大便颜色正常；血常规、血胆红素正常；胆汁引流量每天减少至 200 ～ 300ml，引流液呈黄色清亮无脓液、结石，无沉渣及絮状物；胆管造影或胆道镜检查证实胆管无狭窄、结石、异物、通畅良好；试夹管 1 ～ 2 日无不适，可考虑拔管。拔管前再通过造影，证实胆道通畅后，引流管应开放 2 ～ 3 日，使造影剂完全排出。拔管时用手下压腹壁，轻轻拔除，防止暴力，以免将导管窦道撕裂，造成胆汁性腹膜炎。拔管后残留窦道用凡士林纱布填塞，1 ～ 2 日内可自行闭合。T 形管拔除后，仍需观察病人食欲、粪便颜色和黄疸消退情况，同时注意有无腹痛和发热。

考点：T 形管引流的护理要点

（三）并发症护理

1. 切口或引流管处出血或渗血　胆道手术后出血，多由于黄疸、肝功能障碍、凝血机制障碍、胆囊床渗血、止血不彻底等引起。一般术后 12 ～ 24h 腹腔引流管可有少量血性渗出液，如果出血呈鲜红色、量大，应及时告知医生处理。

考点：术后出血的评估

2. 术后早期胆瘘　多因术中胆囊结扎线松脱、钛夹滑脱或胆道损伤、T 形管缝合不严密等所致，主要表现为术后或次日发生胆汁性腹膜炎或从腹腔引流管中流出胆汁。有时，已发生胆汁性腹膜炎，而腹腔引流管无胆汁流出，胆汁积于膈下或形成腹腔脓肿则表现为发热、腹痛和黄疸。

3. 肺部并发症　术后肺部并发症常见的有肺不张和肺炎，多见于老年人或患慢性支气管炎及长期吸烟的病人。手术后因切口疼痛，病人不愿咳嗽，不能有效地咳出痰液，痰液阻塞支气管引起肺不张、肺炎，表现为病侧呼吸音减弱，呼吸急促，以及发热和白细胞增多。术前练习深呼吸，治疗呼吸道疾病，术后加强排痰，雾化吸入稀释痰液或协助排痰。

（四）心理护理

胆道疾病往往起病急骤，常有剧烈疼痛，严重者有休克等情况，病人常常焦虑不安，护士应该在术前和术后根据病人具体心理状况，以亲切的语言予以安慰，适当解释病情，解除或尽量缓解病人的心理压力，使其主动配合手术治疗及相关护理，取得理想的效果。

五、健康指导

(1) 养成良好的饮食和休息习惯，避免暴饮暴食，以低脂肪、高糖、高蛋白、高维生素、易消化食物为主，少量多餐，多饮水。

(2) 培养良好的卫生习惯，做到餐前、便后洗手，水果等彻底清洗后再食用。有排虫史者及时驱虫，或秋末预防性驱虫。驱虫时宜于清晨空腹或睡前服药。

(3) 带T形管出院病人，告知出院后的注意事项，妥善固定引流管，指导其学会自我护理，定期复查，发现异常及时就诊。

(4) 向病人说明胆道结石复发率高，若出现腹痛、发热、黄疸等不适及时来院复诊。

小结

胆道系统疾病包括胆石症、胆道感染、胆道蛔虫症等，其中前两者常见。重点应放在胆道系统疾病的身心状况和护理措施上，尤其以护理措施为主，注意 T 形管引流病人的护理，以及急性梗阻性化脓性胆管炎病人的抢救。

（刘　凯）

自测题

A_1 型题

1. 急性胆囊炎引起的腹痛常发生于
A. 睡眠时　B. 剧烈运动时
C. 空腹时　D. 油腻餐后
E. 紧张工作时

2. 急性胆囊炎在非手术治疗期间若出现胆囊穿孔，最主要的护理措施是
A. 做好紧急手术的准备　B. 药物止痛
C. 非药物止痛　D. 物理降温
E. 药物降温

A_2 型题

3. 患儿，男，8 岁，突发上腹部钻顶样剧痛，大汗呻吟，呕吐，几分钟后很快缓解，但又反复发作。查体：剑突下轻度深压痛，无腹胀。应考虑为
A. 急性胰腺炎　B. 急性肠梗阻
C. 胆道蛔虫病　D. 急性胆囊炎
E. 急性胃穿孔

4. 病人，男，36 岁，胆道手术后，T 形管引流 2 周，拔管前先试行夹管 1 ～ 2 天。夹管期间应重点观察
A. 引流口有无渗液　B. 体温、脉搏和血压
C. 小便的颜色　D. 饮食睡眠
E. 腹痛、发热、黄疸

5. 病人，男，42 岁。因“急性化脓性梗阻性胆管炎”急诊入院，寒战。体温骤升至 42℃。脉搏 122 次 / 分，血压 80/65mmHg，其休克类型为
A. 感染性休克　B. 低血容量性休克
C. 心源性休克　D. 神经性休克
E. 过敏性休克

6. 病人，女，58 岁，急性右上腹阵发性绞痛，伴寒战高热、黄疸，急诊行胆囊切除、胆总管探查、T 形管引流术，术后观察病人排便情况的最主要目的是
A. 判断病人对脂肪消化和吸收的能力
B. 判断病人肠道功能恢复情况
C. 判断病人胆总管通畅情况
D. 判断病人术后饮食恢复是否合适
E. 及时发现病人有无胃肠道出血

7. 赵某，男，行胆总管切开取石，T 形管引流术。术后第 3 天，护士查房时发现 T 形管无胆汁流出，病人诉腹部胀痛。首先应
A. 用无菌生理盐水冲洗 T 形管
B. 检查 T 形管是否受压扭曲
C. 用注射器抽吸 T 形管
D. 准备 T 形管造影
E. 继续观察，暂不处理

8. 田某，女，50 岁，右上腹部疼痛 1 天。体温 39℃，巩膜黄染，B 型超声示胆总管结石，为警惕急性重症胆管炎，病情观察中要特别注意
A. 体温、面色　B. 血压、神志
C. 腹部体征　D. 恶心、呕吐
E. 血白细胞计数

9. 病人，女，50 岁，胆道手术后病人，以下给该病人做饮食指导错误的是
A. 高脂饮食　B. 多饮水
C. 少量多餐　D. 易消化饮食
E. 低脂饮食

A_3/A_4 型题

（10、11 题共用题干）

病人，女，42 岁，既往健康，近 2 个月出现巩膜、皮肤黄染，呈进行性加重。无腹痛，略消瘦，体检见：肝肋下可触及，右上腹扪及肿大之胆囊，无触痛，无发热。

10. 为明确黄疸性质，最有意义的检查是
A.B 超检查　B.CT 检查
C.MRI 检查　D. 肝功能检查
E.ERCP

11. 如黄疸性质为梗阻性，欲明确梗阻部位。选择下列哪项检查手段为最优
A.MRI 检查　B.ERCP
C.B 超　D. 十二指肠低张造影
E.CT 检查

（12 ~ 15 题共用题干）

病人，女，35 岁，行胆总管切开取石、T 形管引流术，目前为术后第 14 天，T 形管引流液每日 200ml 左右。无腹胀、腹痛，手术切口已拆线。体检示：皮肤及巩膜黄疸逐渐消退，体温 36.5℃，脉搏 84 次 / 分，血压 105 / 60mmHg。

12. 根据病人术后时间及病情，可考虑
    A. 拔除 T 形管　　B. 带 T 形管出院
    C. 继续保留 T 形管 1 周
    D. 继续保留 T 形管 2 周
    E. 继续保留 T 形管 6 周
13. 拔除 T 形管前应试行夹管
    A.12h　　B.1 ～ 2 天
    C.2 ～ 3 天　　D.4 ～ 5 天
    E.7 天
14. 拔除 T 形管后应重点观察有无下列哪项并发症
    A. 肠瘘　　B. 胰瘘
    C. 胆瘘　　D. 胃瘘
    E. 腹腔脓肿
15. 对该病人的健康指导重点为
    A. 定期随访　　B. 活动量指导
    C. 休息时间安排　　D. 饮食指导
    E. 注意腹壁切口的愈合

22

第22章 胰腺疾病病人的护理

随着全球工业化程度和人民生活水平的不断提高，人类疾病谱发生了巨大变化。胰腺疾病的发病率有逐渐上升的趋势，已成为全国范围内严重危害人民身体健康和生命的主要病种之一，是当今国内外研究的难点与热点。

第1节 急性胰腺炎病人的护理

案例22-1

病人，男，45岁，1天前进食后半小时出现上腹正中隐痛，逐渐加重，呈持续性，并向腰背部放射，左侧较为明显，活动时加重，伴低热、恶心、频繁呕吐，呕吐物为胃内容物，呕吐后腹痛无减轻。来院就诊，查体：T 39℃，P 104次/分，R 19次/分，BP 130/80mmHg，急性病容。既往有胆石症多年。CT检查示：胰腺肿大。

问题：

1. 该病人目前的主要护理问题是什么？
2. 该病人应采取何种体位？

一、概　　述

急性胰腺炎是指胰腺分泌的消化酶在胰腺内被异常激活对胰腺自身及周围脏器产生消化所引起的炎症性疾病，是一种常见的外科急腹症。按病理变化可分为急性水肿性（轻症）和急性出血坏死性（重症）胰腺炎。前者病情轻，预后好；而后者病情险恶，死亡率高。

（一）病因及发病机制

1. 胆道疾病　是我国急性胰腺炎最常见的病因，占50%以上，称为胆源性胰腺炎。当胆总管下端发生结石嵌顿、胆道蛔虫症、胆管炎、十二指肠乳头水肿、胆道口Oddi括约肌水肿和痉挛、壶腹部狭窄时，即可引起胰胆管梗阻。梗阻后胆汁经“共同通道”逆流入主胰管，活化胰酶；同时，梗阻可使胰管内压力增高，致胰小管和胰腺腺泡破裂，胰液外溢，损害胰腺组织，使其坏死，导致急性胰腺炎。

考点：急性胰腺炎常见病因：胆石症

2. 过量饮酒和暴饮暴食　西方胰腺炎发病主要与过量饮酒有关，约占60%。乙醇能直接损伤胰腺组织，还能间接刺激胰液分泌，并可刺激Oddi括约肌痉挛、十二指肠乳头水肿，使胰液排除受阻，最终导致胰管内压增高，发生急性胰腺炎；此外，暴饮暴食可促使胰液过量分泌，增加发生急性胰腺炎的概率。

3. 其他　如腹部损伤、胆道手术、ERCP、高脂血症、高钙血症、十二指肠液反流、药物因素等均可引起急性胰腺炎。除上述病因外，少数急性胰腺炎找不到原因，称为特发性胰腺炎。

（二）病理生理

急性胰腺炎按病理改变可分为水肿性和出血坏死性，后者是前者的发展。基本病理改变为不同程度的胰腺充血、水肿、出血和坏死。其病理生理变化是胰腺消化酶被异常激活导致的“自身消化”而引起的局部和全身损害过程。正常情况下，胰液中的酶原不具有活性，仅在十二指肠内被激活后才具有消化功能。在各种致病因素作用的情况下，各种胰酶相继提前在胰管或胰泡内被激活，并对胰腺及周围组织产生“自身消化”，造成全身损害。导致胰腺及胰腺周围组织广泛充血、水肿甚至出血、坏死，并在腹腔及腹膜后渗出大量液体，病人可在早期出现休克；腹膜吸收大量胰酶及有毒物质入血，可导致心、脑、肺、肝、肾等器官损害，引起多器官功能障碍综合征。

1. 急性水肿性胰腺炎 胰腺充血、水肿，多局限在胰体部腹腔内脂肪组织可见皂化斑，偶有轻度出血或局灶性坏死。此型占大多数，预后良好。

2. 出血坏死性胰腺炎 以广泛的胰腺充血、坏死为特征，腺体外观增大、肥厚，呈暗紫色，坏死灶呈灰黑色，全胰腺坏死很少发生。腹腔内脂肪坏死灶和皂化斑，腹膜后可出现广泛组织坏死，腹腔伴有血性渗液，又称重症胰腺炎。晚期坏死组织合并感染，在胰腺或胰周可形成脓肿。

二、护理评估

（一）健康史

询问病人饮食习惯、有无胆道疾病、过量饮酒、胰管肿瘤或结石、手术或损伤史，特别是胃、胆道等手术，腹部受挤压史及慢性胰腺炎病史，有无行逆行胰胆管造影、用药史等。

（二）身心状况

1. 症状

(1) 腹痛：为主要和首发症状。常于饱餐或饮酒后突然发作，呈持续性剧痛，并阵发性加重。疼痛位于上腹正中或偏左，炎症累及全胰时呈束带状疼痛，并放射至两侧腰背部，以左侧为主。腹痛与进食和体位有一定关系，进食后疼痛加剧，屈曲位疼痛缓解。

> **考点：** 急性胰腺炎的主要和首发症状是腹痛，位于中上腹，常向腰背部呈束带状放射

(2) 恶心、呕吐：发作早且频繁，呕吐物为胃、十二指肠内容物，呕吐后腹痛不缓解为其特点。

(3) 其他：合并胆道感染时常伴寒战高热；胰腺坏死伴感染时，持续性高热是主要症状之一，体温可超过 39℃。多数病人出现水、电解质和酸碱失衡，血钙降低时可出现手足抽搐。部分病人以突然休克为主要表现，早期以低血容量性休克为主，晚期合并感染性休克。胃肠出血时可有呕血和便血，严重者可有 DIC 表现。

2. 体征

(1) 腹膜炎体征：急性水肿性胰腺炎，除中上腹部压痛外，常无其他腹膜炎体征；出血坏死性胰腺炎，有明显腹膜刺激征、移动性浊音阳性、肠鸣音减弱或消失。

(2) 皮下出血：少数严重出血坏死性胰腺炎，外溢的胰液沿组织间隙到达皮下，溶解皮下脂肪使毛细血管破裂出血所致。可在腰部、季肋部和腹部皮肤出现大片青紫色瘀斑称为 Grey-Turner 征，脐周围皮肤出现蓝色改变称为 Cullen 征。

(3) 腹胀：是重症胰腺炎的重要体征之一，因肠管在含有大量的胰液、坏死组织和毒素的血性腹水中浸泡而引起麻痹性肠梗阻所致。

3. 心理 – 社会状况 评估病人及家属对疾病的了解程度。因起病急，病情重，应关注病人有无恐惧、焦虑或死亡威胁感等心理反应；由于病程长、治疗过程复杂、花费较大，需了解病人家庭的经济承受能力和社会支持程度。

（三）辅助检查

1. 实验室检查

考点： 血清淀粉酶测定是诊断急性胰腺炎的敏感检查，起病后 2 ～ 12h 后开始升高，超过正常值 3 倍可确诊为本病

(1) 血清、尿淀粉酶测定：最常用、最主要的诊断手段。血清淀粉酶在发病后 2 ～ 12h 后开始升高，24h 时达高峰，4 ～ 5 天后逐渐降至正常；尿淀粉酶在发病 24h 开始升高，48 h 达到高峰，1 ～ 2 周恢复正常。临床认为血清、尿淀粉酶超过正常上限 3 倍才有意义。应注意淀粉酶升高的幅度和病变严重程度不一定成正比。因为严重的出血坏死性胰腺炎，胰腺腺泡广泛破坏，胰酶生成减少，血清、尿淀粉测得值反而不高。

(2) 血钙测定：血清钙降低，主要与脂肪组织坏死后释放的脂肪酸与钙离子结合形成皂化斑有关。血清钙降低的程度能反映病情的严重性和预后；若血钙低于 2.0mmol/L，常预示病情严重。

2. 影像学检查

(1) B 超：为首选检查方法。主要用于胆源性急性胰腺炎，了解胆囊、胆道是否有结石存在。

(2) CT：是急性胰腺炎重要的诊断方法。可鉴别是水肿性还是出血坏死性胰腺炎，以及病变部位和范围，有无胰腺外浸润、浸润范围及程度。

（四）治疗要点与反应

1. 非手术治疗 是急性胰腺炎的基础治疗，适应于急性胰腺炎全身反应期、水肿性胰腺炎及尚无感染的出血坏死性胰腺炎。包括：①禁食与胃肠减压。②补液、防治休克。③解痉镇痛。④抑制胰腺分泌和抗胰酶疗法。⑤营养支持。⑥预防和控制感染。⑦中药治疗。⑧预防并发症。

2. 手术治疗 手术适应证：①非手术治疗无效，病情恶化者；②胰腺坏死继发感染者；③胆源性胰腺炎；④急性出血坏死性胰腺炎，经短时间 (24h) 非手术治疗，多器官功能障碍不能纠正者。手术方式包括清除胰腺和胰周坏死组织，腹腔灌洗引流。若为胆源性胰腺炎，则应同时解除胆道梗阻，使引流通畅。术后胃造瘘引流胃液，减少胰腺分泌；空肠造瘘可待肠道功能恢复时提供肠内营养。

三、护理问题

1. 急性疼痛 与胰腺及周围组织炎症、水肿、出血坏死及胆道梗阻有关。

2. 有体液不足的危险 与腹腔渗出、出血、呕吐、禁食等有关。

3. 营养失调：低于机体需要量 与恶心、呕吐、禁食大量消耗等有关。

4. 体温过高 与胰腺坏死及继发感染有关。

5. 潜在并发症：休克、MODS、感染、出血、胰瘘、肠瘘、胆瘘。

案例 22-1 分析

问题 1 分析：张某因胰腺和周围组织炎症而引起腹痛及发热，故主要护理问题是急性疼痛及体温过高。

四、护理措施

（一）非手术治疗护理

1. 疼痛护理　禁食、胃肠减压，以减少胃酸及胰液的分泌，减少胰腺和周围组织的刺激；遵医嘱给予抗胰酶药、解痉药或止痛药；帮助病人取屈膝侧卧位，以减轻疼痛；并按摩背部，增加舒适感。

考点：急性胰腺炎禁食的目的是减少胃酸及胰液的分泌，为缓解疼痛采取的体位是屈膝侧卧位

护考链接

病人，男，37 岁。因参加朋友聚会大量饮酒后出现上腹部持续性剧痛，向左肩、腰背部放射，并伴恶心、呕吐 5h。疑为急性胰腺炎，护士应为病人采取的体位是

A. 半卧位　　B. 端坐卧位　　C. 弯腰屈膝侧卧位
D. 平卧位　　E. 头低脚高位

分析：急性胰腺炎病人为缓解疼痛，给病人采取屈膝侧卧位，故选择答案 C。

2. 维持水、电解质及酸碱平衡　严密观察生命体征、意识、皮肤黏膜温度和色泽，监测电解质及酸碱平衡情况；记录 24h 液体出入量，必要时监测中心静脉压及每小时尿量变化。若发生休克应迅速建立静脉通道，遵医嘱给予静脉输液，尽快恢复有效循环血量。

3. 营养支持　禁食期间给予肠外营养支持。轻型胰腺炎 1 周后可开始进食无脂低蛋白流质，并逐渐过渡至低脂饮食。重症急性胰腺炎待病情稳定、肠麻痹消除后、血清淀粉酶恢复正常后，可经空肠造瘘管灌注营养；并逐渐过渡至全肠内营养及经口进食。

4. 降低体温　高热者给予物理降温，必要时给予药物降温；遵医嘱应用敏感抗生素控制感染。

5. 心理护理　为病人提供安静舒适的环境，了解其感受，多与病人交流，讲解有关疾病的知识、治疗和康复知识，使病人树立战胜疾病的信心。

案例 22-1 分析

问题 2 分析：目前张某腹痛明显，故应采取弯腰屈膝、侧卧位。

（二）手术治疗护理

1. 术前护理　除非手术治疗护理措施外，还应做好术前常规准备。

2. 术后护理

(1) 一般护理：麻醉清醒前安置平卧位，头偏向一侧，生命体征平稳后取半卧位，继续术前护理。

(2) 引流管护理：胰腺炎病人手术后，可带有胃造瘘管、T 形管、空肠造瘘管、胰周

引流管、腹腔双套管、导尿管、吸氧管等。应区分每条导管放置的部位及作用，并在导管贴上标签，标注管道名称及放置时间，分清管道放置部位及作用，并与相应的引流装置正确连接固定；分别观察和记录各管引流液的性质和量。

3. 并发症护理

(1) 术后出血：术后可能出现腹腔出血和胃肠道应激性溃疡出血。应定时测量血压、脉搏，观察排泄物、呕吐物和引流液色、量、性质。若为血性引流液，并有休克征象，应立即通知医生，遵医嘱给予输液、输血、止血药物等，并立即做好急诊手术的准备。

(2) 胰瘘、胆瘘、肠瘘：若从腹壁渗出或引流出无色透明或胆汁样液体时应疑为胰瘘或胆瘘；若腹部出现明显的腹膜刺激征，且引流出粪汁样或输入的肠内营养液体时，则要考虑肠瘘。应保持负压引流通畅、禁食、胃肠减压和引流管周围皮肤清洁、干燥，并涂以氧化锌软膏，防止胰液对皮肤造成腐蚀。

4. 心理护理 急性出血坏死性胰腺炎，因病情严重，加之术后引流管较多和恢复时间较长，病人容易出现悲观、急躁情绪，应给予更多的关心、体贴和鼓励，帮助病人稳定情绪，使病人树立战胜疾病的信心。

五、健康指导

1. 预防诱因 告知进低脂、清淡、易消化饮食，避免暴饮暴食，禁烟酒；积极治疗胆道疾病、高脂血症，消除急性胰腺炎的诱发因素。

2. 休息与活动 应避免劳累，保持良好心态，避免情绪激动。

3. 定期复查 若出现腹部包块、腹痛、腹胀、呕吐等症状，及时就诊。

第 2 节　胰腺癌病人的护理

一、概　述

胰腺癌是一种恶性程度很高的消化道肿瘤，发病率有明显增高的趋势。发病年龄多在 40 岁以上，男性多于女性。胰腺癌包括胰头癌、胰体尾部癌，胰头癌占胰腺癌的 70% ～ 80%。

（一）病因

病因尚不确定，近年研究证明，胰腺癌的发生与下列因素有关：①吸烟：是发生胰腺癌的主要危险因素，烟雾中的亚硝胺有致癌作用；②高蛋白和高脂肪饮食：可增加胰腺对致癌物质的敏感性；③其他：如长期接触某些金属、石棉、糖尿病、慢性胰腺炎等，发生本病的危险性高于一般人群。

（二）病理

导管细胞腺癌在胰腺癌中最多见，约占 90%；此外有腺泡细胞癌，黏液囊腺癌少见。导管细胞腺癌组织学特点为致密的纤维性硬癌，浸润性强；与周围组织无明显界限。主要转移和扩散方式为局部浸润和淋巴转移，部分经血行转移至肝、肺、骨、脑等处。

二、护理评估

考点：胰腺癌好发于胰头部，以导管细胞腺癌最常见。吸烟是该病的主要危险因素

（一）健康史

了解病人有无吸烟及饮酒嗜好，时间及数量；评估病人有无长期高蛋白、高脂肪饮食史；有无其他伴随疾病，如糖尿病、慢性胰腺炎等；家族中有无胰腺肿瘤或其他肿瘤病人。

（二）身心状况

1. 症状

(1) 腹痛：是最早出现的症状。因胰管梗阻引起胰管内压力增高，甚至小胰管破裂，造成胰液外溢至胰腺组织呈慢性炎症所致。表现为进行性加重的上腹部闷胀不适、隐痛、钝痛、胀痛，向腰背部放射。晚期腹痛加重，出现持续性剧烈疼痛，甚至昼夜腹痛不止，一般止痛剂不能缓解。

考点：胰腺癌的首发症状是腹痛

护考链接

病人，男，56 岁。既往有吸烟史 20 余年，因近 1 个月来出现上腹部疼痛、黄疸、体重下降来院就诊，诊断为胰腺癌。该病人最有可能出现的首发症状是

A. 黄疸　　B. 消瘦　　C. 发热

D. 腹痛　　E. 出血

分析：胰腺癌的首发症状为上腹痛及上腹饱胀不适（腹痛），故选择答案 D。

(2) 黄疸：是主要的症状。约 80% 病人出现黄疸，以胰头癌病人最常见，因其接近胆总管，使之浸润或压迫所致。黄疸呈进行性加重，可伴有皮肤瘙痒，茶色尿和陶土色大便。

(3) 消化道症状：由于胰液和胆汁排出受阻，常有食欲减退、腹胀、腹泻和便秘，厌食油腻食物，部分病人出现恶心、呕吐。晚期肿瘤侵及十二指肠可出现消化道梗阻或消化道出血。

(4) 消瘦和乏力：是主要临床表现之一，病人在短期内即有消瘦、乏力、体重严重下降，同时伴有贫血、低蛋白血症。

2. 体征　可触及肿大的肝脏和胆囊。晚期可触及上腹部肿块、腹水或远处转移症状。

3. 心理 – 社会状况　了解病人及家属对疾病的认识程度，有无不良的心理反应，病人及家属对术前及术后护理配合、注意事项的了解程度；了解病人家庭经济状况、社会支持状况等。

（三）辅助检查

1. 实验室检查　包括血生化检查和免疫学检查：①血清生化检查：可有血、尿淀粉酶一过性升高，空腹及餐后血糖升高。胆道梗阻时血清总胆红素和直接胆红素升高；碱性磷酸酶和氨基转移酶可升高。②免疫学检查：常用于诊断胰腺癌的肿瘤标志物有糖类抗原(CAl9-9)、癌胚抗原（CEA）、胰胚抗原（POA）。

2. 影像学检查　① B 超：为首选的检查方法。可发现直径在 2cm 以上的胰腺肿块，并显示胆囊肿大，胆管扩张。② CT、MRI：是诊断胰腺癌的重要手段。能清楚显示肿瘤部位、与邻近器官的关系及后腹膜淋巴结转移情况。③内镜逆行胰胆管造影（ERCP）：可显示胆管或胰管的狭窄或扩张，并能进行活检，检查的同时可在胆管内植入支架管，以减轻黄疸。

考点：胰腺癌的首发检查是 B 超

④经皮肝穿刺胆管造影（PTC）：可了解胆道的变化，有无胆总管下段狭窄及狭窄程度。

3. 细胞学检查 在行 ERCP 检查时收集胰液查找癌细胞；及在 B 超或 CT 引导下，经皮穿刺胰腺的病变组织，涂片行细胞学检查。

（四）治疗要点与反应

1. 手术治疗 是治疗胰腺癌最主要的方法。尚无远处转移的胰头癌，均需采取手术切除。不能切除者行姑息性手术。

（1）根治性手术常用的手术方式有：胰头十二指肠切除术（Whipple 术）、保留幽门的胰头十二指肠切除术（PPPD）、胰体尾部切除术。

（2）姑息性手术常用的术式有：胆肠内引流术，解除梗阻性黄疸；胃空肠吻合术，解除十二指肠梗阻。

2. 辅助治疗 包括化疗、放射治疗、介入治疗、基因治疗和免疫治疗等。

三、护理问题

1. 焦虑 与诊断为癌症、对治疗缺乏信心、担心预后等有关。

2. 急性疼痛 与癌肿侵犯腹膜后神经丛、胰管梗阻及手术创伤有关。

3. 营养失调：低于机体需要量 与食欲缺乏、呕吐及癌肿消耗有关。

4. 潜在并发症：感染、胆瘘、胰瘘、出血、血糖异常等。

四、护理措施

（一）术前护理

1. 心理护理 护士应同情、理解病人。通过交流了解病人的真实感受及对疾病知识的掌握程度，有针对性地进行健康指导。同时可邀请同病室或相同疾病的其他病人介绍经验。每次检查及护理前给予解释，使病人能够配合治疗与护理。帮助病人和家属进行心理调节，使之树立战胜疾病的信心。

2. 疼痛护理 对于疼痛剧烈的病人，及时给予有效的镇痛药，并教会病人应用各种非药物止痛的方法。

3. 改善营养状况 监测相关营养指标，指导病人进食高热量、高蛋白、高维生素、低脂肪饮食。营养不良者，给予肠外营养支持。有黄疸者，静脉补充维生素 K，改善凝血功能。

4. 血糖异常的护理 动态监测血糖，合并高血糖者，调节饮食，遵医嘱应用胰岛素，控制血糖水平。

5. 肠道准备 术前 3 天开始口服抗生素抑制肠道细菌，预防术后感染；术前 2 天进流质饮食；术前晚清洁灌肠，以减少术后腹胀及并发症的发生。

（二）术后护理

1. 病情观察 密切观察病人生命体征、腹部体征、伤口及引流情况，准确记录 24h 出入水量，必要时监测中心静脉压及每小时尿量。

2. 营养支持 术后早期需禁食，禁食期间给予肠外营养支持，维持水、电解质平衡，必要时输入血浆、白蛋白等。拔除胃管后给予流质、半流质饮食，逐渐过渡至普食。术后胰腺外分泌功能减退，易发生消化不良、腹泻等，应根据胰腺功能给予消化酶制剂。

3. 并发症的观察和护理 术后并发症主要包括感染、胆瘘、胰瘘、出血、血糖异常等。

①感染：术后严密观察有无发热、腹痛、腹胀、白细胞计数，观察切口敷料，保持引流通畅，合理应用抗生素，防止腹腔内感染。②胆瘘：术后若出现发热、右上腹痛、腹肌紧张及反跳痛；T 形管引流量突然减少；腹腔引流管引出或伤口敷料渗出黄绿色胆汁样液体，疑为胆瘘。应密切观察 T 形管、腹腔引流管的色、质、量并做好记录，保持引流通畅，加强营养支持。必要时手术治疗。③胰瘘：术后 1 周左右，若病人突发剧烈腹痛、腹胀、发热、腹腔引流管引出或伤口敷料渗出清亮液体，疑为胰瘘。应持续负压引流，保持引流通畅，静脉营养支持，用生长抑素抑制胰液分泌，用氧化锌软膏保护周围皮肤。④出血：术后严密观察病人的生命体征、伤口敷料及引流液的颜色、性质及量，准确记录出入水量。有出血倾向者及时通知医生，遵医嘱应用止血药，必要时做好手术准备。⑤血糖异常：动态监测血糖，合并高血糖者，调节饮食并遵医嘱应用胰岛素。

4. 心理护理 多与病人交流，鼓励病人倾诉自己的想法和感受，教会病人减轻焦虑的方法。加强与家属的沟通和联系，尽量帮助解决病人的后顾之忧。

五、健康指导

1. 合理饮食 戒烟酒，少食多餐，均衡饮食。

2. 休息与活动 劳逸结合，保持良好的心情。

3. 按计划化疗 坚持放化疗，化疗期间定期复查血常规。

4. 定期复查 术后每 3～6 个月复查 1 次。出现消瘦、乏力、贫血、发热等症状及时就诊。

小结

急性胰腺炎分为急性水肿性（轻症）和急性出血坏死性（重症）胰腺炎，发病后的身心改变以腹痛为主要和首发表现，伴有恶心、呕吐，严重者寒战高热，甚至休克；并有腹膜炎体征、皮下出血及腹胀。急性胰腺炎非手术治疗应注意疼痛护理，维持水、电解质及酸碱平衡，营养支持及高热病人的护理，应用敏感抗生素控制感染；术后护理重点是引流管的护理。胰腺癌以胰头癌最多见，发病后的身心改变有腹痛、黄疸，常伴有消化道症状及消瘦和乏力。胰腺癌的主要治疗方法是手术治疗，护理中应注意加强术前及术后护理，及时发现和处理并发症。

（夏玉婷）

自测题

A_1 型题

1. 急性胰腺炎发病的最主要原因是
   A. 暴饮暴食　B. 梗阻（胆道疾病）
   C. 酒精中毒　D. 高血脂，高血钙
   E. 外伤、手术
2. 急性胰腺炎的首发症状是
   A. 呕吐　B. 休克
   C. 恶心　D. 腹痛
   E. 发热
3. 出血性胰腺炎的最常见的并发症是
   A. 胰腺脓肿　B. 化脓性感染
   C. 急性肾衰竭　D. 休克
   E . 胰腺假性囊肿
4. 急性胰腺炎为减轻疼痛，可采取何种体位

A. 去枕平卧　　B. 屈膝侧卧
C. 俯卧　　D. 半坐卧位
E. 头低脚高

5. 急性胰腺炎的最先升高的是
A. 尿淀粉酶　　B. 血淀粉酶
C. 血糖　　D. 血钙
E. 血脂肪酶

6. 胰腺癌好发的部位是
A. 胰体、尾部　　B. 胰颈部
C. 全胰腺　　D. 胰头部
E. 胰尾部

7. 胰头癌的典型表现是
A. 腹绞痛　　B. 腹胀痛
C. 呕血　　D. 进行性黄疸
E. 便血

8. 胰腺癌最常见的首发症状是
A. 上腹痛及上腹饱胀不适
B. 黄疸
C. 食欲缺乏
D. 消化不良
E. 乏力、消瘦

A_2 型题

9. 病人，男，50 岁，于昨日行 ERCP 检查后出现腹部持续性疼痛，血清淀粉酶检查增高，考虑该病人为
A. 急性胃炎　　B. 急性胰腺炎
C. 急性胆囊炎　　D. 胆管梗阻
E. 急性小肠炎

10. 病人，男，40 岁，既往患胆结石，今日晚餐后突然出现上腹痛，阵发性加剧，呕吐频繁，呕吐物中含胆汁，呕吐后腹痛未减轻。血淀粉酶为 2300U/L。入院后，该病人的饮食护理为
A. 少食多餐　　B. 高脂饮食
C. 禁食　　D. 低蛋白饮食
E. 低纤维饮食

11. 病人，男，45 岁，因腹痛 2 天，诊断为急性胰腺炎血淀粉酶为 2600U/L，血钙降低。该病人的主要表现为
A. 上腹胀痛呕吐、腹泻
B. 上腹持续疼痛、阵发性加剧，并呈束带状放射至腰背部
C. 上腹中间或稍偏左疼痛伴腹泻
D. 进食后上腹胀痛伴反酸、嗳气
E. 中腹部间歇性疼痛伴嗳气

A_3/A_4 型题

（12 ～ 13 题共用题干）

病人，男，60 岁，进行性黄疸 2 个月。诊断为胰头癌，行胰、十二指肠切除术，术后第 5 天突然出现全腹剧烈疼痛，腹肌紧张，腹腔穿刺抽出含胆汁的液体少许。

12. 此病人最可能出现
A. 膈下脓肿　　B. 术后急性腹膜炎
C. 嵌顿性内疝　　D. 胆囊穿孔
E. 胰空肠吻合口瘘

13. 目前最合适的处理方法是
A. 立即手术修补瘘口
B. 保持胃肠减压通畅
C. 补液、抗生素治疗
D. 在瘘口周围置管吸引及腹腔引流术
E. 中心静脉置管，TPN

（14 ～ 17 题共用题干）

病人，男，37 岁，饱餐后突然出现上腹部剧痛，疼痛迅速波及全腹，伴恶心、呕吐，吐后腹痛未减轻，发病 1h 来院就诊。查体：急性病容，血压 85/50mmHg，脉搏 120 次 / 分，全腹压痛、反跳痛、肌紧张，肠鸣音消失。白细胞、中性粒细胞升高。既往患胆结石。

14. 病人最有可能的诊断是
A. 急性胆管炎　　B. 急性胰腺炎
C. 急性肠梗阻　　D. 胃溃疡穿孔
E. 急性阑尾炎

15. 为明确诊断，应进行下列哪项检查
A. 腹部 B 超　　B. 腹部 CT 检查
C. 静脉胆道造影　　D. 血、尿淀粉酶测定
E. 腹腔穿刺

16. 病人发病的主要诱因是
A. 不洁饮食　　B. 胆结石
C. 急性创伤　　D. 暴饮暴食和胆结石
E. 酗酒

17. 病人目前的护理诊断不包括
A. 急性疼痛　　B. 焦虑、恐惧
C. 体液过多　　D. 体液不足
E. 潜在并发症：休克

23

第 23 章 外科急腹症病人的护理

急腹症是以急性腹痛为突出表现需要紧急处理的腹部疾病，外科急腹症是指通常需要外科治疗的急腹症。急腹症具有发病急、病情重、变化快、病情复杂的特点，常涉及内、外、妇、儿等多学科。

一、概 述

外科急腹症是指以急性腹痛为主要表现，需要早期诊断和紧急处理的腹部外科疾病。临床特点：起病急、病情重、发展迅速，病情多变。一旦延误诊断、治疗或护理不当，将会给病人带来严重危害甚至死亡。在护理过程中加强病情观察，及时采取正确的护理措施十分重要。

（一）病因

引起外科急腹症的常见疾病有以下几种类型：

1. 腹腔内脏器急性炎症 如急性阑尾炎、急性胆囊炎、急性胆管炎、急性胰腺炎等。

2. 胃肠急性穿孔 如胃十二指肠溃疡穿孔、阑尾穿孔、小肠穿孔、外伤引起的胃肠穿孔等。

3. 空腔脏器梗阻 如胆石症、胆道蛔虫病、肠梗阻、尿石症等。

4. 腹腔内脏器破裂或扭转 如急性肝破裂、脾破裂、肠扭转等。

5. 腹腔内血管病变 如肠系膜动脉栓塞、脾栓塞等。

（二）病理

由于急腹症的病因、部位和缓解程度的不同，腹痛的表现也各不相同。

1. 内脏神经痛 是由内脏神经感觉纤维传入的疼痛。特点：定位不精确，感觉模糊，腹腔内脏对刺、割、灼等刺激不敏感，但对牵拉、膨胀、痉挛和缺血等刺激较敏感，多为痉挛、不适、钝痛、灼痛，常伴恶心、呕吐、出汗等。

考点：内脏痛的特点

2. 躯体神经痛 是由躯体神经痛觉纤维传入的疼痛。特点：感觉敏锐，定位准确，可因咳嗽、体位变化而加重，可伴有局部腹肌紧张、压痛及反跳痛等。

3. 牵涉性疼痛 也称放射痛，是指内脏病变产生的感觉信号被定位于远离该内脏的身体其他部位引起疼痛。

二、护理评估

考点：躯体神经痛的特点

（一）健康史

急性腹痛常与饮食有关，了解发病前饮食情况，如溃疡病穿孔常发生在饱餐后，急性胰腺炎多有过量饮酒或暴食史，急性胆囊炎、胆石症发病常在进油腻食物后，肠扭转常有饱餐后剧烈运动史；询问既往有无腹部手术史及高血压、高血脂病史。了解病人的月经史，对腹痛的诊断有重要意义，如宫外孕破裂多有停经史。

（二）身心状况

1. 腹部症状 主要表现为急性腹痛。重点评估腹痛的部位、范围、性质及程度等。

(1) 腹痛的部位及范围：腹痛开始部位或最显著部位一般就是病变器官的部位，如胃十二指肠、胆道、胰腺的病变，腹痛大多始于中上腹，迅速波及全腹。

1) 转移性腹痛：如急性阑尾炎的转移性右下腹痛。早期腹痛的定位常不明确，当刺激波及壁腹膜时，疼痛才转移到右下腹痛。

2) 牵涉痛或放射痛：腹痛的同时其他部位也发生疼痛即牵涉痛，如胆囊炎、胆石症常表现有右肩或右肩胛下角处疼痛；急性胰腺炎可伴左肩痛或左右肋缘至背部疼痛；肾、输尿管结石向下腹部、腹股沟区或会阴部的放射痛等。

(2) 腹痛发生的缓急：炎症性疾病腹痛起始缓慢并逐渐加重。空腔脏器穿孔或梗阻、腹内脏器扭转或绞窄、实质性脏器破裂等腹痛突然发生且迅速加重。

(3) 腹痛的性质：常可反映腹内脏器病变的类型或性质：①持续性钝痛或隐痛：多因腹腔炎症或出血引起，如胆囊炎、脾破裂。②阵发性绞痛：因平滑肌痉挛所致，见于空腔脏器梗阻，如机械性肠梗阻、胆石病、输尿管结石等。胆道蛔虫病常表现为剑突下间歇性“钻顶样”剧痛。③持续性疼痛伴阵发性加剧：多表示炎症和梗阻并存，如绞窄性肠梗阻早期和胆石病合并感染。④其他：溃疡病穿孔可引起化学性腹膜炎而呈刀割样剧痛；持续性胀痛为麻痹性肠梗阻的特征。

(4) 腹痛的程度：不同的疾病腹痛程度可有差异。①轻度腹痛：一般炎症性刺激腹痛较轻。②重度腹痛：梗阻性疾病往往表现为剧烈绞痛，辗转不安；绞窄性疾病和消化道穿孔、急性胰腺炎引起的化学性腹膜炎的腹痛剧烈，甚至发生休克。

(5) 伴随症状

1) 呕吐：腹痛初期常因内脏神经末梢受刺激而有轻度的反射性呕吐；腹膜炎病人的呕吐，可因肠麻痹所致，亦可因毒素吸收后刺激呕吐中枢所致，一般呈溢出性。幽门梗阻时呕吐物无胆汁，高位肠梗阻可吐出大量胆汁，低位肠梗阻呕吐物有粪臭，绞窄性肠梗阻呕吐物可为血性或咖啡色。机械性肠梗阻因肠腔积液与痉挛，呕吐可频繁而剧烈。

2) 排便排气改变：腹痛后肛门停止排便排气，是肠梗阻典型症状之一；果酱样血便或黏液血便，是肠套叠等肠管绞窄的特征；腹腔脏器炎症伴有大便次数增多或里急后重感，应考虑盆腔脓肿形成。

3) 其他：腹痛后发热，表示有继发感染；出现黄疸，可能系肝胆疾病或继发肝胆病变；血尿应考虑泌尿系损伤、结石或感染等。

2. 腹部体征 各种原因引起的急腹症，出现相应的腹部体征：①视诊：注意观察腹部是否对称，腹部形态及腹式呼吸运动情况，是否出现胃、肠型或蠕动波，有无局限性隆起或腹股沟肿块等。②触诊：压痛最明显的部位往往是病变所在位置。若有腹膜刺激征，应了解其部位、范围及程度。若触及腹部包块时，注意部位、大小、形状、质地、活动度等，并结合其他表现或检查以区别炎性包块、肿瘤、肠套叠或肠扭转、尿潴留等。③叩诊：移动性浊音提示腹腔内有积液或积血；肝浊音界缩小或消失见于消化道穿孔；鼓音表示肠胀气。④听诊：肠鸣音亢进伴气过水声、金属音多为机械性肠梗阻；肠鸣音减弱或消失提示肠麻痹、低钾血症等。

3. 直肠指检　是判断急腹症病因及病情变化简便而有效的方法。注意直肠温度、有无触痛、是否触及肿块等。如急性阑尾炎时直肠右侧触痛，有直肠膀胱陷凹（或直肠子宫陷凹）脓肿时直肠前壁饱满、触痛、有波动感，指套染有血性黏液应考虑肠管绞窄或肠套叠等。

4. 心理－社会状况　急腹症起病急、病情重、发展迅速，常需紧急手术，病人和家属容易产生恐惧不安的心理，表现出无助、不合作。评估病人和家属对疾病知识的了解程度。

（三）急腹症的鉴别

急腹症的鉴别涉及外科、内科、妇科等许多疾病，而外科急腹症又包括炎症、穿孔、出血、梗阻、绞窄等不同病理情况。

1. 内科腹痛特点　①一般先发热或先呕吐，后出现腹痛，或呕吐、腹痛同时发生。常伴有发热、咳嗽、胸闷、胸痛、气促、心悸、心律失常、呕吐、腹泻等症状。②腹痛或压痛均较轻，部位不固定，无明显腹肌紧张。③查体或辅助检查等可明确诊断。

2. 妇科腹痛特点　①以下腹部或盆腔内疼痛为主，可向会阴部放射。②常伴有白带增多、阴道流血，或有停经史、月经不规则，或与月经周期有关。③妇科检查可明确诊断。

3. 外科腹痛特点　①一般先有腹痛，后出现发热等伴随症状。②腹痛或压痛程度重，部位较固定。③常出现腹膜刺激征，甚至休克。④可伴有腹部肿块或其他外科特征性体征及辅助检查表现。临床常见外科急腹症的特点如下：

(1) 胃十二指肠溃疡急性穿孔：①有溃疡病史。②突发的上腹部持续性刀割样剧痛，迅速扩散至全腹。③明显的腹膜刺激征，肝浊音界缩小或消失。④立位X线检查可见膈下游离气体。

(2) 急性胆囊炎：①常发生在进油腻食物后。②右上腹绞痛，并向右肩背部放射。③右上腹有压痛、肌紧张，Murphy征阳性。④B超检查显示胆囊肿大、壁增厚，可见胆囊结石。

(3) 急性胆管炎：典型的症状为Charcot三联征，即腹痛、寒战高热、黄疸；感染加重引起急性梗阻性化脓性胆管炎时，除Charcot三联征外，病人还有休克和神经系统症状，即Reynolds五联征。B超可见胆管扩张及胆管结石。

(4) 急性胰腺炎：①多有胆道疾病史或于暴饮暴食、饮酒后发生。②突然发生上腹部持续性剧烈疼痛，可向左肩及腰背部放射。③血、尿淀粉酶增高。④B超和CT检查见胰腺肿大。

(5) 急性阑尾炎：典型表现为转移性右下腹痛和右下腹固定压痛。

(6) 急性肠梗阻：①突然发生的腹部绞痛，呈阵发性发作。如腹痛加剧呈持续性，可能发生肠绞窄或穿孔；②腹痛时常伴恶心呕吐。③低位肠梗阻有明显腹胀；绞窄性肠梗阻腹胀多不对称；麻痹性肠梗阻表现为均匀全腹胀。④停止排便排气。⑤机械性肠梗阻时肠鸣音亢进，有气过水声或金属音；麻痹性肠梗阻时肠鸣音减弱或消失；⑥X线检查见肠管内多个气液平面。

考点：内科急腹症和外科急腹症的不同特点

(7) 腹内脏器破裂出血：有腹部外伤史，腹痛始于受伤部位，出血量大者可出现休克，腹腔穿刺可抽出不凝固血液。

（四）辅助检查

1. 实验室检查　白细胞计数及中性粒细胞比例升高，提示腹腔内感染；血红蛋白、红细胞计数和血细胞比容降低，提示腹腔内出血；尿液中见大量红细胞，提示泌尿系损伤或结石；粪便隐血试验阳性，提示消化道出血；血、尿淀粉酶明显升高，提示急性胰腺炎。

2. 影像学检查　①X线检查：消化道穿孔或破裂可见膈下游离气体；机械性肠梗阻时立位腹部平片可见肠管内多个气液平面；麻痹性肠梗阻时可见肠管扩张。②B超检查：为诊断实质性脏器损伤和占位性病变的首选方法，亦可了解腹腔内积液、积血及其部位和量；

胆石病和泌尿系结石可见回声。③ CT、MRI 检查：对实质性脏器损伤、腹腔内占位性病变及急性坏死性胰腺炎的诊断极有价值。

考点：腹腔穿刺的结果及临床意义

3. 诊断性腹腔穿刺 让病人向穿刺侧侧卧 5min，在脐与髂前上棘连线的中、外 1/3 交界处或经脐水平线与腋前线交界处穿刺。若抽出不凝固性血液，提示腹腔内脏器出血；若为混浊液体或脓液，多为腹腔感染或消化道穿孔；若为胆汁性液体，常提示胆囊穿孔；若疑为急性胰腺炎，可将穿刺液做淀粉酶值测定。

（五）治疗要点与反应

急腹症发病急、进展快、病情危重。应采取准确和有效的治疗措施。

1. 非手术治疗 严密观察生命体征和腹部体征的变化；禁食，胃肠减压，纠正水、电解质失衡；解痉及应用抗生素；动态监测各项辅助检查结果。

2. 手术治疗 诊断明确，病情严重的病人应立即手术；诊断不明，但腹痛和腹膜炎体征加剧，全身中毒症状严重者，在非手术治疗的同时，积极做好术前准备，及早手术治疗。

三、护理问题

1. 急性疼痛 与腹腔器官的炎症、出血、穿孔、损伤、梗阻等病变有关。

2. 恐惧 与突然发病、剧烈疼痛、紧急手术、担忧预后等有关。

3. 体液不足 与禁食、胃肠减压和腹腔渗液、呕吐、肠腔积液等有关。

4. 潜在并发症：休克、腹腔脓肿等。

四、护理措施

（一）非手术治疗的护理

1. 一般护理 ①体位：一般情况良好，血压平稳无休克，取半卧位。②饮食：病人入院后暂禁饮食。

2. 严密观察病情变化 ①定时观察生命体征变化，观察有无体液紊乱或休克表现。②定时观察腹部症状和体征，如腹痛的部位、范围、性质和程度，有无牵涉性痛。腹部检查见腹膜刺激征出现或加重，提示病情恶化。③动态观察实验室检查结果。④记录 24h 出入量。⑤注意观察有无腹腔脓肿形成。

考点：对诊断尚未明确的急腹症病人，要严格执行“四禁”

3. 四禁 严格执行“四禁”，即禁饮禁食、禁用止痛剂、禁服泻药、禁止灌肠。急腹症病人诊断不明或治疗方案未确定前，应禁用吗啡、哌替啶等麻醉性镇痛药，以免掩盖病情；禁饮禁食、禁服泻药、禁止灌肠，以免增加消化道负担导致炎症扩散，加重病情。

护考链接

病人，男，29 岁。因车祸导致腹部受伤，诉腹部剧烈疼痛，并伴有恶心、呕吐。查体：腹部压痛、反跳痛，肌紧张。疑该病人有腹腔脏器穿孔。护士对病人采取的护理措施中错误的是

A. 禁食、胃肠减压　　B. 建立静脉输液通道　　C. 肌内注射吗啡

D. 纠正酸碱平衡紊乱　　E. 做好术前准备

分析：病人已出现腹膜炎的表现，但诊断尚不明确。对诊断未明的急腹症病人禁用吗啡，故选择答案 C。

4. 治疗配合　①胃肠减压：根据病情，必要时行胃肠减压。急性肠梗阻、胃肠道穿孔或破裂者必须进行胃肠减压。②输液、输血：建立通畅的静脉输液通道，必要时输血。防治休克，纠正水、电解质、酸碱平衡紊乱，纠正营养失调。③抗感染：很多急腹症的病因都与感染有关，根据医嘱使用抗生素，注意给药剂量、时间、途径及配伍禁忌等。④疼痛护理：病人腹痛时，安慰病人，并取半卧位。

5. 心理护理　病人因担心病情和预后，常表现为恐惧、焦虑和躁动。应关心病人，向病人解释引起腹痛的可能原因，各项操作前耐心解释，以取得病人的配合，同时稳定病人情绪。

（二）手术病人的护理

1. 术前准备　及时做好药物皮肤过敏试验、备皮、配血、相关常规实验室检查或器官功能检查等。急腹症病人一般禁止灌肠，禁止服用泻药，以免造成感染扩散。

2. 术后护理　参看其他章节相关疾病的护理措施。

3. 心理护理　加强护患沟通，注意倾听病人主诉。对担忧术后并发症或手术对生活质量造成影响的病人，加强心理护理，指导病人正确应对。为病人提供相应的健康指导。

五、健康指导

(1) 指导病人形成良好的饮食习惯。积极控制急腹症的各种诱发因素，如消化性溃疡者要正规治疗，定时服药；反复发作粘连性肠梗阻者，应避免暴饮暴食及饱餐后剧烈运动。

(2) 加强营养，促进康复。急腹症术后注意早期活动，以预防肠粘连。

小结

引起外科急腹症的常见疾病有腹腔内脏器急性炎症、胃肠急性穿孔、空腔脏器梗阻、腹腔内脏器破裂或扭转、腹腔内血管病变。具有起病急、病情重、进展快、病因复杂、诊断困难、死亡率高等特点。发病后以急性腹痛为最突出的表现，且根据引起病因的不同，腹痛的部位、范围、性质及程度各有差异。护理时要严密观察病情，采取合适的体位，禁饮食、禁止灌肠、禁服泻药、禁用吗啡类止痛剂，并做好输液、胃肠减压、抗感染和手术前后的护理。

（夏玉婷）

自测题

A_1 型题

1. 下列属于外科急腹症特点的是
   A. 先发热或先呕吐，后才腹痛
   B. 先有腹痛，后出现发热等伴随症状
   C. 无明显腹肌紧张
   D. 有停经史，月经不规则
   E. 腹痛或压痛部位不固定，程度均较轻

2. 下列叙述属于内科急腹症特点的是
   A. 先发热或先呕吐才腹痛，或呕吐腹痛同时发生
   B. 先有腹痛，后出现发热等伴随症状
   C. 可出现腹膜刺激征
   D. 有停经史，月经不规则
   E. 腹痛或压痛部位比较固定，程度重

3. 急腹症最重要的局部体征是
   A. 肠鸣音减弱　　B. 腹膜刺激征

C. 腹式呼吸运动减弱　　D. 腹壁肌肉紧张
E. 腹痛有移动性浊音

4. 下列急腹症病人必须做胃肠减压的是
A. 急性肠梗阻　　B. 老年急腹症病人
C. 急腹症伴糖尿病人
D. 急腹症伴腹膜刺激征
E. 急腹症伴移动性浊音

5. 麻痹性肠梗阻引起腹痛的特点是
A. 持续性痛、阵发性加剧
B. 间歇性
C. 持续性胀痛
D. 阵发性绞痛
E. 刀割样锐痛

6. 判断急腹症病因及其病情变化的简易有效的方法
A. 直肠指检　　B. 腹腔穿刺
C. 腹腔镜　　D. 腹腔灌洗
E. B 超

7. 炎性急腹症疼痛的特点是
A. 腹痛突然发生或加重，呈持续性剧痛
B. 腹痛较轻，呈持续性
C. 起病急，呈阵发性腹部绞痛
D. 起病缓慢，腹痛由轻至重，呈持续性
E. 起病急，呈持续性阵发性加重

8. 急腹症伴有大出血休克体征者应给予
A. 去枕仰卧位　　B. 平卧位
C. 坐位　　D. 半卧位
E. 头低脚高位

9. 对诊断尚未明确的急腹症病人，不可以采取的措施是
A. 及时补液　　B. 给病人灌肠
C. 用阿托品解痉　　D. 抽血，查血常规
E. 禁食、胃肠减压

10. 外科急腹症绞窄性病变的特征性表现是
A. 休克　　B. 腹腔出血
C. 刀割样剧痛　　D. 腹膜刺激征
E. 黏液血便

11. 给急腹症病人行直肠指检时病人主诉右侧触痛应该考虑
A. 消化道出血　　B. 急性胆囊炎
C. 急性阑尾炎　　D. 急性胰腺炎
E. 肠管绞窄

A_2 型题

12. 病人，男，50 岁。饱餐酗酒后 2h，上腹部持续性剧痛并向左肩，腰背部放射，伴恶心呕吐，12h 后来院急诊。目前有助于诊断检查的是
A. 腹腔穿刺　　B. 血、尿淀粉酶测定
C. 血常规　　D. 腹部 B 超检查
E. 胸、腹 X 线片

13. 病人，男，37 岁。消化道溃疡反复发作多年，突然出现剧烈腹痛，腹肌紧张呈板状腹，最可能的诊断是
A. 脾破裂　　B. 急性胰腺炎
C. 急性胆囊炎　　D. 肾破裂
E. 胃或十二指肠穿孔

A_3 型题

（14 ~ 16 题共用题干）

病人，男，32 岁。既往有胃病史，近一周来常感上腹疼痛，4h 前突发上腹部疼痛，伴有恶心、呕吐。查体：腹部压痛、肌紧张，肝浊音界缩小。X 线检查可见膈下游离气体。

14. 首先考虑的是
A. 急性阑尾炎穿孔　　B. 胆囊炎穿孔
C. 急性胰腺炎　　D. 溃疡穿孔
E. 急性肠梗阻

15. 如需做进一步的诊断检查可用
A. 腹腔镜　　B.X 线检查
C. 腹腔穿刺　　D. 腹腔灌洗
E. CT

16. 如对病人采取非手术治疗，下列错误的是
A. 补充营养
B. 纠正水、电解质紊乱及酸碱失衡
C. 禁食
D. 用吗啡止痛
E. 防止休克

24

第24章　周围血管疾病病人的护理

在日常生活中，我们常看到有人大热天不敢穿短裤，追究其原因：一是小腿出现很多蜿蜒如蛇的条形肿物，难看不敢示人；二是老觉得下肢发凉怕冷。这种现象就是我们这章要讲到的下肢静脉曲张。也有人患上了“脉管炎”四处求医，迁延不愈，造成了很大的痛苦。下面我们就一起来学习这两种疾病的护理，为病人提供更好的健康指导和服务。

第1节　下肢静脉曲张病人的护理

案例 24-1

病人，男，55岁，教师。该病人出现下肢酸胀伴水肿多年，晚间抬高患肢会减轻。近2年出现右足靴区的皮肤发红，时有瘙痒，并逐渐加重。查体，该病人右大腿内侧、小腿后出现迂曲扩张的静脉团，足靴区有色素沉着，皮肤增厚。诊断为下肢静脉曲张。

问题：

1. 如果决定手术治疗，那么术前必须做的特殊检查是什么？
2. 术后为什么要让病人早期活动？

一、概　　述

下肢静脉曲张指下肢浅静脉迂曲、扩张而呈曲张状态为主要表现的一种疾病。下肢静脉曲张多见于大隐静脉及其属支，部分人见于小隐静脉。常并发小腿慢性溃疡。下肢静脉曲张是下肢血管最常见的疾病之一。长时间负重及站立工作者多发。

下肢静脉曲张按病因不同分为以下两种：

(1) 单纯性（原发性）下肢静脉曲张最多见。先天性静脉壁薄弱、静脉瓣膜缺陷，静脉内压力持久升高（如长时间站立、重体力劳动、妊娠、慢性咳嗽、习惯性便秘）是引起浅静脉曲张的主要因素，会使血液由上而下、由深而浅倒流，浅静脉逐渐延长、迂曲、扩张。

(2) 继发性下肢静脉曲张相对较少，主要是下肢深静脉受压（如妊娠、盆腔肿瘤压迫髂外静脉）或下肢深静脉瓣膜功能不全（如深静脉瓣膜关闭不全、深静脉血栓后遗症）引起深静脉回流障碍，导致继发性浅静脉曲张。

考点：下肢浅静脉曲张的主要原因

二、护理评估

（一）健康史

了解病人的职业及工作特点，有无遗传性的下肢静脉疾病家族史，有无长时间站立、重体力劳动、妊娠、慢性咳嗽、习惯性便秘等可导致下肢浅静脉压升高的因素。

（二）身心状况

大隐静脉曲张多见，单独的小隐静脉曲张比较少见，主要表现为下肢静脉浅静脉曲张、蜿蜒扩张、迂曲。

（1）早期大多数病人无不适，仅在久站或行走后出现患肢酸胀不适、乏力甚至疼痛，休息后可缓解，有晨轻暮重的特点。

（2）后期随着病变的进展，深静脉和交通静脉瓣膜功能破坏后，曲张静脉明显隆起，蜿蜒成团，并可出现踝部轻度肿胀和足靴区（小腿下 1/3 至内踝上方）皮肤营养不良，包括皮肤萎缩、脱屑、瘙痒、色素沉着，皮肤和皮下组织出现硬结及并发症。严重时可形成血栓性浅静脉炎、湿疹、溃疡及曲张静脉破裂出血。

考点：下肢浅静脉曲张的典型表现

（3）心理 - 社会状况：本病虽然起病缓慢，但久病时可影响正常的工作和生活，影响病人的活动能力和下肢外观，从而出现不同程度的焦虑心理。

（三）辅助检查

1. 特殊检查

（1）大隐静脉瓣膜功能试验（Trendelenburg 试验——曲氏试验）：用来测定大隐静脉瓣膜的功能。方法是病人平卧位，下肢抬高，排空浅静脉内的血液，用止血带绑在大腿根部，随后让病人站立，10s 内解开止血带，大隐静脉血柱由上向下立即充盈，则提示大隐静脉瓣膜功能不全。如果病人站立后，止血带未解开而止血带下方的浅静脉迅速充盈，说明反流入该静脉的血液来自小隐静脉或某些功能不全的交通静脉，则提示交通静脉瓣膜功能不全。

（2）深静脉通畅试验（Perthes 试验——波氏试验）：是检查深静脉是否通畅的方法。病人站立，待浅静脉明显充盈时，于大腿中部绑扎止血带，嘱病人用力踢腿 20 次或反复下蹲 3 ～ 5 次。若活动后曲张静脉消失或充盈度减轻，表示深静脉通畅，可以手术治疗；若静脉充盈不减轻，甚至加重，则表示深静脉不通畅，不能进行手术治疗。

考点：手术前必须进行深静脉通畅试验

案例 24-1 分析

问题 1 分析：病人如果手术，即大隐静脉高位结扎加剥脱术，先提条件是深静脉必须通畅，所以必须做的特殊检查是深静脉通畅试验。

（3）交通静脉瓣膜功能试验（Pratt 试验）：病人平卧，抬高患肢，在大腿根部扎止血带，先从足趾向上至腘窝处缚缠第一根弹力绷带，再自止血带处向下，扎上第二根弹力绷带，一边向下解开第一根弹力绷带，一边向下继续缚缠第二根弹力绷带，如果在两根弹力绷带之间的间隙内出现曲张静脉，即提示该处有功能不全的交通静脉。

护考链接

病人，50 岁，体力劳动者，右下肢有酸胀感，劳动后下肢水肿、乏力，近来症状加重，入院后医生让其平卧抬高下肢，排空静脉血，在大腿根部扎止血带阻断大隐静脉，病人站立，10s 内放开止血带，若出现自上自下的静脉逆向充盈则提示

A. 交通静脉瓣膜功能异常　B. 下肢深静脉通畅　C. 小隐静脉瓣膜功能不全
D. 下肢浅静脉通畅　E. 大隐静脉瓣膜功能不全

分析：在本题中不难看出，必须掌握下肢静脉曲张的特殊试验，并且明确每一种试验分别检查的是什么。尤其是深静脉通畅实验的意义。本试验是曲氏试验，检查的是大隐静脉瓣膜的功能。

2. 影像学检查

(1) 下肢静脉造影：是检查下肢静脉通畅情况和瓣膜功能最可靠和最有效的方法。超声多普勒检查可以准确反映出血管内血液的流动方向、速率等情况，同时还能直接测出血管的厚度、弹性等信息，也是手术前必要的检查手段。

考点：下肢静脉造影是诊断最可靠、最有效的方法

(2) 血管超声检查：观察静脉反流的部位和程度、瓣膜关闭活动及有无逆向血流。

(四)治疗要点与反应

1. 非手术治疗　只能改善症状。适用于：病变局限者、症状较轻者、妊娠期妇女、年老体弱、脏器功能不全不能耐受手术者。方法：穿弹力袜或用弹力绷带，压迫迂曲、扩张的静脉，防止症状加重。避免久站、久坐、双膝交叉，休息时抬高患肢。

2. 硬化剂注射疗法　主要用于病变范围小并且局限者，也可作为手术后的辅助治疗，如术后残留的曲张静脉，及术后局部复发者。将 5% 鱼肝油酸钠硬化剂注入曲张静脉内，局部绷带加压包扎 3 ～ 6 周，鼓励行走，但不宜久站。

考点：手术治疗是治疗下肢静脉曲张最根本的方法

3. 手术治疗　适用于深静脉通畅、无手术禁忌证的病人，是治疗下肢静脉曲张根本的方法。手术包括浅静脉高位结扎、曲张静脉剥脱切除、结扎功能不全的交通支静脉 3 个方面。

4. 微创疗法　静脉腔内激光治疗、内镜筋膜下交通静脉结扎术、旋切刀治疗，以及静脉内超声消融治疗等微创治疗法。微创手术创伤小、恢复快，越来越受到病人和医生的青睐。

三、护理问题

1. 活动无耐力　与下肢静脉曲张致血液淤滞有关。

2. 皮肤完整性受损　与皮肤营养障碍、慢性溃疡有关。

3. 潜在并发症：小腿慢性溃疡、术后出血、感染、深静脉血栓形成等。

四、护理措施

(一)一般护理

(1) 加强营养，指导病人下床行走时要穿弹力袜或用弹力绷带。穿弹力袜时应抬高患肢，排空曲张静脉内的血液后再穿。弹力绷带应自下而上包扎。

(2) 休息时抬高患肢 30°，以利于静脉和淋巴回流。经常变换体位，维持良好姿势，坐时双膝勿交叉，以免影响静脉回流。

(3) 避免引起腹内压和静脉压增高的因素：保持大便通畅，避免长时间站立，肥胖者有计划地减轻体重。

(二)病情观察

注意观察病人局部症状和体征的变化，选择手术时机。手术后注意观察足背有无水肿，密切观察病人的体温、呼吸、脉搏、血压；了解有无患肢疼痛等不适，如发现血栓静脉炎、深静脉血栓形成等并发症，及时报告医生，并协助处理。

(三)配合治疗护理

1. 穿弹力袜或包扎弹力绷带　可以使患肢产生远侧高而近侧低的压力差，以外部压力抵消各种原因引起的静脉压力增高，防止深静脉血压经交通支逆流入浅静脉。手术后弹力绷带一般需维持 2 周方可拆除。

2. 硬化剂治疗护理 硬化剂治疗后应缠绕弹力绷带，范围从足踝处至注射处近侧，然后立即开始患肢主动活动。大腿部压迫约3周，小腿部压迫约6周。

3. 并发症护理 有皮肤慢性炎症者，需加强换药，应用抗生素及局部外敷消炎药；曲张静脉破裂出血者须及时止血；溃疡多年不愈应警惕癌变。

（四）手术病人的护理

1. 术前护理

(1) 皮肤准备：术前沐浴，修剪趾甲，做好皮肤准备。备皮范围为患侧腹股沟手术备皮范围及同侧整个下肢，直达足趾。清洗肛门、会阴部。需植皮者还应做好供皮区的皮肤准备。有小腿慢性溃疡者，溃疡周围皮肤用70%乙醇擦拭，加强换药，每日1～2次，直至炎症消退后再手术。

(2) 了解病人既往有无出血倾向或血液病史，并进行凝血功能测定。

(3) 其他，同非手术治疗护理。

2. 术后护理

(1) 抬高患肢30°～40°，弹力绷带包扎维持2周。

(2) 卧床期间指导病人做足背伸屈运动，以利静脉回流。术后24h，鼓励病人下床行走，防止下肢深静脉血栓形成。

考点：术后护理要点

(3) 预防处理并发症：术后早期观察有无局部出血、感染和血栓形成。一旦发生下肢深静脉血栓，应绝对卧床休息2周以预防肺动脉栓塞，期间严禁按摩、压迫患肢。若发生肺动脉栓塞，嘱病人平卧位、吸氧，避免深呼吸、咳嗽、剧烈翻身，协助医生积极抢救。

案例24-1分析

问题2分析：病人术后早期活动的目的是防止下肢深静脉血栓形成。

（五）心理护理

对早期病人，应充分理解病人焦虑不安的心情，关心、安慰病人，给予耐心细致的护理。病情严重者，各项操作应轻柔，尽量减少病人的痛苦。

五、健康指导

(1) 避免下肢压力过高，避免长时间站立，安排适当运动；保持大便通畅，治疗慢性咳嗽；不穿过紧内裤；坚持穿弹力袜或应用弹性绷带；肥胖者需减肥。

(2) 弹力绷带及弹力袜的使用及注意事项：宽度和松紧度适宜，松紧度以能将一个手指伸入缠绕的圈内为宜；包扎前应使静脉排空，以清晨起床前进行包扎为好；包扎时应从肢体远端开始，逐渐向近心端缠绕；包扎后应注意观察肢端的皮肤色泽、患肢肿胀情况，以判断效果；根据不同疾病或手术选择包扎方法；弹力袜的选择必须合乎病人腿部周径。

(3) 保护下肢防止碰伤和过度搔抓，以免静脉破裂出血和皮肤感染。

(4) 适当体育锻炼增强腿部肌肉和血管弹性，促进血液回流，减缓静脉曲张。

第2节　血栓闭塞性脉管炎病人的护理

一、概　　述

血栓闭塞性脉管炎又称Buerger病，是累及四肢中、小动静脉的一种慢性非化脓性炎症，尤以下肢的中小动、静脉常见，可导致血管节段性狭窄、闭塞，可呈周期性发作。我国北方多见，好发于青壮年男性。

血栓闭塞性脉管炎的病因至今尚不清楚，一般认为与下列因素有关：

1. 外部因素 与长期吸烟，潮湿寒冷的环境，外伤及感染有重要的关系。其中吸烟是最重要的因素。

考点：血栓闭塞性脉管炎最主要的原因是吸烟

2. 内在因素 与营养不良、性激素和前列腺素紊乱、遗传、血管神经调节障碍和自身免疫功能紊乱等有一定关系。

二、护理评估

（一）健康史

本病多见于青壮年男性。了解病人吸烟史、生活环境史；有无外伤、感染；有无营养不良、激素紊乱、血管神经调节障碍、自身免疫功能紊乱及家族史。

（二）身心状况

1. 躯体表现 起病隐匿，进展缓慢，周期性发作。按肢体缺血程度可分为 3 期：

(1) 局部缺血期：以血管痉挛为主，表现为患肢供血不足，足背或胫后动脉搏动减弱，患肢皮温低于正常，肢端发凉、怕冷、麻木，足背静脉充盈时间延长等。当病人在行走一段距离后患肢疼痛，被迫停下来，休息几分钟后疼痛可缓解，但再行走后又可疼痛，这种现象称为间歇性跛行，是此期的典型表现。少部分病人可出现游走性浅静脉炎。

(2) 营养障碍期：除了血管痉挛加重外，还有明显的血管壁增厚及血栓形成。此时即使在休息时也不能满足局部组织的血供，肢端持续性疼痛，夜间更明显，病人为减轻疼痛，常将患肢垂于床下，以增加血供缓解疼痛，这种表现称为静息痛。还有部分病人夜间可有明显的肌肉抽搐，足背和（或）胫后动脉搏动消失，患肢皮温显著降低，明显苍白或出现紫斑，可伴有皮肤干燥、汗毛脱落、趾（指）甲增厚变形、小腿部肌肉萎缩等。

(3) 坏疽期：动脉完全闭塞。表现为相应部位发黑坏死（干性坏疽），继发感染后成为湿性坏疽，全身感染中毒症状严重。病人疼痛剧烈，此期典型的表现为屈膝抱足体位，可彻夜难眠。

考点：血管闭塞性脉管炎各期的特点

2. 心理 社会状况病人有持续而严重的疼痛，影响正常的工作、生活；一般止痛药难以奏效，但病人又担心使用麻醉性镇静剂会有药物成瘾，心情矛盾；截肢后病人工作和生活能力将受到影响，病人可出现悲观、忧虑、暴躁的心理反应，甚至对治疗、生活失去信心。

（三）辅助检查

1. 一般检查

(1) 测定跛行距离与时间：若跛行距离或时间缩短，则表明血管闭塞的程度加重。

(2) 测定皮肤温度：在 15～25℃的室温下，若双侧肢体对应部位皮肤温度相差 2℃以上，提示皮温降低侧肢体动脉血流减少。

(3) 肢体抬高试验（Buerger 试验）：病人平卧，患肢抬高 70°～80°，持续 60s 后，若出现麻木、疼痛、足部皮肤呈苍白或蜡黄色者为阳性，提示动脉供血不足。再让病人坐起，下肢自然下垂于床沿下，若超过 45s 后足部皮肤出现潮红或斑片状发绀则提示患肢有严重供血不足。

考点：肢体抬高试验的意义

2. 特殊检查

(1) 超声检查：超声多普勒检查可显示患肢动脉波动波形降低；血管三维彩超有助于了解血管狭窄和闭塞的部位和程度。

(2) 肢体血流图（如电阻抗血流测定）：了解血管内血流通畅程度、血流量、血管壁状态及神经对血管的调节作用。

(3) 动脉造影：造影剂注入股动脉内，X 线摄片后可以明确动脉阻塞的程度、范围及侧支循环建立情况。

（四）治疗要点与反应

缓解血管痉挛、促进侧支循环建立及防治局部感染。

1. 一般疗法 ①绝对戒烟。②应用止痛剂。③适当保暖、防寒、防潮、防外伤。④患肢运动练习（Buerger 运动）。

2. 药物治疗 ①血管扩张剂（如前列腺素 E_1、妥拉唑林、硫酸镁）：缓解血管痉挛，改善血液循环。②低分子右旋糖酐：降低血液黏稠度，改善微循环，防止血栓发展和蔓延。③合并感染者，应用敏感的抗菌药。④中医中药：温经散寒、活血通络、活血化瘀。

3. 高压氧疗法 能够提高血氧含量，增加肢体供氧量，从而减轻患肢疼痛，促进溃疡愈合。

4. 手术治疗 手术方法包括血管重建术，动、静脉转流术，大网膜移植术，腰交感神经切断术等。若肢体远端已发生坏疽，应果断做截肢（趾、趾）术。

三、护理问题

1. 疼痛 与患肢缺血、组织坏死有关。

2. 焦虑 与患肢剧烈疼痛、久治不愈、对治疗失去信心有关。

3. 组织完整性受损 与肢端坏疽、脱落有关。

4. 知识缺乏：缺乏本病的预防知识和患肢锻炼的方法。

四、护理措施

（一）一般护理

1. 保护患肢 保持足部清洁干燥，注意营养，提高机体修复能力；指导患者加强患侧肢体运动和行走锻炼。

考点：戒烟是治疗的关键

2. 绝对戒烟 坚持戒烟是血栓闭塞性脉管炎治疗的关键。戒烟能使血栓闭塞性脉管炎患者病情缓解，再度吸烟又可使病情恶化。

考点：适当保暖但避免给患肢加温

3. 适当保暖 适当保暖有助于防止病变进一步加重和出现并发症，防止肢体受潮受寒；但应避免用热水袋、热垫或热水直接给患肢加温。

护考链接

病人，临床诊断为双下肢血栓闭塞性脉管炎营养障碍期，该病人的护理措施中，哪项是错误的？

A. 用热水袋直接对患肢保温　B. 要求病人绝对戒烟　C. 合理使用止痛剂

D. 指导患者进行患肢运动　E. 避免患肢损伤和感染

分析：血栓闭塞性血管炎病人的患肢保暖，应避免用热水袋、热垫或热水直接加温，以避免加重局部组织的缺血、缺氧，故选 A。

（二）配合治疗护理

1. 缓解疼痛 疼痛是病人最痛苦的症状，也是护理过程中的难题。早期轻症病人可遵医嘱用血管扩张剂、中医中药缓解疼痛。对疼痛剧烈的中、晚期病人常需用阿片类镇痛药物。

若疼痛难以缓解，可采用连续硬膜外阻滞方法镇痛。

2. 预防组织损伤和感染　注意保持皮肤清洁干燥，避免搔抓，避免损伤；有溃疡者应卧床休息，减少损伤部位的耗氧量；干性坏疽创面应在 75% 乙醇消毒后用无菌敷料包扎，湿性坏疽应加强局部换药，遵医嘱应用抗菌药物，待感染控制后做截肢（跖、趾）术。

3. 促进侧支循环　提高活动耐力步行，鼓励病人每天坚持走路。指导病人进行患肢运动练习（Buerger 运动）有助于促进患肢侧支循环建立，增加患肢血供。方法是：平卧位，患肢抬高 45°，维持 2 ～ 3min；然后坐起，患肢下垂床边 2 ～ 5min，并做足部旋转、伸屈运动 10 次；最后将患肢放平休息 2min。每次重复练习 5 回，每日练习数次。若有溃疡坏死、动静脉血栓形成时不宜运动。

（三）术后护理

1. 体位和活动　血管造影术后病人应平卧位，穿刺点加压包扎 24h，患肢制动 6 ～ 8h，患髋关节伸直。静脉术后抬高患肢 30°，制动 1 周；动脉术后患肢平放，制动 2 周。病人卧床期间应做足部运动，促进局部血液循环。

2. 病情观察　密切观察患者的生命体征和患肢局部表现。动脉重建术后如出现患肢肢端肿胀、麻木、疼痛、苍白、皮温降低、皮肤发绀、动脉搏动减弱或消失等，应考虑是血管重建部位发生痉挛或继发性血栓形成，应及时报告医生。

（四）心理护理

向病人讲解稳定情绪及接受止痛治疗的必要性和安全性，消除病人顾虑，解除紧张不安和悲观情绪；对于需要截肢者给予理解和同情，帮助其克服悲观急躁情绪，树立战胜疾病的信心，积极配合治疗。

五、健康指导

(1) 劝告病人坚持戒烟提倡戒烟，宣传吸烟的危害。

(2) 保护患肢保持足部清洁干燥，避免感染；保暖、防寒、防潮、防外伤；切勿赤足行走，鞋子必须合适，不穿高跟鞋、穿棉袜、勤洗、勤换，以防真菌感染。

(3) 坚持患肢锻炼，避免长时间维持同一姿势，定时改变体位，坐时应避免双膝交叉过久，以防腘动静脉受压。睡觉和休息时取头高脚低位。

(4) 预防血栓形成应用抗凝剂时应严格按照医嘱执行，不可自行减药或停药。

(5) 加强营养支持多吃富含维生素 B 和维生素 C 的食物，以维持血管平滑肌的弹性，促进伤口愈合；进食低盐、低脂、低糖饮食，以防动脉粥样硬化；多摄入水分，降低血液黏稠度，防止血栓形成；肥胖者应控制体重，以免增加动脉负担，影响静脉血液回流。

小结

(1) 单纯性下肢静脉曲张主要病因是静脉壁薄弱、静脉瓣膜缺损及浅静脉由压力升高。

(2) 临床表现为下肢沉重酸胀感、皮下出现曲张浅静脉。

(3) 非手术治疗应注意休息和抬高患肢，正确使用弹力袜或弹力绷带；手术治疗必须做好皮肤准备，术后抬高患肢并做好病情观察。

(4) 血栓闭塞性脉管炎是一种主要累及四肢（尤其下肢）中小动静脉的慢性节段性炎症，临床分为局部缺血期、营养障碍期和组织坏疽期。

(5) 非手术治疗的护理包括止痛、戒烟、防潮和保暖、防损伤及进行肢体抬高运动。

（郝　强）

自测题

A_1 型题

1. 原发性下肢静脉曲张的原因是
   A. 静脉瓣膜缺陷，静脉内压增高
   B. 深静脉内血栓形成
   C. 盆腔肿瘤压迫
   D. 妊娠子宫压迫
   E. 静脉壁损坏
2. 对下肢静脉曲张病人伴小腿溃疡者处理方法应为
   A. 积极换药待溃疡愈合后手术
   B. 先手术后治疗溃疡
   C. 溃疡面植皮
   D. 结扎大隐静脉同时植皮
   E. 先换药，结扎静脉后再植皮
3. 下肢静脉曲张，做波氏试验是为了检查
   A. 大隐静脉瓣膜功能　B. 小隐静脉瓣膜功能
   C. 交通支瓣膜功能　D. 大隐静脉有无阻塞
   E. 深静脉有无阻塞
4. 曲氏试验的第一步是为了检查
   A. 下肢深静脉瓣膜功能　B. 大隐静脉瓣膜功能
   C. 小隐静脉瓣膜功能　D. 交通支瓣膜功能
   E. 下肢静脉有无阻塞
5. 血栓闭塞性脉管炎的患肢护理，下列哪项不妥
   A. 保暖，避免受潮湿　B. 保持足部清洁
   C. 定时热水袋外敷　D. 防止外伤后感染
   E. 忌用刺激性外用药
6. 以下哪种不是血栓闭塞性脉管炎的症状
   A. 静息痛
   B. 间歇性发作的突发性疼痛
   C. 活动时有间歇痛
   D. 对寒冷敏感性增加
   E. 局部皮肤颜色变化
7. 血栓闭塞性脉管炎营养障碍期的主要临床表现是
   A. 肢端发黑，干性坏疽　B. 间歇性跛行
   C. 游走性静脉炎　D. 静息痛
   E. 肢端经久不愈的溃疡

A_2 型题

8. 病人，男，56岁，工人，患右下肢静脉曲张20年，在门诊行大隐静脉高位结扎，加小腿静脉分段结扎。术后2h，起立行走时，小腿处伤口突然出血不止，紧急处理应为
   A. 指压止血　B. 用止血带
   C. 钳夹结扎　D. 就地包扎
   E. 平卧，抬高患肢，加压包扎
9. 病人，男，50岁，下肢静脉曲张病人伴有皮炎及慢性溃疡，应行
   A. 支持疗法　B. 硬化疗法
   C. 手术治疗　D. 局部药物治疗
   E. 抗生素治疗
10. 病人，男， 35岁，因为长期吸烟，右下肢反复发作静脉炎并伴有间歇性跛行，其可能的诊断应为（ ）
   A. 动脉栓塞　B. 血栓闭塞性脉管炎
   C. 动脉硬化性闭塞症　D. 雷诺病
   E. 大动脉炎
11. 病人，男，47岁，久站后左下肢出现酸胀感，小腿内侧可见静脉突起，诊断为下肢静脉曲张。对此病人日常保健要求中不正确的是
   A. 尽量避免久站　B. 尽量避免患肢外伤
   C. 休息时抬高患肢　D. 使用弹力袜
   E. 尽量减少下肢活动
12. 病人，男，因小腿出现了蜿蜒状肿物，到医院后医生让其平卧，然后抬高患肢，待曲张静脉淤血排空后，在大腿根部扎止血带。让病人站立后，30s内出现曲张静脉迅速充盈，说明
   A. 交通支静脉瓣膜功能不全
   B. 小隐静脉瓣膜功能不全
   C. 深静脉瓣膜功能不全
   D. 大隐静脉瓣膜功能不全
   E. 血管内膜增生

A_3/A_4 型题

（13 ～ 15 题共用题干）

病人，女，36 岁，近年来感觉双下肢沉重，酸胀，疲乏，休息后可以缓解，就诊时可见双下肢内侧静脉明显隆起，蜿蜒成团，Trendelenburg 试验（+）。

13. 可能的诊断是

A. 下肢静脉曲张　B. 动静脉瘘

C. 深静脉血栓形成　D. 血栓闭塞性脉管炎

E. 动脉硬化闭塞

14. 治疗的根本办法是

A. 穿弹力袜

B. 局部血管注射硬化剂

C. 中医治疗

D. 加强行走锻炼

E. 手术治疗

15. 目前主要的护理诊断是

A. 焦虑　B. 自理缺陷

C. 活动无耐力　D. 潜在并发症出血

E. 组织完整性受损

25 第25章 泌尿与男性生殖系统疾病病人的护理

泌尿与男性生殖系统疾病正侵害着人们的健康，影响着人们的生活质量。泌尿、男生殖系统疾病由于其解剖和生理特点，常表现出一些特有的症状，如排尿异常、尿液异常、疼痛、肿胀甚至休克等。那么，针对这些问题我们该如何诊疗和护理呢？通过本章节的学习，我们将揭开它们神秘的面纱，探索这些疾病的奥秘，更好地为病人服务，减轻病人的痛苦。

第1节　常见症状和诊疗操作护理

案例 25-1

王某，男，38岁，骑自行车途中突发左腰部刀割样痛，向下腹部和外阴部放射，伴恶心、呕吐。查体：肾区有叩击痛，尿常规检查可见镜下血尿。疑有上尿路结石。

问题：病人下一步应选什么检查？

一、常见症状

（一）排尿改变

1. 尿频　指排尿次数明显增多。多因泌尿生殖道炎症、膀胱结石、肿瘤、前列腺增生症等引起。正常成人白天排尿4～6次，夜间排尿0～1次，每次尿量300～400ml。若排尿次数增加而每次尿量并不减少，甚至增多，可能是生理性的，如饮水量多、食用利尿食物。也可能是病理性的，如糖尿病、尿崩症或肾浓缩功能障碍等。精神紧张也可引起尿频。夜间尿频，常见于前列腺增生症。

2. 尿急　指有尿意即迫不及待地要排尿而难以自控，但尿量却很少。多因膀胱炎症、膀胱容量过小、顺应性降低引起，也可见于无尿路病变的焦虑病人。其常与尿频同时存在。

3. 尿痛　指排尿时感到尿道疼痛。多因膀胱、尿道、前列腺感染引起。疼痛可在排尿初、中、末或排尿后，男性多位于尿道远端，女性包含整个尿道。疼痛多呈烧灼感，重者痛如刀割。

考点：膀胱刺激征

尿频、尿急、尿痛常同时存在，三者合称膀胱刺激征。

4. 排尿困难　指膀胱内尿液不能顺畅地排出。多因膀胱以下尿路梗阻所致。表现为排尿踌躇、费力、不尽感、尿线无力、分叉、变细、滴沥等。

5. 尿流中断　指排尿中尿流突然中断并伴有疼痛，疼痛可放射至远端尿道。其多见于膀胱结石。

6. 尿潴留　指膀胱内潴留尿液而不能排出。急性尿潴留见于膀胱出口以下尿路严重梗阻或腹部、会阴部手术后不敢用力排尿病人。慢性尿潴留见于膀胱颈部以下尿路不完全梗阻或神经源性所致。尿潴留表现为排尿困难，耻骨上区不适，严重时出现充溢性尿失禁。

7. 尿失禁　指尿液不能控制而自行流出。可分为四种情况：①真性尿失禁：又称完全性尿失禁，指尿液连续从膀胱中流出，膀胱空虚。常见于外伤、手术或先天性疾病引起的膀胱颈和尿道括约肌的损伤，还可见于女性尿道口异位、膀胱阴道瘘等。②假性尿失禁：又称充盈性尿失禁，指膀胱功能完全失代偿，膀胱过度充盈而尿液不断溢出。常见于慢性尿潴留者。③压力性尿失禁：指当腹内压力突然增高如咳嗽、打喷嚏、大笑、屏气等时，尿液不随意地流出。多见于经产妇或产伤者。④急迫性尿失禁：指严重尿频、尿急的病人，因膀胱不受意识控制而发生排空。常继发于膀胱的严重感染。

（二）尿液改变

1. 尿量　正常成年人每日尿量为 1000 ～ 2000ml，若每日尿量少于 400ml 或每小时尿量少于 17ml 称为少尿；每日尿量少于 100ml 称为无尿；每日尿量超过 2500ml 称为多尿；夜间尿量超过白天尿量或夜间尿量超过 750ml 称为夜尿增多。

考点：少尿、无尿的判断

2. 血尿　指尿液中含有血液。根据含血量的多少，可分为镜下血尿和肉眼血尿。

(1) 镜下血尿：指借助于显微镜可见尿中含有红细胞，且新鲜尿沉渣每高倍视野中红细胞计数超过 3 个，1h 尿红细胞计数超过 10 万。常见于泌尿系统慢性感染、结石、急性或慢性肾炎及肾下垂。

(2) 肉眼血尿：指肉眼能见到尿中有血色或血块。一般在 1000 ml 尿中含 1ml 血液即呈肉眼血尿。常见于泌尿系统感染、损伤、肿瘤、结石等。根据出血部位和血尿出现时间不同，血尿可分为：①初始血尿：血尿出现在排尿的最初阶段，提示出血部位在膀胱颈部或尿道；②终末血尿：血尿出现在排尿的终末阶段，提示病变在膀胱颈部、膀胱三角区或后尿道；③全程血尿：排尿的全过程都有血尿，提示病变在膀胱或以上部位。

考点：镜下血尿和肉眼血尿的判断

3. 脓尿　指离心尿每高倍镜视野中白细胞超过 5 个，常见于泌尿系统感染。若脓尿与血尿同时存在称为脓血尿。

4. 乳糜尿　指尿中含有乳糜或淋巴液，常见于丝虫病病人。尿液呈乳白色。若同时含有血液呈红褐色，称乳糜血尿。

5. 晶体尿　指尿液中盐类呈过饱和状态，其中有机或无机物质沉淀、结晶。

二、诊疗操作的护理

（一）X 线检查

1. 尿路平片（KUB）　是评估泌尿系统疾病常用的初检方法。摄片范围包括两侧肾脏、输尿管、膀胱及后尿道，能显示肾的轮廓、大小及位置，腰大肌阴影，脊柱及骨盆，肿瘤骨转移，钙化及尿路结石等。侧位片有助于确定不透光阴影如结石，位于腹腔还是腹膜后。急症病人一般不做 X 线检查。

考点：泌尿系统疾病的初检方法

2. 静脉尿路造影（IVP）　又称排泄性尿路造影。静脉注射有机碘造影剂，分别于注射后 5min、15min、30min、40min 摄片，肾功能良好者 5min 即显影，10min 后显示双侧肾、输尿管和部分充盈的膀胱，有助于了解尿路形态和分侧肾功能。妊娠及肾功能严重损害者为禁忌证。

3. 逆行肾盂造影（RP） 经膀胱尿道镜行输尿管插管，再经插管注入有机碘造影剂，亦可注入气体作为阴性比衬，能清晰地显示肾盂、输尿管的形态，适用于排泄性尿路造影显影不清晰或禁忌证者。急性尿路感染及尿道狭窄者，禁做此项检查。

4. 血管造影 有直接穿刺、经皮动脉穿刺插管、选择性肾动脉或肾静脉造影及数字减影血管造影（DSA）等几种方法，适用于肾血管疾病、肾实质肿瘤、来自肾脏的血尿而其他检查未能确诊时、肾脏介入性治疗等。数字减影血管造影能清晰地显示包括肾实质内 1 mm 直径的血管影像，可精确地诊断肾动脉及其分支的细小病变（表 25-1）。

表 25-1 行 X 线检查患者的护理要点

X 线检查	护理要点
尿路平片	为提高 X 线片的清晰度，摄片前应常规做肠道准备。①摄片前 2～3 日禁服不透 X 线的药物，如铋剂、铁剂、钡剂等。②摄片前 1 日少渣饮食并服缓泻剂。③摄片日晨禁食并排便，若大便干硬或肠内积气可采用低压灌肠法排除
静脉尿路造影	造影前按尿路平片常规进行肠道准备。①造影前应做碘过敏试验，并准备好 0.1% 肾上腺素。②造影前排空膀胱，防止尿液稀释造影剂而影响显影效果。③注射造影剂后，要密切观察病人的反应，如有异常及时协助医生处理。摄片后鼓励病人适当多饮水，促使造影剂尽快排出，并注意卧床休息
逆行肾盂造影	造影前常规做肠道准备，但不必严格禁食。因尿道黏膜对碘不吸收，除有过敏史病人外，一般不强调常规做碘过敏试验
肾血管造影	造影前应常规做肠道准备及碘过敏试验，检查或治疗后应注意观察生命体征、肢体动脉搏动、温度及尿量变化等，以便及早发现有无血管损伤后的出血和血栓等

案例 25-1 分析

病人疑有尿路结石，首先应选尿路平片（KUB）检查，因为它是评估泌尿系统疾病常用的初检方法。

（二）B 超检查

B 超检查作为泌尿外科疾病的筛选、诊断和随访手段广泛应用，也被用于介入治疗。可用于肿块性质的确定、结石和肾积水的诊断、肾移植术后并发症的鉴别、残余尿量的测定及前列腺体积的测量等。肾衰竭病人、禁忌做排泄性尿路造影或不宜接受 X 线照射的病人首选。

（三）CT、MRI 扫描

CT 可确定肾损伤范围和程度；鉴别肾实质性和囊性疾病；对肾上腺、肾、膀胱、前列腺等部位肿瘤的诊断与分期提供可靠依据；显示腹部和盆腔转移的淋巴结、静脉内癌栓。MRI 能提供较 CT 更可靠的依据。

（四）膀胱尿道镜检查

膀胱尿道镜检查是泌尿外科最重要的腔内镜诊疗方法，多用于膀胱和尿道病变的诊断和治疗。膀胱尿道镜由外鞘、固定器和镜管组成，可直接窥视尿道及膀胱内有无病变（图 25-1）。

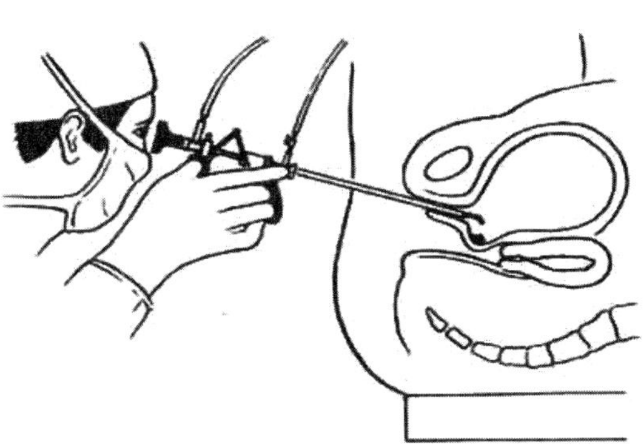

图 25-1　膀胱镜检查

有可疑病变时，用活检钳取活体组织做病理学检查。可经膀胱镜钳取膀胱内异物，观察双侧输尿管口的形态，插入输尿管导管可探测输尿管有无梗阻，还可做逆行肾盂造影或收集肾盂尿。尿道狭窄、尿路急性炎症、膀胱容量小于 50ml 者不宜做此项检查。

（五）膀胱冲洗病人的护理

膀胱冲洗是通过留置尿管或耻骨上膀胱造瘘管，将冲洗液注入膀胱后再经导管排出。适用于前列腺、膀胱手术后及长期留置导尿的病人。常用冲洗液有生理盐水、3% 硼酸液、0.02% 乳酸依沙吖啶（雷佛奴尔）、抗生素溶液等。水温在 35 ～ 37℃，但膀胱出血时应使用 4℃左右的冷冲洗液。每次冲洗液量一般不应超过 100ml，膀胱手术后每次冲洗液量不应超过 50ml。常用的冲洗方法有：

1. 开放式冲洗法　用膀胱冲洗器或大注射器进行冲洗的方法。冲洗时先将留置导尿管或膀胱造瘘管与引流接管分开，远端引流管用无菌敷料包好置于一边，用 70% 酒精棉球消毒导尿管或膀胱造瘘管与引流管接口处，一手用无菌敷料固定导管末端，另一手将吸有冲洗液的冲洗器插入导管，将冲洗液缓缓注入膀胱，然后缓缓吸出或让膀胱内液体自行流出。液体排空后再重复以上步骤，如此反复冲洗至流出液澄清为止。冲洗结束后，将远端引流管也冲洗一遍，然后再接通导管继续引流。

2. 密闭式冲洗法　病人卧床，将装有冲洗液的输液袋悬吊于床旁输液架上，袋高应距病人骨盆 100cm 左右，经输液管连接三腔导尿管或膀胱造瘘管。接好引流袋，引流袋的位置应低于床面。冲洗前先引流尿液使膀胱排空，然后夹住引流管，开放冲洗管，使冲洗液缓慢流入膀胱，每次滴入 100ml 左右后夹住冲洗管，开放引流管，使引流液流入引流袋内。膀胱冲洗排空后再重复以上步骤，每次反复冲洗 3 ～ 4 遍即可（图 25-2）。

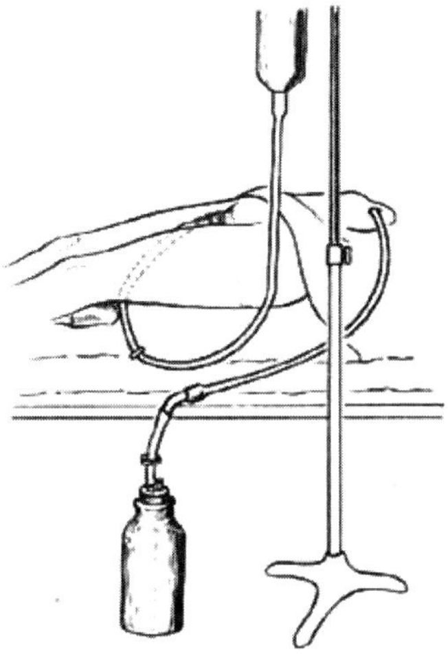

图 25-2　密闭式膀胱冲洗示意图

考点： 密闭式冲洗法的护理要点

第 2 节　泌尿系统损伤病人的护理

案例 25-2

病人，男，41 岁。左腰部被撞 1h 伴左腰肿痛入院。神志清，面色苍白，脉细数，血压 8.8/6.1kPa（66/46mmHg），左脊肋角下方肿胀、压痛，腹软，无肌紧张，无移动性浊音，肠鸣音正常。经导尿引出黄色透明液体约 200ml，予快速输液 1000ml 及输血 400ml，病情无好转，血压继续下降。

问题：

1. 目前病人最主要的护理问题是什么？
2. 病人下一步该如何配合医生治疗？

一、概　　述

泌尿系统损伤以男性尿道损伤最多见，肾、膀胱次之，输尿管损伤最少见。泌尿系损伤大多是胸部、腹部、腰部或骨盆严重损伤的合并伤。因此，当有上述部位损伤时，应注意有无泌尿系统损伤，已确定有泌尿系统损伤时，也要注意有无其他脏器损伤。

泌尿系统损伤主要表现为出血和尿外渗。大出血可引起休克，血肿和尿外渗可继发感染，严重时导致脓毒症、周围脓肿、尿瘘或尿道狭窄。

（一）肾损伤

肾损伤多见于成年男性，常是严重多发性损伤的一部分。

1. 病因

(1) 开放性损伤：因弹片、刀刃等锐器所致，常伴有胸、腹部损伤，伤情复杂而严重。

(2) 闭合性损伤：因直接暴力（如撞击、跌打、挤压、肋骨或横突骨折等）或间接暴力（如对冲伤、突然暴力扭转等）所致。

若肾脏本身存在病变如肾积水、肾肿瘤、肾结核或肾囊肿时，更易受损伤。临床上在肾穿刺、腔内泌尿外科检查或治疗时也可偶发医源性损伤。

2. 病理　临床上最多见闭合性损伤，根据其损伤的程度可分为以下四种病理类型（图 25-3）：

(1) 肾挫伤：肾实质部分挫伤，形成肾瘀斑和（或）包膜下血肿，肾包膜及肾盂黏膜完整。若损伤涉及肾集合系统，可有少量血尿，大多数病人属此类损伤。

(2) 肾部分裂伤：肾实质部分裂伤伴有肾包膜或肾盂肾盏黏膜破裂，前者可引起肾周血肿，后者可致明显的血尿。

(3) 肾全层裂伤：肾实质深度裂伤，肾包膜、肾盂肾盏黏膜均破裂，常引起广泛的肾周血肿、血尿和尿外渗。肾横断或碎裂时，可引起部分肾组织缺血。

(4) 肾蒂损伤：较少见。若肾蒂血管部分或全部撕裂，可发生大出血，常来不及诊治而死亡。

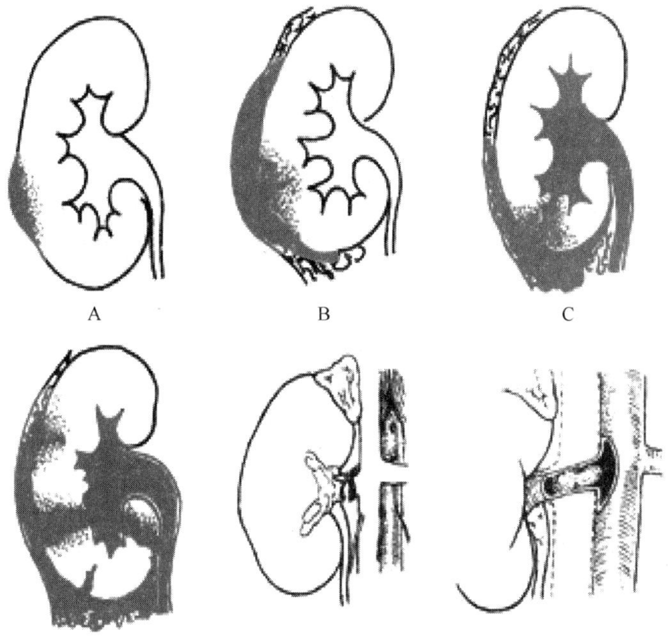

图 25-3　肾损伤的类型

A. 肾瘀斑及包膜下血肿；B. 表浅肾皮质裂伤及肾周围血肿；C. 肾实质全层裂伤、血肿及尿外渗；D. 肾横断伤；E. 肾蒂血管断裂；F. 肾动脉内膜破裂及血栓形成

链接

肾蒂断裂伤的诊治

肾蒂断裂伤是严重的损伤，由于缺乏特异性症状及体征，早期即出现出血性休克，病情凶险，因此在急诊情况下，术前很难确诊。腹部平片、B 超检查、IVP、CT 及肾动脉造影等辅助检查，对肾蒂断裂伤诊断具有重要意义，但常由于病情危急，难以采用。肾蒂断裂伤后，伤肾无血供，泌尿功能丧失，可以不出现镜下血尿。

肾蒂断裂伤的抢救主要包括三个方面：①积极有效的抗休克治疗。②急诊剖腹探查止血救命。③保肾。困难最大的是保肾，为了止血救命常用肾切除术。在全身情况、局部伤情和技术能力达到的情况下，首先争取做肾血管修复术。

（二）膀胱损伤

膀胱空虚时位于骨盆深处，很少损伤；膀胱充盈时壁紧张而薄，高出耻骨联合伸展至下腹部，易致损伤。

1. 病因

(1) 开放性损伤：因弹片、刀刃等锐器所致，易形成腹壁尿瘘、膀胱直肠瘘或膀胱阴道瘘。

(2) 闭合性损伤：因撞击、挤压、骨盆骨折刺破膀胱壁所致，多见于膀胱充盈时，发生率高。

(3) 医源性损伤：见于膀胱镜检查或治疗时。

2. 病理

(1) 膀胱挫伤：仅伤及黏膜或肌层，膀胱壁未穿破。局部出血或形成血肿，无尿外渗，可见血尿。

(2) 膀胱破裂：膀胱壁破裂，分为腹膜外型（图 25-4）和腹膜内型（图 25-5）。腹膜外型膀胱破裂，腹膜完整。尿液外渗到膀胱周围组织和耻骨后间隙，可引起腹膜外盆腔炎或脓肿。多由膀胱前壁损伤引起，常伴骨盆骨折。腹膜内型膀胱破裂，腹膜破裂，尿液流入腹腔，引起腹膜炎，多由膀胱后壁或顶部损伤所致。

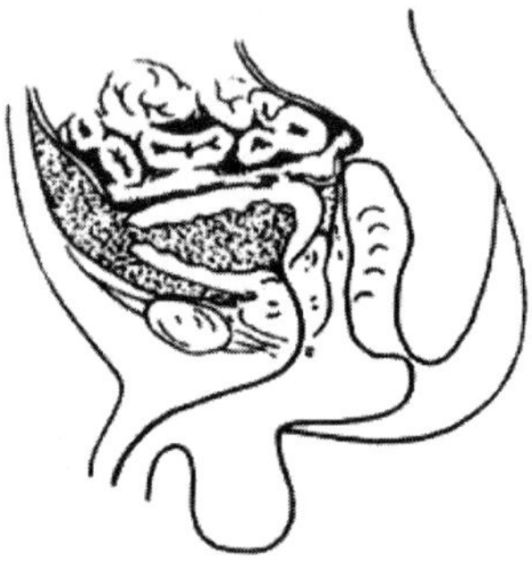

图 25-4　腹膜外型膀胱破裂

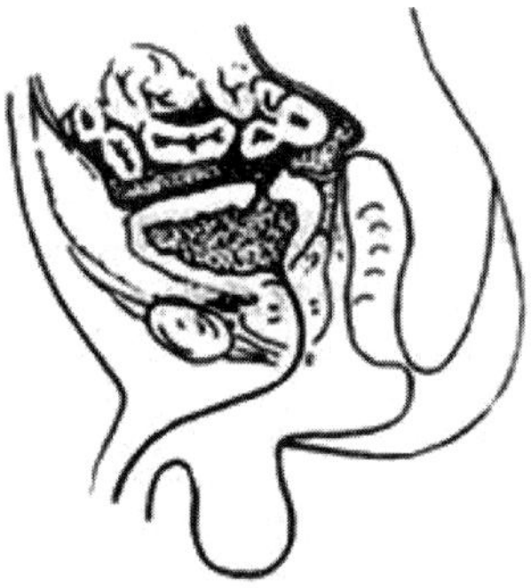

图 25-5　腹膜内型膀胱破裂

（三）尿道损伤

尿道损伤多见于男性。男性尿道以尿生殖膈为界，分为前、后两段。前尿道包括球部和阴茎部，后尿道包括前列腺部和膜部。前尿道损伤多发生在球部，后尿道损伤多发生在膜部。尿道损伤早期处理不当，常产生尿道狭窄、尿瘘等并发症。

1. 病因

(1) 开放性损伤：因弹片、锐器伤所致，常伴有阴茎、阴囊、会阴部贯通伤。

(2) 闭合性损伤：因外来暴力引起，多为挫伤或撕裂伤。会阴部骑跨伤易引起尿道球部损伤，骨盆骨折易引起尿道膜部损伤，经尿道的诊疗器械操作不当，可引起医源性尿道损伤。

考点：会阴部骑跨伤多引起尿道球部损伤

2. 病理

(1) 根据损伤的程度可分为：①尿道挫伤：尿道内层损伤，阴茎筋膜完整，仅有水肿和出血，可以自愈。②尿道裂伤：尿道壁部分全层断裂，引起尿道周围血肿和尿外渗，愈合后可引起瘢痕性尿道狭窄。③尿道断裂：尿道完全离断，断端退缩、分离，血肿和尿外渗明显，可发生尿潴留。

(2) 尿外渗范围可分为：①尿道球部损伤（图 25-6）：血液及尿液渗入会阴、阴茎、阴囊和前腹壁。②尿道膜部损伤（图 25-7）：尿外渗至耻骨后间隙和膀胱周围。可因骨盆骨折及盆腔血管丛损伤而发生大出血，在前列腺和膀胱周围形成大血肿。

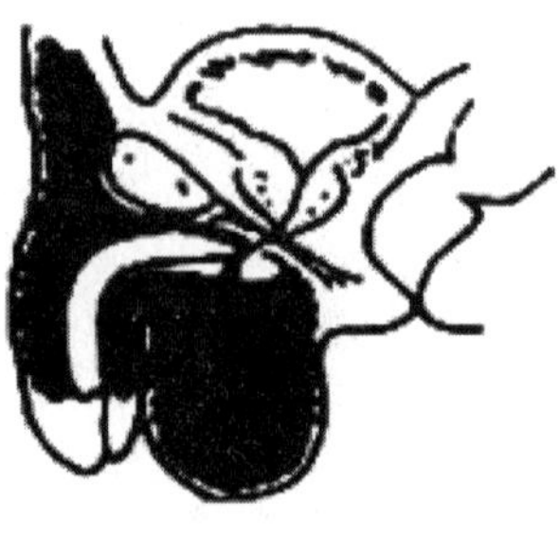

图 25-6　尿道球部损伤

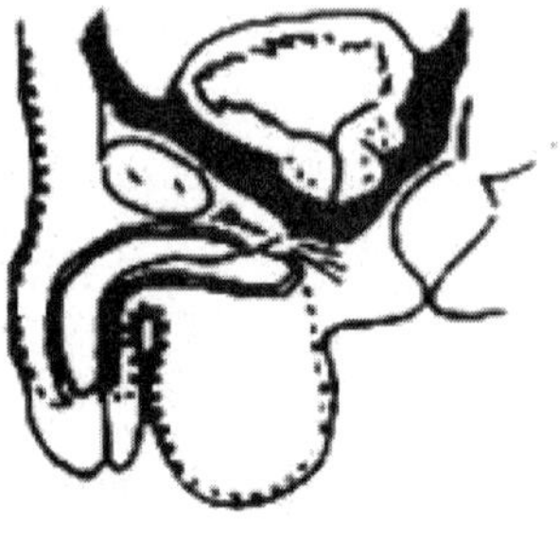

图 25-7　尿道膜部损伤

二、护理评估

（一）肾损伤

1. 健康史　仔细询问受伤的时间、原因、姿势、受伤的经过、致伤物的性质；就诊前的急救措施，效果如何；以往健康状况等。

2. 身体状况

(1) 休克：严重肾裂伤、肾蒂损伤或合并其他脏器损伤时，因创伤和失血，常发生休克。

(2) 血尿：多数病人会出现血尿，但血尿与损伤程度可不一致。肾挫伤或轻微肾裂伤会导致少量肉眼血尿，而严重肾裂伤可能有大量肉眼血尿，也可能只有轻微血尿或无血尿，如肾蒂血管断裂、肾动脉血栓形成、血块堵塞肾盂、输尿管等。血尿停止后，可因感染或过早下床活动而出现继发性血尿。

考点：不同类型肾损伤的血尿特点

(3) 疼痛：肾包膜下血肿、肾周围软组织损伤、出血或尿外渗可引起患侧腰腹部疼痛。血液、尿液渗入腹腔或合并腹腔脏器损伤时，可出现全腹疼痛和腹膜刺激征，并伴发热。血块通过输尿管时可发生肾绞痛。

(4) 腰腹部肿块：血液、尿液渗入肾周围组织可使局部肿胀，形成肿块，有明显触痛和肌强直。

(5) 发热：由于血肿、尿外渗易继发感染，形成肾周围脓肿或化脓性腹膜炎，引起发热等全身中毒症状。

3. 辅助检查

(1) 实验室检查：尿中含有多量红细胞。血红蛋白与血细胞比容持续降低提示有活动性出血，血白细胞计数增高则提示有感染。

(2) 影像学检查：B 超能提示肾损伤的部位和程度；CT 是检查首选，可清晰显示肾皮质裂伤、尿外渗和血肿范围，显示无活力的肾组织，并可了解与周围组织和腹腔内其他脏器的关系；排泄性尿路造影可评价肾损伤的范围和程度；动脉造影能在排泄性尿路造影未显影时，显示肾动脉和肾实质损伤情况。

4. 治疗要点与反应　轻微肾挫伤经短期休息可以康复，多数肾挫裂伤可用保守治疗，仅少数需手术治疗。

(1) 紧急治疗：伴休克者，应迅速抢救，并确定是否合并其他脏器损伤，做好手术探查准备。

(2) 非手术治疗：适用于肾挫伤、轻型肾裂伤及无其他脏器合并损伤的病人。措施为绝对卧床休息，密切观察生命体征、血尿颜色和腰腹部肿块的变化，及时补充血容量和能量，应用广谱抗生素，使用镇痛、镇静和止血药。

(3) 手术治疗：开放性肾损伤、严重肾裂伤、肾破裂或肾蒂损伤、合并腹腔脏器损伤等，须尽快手术治疗。在非手术治疗期间发生以下情况者，应进行手术治疗：①经积极抗休克治疗后生命体征未见改善。②血尿逐渐加重，血红蛋白和血细胞比容继续降低。③腰、腹部肿块明显增大。④有腹腔脏器损伤可能。手术方式包括肾修补、肾部分切除或肾切除术。若出现肾周脓肿，则行脓肿引流术。

（二）膀胱损伤

1. 健康史　仔细询问受伤的时间、原因、部位、暴力性质、受伤经过、受伤时膀胱是否充盈，伤后采取的诊疗措施及其结果。此外，还应了解有无膀胱疾病或手术史等。

2. 身体状况

(1) 休克：骨盆骨折大出血、膀胱破裂导致尿外渗及腹膜炎，可出现休克。

(2) 腹痛：腹膜外破裂时，可有下腹部疼痛、压痛及肌紧张，直肠指检可触及前壁饱满感和触痛。腹膜内破裂时，可出现腹膜刺激征，并有移动性浊音。

(3) 血尿和排尿困难：有尿意，但不能排尿或仅排出少量血尿。当有血块堵塞时，或尿外渗到膀胱周围、腹腔内，则无尿液自尿道排出。

(4) 尿瘘：开放性损伤可出现体表伤口、肛门或阴道漏尿。闭合性膀胱损伤在尿外渗感染后破溃也可形成尿瘘。

3. 辅助检查

(1) 导尿试验：只有膀胱损伤而无尿道损伤时，导尿管可顺利插入膀胱，仅流出少量血尿或无尿流出。从导尿管注入生理盐水液200ml，5min后吸出，若液体进出量差异很大，提示膀胱破裂。

(2) X线检查：腹部平片可发现骨盆或其他骨折。通过将造影剂注入膀胱前和造影剂抽出膀胱后摄片对比，可通过造影剂是否漏到膀胱外判断有无膀胱破裂。

4. 治疗要点与反应

(1) 紧急处理：伴休克者，应给予输血、输液、镇静、镇痛等抗休克治疗，并尽早使用抗生素。

(2) 非手术治疗：适用于膀胱挫伤或造影时仅有少量尿外渗而症状轻微者，可插导尿管持续引流尿液7～10天，并使用抗生素，多可自愈。

(3) 手术治疗：开放性损伤、经非手术治疗无效及严重的膀胱破裂者，在休克纠正后立即手术，包括清除外渗尿液、修补膀胱裂口、做耻骨上膀胱造口、安放膀胱周围引流管等。

（三）尿道损伤

1. 健康史 仔细询问受伤的时间、原因、姿势、暴力性质、受伤经过，详细了解已采取的诊疗措施及结果。

2. 身体状况

(1) 休克：前尿道损伤时，尿道球海绵体严重出血可致休克。后尿道损伤时，常合并骨盆骨折，也会致休克。

(2) 尿道出血：外伤后，即使不排尿时也可见尿道外口滴血。尿液可为血尿。

(3) 疼痛：前尿道损伤可有伤处疼痛和尿道口放射痛，排尿时加重；后尿道损伤可出现下腹部疼痛，局部肌紧张、压痛；伴骨盆骨折者，移动时疼痛加剧。

(4) 排尿困难：尿道挫裂伤时因局部水肿或疼痛性括约肌痉挛，出现排尿困难。尿道完全断裂时因不能排尿可发生急性尿潴留。

(5) 局部血肿：尿道骑跨伤常导致会阴部、阴囊处肿胀、瘀斑及蝶形血肿。

(6) 尿外渗：尿道断裂后，用力排尿时，尿液可从裂口处渗入周围组织，形成尿外渗。尿外渗、血肿并发感染，则出现脓毒症。若为开放性损伤，则尿液可从皮肤、肠道或阴道创口流出，最终形成尿瘘。

3. 辅助检查

(1) 导尿试验：可检测尿道是否连续、完整。若导尿管能顺利进入膀胱，说明尿道连续性未完全破坏，可为挫伤或裂伤；否则为尿道断裂。若一次插入困难，不应勉强反复试验，以免加重损伤和导致感染。

(2) X线检查：骨盆前后位片可显示骨盆骨折。尿道造影可确定尿道损伤部位及类型。

4. 治疗要点与反应

(1) 紧急处理：合并休克者先行抗休克治疗。骨盆骨折者需平卧，勿随意搬动，以免加重损伤。尿潴留不宜导尿或未能立即手术者，可行耻骨上膀胱穿刺。

(2) 非手术治疗：尿道挫伤及轻度裂伤、无排尿困难者，无需特殊治疗。尿道损伤伴排尿困难者，先试插导尿管，如试插成功，留置导尿管 7 ～ 14 天，并应用抗生素预防感染。

(3) 手术治疗：尿道裂伤导尿失败或尿道断裂者，应立即行手术修补。前尿道断裂者行经会阴尿道修补或断端吻合术，同时在尿外渗区做多个皮肤切口引流外渗尿液，术后留置导尿管 2 ～ 3 周。后尿道断裂者可先做耻骨上膀胱造瘘，3 个月后施行尿道瘢痕切除和尿道端端吻合术，也可施行尿道会师术，术后尿道内导尿管留置 3 ～ 4 周。为预防尿道狭窄，病人拔管后需定期做尿道扩张。

考点：轻度尿道损伤及术后留置导尿时间

三、护理问题

1. 急性疼痛　与组织损伤、尿外渗、肾包膜下血肿形成、血块堵塞输尿管或尿道等有关。

2. 体液不足　与肾裂伤、肾蒂损伤、骨盆骨折损伤血管、腹膜炎等有关。

3. 排尿障碍　与膀胱破裂、尿道损伤等有关。

4. 潜在并发症：休克、感染、尿道狭窄等。

案例 25-2 分析

问题 1 分析：病人左腰部受伤后出现低血容量性休克表现，输血输液后无好转，最主要的护理问题是体液不足。

四、护理措施

（一）非手术治疗及手术前病人的护理

1. 心理护理　主动帮助病人了解病情，解释目前治疗方法的可行性，解除其思想顾虑。焦虑不安的病人进行正确引导，以和蔼可亲的态度安慰和关心病人，解除焦虑、恐惧等心理障碍，使其能主动配合治疗和护理。

2. 一般护理　能进食的轻症病人，多饮水，进高热量、高蛋白、高维生素的饮食。休克病人可采用抗休克体位或平卧位。非手术治疗的肾损伤病人，嘱其绝对卧床 2 ～ 4 周，待病情稳定、血尿消失 1 周后方可离床活动。

考点：非手术治疗肾损伤病人的饮食及卧位要求

护考链接

肾挫伤非手术治疗至少需要卧床

A. 5 周　　B. 2 周　　C. 3 周　　D. 4 周　　E. 1 周

分析：为了防止继发出血，至少卧床 2 周。答案 B。

3. 病情观察　密切观察病人的生命体征，每隔 1 ～ 2h 测量 1 次。并注意血尿、腰腹部包块及腹膜刺激症状等变化。经积极的非手术治疗后，出现下列情况应及时报告医生并做好术前准备：①生命体征仍未好转；②血尿加重；③腰、腹部包块逐渐增大。

考点：病人出现哪些情况需做好术前准备

案例 25-2 分析

问题2分析：病人左腰部受伤后出现休克，无腹膜刺激征，无血尿，输血输液后无好转，下一步应手术探查止血，所以护士应提前做好术前准备。

4. 治疗配合

(1) 肾损伤：嘱病人绝对卧床休息，建立静脉通道，遵医嘱输血输液，给予止血剂，及时有效地采取预防休克的措施。早期常规使用对肾无毒性作用的广谱抗生素，以防止感染。有手术指征者在防治休克的同时，积极进行各项术前准备，危重病人尽量减少搬动以免加重损伤和休克。必要时还应做好镇静、止痛等方面的护理。

(2) 膀胱损伤：做好尿管、膀胱造瘘管护理，保持引流通畅。大多数膀胱裂伤的病人需手术治疗，在一般护理的同时应尽快做好手术前常规准备。

(3) 尿道损伤：配合医生试插尿管，如能插入即应留置尿管；如果尿管插入困难，需配合医生行耻骨上膀胱造瘘术以引流尿液；必要时做好术前常规准备。

（二）手术后病人的护理

1. 心理护理 术后给予病人及亲属心理上的支持。解释术后恢复过程，术后不适、引流管的安放多为暂时性，若积极配合治疗和护理可加快康复等。

2. 一般护理

(1) 体位与休息：麻醉作用消失且血压平稳者可取半卧位，以利于腹腔引流和呼吸。肾切除术后需卧床休息 2 ～ 3 日，肾修补或肾部分切除术需卧床休息 2 周，以防止术后出血。

考点：各种类型肾手术后的卧位与休息要求

(2) 饮食：肾损伤、膀胱破裂、后尿道损伤术后病人，需禁食 2 ～ 3 日，待肠蠕动恢复后开始进食。前尿道损伤术后 6h 且无麻醉反应者即可正常饮食。肾区手术后易出现腹胀，因此恢复饮食早期要少进易产气的食物，以减轻腹胀。

3. 病情观察 注意观察生命体征是否平稳；有无主观不适；伤口敷料是否干燥，有无渗血、渗液；尿管、耻骨上造瘘管、肾周引流管等管内引流物的颜色、性状、量及气味等是否正常。

4. 配合治疗护理

(1) 做好各种引流管的护理：妥善固定；保持引流通畅，避免扭曲、受压、脱落；每日无菌操作下更换引流袋，保持引流管清洁，观察并记录引流管引流情况。

(2) 预防感染：严格无菌操作，遵医嘱应用抗菌药物。

(3) 肾损伤：注意尿量及血尿变化。血尿是常见症状，如果血尿颜色逐渐加深，说明出血加重，遵医嘱及时进行血、尿常规及肾功能检查等。对肾切除的病人，输液速度不要太快，并注意有无输液反应。

(4) 膀胱及尿道损伤：留置尿管者定时冲洗膀胱，每日用消毒棉球擦洗尿道外口及尿管 2 次。暂时性膀胱造瘘，一般留置 1 ～ 2 周，拔管前需先夹管，观察能否自行排尿，排尿通畅方可拔除造瘘管；如果同时留有尿管，应先拔除尿管，再考虑拔除膀胱造瘘管。对有尿外渗多次切开引流的病人，应观察引流液的量和性质，敷料浸湿或污染时应立即更换。

考点：膀胱造瘘管和尿管的护理措施

(5) 并发症的护理：①尿瘘时应保持引流通畅、局部清洁、防治感染、加强营养、促进愈合。②尿道狭窄时，应配合医生定期施行尿道扩张术，术后嘱病人多饮水，必要时遵医嘱给予止血、抗感染等药物。

五、健康指导

(1) 向病人介绍肾损伤后卧床及观察血尿、腰腹部包块的意义。

(2) 病人 3 个月内不宜参加重体力劳动或竞技运动。肾切除术后病人，应注意保护对侧肾，尽量不要使用对肾有损害的药物。

(3) 鼓励病人适当多饮水，以增加尿量、稀释尿液，预防泌尿系统感染和结石的形成。

(4) 向携带膀胱造瘘管的病人介绍护理知识。

(5) 嘱尿道狭窄病人，出院后仍应坚持定期到医院行尿道扩张术。

考点： 3 个月内不宜重体力劳动或强运动，多饮水，定期行尿道扩张术

第 3 节　泌尿系统结石病人的护理

案例 25-3

病人，女，37 岁。运动时突发右下腹阵发性剧痛，向会阴部放射，伴恶心、呕吐。既往有“慢性阑尾炎”史，未做特殊处理。体检：肾区叩击痛，体温正常，心肺无异常，全腹软，右下腹有轻度深压痛，尿常规检查红细胞 (++)。

问题：

1. 目前病人最主要的护理问题是什么？
2. 护士可采取什么护理措施？

一、概　　述

泌尿系统结石又称尿石症，是肾结石、输尿管结石、膀胱结石和尿道结石的总称，是常见的泌尿外科疾病。尿石症根据结石的位置可分为上尿路（肾、输尿管）结石和下尿路（膀胱、尿道）结石。上尿路结石发病率高于下尿路结石。根据结石成分可分为草酸钙结石、磷酸钙结石、磷酸镁铵结石、尿酸结石、胱氨酸结石等。上尿路结石以草酸钙结石多见，膀胱及尿道结石以磷酸镁铵结石多见。

（一）病因

尿石症的形成机制尚未完全清楚，可能与下列因素有关：

1. 尿液因素　形成结石的物质排出增加；尿 pH 改变；尿液浓缩；尿中抑制晶体形成和聚集的物质减少；尿路感染时尿基质增加。

2. 尿路因素　尿液淤滞、尿路感染、尿路异物。

3. 流行病学因素　性别和年龄、种族、职业、地理环境和气候、饮食和营养、水分摄入、疾病。

（二）病理

尿路结石在肾和膀胱内形成，绝大多数输尿管结石和尿道结石为结石排出过程中停留在该处所致。尿路结石可引起泌尿道的直接损伤、梗阻、感染和恶性变。结石损伤尿路黏膜可导致出血。结石位于尿路较细处如肾盏颈、肾盂输尿管连接处、输尿管或尿道，可造成尿路梗阻。急性上尿路梗阻可导致平滑肌痉挛，引起肾绞痛，及时解除梗阻可无肾损害；慢性不完全性梗阻可导致肾积水，使肾实质逐渐受损而影响肾功能。尿路梗阻时易继发感染，

感染与梗阻又促使结石迅速长大或再形成结石。结石长期刺激肾盂和膀胱黏膜可引起黏膜恶性变。

二、护理评估

（一）上尿路结石

1. 健康史 了解病人生活环境，平时饮食及饮水情况；有无泌尿系统梗阻、感染和异物史；有无肾绞痛、血尿、排石病史；有无甲状旁腺功能亢进、痛风或长期卧床等病史；有无长期大量服用维生素 C、维生素 D 及磺胺类等药物。

2. 身体状况

(1) 疼痛：是最突出症状，疼痛程度主要与结石部位、大小、活动与否及有无损伤、感染、梗阻等有关。体积大、活动度小的肾盂肾盏结石，可无明显临床症状，活动后可出现上腹和腰部钝痛；体积小、活动度大的结石，引起输尿管梗阻时，可出现肾绞痛。典型表现为阵发性上腹部或腰部剧烈疼痛，疼痛难忍，并沿输尿管行径放射至同侧腹股沟，还可累及同侧睾丸或阴唇，伴脸色苍白、出冷汗、恶心、呕吐，有明显肾区叩击痛。结石位于输尿管膀胱壁段或输尿管口，可伴有膀胱刺激征及尿道和阴茎头部放射痛。

考点：肾输尿管结石的典型临床表现

(2) 血尿：绞痛时或绞痛发作后，可出现肉眼或镜下血尿，以后者常见，有时活动后镜下血尿是上尿路结石的唯一临床表现。如果结石引起尿路完全梗阻或固定不动（如肾盏小结石），则可能没有血尿。

护考链接

输尿管结石的主要症状是

A. 尿潴留　　B. 尿痛、尿频　　C. 无痛性全血尿

D. 排尿困难　　E. 运动后肾绞痛伴血尿

分析：活动后结石刺激输尿管痉挛，引起肾绞痛。结石损伤输尿管黏膜引起血尿。答案 E。

3. 辅助检查

(1) 实验室检查：尿常规检查可见肉眼或镜下血尿，伴感染时可见脓尿，有时可发现结晶尿；当怀疑病人尿路结石与代谢状态有关时，应测定血、尿的钙、磷、尿酸、草酸等；伴感染者尿细菌培养可有阳性结果。此外，还应做肾功能测定。

(2) 影像学检查：①泌尿系平片，能发现 95% 以上的结石。②排泄性尿路造影，可评价有无因结石所致的肾结构和肾功能改变，了解有无引起结石的尿路解剖结构异常，并可查出透 X 线的结石。③逆行肾盂造影，仅在其他方法不能确定结石的部位或结石以下尿路病变不明时被采用。④ B 超，能发现 X 线平片不能显示的小结石和透 X 线的结石，还能显示有无肾积水及肾结构改变，如肾影增大、肾实质萎缩等。尤其是急症病人不能行 X 线检查时首选 B 超检查。⑤放射性核素检查，可用于评价治疗前后肾功能的改变情况和对比双侧尿路梗阻病人双侧肾功能差异。

考点：泌尿系结石首选的影像学检查

(3) 内镜检查：包括肾镜、输尿管镜和膀胱镜，多在 X 线检查不能明确诊断时，通过内镜既可明确诊断又可进行逆行尿路造影及治疗。

4. 治疗要点及反应

(1) 非手术治疗：适用于结石直径小于 0.6 cm、表面光滑、无尿路梗阻、无感染、纯尿酸或胱氨酸结石的病人。措施有：①解痉止痛：肾绞痛发作时可单独或联合应用阿托品、哌替啶，辅以钙离子阻滞剂、吲哚美辛（消炎痛）、黄体酮等药物。②大量饮水：保持每日尿量在 2000ml 以上，既有利于结石排出，又有利于控制尿路感染。③控制感染：根据尿细菌培养及药物敏感试验选用抗生素。④调节尿液 pH：根据结石的成分碱化或酸化尿液。⑤调节饮食：根据结石成分调节饮食。⑥中西医结合疗法：包括中西医、解痉、利尿、针刺等，可促进排石。⑦调节代谢的药物：别嘌醇可降低血和尿的尿酸含量。

链接

尿 pH 的调节与尿路结石的防治

适当调节尿液酸碱度（pH），对结石的预防或治疗，有一定的实用意义，因为尿 pH 的改变能影响尿中部分晶体的溶解度，从而影响结石的形成。如尿 pH>6.6 时，磷酸盐类易析出沉淀，形成结石。尿 pH>7.0 时，尿酸晶体的溶解度可达最高饱和点，但在 pH>5.0 或 pH<5.0 时，其溶解度极低，易有尿酸盐结石形成。因此，给予富含酸盐饮食，并口服氯化铵，酸化尿液，使尿 pH 维持在 5.2 ～ 5.4，有利于磷酸盐或碳酸盐的溶解。给予富含碱盐饮食，并口服碳酸氢钠，碱化尿液，则有利于胱氨酸、尿酸盐及黄嘌呤的溶解。

但是，上述调节尿 pH 使尿盐处于溶解状态的时候，不应将 pH 提得过高或过低，并应时常检查尿液内的晶体状况。尿液长期过分的酸化或碱化，反使另一类结石容易形成。此外，在酸化或碱化尿液的同时，尚需配合其他治疗措施，如一定要大量饮水，稀释尿液，冲淡晶体浓度，减少沉淀，冲洗尿路，才能起到排泄微结石的作用。

(2) 体外冲击波碎石（ESWL）：是通过 X 线或 B 超对结石定位，利用高能冲击波聚焦后作用于结石，使其裂解，直至细砂，然后随尿液排出。最适宜于结石直径小于 2.5cm 的上尿路结石，且结石以下输尿管通畅，肾功能良好，未发生感染。

(3) 手术治疗：对较大的结石及非手术治疗无效或合并严重梗阻、感染、肾功能有损害者，应及早手术。①非开放性手术：手术方式有经皮肾镜取石或碎石术、输尿管肾镜取石或碎石术和腹腔镜输尿管取石。②开放性手术：手术方式有肾盂切开取石术、肾实质切开取石术、肾部分切除术、肾切除术、输尿管切开取石术。

考点：不同类型结石的治疗手段

（二）下尿路结石

1. 健康史 应了解病人是否存在营养不良、低蛋白饮食、上尿路结石病史，是否有膀胱异物存留、长期留置尿管、良性前列腺增生等病史。

2. 身体状况

考点：膀胱尿道结石的典型临床表现

(1) 膀胱结石：典型症状为排尿突然中断，疼痛放射至远端尿道和阴茎头部，伴排尿困难和膀胱刺激症。小儿常搓拉阴茎，跑跳或改变排尿姿势后，能使疼痛缓解，继续排尿。常有终末血尿，合并感染时可出现脓尿。直肠指诊可触及较大膀胱结石。

(2) 尿道结石：典型症状为排尿用难，滴尿伴尿痛。结石完全梗阻尿道时，可发生急性尿潴留伴会阴部剧痛。直肠指检可触及后尿道结石。

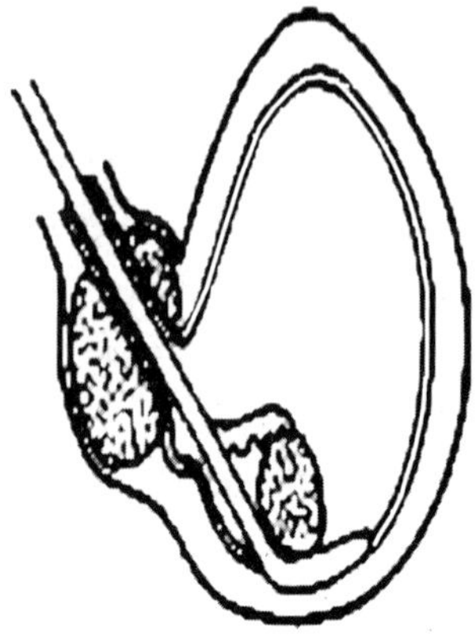

图 25-8　经膀胱镜取石或碎石术

3. 辅助检查　B 超和 X 线能显示大多数结石，金属探子能探知结石存在，膀胱尿道镜检查可直接见到结石，并可观察有无膀胱、尿道病变。

4. 治疗要点与反应

(1) 膀胱结石：①经尿道膀胱镜取石或碎石（图 25-8）：适用于膀胱结石 <2 ～ 3cm 者，较大的结石可用超声、激光或气压弹道等碎石。②耻骨上膀胱切开取石术：适用于结石过大、过硬或合并膀胱、前列腺病变不宜行经尿道膀胱镜取石或碎石者。

(2) 尿道结石：①前尿道结石：局麻下，手法取石，避免尿道切开以防尿道狭窄。②后尿道结石：用尿道探条将结石推入膀胱，再按膀胱结石处理。

三、护理问题

1. 急性疼痛　与结石梗阻、合并感染等有关。

2. 排尿障碍　与结石梗阻有关。

3. 焦虑　与疼痛、排尿异常及担心手术或预后等有关。

4. 潜在并发症：术后出血、感染、肾功能不全等。

案例 25-3 分析

问题 1 分析：病人突发剧痛，目前最主要的护理问题是急性疼痛。

护考链接

病人，42 岁，体检时 B 超发现膀胱内结石，直径 1.2cm，请问应采取以下哪种治疗方案

A. 中药排石　　B. 继续观察

C. 膀胱镜机械碎石

D. 膀胱切开取石

E. 体外冲击波碎石

分析：根据李某结实的大小，可考虑经尿道膀胱镜取石或碎石，故答案 C。

四、护理措施

（一）非手术治疗病人的护理

1. 心理护理　向病人介绍泌尿系结石的相关知识，消除病人焦虑，使其情绪稳定，增强战胜疾病的信心，配合治疗及护理。

2. 病情观察　观察尿液的量、颜色、性状；监测尿常规，注意有无泌尿系出血、感染等并发症。

3. 肾绞痛病人的护理　嘱病人卧床休息、深呼吸、放松，局部热敷；遵医嘱应用解痉止痛药物，用药后观察疼痛是否减轻或消失、结石有无排出，并注意有无尿路感染征象。

考点： 促进结石排出的护理措施

4. 促进结石排出　嘱病人大量饮水，每日饮水量在 3000ml 以上，成人应保持每日尿量在 2000 ml 以上，尤其是睡前及夜间饮水，效果更好。适当进行跳跃性运动，以促进结石排出。

5. 防治感染　遵医嘱应用抗生素，并定期观察血白细胞、尿白细胞和细菌学检查结果，以判断治疗效果。

案例 25-3 分析

问题 2 分析：病人的疼痛疑因上尿路结石引起，因此护士应嘱病人卧床休息、深呼吸、放松，局部热敷；遵医嘱应用解痉止痛药物，用药后观察疼痛是否减轻或消失、结石有无排出，并注意有无尿路感染征象。

（二）ESWL 病人的护理

1. 碎石前护理 告诉病人提前检查心、肝、肾等重要脏器和凝血功能。术前 3 日忌食产气性食物，术前 1 日服缓泻剂或灌肠，术晨禁饮食。说明 ESWL 是一种简单、安全、有效、无痛苦的治疗方法，术中有一定的噪声，但不必紧张，一定要按照要求保持体位固定，不要随意移动。

2. 碎石后护理 ①取患侧卧位，若无不适可正常进食，应多饮水，并适当活动和变换体位，以促进碎石的排出；若为肾下盏结石，应取头低位，并叩击背部，以加速排石。②碎石后出现淡红色血尿时不必紧张，可自行消失。③用纱布过滤尿液收集结石碎渣，以便进行结石成分分析。④遵医嘱复查尿路平片或 B 超，若仍有结石，可在 7 日后再次接受治疗。⑤巨大肾结石碎石后，短时间内大量碎石充填输尿管，可引起“石街”和继发感染，甚至导致肾功能改变，故术后应嘱病人患侧卧位 48 ～ 72h，以后逐渐间断起立。若出现腹部疼痛或尿量减少，发热，甚至尿闭，应及时复诊。

考点：ESWL 病人的护理措施

（三）手术治疗病人的护理

1. 术前护理 做好心理护理，帮助病人解除思想顾虑，减轻恐惧心理。对输尿管结石者，应在术前 1h 再摄尿路平片，以确定结石的位置，拍摄后应保持定位时的体位。

2. 术后护理

(1) 卧位：上尿路结石者，取侧卧位或半卧位，以利于引流。肾实质切开取石及肾部分切除者，应绝对卧床休息 2 周，以免出血。经尿道膀胱镜钳夹碎石者，应指导病人变换体位，以促进排石。

(2) 病情观察：注意病人生命体征、尿量、尿色、尿液检查结果及患侧肾功能。术后每小时尿量应在 50ml 以上，如果小于 30ml 可能发生了肾功能障碍，应该及时报告医生。尿量应包括肾造瘘管、输尿管支架引流管、膀胱造瘘管、导尿管等引流管引流出的尿液和渗湿敷料估计量的总和。刚刚手术后的病人尿液可带有血色，但 1 ～ 3 日内应逐渐变浅，若未变浅反而加深，甚至呈鲜红色血尿时，应该及时报告医生。肾和上段输尿管手术的病人术后应注意观察呼吸是否正常。此外，还应注意有无出血、穿孔、感染、输尿管狭窄等并发症的发生。

(3) 饮食与输液：术后禁饮食 1 ～ 2 日，肠蠕动恢复后恢复饮食；告知病人多饮水，保证成人每天尿量在 2000 ml 以上，必要时应用利尿药，以促进排尿和改善肾功能。禁饮食期间，静脉输液，维持水、电解质平衡。

(4) 引流管护理：施行肾和上段输尿管切开取石术往往需要安放肾周引流管、肾造瘘管或输尿管支架引流管，施行膀胱切开取石术往往需要安放膀胱造瘘管、留置气囊导尿管等，护士必须了解各引流管安放的部位及目的，保持各引流管的通畅和适当固定。引流袋的位置要低于肾或膀胱，直立位时应低于髋部，以免逆流。

1) 肾盂造瘘管的护理：肾盂造瘘管不做常规冲洗，以免引起感染，如引流不畅确需冲洗，应在医生指导下，以无菌盐水低压冲洗，每次不超过 5 ～ 10ml，如有出血，用冷冲洗液冲洗。

肾盂造瘘管一般需置管 3 ～ 5 日，若引流尿液转清，体温正常，可考虑拔管。拔管前应先夹管 1 ～ 2 日，如无漏尿、腰腹痛、发热等异常表现后再经造瘘管行肾盂造影，证实上尿路通畅后方可拔管。拔管后嘱病人取健侧卧位，瘘口向上以防漏尿。用凡士林纱布条填塞瘘口并外盖敷料固定。

考点：术后引流管的护理措施

2) 输尿管支架引流管：又称双“J”管。留置双“J”管的病人应鼓励其早期下床活动，但应避免剧烈活动、过度弯腰、突然下蹲等不当活动，以免引流管滑脱或移位。双“J”管一般留置 4 ～ 6 周，最长不超过 3 个月，复查 B 超或腹部平片确定无结石残留后，在膀胱镜下取出。

五、健康指导

1. 饮水指导 鼓励病人多饮水以增加尿量、稀释尿液，预防泌尿系统感染和结石的形成，促进结石的排出。

2. 饮食指导 含钙结石者限制食用牛奶、奶制品、豆制品、巧克力、坚果等含钙量高的食物。草酸盐结石者限制食用浓茶、菠菜、番茄、土豆、芦笋等含草酸量高的食物。尿酸结石者不宜食用动物内脏、海产品、啤酒等含嘌呤高的食物。胱氨酸结石者限制食用蛋、禽、鱼、肉等含蛋氨酸高的食物。

考点：结石病人的饮食指导

3. 定期复查 定期进行尿实验室检查、X 线或 B 超检查等，若发现结石复发或有残余结石，或出现腰痛、血尿等症状，及时就诊。

第 4 节　良性前列腺增生病人的护理

案例 25-4

病人，男，60 岁。5 个月前无明显诱因出现尿频、排尿不尽现象。经当地门诊治疗，反复发作，效果欠佳。今晚饮酒后突感下腹部胀痛不适，无法排尿急诊入院。经查，既往无结核史、无糖尿病史。尿常规检查无血尿。

问题：

1. 目前病人最主要的护理问题是什么？
2. 护士应采取什么护理措施？

一、概　述

良性前列腺增生简称前列腺增生，是引起老年男性排尿障碍最常见的一种疾病。

（一）病因

引起前列腺增生的病因尚不完全清楚，目前公认老龄和有功能的睾丸是发病的两个重要因素，缺一不可。随着年龄增大，体内性激素平衡失调，以及雌、雄激素的协同效应等是前列腺增生的重要病因。男性在 35 岁以后前列腺可有不同程度的增生，50 岁以后可出现轻重不等的临床症状。

（二）病理

前列腺腺体增生起源于围绕尿道精阜的腺体，称移行带。增大的腺体使尿道弯曲、伸长、受压变窄而发生排尿困难。前列腺内尤其是围绕膀胱颈部的富含 α 肾上腺素能受体的平滑肌激活收缩，可加重排尿困难。为克服排尿阻力，逼尿肌增强其收缩力，逐渐代偿性肥大，加上膀胱内长期高压，黏膜面出现小梁小室或假性憩室。如膀胱容量小，逼尿肌退变，可出现不稳定收缩，病人可有明显尿频、尿急和急迫性尿失禁，并引起上尿路扩张积水。如梗阻长期未能解除，逼尿肌萎缩失代偿，则不能排空膀胱而出现残余尿。残余尿量增多致膀胱无张力性扩大，可出现充盈性尿失禁或无症状慢性尿潴留，继而尿液反流引起上尿路积水及肾功能损害，还可继发感染和结石。

二、护理评估

（一）健康史

了解病人有无长期吸烟、饮酒史；平时饮水习惯，是否有足够的液体摄入和尿量；有无定时排尿或憋尿的习惯；有无尿路梗阻病史；近期是否因受凉、劳累、久坐、辛辣饮食、情绪变化、应用解痉药物等而发生过尿潴留；有无出现腹股沟疝、痔等并发症。

（二）身体状况

1. 尿频　是早期最常见的症状，夜间更为明显。早期因增生的前列腺充血刺激引起，随着残余尿量增多而逐渐加重，当膀胱顺应性降低或逼尿肌不稳定时更为明显并出现急迫性尿失禁等症状。

2. 排尿困难　进行性排尿困难是前列腺增生最主要的症状。典型表现为排尿迟缓、断续、尿流细而无力、射程短、终末滴沥、排尿时间延长。梗阻严重时需借助腹压排尿仍有尿不尽感。

3. 尿失禁、尿潴留　当梗阻加重到达一定程度时，残余尿量过多致逼尿肌萎缩失代偿，逐渐出现慢性尿潴留和充盈性尿失禁。当病人因气候变化、劳累、饮酒、便秘、久坐等因素使前列腺突然充血水肿时，还可导致急性尿潴留。

4. 其他　前列腺增生合并感染或结石可出现明显的膀胱刺激症。增生腺体表面黏膜较大的血管破裂时可见不同程度的肉眼血尿。长期排尿困难可并发腹股沟疝、痔疮、脱肛等。梗阻引起严重肾积水、肾功能损害可出现慢性肾功能不全。

5. 直肠指检　是重要的检查方法，可发现前列腺增大，表面光滑，质韧，有弹性，边缘清楚，中央沟变浅或消失。

> **考点：**良性前列腺增生的最早症状和典型临床表现

（三）辅助检查

1. 影像学检查

(1) B 超：可经腹壁、直肠途径进行，能测量前列腺的体积，显示增生的腺体是否突入膀胱，还可测定膀胱残余尿量，了解膀胱有无结石和上尿路有无继发积水的病变。

(2) 放射性核素肾图：有助于了解上尿路有无梗阻及肾功能损害。

2. 尿流率检查　可确定排尿梗阻程度。如最大尿流率 <15ml，表明排尿不畅；如最大尿流率 <10ml，表明梗阻较为严重，常是手术指征之一。如排尿困难主要由逼尿肌功能失常引起，还应行尿流动力学检查。

3. 前列腺特异性抗原 (PSA) 测定　有助于排除前列腺癌。当 PSA 升高时，还需行 MRI 和系统前列腺穿刺活组织检查进一步鉴别。

> **考　点：**PSA 增高的意义

（四）治疗要点与反应

前列腺增生无明显梗阻症状者一般无需处理，可观察等待。梗阻较轻或不能耐受手术者可采用药物治疗或非手术微创治疗。梗阻症状严重、膀胱残余尿量超过 50ml 或既往出现过急性尿潴留、药物治疗疗效不佳而全身状况能够耐受手术者，应早日手术治疗。

1. 观察等待 长期症状较轻，不影响生活与睡眠，可观察等待，但应密切随访。

2. 药物治疗 常用 α 受体阻滞剂、5α 还原酶抑制剂和植物类药等。其中 α 受体阻滞剂常用特拉唑嗪等，能有效降低膀胱颈及前列腺平滑肌张力，减少尿道阻力，改善排尿功能。5α 还原酶抑制剂常用非那雄胺（保列治），能在前列腺内阻止睾酮转变为双氢睾酮，缩小部分前列腺体积，改善排尿症状。植物类药常用前列康等，能抑制内源性炎症介质，舒张尿道平滑肌，改善排尿症状。

3. 手术治疗 常用手术有经尿道前列腺切除术（TURP）、耻骨上经膀胱前列腺切除术、耻骨后前列腺切除术等。其中 TURP 适用于大多数良性前列腺增生病人，是目前最常用的手术方式。

4. 其他疗法 如激光治疗、经尿道球囊高压扩张术、前列腺尿道网状支架、经尿道热疗、体外高强聚焦超声等，可根据病情选择使用。

三、护理问题

1. 排尿障碍 与膀胱出口梗阻、逼尿肌损害等有关。

2. 焦虑 与排尿异常、对手术和预后担忧等有关。

3. 疼痛 与手术切口有关。

4. 生活自理缺陷 与术后持续膀胱冲洗，不能下床活动有关。

5. 潜在并发症：感染、术后出血、TURP 综合征、尿失禁等。

案例 25-4 分析

问题 1 分析：病人因饮酒后突感下腹部胀痛不适，无法排尿急诊入院，目前主要问题为排尿障碍。

四、护理措施

（一）非手术及术前治疗病人的护理

1. 心理护理 向病人解释疾病的原因、治疗的方法，稳定病人的情绪，使其能积极配合治疗和护理，树立战胜疾病的信心。

2. 一般护理 夜尿频繁者，嘱病人睡前少喝水，床边备便器，如厕时应有人陪护防跌伤。戒烟、戒酒、忌辛辣饮食。避免受凉、劳累、久坐，保持心情舒畅。防便秘，禁憋尿。

考点： 良性前列腺增生发生急性尿潴留时应留置导尿

3. 急症护理 一旦发生严重排尿困难或急性尿潴留，及时行导尿并留置尿管，无法留置尿管时，行耻骨上膀胱造瘘术。

案例 25-4 分析

问题 2 分析：护士应及时行导尿并留置尿管。无法留置尿管时，报告医生，由医生行耻骨上膀胱造瘘术。

4. 用药护理 告诉病人 α 受体阻滞剂也可出现头晕、鼻塞、直立性低血压等不良反应。5α 还原酶抑制剂一般需在服药后 3 个月才见效，停药后症状易复发，需长期服药。

5. 病情观察 密切观察病人的排尿情况，同时注意观察药物的不良反应，病人的其他慢性疾病的病情。

护考链接

张某，男，64 岁，患良性前列腺增生多年，有进行性排尿困难 1 年余，今日饮酒后排不出尿，护士解除尿潴留的首选方法是

A. 留置导尿　　B. 针刺、诱导排尿　　C. 耻骨上膀胱造瘘

D. 肌内注射氨甲酰胆碱　　E. 按摩腹部

分析：前列腺增生导致的尿潴留是机械性梗阻，故首先就应该采取留置导尿的方法处理。

（二）术后护理

1. 一般护理　术后平卧位，6h 后生命体征平稳、无活动性出血者改半卧位。术后 6h 病人无恶心、呕吐，可进流质饮食，1 ～ 2 天后无腹胀可恢复正常饮食。鼓励病人多饮水，以增加尿量。

2. 病情观察　密切观察病人的意识状态、生命体征、各引流管的引起情况，如出现出血、感染等并发症，及时报告医生。对经尿道前列腺切除术（TURP）者，特别注意观察在手术临近结束时及术后最初的几小时内，是否出现心慌、气急、恶心、呕吐，甚至抽搐等 TURP 综合征表现，及时报告医生。

3. 治疗配合

(1) 气囊导尿管的护理：术后留置三腔气囊导尿管有压迫止血、引流尿液和施行膀胱冲洗的作用。一般是将导尿管稍加牵引并固定于病人一侧大腿内侧，告知病人不可自行松开或蜷腿，直到解除牵引为止。牵引压迫时间为 8 ～ 10h。

(2) 膀胱冲洗的护理：术后用生理盐水持续冲洗膀胱 3 ～ 7 天，以防血块堵塞尿管。注意事项：①冲洗速度应根据尿色而定，色深则快、色浅则慢。②确保引流管通畅，若引流不畅应及时施行高压冲洗、抽吸血块，以免造成膀胱充盈、膀胱痉挛而加重出血。③准确记录冲洗量和排出量，尿量 = 排出量 - 冲洗量。

(3) 膀胱痉挛的护理：膀胱痉挛可引起阵发性剧痛、诱发出血，主要由逼尿肌不稳定、导管刺激、血块堵塞冲洗管等原因引起。术后使用自控镇痛泵，按需定时注射小剂量吗啡有良好效果，严重者遵医嘱给予解痉药物。

(4) 预防感染：密切观察病人有无畏寒、发热、附睾肿大及疼痛等现象。遵医嘱早期使用抗生素，每日清洁、消毒尿道外口 2 次。

(5) 各种引流管护理：同第 25 章第 2 节。但应注意：①经尿道前列腺切除术后 3 ～ 5 天尿液颜色清澈即可拔除导尿管。②开放手术后，耻骨后引流管术后 3 ～ 4 天引流量很少时可拔除；耻骨上前列腺切除术后 5 ～ 7 天、耻骨后前列腺切除术后 7 ～ 9 天可拔除导尿管。若排尿通畅，术后 10 ～ 14 天可拔除膀胱造瘘管，拔管后用凡士林纱布填塞瘘口，排尿时用手指压迫瘘口敷料以防漏尿，2 ～ 3 天瘘口可自愈。

(6) 并发症的预防及护理：①术后出血：术后最初几天通常会出现肉眼血尿，以后逐渐转清，若尿色深红或逐渐加深，说明有活动性出血，多与导尿管气囊移位未能有效压迫有关。术后 6 ～ 10 天出现出血，多由组织坏死、用力排便及久坐等引起。经尿道前列腺切除术后 3 周也可因感冒、酗酒、刺激及活动量增加致电凝痂皮脱落引起出血。因此，应指导病人术后 1 周逐渐下床活动，避免用力及便秘，禁止灌肠或肛管排气，以免刺激前列腺窝引起出血。②尿频尿失禁：术后尿频尿失禁与尿道括约肌功能受损、膀胱逼尿肌功能紊乱、膀胱出口梗阻等有关，多为暂时性。可于术后 2 ～ 3 天开始，指导病人进行腹肌、臀肌及

肛门括约肌收缩练习，也可辅以针灸或理疗等，一般在术后 1 ～ 2 周症状可缓解。③血栓形成：鼓励病人卧床期间适度活动，病情允许早期下床活动。④ TURP 综合征：原因是术中大量的冲洗液被吸收使血容量急剧增加，形成稀释性低钠血症，病人可在几小时内出现烦躁、恶心、呕吐、抽搐、昏迷，严重者出现肺水肿、脑水肿、心力衰竭等，一旦发现上述情况，应立即减慢输液速度，给予利尿药、脱水药等对症处理。

考点：术后并发症的预防及护理

五、健康指导

1. 生活指导 非手术治疗者，应避免因受凉、劳累、饮酒、便秘引起急性尿潴留。术后进易消化、高纤维饮食，预防便秘，必要时可服缓泻剂。为预防继发性出血，术后 1 ～ 2 个月内避免剧烈活动如提重物、跑步、骑自行车、性生活等。

2. 康复指导 前列腺窝的修复需要 3 ～ 6 个月，因此术后可能仍有排尿异常，应多饮水，定期做尿常规、尿流率检查及残余尿量测定。有尿失禁的病人，应指导其有意识地进行肛提肌锻炼：吸气时缩肛，呼吸时放松肛门，以尽快恢复尿道括约肌功能。有排尿困难的病人，及时到医院复查。有尿道狭窄的病人，定期行尿道扩张术。

3. 性生活指导 前列腺切除术后常会出现逆行射精，不影响性交。原则上经尿道前列腺电切术后 1 个月，经膀胱前列腺切除术后 2 个月可恢复性生活。少数病人出现阳痿，应查明原因，做针对性治疗。

链接

TURP 术对病人性功能的影响

阴茎有两种神经分布，即自主神经（交感神经和副交感神经）及体神经（感觉和运动神经）。副交感神经来源于骶 2 ～ 4 中外侧细胞柱，其节神经与交感神经在盆丛汇合，再发出分支支配直肠、膀胱、前列腺、括约肌，至阴茎的神经为海绵体神经。

TURP 手术出血较多，手术时间较长，止血相对较差，经电极反复烧灼容易损伤前列腺包膜，累及阴茎海绵体神经可能会导致病人阳痿。TURP 手术切除膀胱颈部腺体导致膀胱颈部不能完全关闭可能会导致病人逆行射精。

但是，TURP 的微创性及术中切除腺体时的确切性显著降低了引起性功能障碍的客观因素；同时，TURP 术后无切口、痛苦小、易护理、术后住院期间缩短等使病人心理压力降低，又有助于病人术后短时期内恢复性生活，显著降低阳痿发生率。

第 5 节　泌尿系结核病人的护理

案例 25-5

病人，男，50 岁。尿频、尿急、尿痛 1 个月。一般抗生素治疗不见好转。直肠指检发现前列腺无明显肿大，神经系统无异常，R18 导尿管可以插入膀胱，残余尿 70ml。年轻时曾患过“肺结核”，当时治愈。目前病人因病情困扰，休息不好，压力很大。

问题：

1. 目前病人最主要的护理问题是什么？
2. 护士应采取什么护理措施？

一、概　　述

泌尿系结核是全身结核的一部分，其中最主要是肾结核。肾结核绝大多数起源于肺结核，少数继发于骨关节结核或消化道结核。结核杆菌自原发病灶经血行播散，引起肾结核，如未及时治疗，结核杆菌随尿流下行可播散到输尿管、膀胱、尿道，甚至男性生殖系统。泌尿系结核往往在肺结核发生或愈合后 3 ～ 10 年或更长时间才出现症状。

二、护理评估

（一）健康史

了解病人有无肺、骨关节、肠结核病史或接触史，有无其他疾病史，病人体质情况、免疫力的高低等。

（二）身体状况

1. 尿频、尿急、尿痛　是肾结核的典型症状之一。尿频往往最早出现，最初是因含结核杆菌的脓尿刺激膀胱黏膜引起。当病变侵及膀胱壁出现膀胱炎时，尿频加重并出现尿急、尿痛。当晚期发生挛缩膀胱形成时，尿频更加严重，甚至出现尿失禁。

2. 血尿　是肾结核的重要症状，常为终末血尿。常在尿频、尿急、尿痛后出现，多为结核性膀胱炎和溃疡在排尿终末时因膀胱收缩时出血所致。

3. 脓尿　是肾结核的常见症状。程度不同，严重者如洗米水样，内含干酪样碎屑或絮状物，显微镜下见大量脓细胞，或者出现脓血尿。

4. 腰痛和肿块　肾结核一般无明显腰痛，仅少数因病变破坏严重和梗阻，发生结核性脓肾或继发肾周感染，或输尿管被血块、干酪样物质堵塞时，可引起腰部钝痛或绞痛。较大肾积脓或对侧巨大肾积水时，腰部可触及肿块。

5. 全身症状　肾结核全身症状早期常不明显，晚期或合并其他器官活动结核时，可以有发热、盗汗、消瘦、贫血、虚弱、食欲缺乏和血沉快等典型结核症状。严重双肾结核或肾结核对侧肾积水时，可出现贫血、浮肿、恶心、呕吐、少尿等慢性肾功能不全的症状，甚至突然发生无尿。

考点：泌尿系结核的典型表现

（三）辅助检查

1. 尿液检查　尿呈酸性，尿蛋白阳性，有较多的红细胞和白细胞。尿沉淀涂片找抗酸杆菌有 50% ～ 70% 的阳性率，以清晨第一次尿检阳性率最高，至少连续检 3 次。尿结核杆菌培养时间较长（4 ～ 8 周）但可靠，阳性率达 90%，对肾结核的诊断有决定性意义。

2. 影像学检查　包括 B 超、X 线、CT 及 MRI 等检查，对确诊肾结核、判断病变严重程度、决定治疗方案非常重要。

3. 膀胱镜检查　可见膀胱黏膜有无充血、水肿、浅黄色结核结节、结核性溃疡、肉芽肿及瘢痕等病变，必要时取活组织检查明确诊断。但膀胱挛缩容量小于 50ml 或有急性膀胱炎时不宜做膀胱镜检查。

（四）治疗要点与反应

泌尿系结核是全身结核病的一部分，应注意全身治疗，包括营养、休息、环境、避免劳累等。肾结核的治疗应根据病人全身和病肾情况，选择药物治疗或手术治疗。

1. 药物治疗　适用于早期肾结核，正确用药多能治愈。其中吡嗪酰胺、异烟肼、利福平和链霉素等杀菌药物为一线药物，其他如乙胺丁醇、环丝氨酸、乙硫异烟肼等抑菌药为二线药物。药物治疗最好用三种药物联合服用，药量要充分，疗程要够长，早期病例用药6～9个月有可能治愈。

链接

目前常用抗结核药物治疗方法

吡嗪酰胺1.0～1.5g/d(2个月为限，避免肝毒性)，异烟肼300mg/d，利福平600mg/d，维生素C 1.0g/d，维生素B_6 60mg/d顿服，睡前服药同时喝牛奶，有助于耐受药物。如果膀胱病变广泛，膀胱刺激征严重，头2个月可加用肌内注射链霉素（需做皮试）1.0g/d，服用吡嗪酰胺2个月后改用乙胺丁醇1.0g/d。因抗结核药物多数有肝毒性，服药期间应同时服用保肝药物，并定期检查肝功能。链霉素对第Ⅷ对脑神经有损害，影响听力，一旦发现应立即停药。

2. 手术治疗 凡药物治疗6～9个月无效，肾结核破坏严重者，应在药物治疗的配合下行手术治疗。常用手术有肾切除术、解除输尿管狭窄的手术、挛缩膀胱的手术。其中肾切除术前抗结核治疗不应少于2周，肾部分切除术前药物准备需3～6个月。

考点：泌尿系结核的治疗方法

三、护理问题

1. 营养失调：低于机体需要量 与病程长、机体消耗大、食欲缺乏等有关。

2. 焦虑 与泌尿系结核病程长，担忧预后、惧怕手术治疗等有关。

3. 知识缺乏：缺乏有关疾病、用药及不良反应、康复等知识。

案例25-5分析

问题1分析：病人因病情困扰，休息不好，压力很大，目前主要问题为焦虑。

四、护理措施

（一）心理护理

体贴病人，耐心解释治疗的长期性、手术的必要性和预后，鼓励病人树立治愈疾病的信心，主动配合治疗。

（二）一般护理

加强营养，给予高蛋白、高热量、高维生素、易消化的饮食；多饮水，稀释尿液，以减轻脓尿对膀胱的刺激。提供适宜的环境，让病人充分休息，避免劳累，指导病人进行适当的户外活动，以增强体质，提高免疫力。

（三）病情观察

抗结核药物用药时间长，药物种类多，不良反应大，注意观察病人血常规、尿常规、血沉、X线尿路造影、B超及肝功能、肾功能，重点观察药物疗效及不良反应。绝大多数结核药物有肝毒性，而链霉素对听神经有损害，影响听力，一旦发现及时报告医生，遵医嘱停药。

考点：抗结核药的不良反应的观察

（四）治疗配合

1. 非手术及术前护理 由于服药时间较长，病人常不能坚持按时、足量地服药，以致影响治疗效果，因此应指导、监督病人严格执行治疗方案的服药要求。手术前做好术前常规护理工作。

2. 术后护理　基本上与肾损伤术后护理相同。术后应继续抗结核药物治疗 3 ～ 6 个月，以防复发。

案例 25-5 分析

问题 2 分析：护士要缓解病人的焦虑，应先体贴病人，鼓励病人说出焦虑的原因。其次，嘱咐病人多饮水，稀释尿液，以减轻脓尿对膀胱的刺激。最后，提供适宜的环境，让病人更好地休息。

五、健康指导

(1) 指导病人加强营养和锻炼，保证睡眠和休息，增强机体抵抗力。

(2) 告诉病人一定要遵医嘱联合、规律、足量用药，不可随意减量或减药。期间注意药物的不良反应，勿用或慎用对肾有害的药物。

(3) 定期复查病情，复查尿常规和尿结核杆菌，连续半年尿中无结核杆菌称为稳定阴转，5 年不复发可认为治愈。

(4) 宣传结核病预防知识，鼓励和指导病人养成良好的卫生习惯。

第 6 节　泌尿系统肿瘤病人的护理

案例 25-6

病人，男，54 岁。间歇性无痛性肉眼血尿 3 个月，左上腹部可触及肿块，随呼吸活动，轻度压痛。逆行肾盂造影发现左肾盂肾盏拉长变形，后行 CT 检查确诊为肾癌。病人得知病情后茶饭不思，夙夜难眠，拒不配合治疗。

问题：

1. 目前病人最主要的护理问题是什么？
2. 护士应采取什么护理措施？

一、概　　述

泌尿系统各部位都可发生肿瘤，最常见的是膀胱癌，其次是肾肿瘤。肾肿瘤包括肾癌、肾盂肿瘤、肾母细胞瘤。成人肾肿瘤中绝大部分是肾癌，又称肾细胞癌或肾腺癌等，肾盂癌较少见。婴幼儿中最常见的泌尿系统恶性肿瘤是肾母细胞瘤，又称肾胚胎瘤或 Wilms 瘤。

（一）病因

泌尿系统肿瘤的病因尚未完全了解。肾癌可能与吸烟、肥胖、职业接触（如石棉、皮革等）、遗传因素（如抑癌基因缺失）等有关。肾母细胞瘤有一定的家族性发生倾向。

肾盂肿瘤可能与肾炎、慢性刺激如尿石所致的炎症等有关。膀胱癌较为明确的两大致病危险因素是吸烟和职业接触芳香胺类化学物质，其中吸烟是目前最为肯定的膀胱癌致病危险因素。

（二）病理

肾癌发生于肾小管上皮细胞，多为单发类圆形实质性肿瘤，外有假包膜。当肿瘤增大穿透假包膜后恶性度变大，向内侵犯肾盂肾盏发生血尿，向外侵犯肾周组织和邻近器官，还可发生淋巴和血运转移。肾盂癌发生于肾盂黏膜，多为移行细胞乳头状肿瘤，可单发也可多发，早期即可出现血尿。肾母细胞瘤发生于胚胎性肾组织，可发生于肾实质的任何部位，增长迅速，有纤维假膜。当肿瘤增大穿透肾包膜后，可向周围和远处发生转移，转移途径同肾癌。膀胱肿瘤 95% 以上为上皮性肿瘤，其中绝大多数为移行细胞乳头状癌。肿瘤的扩散主要向膀胱壁内浸润，直至累及膀胱外组织及邻近器官，并发生淋巴和血运转移。

二、护理评估

（一）健康史

了解病人年龄、性别、职业、周围环境、既往史、家族史；有无长期接触致癌物质；有无诱发肿瘤的原因；有无其他疾病史等。

（二）身体状况

1. 血尿 间歇性、无痛性、肉眼血尿是泌尿系肿瘤共有的表现。血尿是肾癌较晚期的临床表现，是肾盂肿瘤和膀胱癌早期的临床表现，而肾母细胞瘤肉眼血尿极少见。

2. 疼痛 肾癌常为腰部钝痛或隐痛，肾盂肿瘤约 1/3 有腰部钝痛，肾母细胞瘤可见腹痛，膀胱肿瘤疼痛不明显。肾癌和肾盂肿瘤当血块堵塞输尿管时可发生肾绞痛。

3. 肿块 腹部肿块是肾母细胞瘤最早发现、最常见、最重要的症状，多在小儿洗澡或更衣时发现，常位于上腹部一侧季肋部，表面光滑，中等硬度，无压痛，有一定活动度。膀胱癌晚期可在下腹部耻骨上区触及坚硬肿块，排尿后不消退。肾癌和肾盂肿瘤晚期可在腰部或腹部发现肿块。

4. 膀胱刺激症 多为膀胱肿瘤晚期表现，有时因肿瘤梗阻膀胱出口，可出现排尿困难甚至尿潴留。

考点：泌尿系肿瘤的共有表现

5. 其他症状 肾癌、肾母细胞瘤可有发热、高血压、红细胞增多症等肾外表现。泌尿系统肿瘤晚期可出现恶病质，发生转移时出现相应转移症状。

（三）辅助检查

1. 实验室检查 肾癌、肾母细胞瘤病人血中肾素和红细胞生成素增高。肾盂癌和膀胱癌病人尿细胞学检查可找到癌细胞。

2. 影像学检查 B 超是泌尿系统肿瘤的普查方法，能鉴别肾实质性肿块与囊性肿块，能发现 0.5cm 以上的膀胱肿瘤。CT 和 MRI 能显示肾癌大小、部位、邻近器官有无受累，是目前诊断肾癌最可靠影像学检查。其他的影像学检查如 X 线、尿路造影对泌尿系统肿瘤的诊断也有重要价值。

考点：泌尿系肿瘤的首选辅助检查和确诊的手段

3. 膀胱镜检查 是诊断膀胱肿瘤最直接最重要的方法，能直接观察肿瘤位置、大小、数目、形态、浸润范围等，并可取活组织做病理学检查。

（四）治疗要点与反应

以手术为主的综合治疗。肾癌最主要行根治性肾切除，对位于肾上、下极直径小于 3cm 的肾癌可行肾部分切除术。肾盂肿瘤主要行患肾及全长输尿管，包括输尿管开口部位的膀胱壁切除，个别小的、分化好的可行内镜手术切除或激光电烧灼。肾母细胞瘤早期行经腹患肾切除术。膀胱癌原则上单发、表浅、较小的行保留膀胱的手术，较大、多发、反复复发及三角区肿瘤行膀胱全切术，包括经尿道膀胱肿瘤切除术（首选）、膀胱部分切除术、根治性膀胱全切除术。膀胱全切除术后须行尿流改道，常用方法有回肠膀胱术、可控性回肠膀胱术、输尿管皮肤造口术等。凡保留膀胱的手术治疗，需要进行膀胱内药物灌注治疗以预防或推迟肿瘤复发。

三、护理问题

1. 焦虑、恐惧　与对癌症的恐惧、害怕手术、尿流改道等有关。

2. 疼痛　与癌肿生长刺激或压迫及手术所致的组织损伤有关。

3. 营养失调：低于机体需要量　与营养摄入不足、癌肿消耗、手术创伤等有关。

4. 排尿障碍　与膀胱癌晚期膀胱颈部或后尿道梗阻及合并感染等有关。

5. 自我形象紊乱　与膀胱全切、尿流改流术后排尿方式改变有关。

6. 潜在并发症：术后出血、感染、尿瘘、尿失禁。

案例 25-6 分析

问题 1 分析：病人得知病情后茶饭不思，夙夜难眠，拒不配合治疗，最主要的问题是对癌症的恐惧。

四、护理措施

（一）术前护理

1. 心理护理　根据病人的病情及心理状况，采取相应措施，消除其紧张悲观情绪，树立治疗信心。膀胱全切术后需行尿道改流，病人易产生恐惧和抵触，需耐心给病人解释尿道改流的必要性。

2. 一般护理　加强营养，给予高蛋白、高热量、高维生素、易消化的饮食；多饮水，稀释尿液，以减少膀胱刺激和血块堵塞的发生。严重贫血者可输血。

3. 病情观察　每日记录和观察排尿的量、性状和血尿程度；观察疼痛的性质、膀胱刺激征的变化。

4. 治疗配合　行膀胱全切肠道代膀胱术的病人，按结肠直肠手术进行肠道准备；女性病人术前 3 天开始冲洗阴道，每天 1 ～ 2 次；手术日晨常规插胃管，做好其他常规准备。

（二）术后护理

1. 心理护理　对于尿道改流术后病人，要多关心和体贴他们，帮助其尽快消除忧郁、焦虑、悲观的情绪，协助病人尽快适应改道后的日常生活。

2. 一般护理

(1) 体位：病情稳定后可取半卧位，肾切除术后，病人卧床 5 ～ 7 天，避免过早下床活动引起手术部位出血。肾部分切除的病人应卧床 1 ～ 2 周，以防出血。膀胱全切术后，病人卧床 8 ～ 10 天，以免引流管脱落引起尿瘘。

(2) 饮食：一般病人待肛门排气后进食，但涉及肠道手术（如肠代膀胱术）者则按胃肠吻合术后饮食，经尿道膀胱肿瘤电切术后 6h 即可正常饮食。多饮水，可起到冲洗的作用。

> **考点：**泌尿系肿瘤术后卧位和饮食要求

(3) 预防感染：保持伤口清洁、干燥；定时翻身、拍背，指导病人正确咳嗽、咳痰及深呼吸；留置尿管者按要求做好护理。

3. 病情观察　严密观察生命体征、意识、面色、尿量、尿色及引流液的颜色和量等，特别注意有无出血征象，一旦发现异常，及时报告医生并协助处理。

4. 治疗配合

(1) 引流管护理：①肾癌术后按常规做好引流管护理，若 2 ～ 3 天无引流液排出，即可拔除。②膀胱癌术后按常规做好引流管护理，但应注意以下几点：a. 带多种引流管时，标记各引流管，分别记录引流情况。b. 回肠代膀胱术和可控性回肠膀胱术后，因肠黏膜分泌黏液易堵塞引流管，应注意定时挤压，促进黏液排出，有储尿囊者可每 4h 用生理盐水溶液冲洗 1 次。c. 输尿管皮肤造口术后，若皮肤乳头成活良好，术后 2 周可拔除输尿管引流管。回肠膀胱术后，10 ～ 12 天拔除输尿管引流管和回肠膀胱引流管，改为佩带皮肤接尿器。可控性回肠膀胱术后，8 ～ 10 天拔除肾盂输尿管引流管，12 ～ 14 天拔除储尿囊引流管，2 ～ 3 周拔除输出道引流管，训练自行排尿。

(2) 膀胱肿瘤电切术后护理：常规冲洗 1 ～ 3 天。应密切观察膀胱冲洗引流液的颜色，据引流液颜色的变化，及时调整冲洗液速度，防止血块堵塞尿管，确保尿管通畅。停止膀胱冲洗后应指导病人多饮水，起到自然冲洗的作用。

(3) 膀胱全切术后胃肠减压的护理：保持引流通畅，观察引流胃液的性状、颜色及量。待胃肠功能恢复后拔除胃管开始进食，逐渐从清流质过渡到半流质，再到普食。

(4) 回肠代膀胱术后造口的护理：保持伤口、造瘘口部位敷料清洁干燥。造口开放后，选用数个合适的造口集尿袋交替使用，及时清空集尿袋内的尿液，清洗干净，消毒后才能再用，亦可用一次性集尿袋，应鼓励病人尽快养成定时排尿的习惯，最终达到不用集尿袋。可控膀胱术后，开始每 2 ～ 3h 导尿 1 次，逐渐延长间隔时间至每 3 ～ 4h 1 次。尿液颜色由血性逐渐变清澈，伴有黏性分泌物，是尿液刺激肠黏膜所引起的正常现象。注意保护造口周围皮肤，保持清洁干燥，可涂抹氧化锌软膏。造口周围皮肤可见白色粉末状结晶物，系细菌分解尿酸产物，可先用白醋后再清水清洗。通常在造瘘口肿胀消退后，约术后第 7 天即可测量造瘘口的大小，但在 6 ～ 8 周内造瘘口仍会持续收缩。

案例 25-6 分析

问题 2 分析：护士应做好病人的心理护理，鼓励家属给予病人情感上的支持、生活上的关心，使病人有安全感。同时坦诚回答病人询问，加强防范措施，避免病人独处，防止发生意外。

五、健康指导

1. 康复指导 术后适当锻炼，加强营养，增强体质，严禁吸烟。

2. 坚持膀胱灌注化疗药物 如病情允许，术后半个月行放疗和化疗。膀胱保留术后病人能憋尿者，即行膀胱灌注化疗，可预防或推迟肿瘤复发。每周灌注 1 次，共 6 次，以后每月 1 次，持续两年。灌注时插导尿管，排空膀胱内的尿液，用等渗盐水稀释的药液灌入膀胱后，取平、俯、左、右侧卧位，每 15min 轮换体位 1 次，共 2h。

考点：膀胱灌注化疗药的护理措施

3. 定期复查 浸润性膀胱癌根治术后定期复查肝、肾、肺等器官功能，及早发现转移病灶；放疗、化疗期间，定期查血常规、尿常规，一旦出现骨髓抑制，应暂停治疗；保留膀胱的膀胱癌术后病人第 1 年应每 3 个月做膀胱镜 1 次，1 年无复发者酌情延长复查时间。

4. 自我护理 ①回肠代膀胱术后病人需终生使用集尿袋，应指导病人正确使用。避免集尿袋的边缘压迫造口，保持局部清洁，定时更换集尿袋。②可控膀胱术后，指导病人学会自我导尿。开始每 2 ～ 3h 导尿 1 次，逐渐延长间隔时间至 3 ～ 4h 1 次；导尿时要注意保持清洁，定期用生理盐水冲洗储尿囊，清除黏液及沉淀物。

小结

泌尿及男性生殖系统疾病病人的常见症状有排尿异常和尿液异常，为了明确病情要做好尿路平片、静脉尿路造影、逆行尿路造影、尿道膀胱镜等检查及护理，对前列腺、膀胱癌术后及长期留置导尿病人还要做好膀胱冲洗的护理。对泌尿系统损伤的病人，非手术治疗及手术前要做好一般护理、病情观察、治疗配合；术后要卧床休息，做好导管、膀胱造瘘管护理。对泌尿系统结石病人应掌握不同部位结石的治疗、护理方法，同时还要对症治疗，鼓励病人多饮水，预防结石形成或促进结石排出。出院时指导病人根据结石的成分合理安排饮食，定期到医院复查。

（张　维）

自测题

A_1/A_2 型题

1. 膀胱刺激征是指
   A. 尿痛、尿急　B. 尿失禁、尿多
   C. 排尿困难、尿滴沥　D. 尿频、尿急、尿痛
   E. 血尿、尿痛、尿急
2. 终末血尿提示病变部位在
   A. 肾　B. 输尿管
   C. 前尿道　D. 后尿道或膀胱颈部
   E. 以上都不是
3. 膀胱镜检查后护理下列哪项是错误的
   A. 嘱病人少饮水，减少排尿
   B. 卧床休息
   C. 尿道疼痛可用止痛剂
   D. 必要时用抗菌药物
   E. 观察血尿情况
4. 肾损伤病人由于大出血休克、在短时间内死亡，甚至无抢救机会的类型是
   A. 肾挫伤　B. 肾部分裂伤
   C. 肾皮质深层裂伤　D. 肾重度裂伤
   E. 肾蒂断裂
5. 球部尿道外伤的受伤类型是
   A. 会阴刺伤　B. 会阴撕裂伤
   C. 碾挫伤　D. 骑跨伤
   E. 击打伤
6. 肾输尿管结石最突出的症状是
   A. 疼痛　B. 血尿
   C. 脓尿　D. 肾肿大
   E. 肾功能不全
7. 首先考虑肾输尿管结石的血尿是
   A. 膀胱刺激症伴终末血尿
   B. 排尿不畅伴初血尿
   C. 间歇性无痛性全程血尿
   D. 活动后全程血尿
   E. 尿液混浊的脓血尿
8. 前列腺增生最早出现的症状是
   A. 尿线变细
   B. 尿频及夜尿次数增多
   C. 尿滴沥
   D. 急性尿潴留
   E. 尿失禁
9. 老年男性病人饮酒后出现急性尿潴留其首要处理是
   A. 针刺　B. 肌内注射卡巴胆碱
   C. 耻骨上膀胱造瘘　D. 膀胱穿刺
   E. 试行导尿并留置导尿管
10. 肾结核最主要的症状是
    A. 全程血尿
    B. 慢性进行性膀胱刺激症
    C. 腰部疼痛
    D. 全身中毒症状
    E. 脓尿
11. 肾结核行病灶清除或部分切除术前，需应用

抗结核药物治疗的时间是

A.1 ～ 3 个月　　B.3 ～ 6 个月

C.6 ～ 10 个月　　D.12 个月

E. 一年半以上

12. 用于膀胱肿瘤筛选的检查是

A. 尿液生化检查　　B. 尿常规检查

C. 尿细胞学检查　　D. 尿细菌学检查

E. 尿路平片

13. 下列哪种膀胱癌根治术后需指导病人正确使用集尿袋

A. 膀胱肿瘤电切除术

B. 可控膀胱术

C. 回肠代膀胱术

D. 原位新膀胱术

E. 膀胱部分切除术

14. 病人，男，28 岁，左腰撞伤 3h，自觉左腰疼痛，尿呈洗肉水样，最可能的是

A. 肾损伤　　B. 尿道损伤

C. 输尿管损伤　　D. 膀胱损伤

E. 腰肌损伤

15. 病人，男，30 岁，跌倒时会阴部撞及硬物，之后排尿困难，并出现阴茎、阴囊、会阴、下腹肿胀，此时最可能的情况是

A. 腹膜外膀胱破裂　　B. 尿道球部损伤

C. 尿道前列腺部损伤　　D. 尿道膜部损伤

E. 腹膜内膀胱破裂

16. 病人，男，31 岁，下腹部外伤 6h，病人出现小腹隐痛伴排尿困难，试插导尿管可以顺利进入膀胱，注入 200ml 生理盐水后抽出不足 150ml。此种情况应首先考虑

A. 后尿道断裂　　B. 前尿道断裂

C. 输尿管损伤

D. 膀胱损伤合并尿道损伤

E. 膀胱破裂

17. 病人，男，32 岁，近两个月来腰部有隐痛，今天上午 7 时突然出现阵发性刀割样疼痛，病人辗转不安，呻吟呼痛，面色苍白，镜下血尿，应考虑为

A. 肾肿瘤　　B. 肾结石，肾绞痛

C. 阑尾炎　　D. 肠扭转

E. 胆囊炎

18. 病人，女，28 岁，突然发生右下腹疼痛，伴有恶心，无发热。近年来有同样发作史。体检：腹平软，右下腹深压痛，无反跳痛及肌紧张，右肋脊角叩痛，尿镜检红细胞 10 ～ 15 个 /HP，血白细胞 9.6×10^9/L，首先考虑的疾病是

A. 急性阑尾炎　　B. 右侧肾输尿管结石

C. 右输卵管炎　　D. 膀胱结石

E. 不完全性肠梗阻

19. 病人，女，32 岁，因左肾结石行 ESWL 治疗，1 周后排出 2 枚米粒大小结石，分析证实为草酸钙结石，下列预防结石再发的措施中，哪项是错误的

A. 控制尿路感染　　B. 多饮水

C. 多运动　　D. 酸化尿液

E. 碱化尿液

20. 巨大肾结石病人行 ESWL 治疗后的护理，下列不正确的是

A. 多饮水　　B. 取患侧卧位

C. 指导病人早期行跳跃运动

D. 观察疼痛和血尿情况

E. 观察排石情况

21. 病人，男，62 岁，进行性排尿困难，夜尿次数增多，直肠指诊发现前列腺明显肿大，目前考虑

A. 膀胱癌　　B. 膀胱结石

C. 良性前列腺增生　　D. 尿道狭窄

E. 膀胱结核

22. 病人，男，70 岁，因前列腺增生造成排尿困难，尿潴留，已 15h 未排尿。目前正确的护理措施是

A. 让病人坐起排尿　　B. 让病人听流水声

C. 用温水冲洗会阴部　　D. 热敷下腹部

E. 行导尿术

23. 乐某，男，70 岁，因患良性前列腺增生突然急性尿潴留，行耻骨上膀胱造瘘术，其引流管护理不妥的是

A. 定时开放造瘘管　　B. 每日膀胱冲洗

C. 瘘口周围皮肤涂凡士林

D. 定期更换造瘘管

E. 拔管前须夹管观察

24. 病人，男，41 岁，因反复尿频、尿急、尿痛及尿常规白细胞 20 ～ 30 个 /HP，曾按“尿

路感染”给予诺氟沙星、头孢拉定等药物口服治疗，症状无好转。这时应首先考虑

A. 膀胱癌　　B. 膀胱结石伴膀胱炎

C. 肾盂肾炎　　D. 肾结核

E. 前列腺增生

25. 病人，男，36 岁，反复尿频、尿急、尿痛 11 年，以往有盗汗、低热史，此时应首先考虑的疾病是

A. 泌尿系结核　　B. 泌尿系结石

C. 泌尿系损伤　　D. 泌尿系肿瘤

E. 前列腺增生症

26. 病人，女，22 岁。尿频尿急 2 年，有米汤样尿和终末血尿。尿检：脓细胞（+++），红细胞（+）。尿细菌培养阴性，IVU：左肾未显影，左肾区可见斑片状高密度阴影，右肾盂肾盏显示光滑，有轻度积水，诊断应为

A. 左肾结核　　B. 右肾结核

C. 双肾结核

D. 左输尿管结石肾积水

E. 左肾癌

27. 病人，男，65 岁，间歇性全程无痛肉眼血尿 1 个月。膀胱镜检发现左输尿管口喷血。IVP 示左肾盂充盈缺损。可能的诊断是

A. 肾癌　　B. 肾积脓

C. 肾盂癌　　D. 肾囊肿

E. 以上都不是

28. 病人，女，48 岁，膀胱癌术后行膀胱内灌注，以下护理措施不正确的是

A. 常用药物是 BCG（卡介苗）

B. 不能憋尿者方可行膀胱灌注

C. 先排空膀胱内的尿液

D. 灌注后分别取平、俯、左、右侧卧位

E. 每 15min 轮换一次体位

29. 病人，男，40 岁。2 年来出现间歇性无痛性全程肉眼血尿，终末加重，近半年来出现尿频、尿痛，3 个月来耻骨后痛，应诊断为

A. 肾结核　　B. 膀胱炎

C. 膀胱结石　　D. 膀胱肿瘤

E. 前列腺增生

A_3/A_4 型题

（30 ～ 33 题共用题干）

病人，男，32 岁，民工，右腰部被重物撞击 5h，送至医院急诊。检查：血压 70/50mmHg，心率 132 次 / 分，脉细弱，腹胀，腰部扪及包块。

30. 当前病人存在的首选护理诊断是

A. 焦虑或恐惧　　B. 生活自理缺陷

C. 营养失调：低于机体需要量

D. 体液不足　　E. 知识缺乏

31. 此时，首要的治疗措施是

A. 输血、输液　　B. 留置导尿管引流

C. 止血　　D. 应用升压药

E. 抗炎治疗

32. 若经处理后血压未见回升，腰部包块逐渐增大并出现血尿，此时应

A. 继续观察生命体征

B. 继续用升压药

C. 继续止血

D. 继续使用抗生素

E. 继续抗休克，同时手术探查

33. 若病人行肾部分切除术，术后不正确的护理方法是

A. 术后注意血尿、脉搏

B. 适当应用镇静镇痛药

C. 术后 24h 禁食，肠蠕动恢复后逐渐进食

D. 术后 2 ～ 3 天后方可下床活动

E. 注意各引流管常规护理

（34 ～ 37 题共用题干）

病人，男，40 岁，左腰部隐痛 1 个月多。查体：肾区有叩击痛；尿常规检查可见镜下血尿，B 超：左肾内有一结石，大小为 1.2cm×1.4cm，IVP 示肾功能正常，双侧输尿管通畅。

34. 当前病人存在的首选护理诊断是

A. 焦虑　　B. 疼痛

C. 有感染的危险　　D. 潜在并发症：休克

E. 知识缺乏

35. 目前病人最适宜的治疗是

A. 多饮水、运动排石

B. 体外冲击波碎石

C. 肾实质切开取石

D. 经皮肾镜取石或碎石

E. 中药排石

36. 若治疗后病人排出或取出的结石分析证实为磷酸钙结石，下列预防结石再发的措施中，

哪项是错误的

A. 控制尿路感染　　B. 多饮水

C. 多运动　　D. 酸化尿液

E. 碱化尿液

37. 为预防结石复发，下列食物中，病人无需限制食用哪种

A. 牛奶　　B. 坚果

C. 豆制品　　D. 巧克力

E. 大白菜

（38 ～ 42 题共用题干）

病人，男，70 岁，夜尿频多、排尿困难 5 年。直肠指检示前列腺重度增生，拟手术治疗入院。

38. 病人最可能的疾病是

A. 尿道狭窄　　B. 尿道结石

C. 膀胱结石　　D. 前列腺癌

E. 良性前列腺增生

39. 入院后第 2 天，连续 4h 不能排尿，并有下腹胀痛。查体：下腹部膀胱区膨隆、有触痛。正确的处理方法是

A. 冲洗会阴　　B. 用止痛药

C. 用解痉药　　D. 腹部热敷

E. 插导尿管导尿

40. 入院第 5 天，行 TURP 术，术后行膀胱冲洗。下列护理措施中，不正确的是

A. 用生理盐水冲洗

B. 准确记录冲洗量和排出量

C. 冲洗速度根据尿色而定

D. 引流不畅时应及时施行低压冲洗

E. 观察有无膀胱痉挛的发生

41.TURP 术后第 1 天，引流尿液为血色，病人和家属非常紧张。正确的处理是

A. 继续观察，不须特殊处理

B. 肌内注射止血药

C. 膀胱冲洗液中加入肾上腺素

D. 将止血药加入静脉输液中

E. 加快膀胱冲洗速度

42. 术后第 5 天出现便秘，不正确的处理是

A. 灌肠　　B. 按摩腹部

C. 口服缓泻剂　　D. 嘱病人多饮水

E. 嘱病人喝果汁

26

第 26 章　骨与关节疾病病人的护理

人体活动是以骨为支架、关节作枢纽、肌为动力，有软骨、滑囊、韧带、肌腱、腱鞘、筋膜参与，在血液供应和神经、体液支配下完成的协调动作。上述任何组织、器官的病变，统称运动系统疾病。尤以骨折、关节脱位等病变常见。这些疾病主要影响人的活动，给病人的日常生活、工作、劳动、学习带来一定的困难，严重时可造成肢体残疾，给社会和家庭造成负担。护理骨与关节疾病病人时，要充分调动病人及家属的积极性，使其共同参与疾病的治疗、护理，使患肢功能得到最大程度的恢复，以提高病人的生存质量，减轻家庭和社会的负担。

第 1 节　骨折病人的护理

案例 26-1

病人，男，45 岁，因右下肢外伤半小时入院，查体：神志清楚，面色苍白，精神紧张，被动体位，血压 120/105mmHg，脉搏 112 次 / 分，右侧大腿中段肿胀明显，皮下瘀血斑，压痛，右下肢缩短，足部活动正常。其他部位未见异常。X 线检查示：右股骨干粉碎性骨折。入院诊断为右股骨干骨折。住院 1 周一直行持续骨牵引治疗。由于病人家庭贫困，心理负担较重。

问题：

1. 按照骨折的稳定性分类，该病人属于什么类型的骨折？
2. 该病人可能出现的最危险的早期并发症是什么？

一、概　　述

骨质的连续性发生部分或完全中断称为骨折。

（一）骨折的类型

1. 依据骨折是否和外界相通分类

(1) 开放性骨折：骨折附近的皮肤和黏膜破裂，骨折处与外界相通。

(2) 闭合性骨折：骨折处皮肤或黏膜处完整，不与外界相同，此类骨折没有污染。

2. 依据骨折程度分类

(1) 稳定性骨折：骨折复位后经适当的外固定不易发生再移位者称稳定性骨折，如裂缝骨折、青枝骨折、嵌插骨折、长骨横行骨折等。

(2) 不稳定性骨折：骨折复位后易发生再移位者称不稳定性骨折，如斜行骨折、螺旋骨折、粉碎性骨折等。

案例分析 26-1

问题 1 分析：由于该病人是粉碎性骨折，故属于不稳定性骨折。

3. 依据骨折的程度分类（图 26-1）

(1) 完全性骨折：骨的完整性或连续性中断，管状骨骨折后形成两个或两个以上的骨折段。横行骨折、斜行骨折、螺旋骨折及粉碎性骨折均属完全性骨折。

(2) 不完全性骨折：骨的完整性和连续性只有部分中断，如颅骨、肩胛骨及长骨的裂缝骨折，儿童的青枝骨折等均属不完全性骨折（图 26-1）。

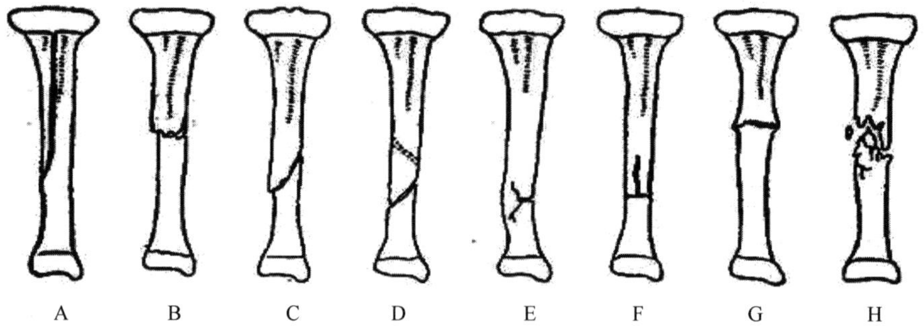

图 26-1　骨折分类

A. 线状（纵行）骨折；B. 横行骨折；C. 斜行骨折；D. 螺旋骨折；E. 青枝骨折；F.“T”形骨折；G. 嵌入骨折；H. 粉碎性骨折

4. 其他分类方法　如依据骨折后的时间，可分为新鲜骨折（两周以内）和陈旧性骨折（两周以前）；依据骨折前骨组织是否正常，可分为外伤性骨折和病理性骨折。

（二）骨折的愈合

(1) 骨折的愈合过程（图 26-2）

1) 血肿机化期：即纤维组织的形成，需 2 ～ 3 周方能初步完成。

2) 骨痂形成期：此期又称临床愈合期，一般 3 个月左右。

3) 骨化塑型期：此期骨痂逐步被吸收；骨髓腔亦再沟通，恢复骨之原形。小儿为 1 ～ 2 年，成人为 2 ～ 4 年。

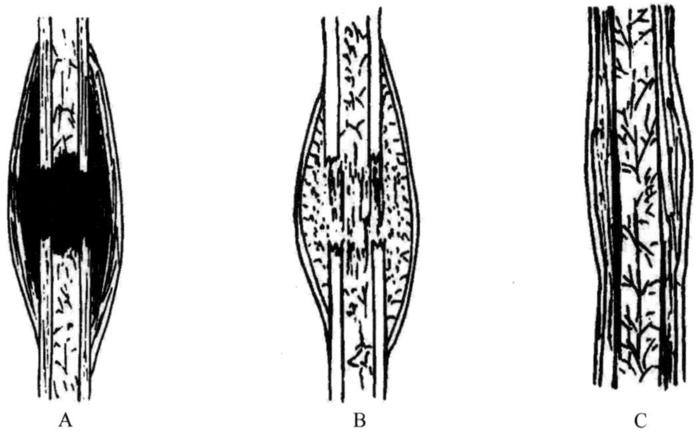

图 26-2　骨折的愈合过程

A. 血肿机化期；B. 骨痂形成期；C. 骨化塑形期

(2) 影响骨折愈合因素

1) 全身性因素：儿童生长活跃，骨折愈合较成人快。病人的一般情况欠佳，如患营养不良、糖尿病、钙磷代谢紊乱、恶性肿瘤等疾病时，均可使骨折延迟愈合。

考点：影响骨折愈合的主要因素

2) 局部因素：引起骨折的原因，骨折的部位、类型、程度，骨折部位的血运情况、治疗护理方法、感染和功能锻炼等因素均可影响骨折的愈合。

（三）骨折的治疗原则

骨折的治疗原则：复位，固定，功能锻炼。

复位是将移位的骨折段恢复正常或接近正常的解剖关系，恢复骨骼的支架作用。在复位后还得用固定的方法将骨折维持于复位后的位置，直至痊愈。功能锻炼的目的在于不影响固定和愈合的前提下，尽快恢复患肢肌肉、肌腱、韧带、关节囊的舒缩活动，防止发生肌肉萎缩、骨骼疏松、肌腱挛缩、关节僵硬等并发症。

1. 骨折的复位　方法主要有三种：①牵引复位（图 26-3），分为皮牵引、骨牵引。②手法复位（图 26-4），是闭合性骨折最常用的复位方法。③手术复位，手术暴露骨折部位，在直视下复位。

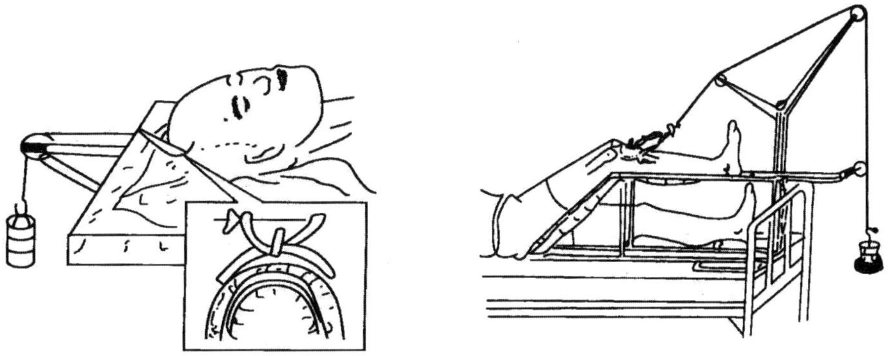

A　　B

图 26-3　骨牵引

A. 骨牵引（颅骨）；B. 骨牵引（胫骨结节）

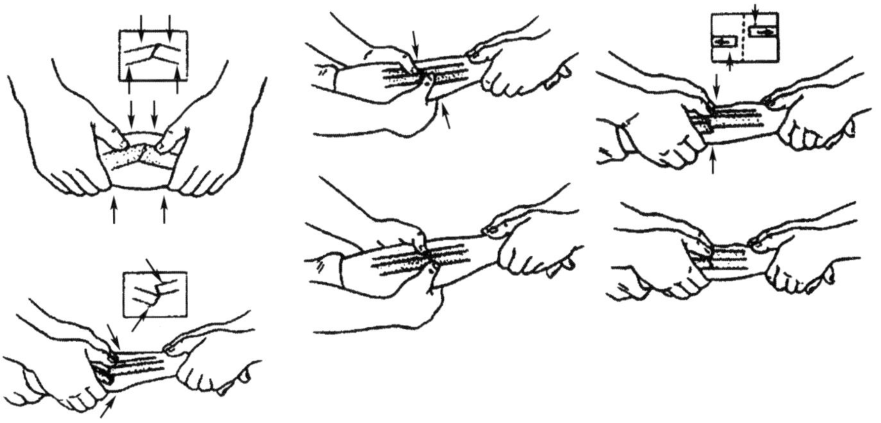

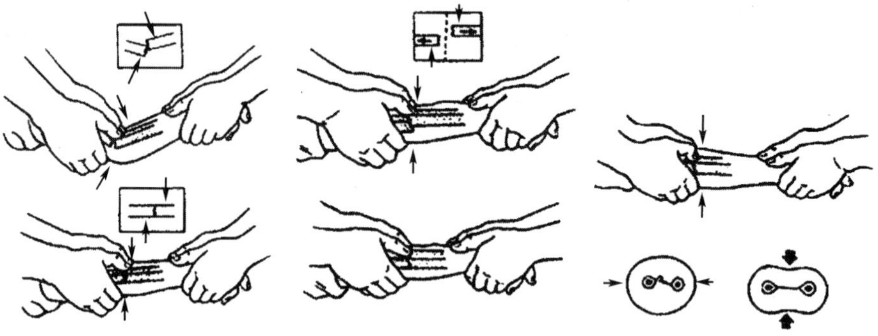

图 26-4　不同移位类型骨折的手法复位

2. 固定

(1) 外固定：常用的方法有小夹板固定、石膏绷带固定、持续牵引固定等。

(2) 内固定：常用的内固定器材有金属丝、接骨板、髓内钉、加压钢板等（图 26-5）。

(3) 其他：如经皮外固定器（图 26-6）等。

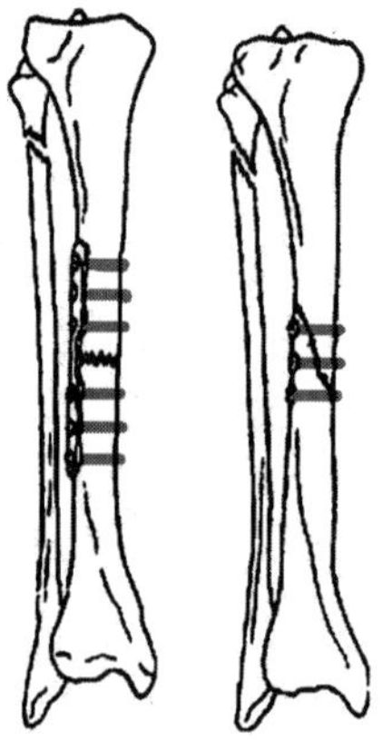

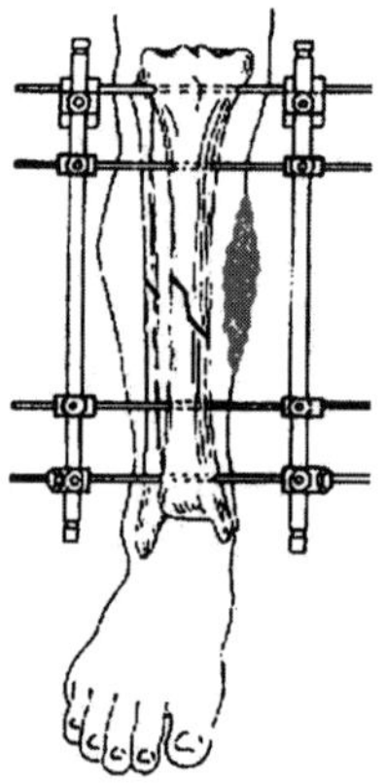

图 26-5　加压钢板内固定　　图 26-6　经皮外固定器

考点：骨折的治疗原则

3. 功能锻炼　骨折后，肢体在相当一段时间内暂时丧失了功能。通过功能锻炼，有助于肢体功能恢复，同时也有利于骨折后一系列病理反应的消退。

链接

骨折临床愈合标准：①骨折部无压痛及沿肢体纵轴无叩击痛。②自行抬高患肢无不适感。③用适当力量扭转患肢，骨折处无反常活动。④ X 线片显示骨折线模糊，有持续性骨痂通过骨折线。⑤外固定解除后伤肢能满足以下要求：上肢能向前平举 1kg 重量达 1min；下肢能不扶拐杖在平地连续步行 3min，并不少于 30 步。⑥连续观察两周骨折处不变形。

骨折愈合的标准：①具备临床愈合标准；② X 线片显示骨折线消失或近似消失。

二、护理评估

（一）健康史

了解病人的受伤史，了解骨折原因。骨折常见原因：

1. 直接暴力　骨折发生在暴力直接的部位（图 26-7），如击打、碰撞及火器伤等，多为开放性骨折，软组织损伤较重。

2. 间接暴力　骨折距暴力接触点较远（图 26-8）。大多为闭合骨折，软组织损伤较轻。如走路不慎滑倒时，以手掌撑地，根据跌倒时上肢与地面所成不同角度，可发生桡骨远端骨折、肱骨髁上骨折或锁骨骨折等。

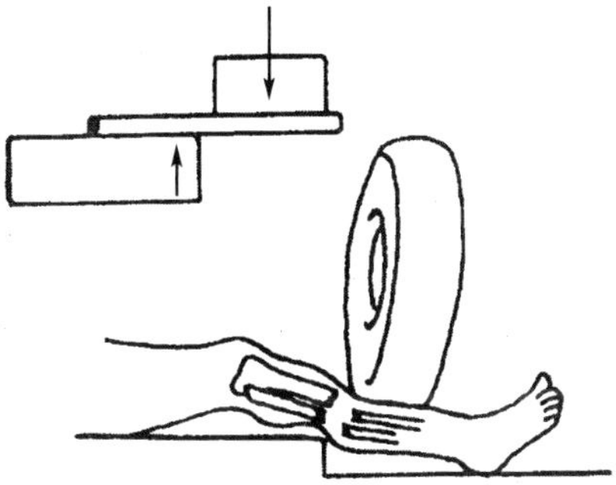

图 26-7　直接暴力

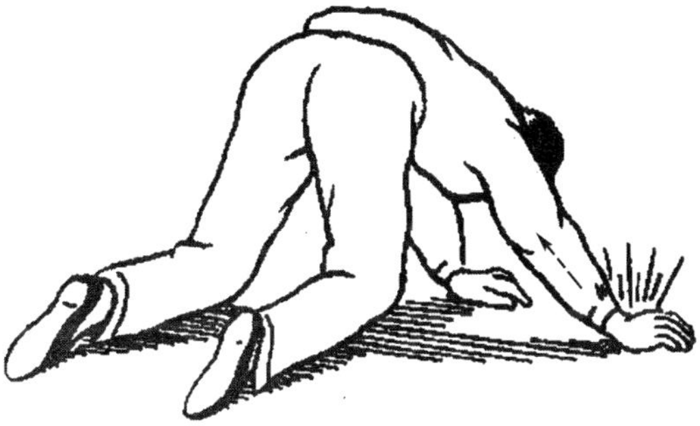

图 26-8　间接暴力

3. 肌肉牵力作用　肌肉突然猛烈收缩，致肌肉附着点撕脱性骨折。如踢足球时，股直肌猛烈收缩致髌骨骨折，投掷时前臂屈肌群收缩致肱骨内上髁骨折。

4. 长久累积劳损　骨骼某处长久承受一种持续应力，使该处发生疲劳性骨折。如长途行军致第二三跖骨颈骨折，电钻工持久工作致前臂尺、桡骨骨折。

5. 骨骼本身病损　全身性或局部性疾病使骨骼局部破坏或脆弱，正常活动中即可发生病理性骨折。如甲状腺功能亢进、骨肿瘤等所致骨折。

（二）身心状况

1. 躯体表现

(1) 全身表现：①休克，为广泛的软组织损伤、大量出血、剧烈疼痛或并发内脏损伤等所致。多见于多发性骨折、股骨骨折、骨盆骨折、脊柱骨折和严重的开放性骨折。②体温增高。体温一般不超过 38℃，多见于严重损伤如股骨骨折、骨盆骨折。开放性骨折体温升高时，应考虑感染的可能。

(2) 局部表现：①疼痛与压痛。骨折处均感明显疼痛或剧痛，在移动肢体或触诊骨折部位时疼痛感加剧。②肿胀及瘀斑。骨折发生后由于局部血肿的形成、创伤性炎症反应，使患处明显肿胀，伤后 2 ～ 3 天更明显，皮肤发亮，产生张力性水泡。浅表的骨折及骨盆骨折皮下可见淤血。③功能障碍。由于骨折失去了骨骼的支架和杠杆作用，活动时引起骨折部位的疼痛，使肢体活动受限。

以上三种表现也可见于软组织的损伤，所以不能依此诊断骨折，但也不能排除骨折。

(3) 骨折的专有体征：①畸形：骨折端因重叠、成角、旋转等移位后，使受伤局部的形状发生改变，如缩短、异常角度等（图 26-9）。②反常活动：在肢体非关节部位，骨折后出现不正常的活动。③骨擦音或骨擦感：骨折端接触及互相摩擦，可听到骨擦音或摸到骨擦感。

以上三种体征只要发现其中之一，即可确诊。反常活动及骨擦音或骨擦感两项体征只能在检查时加以注意，不可故意摇动患肢使之发生，以免增加病人的痛苦，加重组织损伤。

考点：骨折的专有体征

2. 心理 – 社会状况　骨折病人因肢体活动受限，治疗时间较长，或担心肢体致残，常常表现出忧虑、悲伤、恐慌的心理反应。意外事故的突然刺激、恶性骨肿瘤的预后等还会引起病人心理上、精神上更复杂的变化。

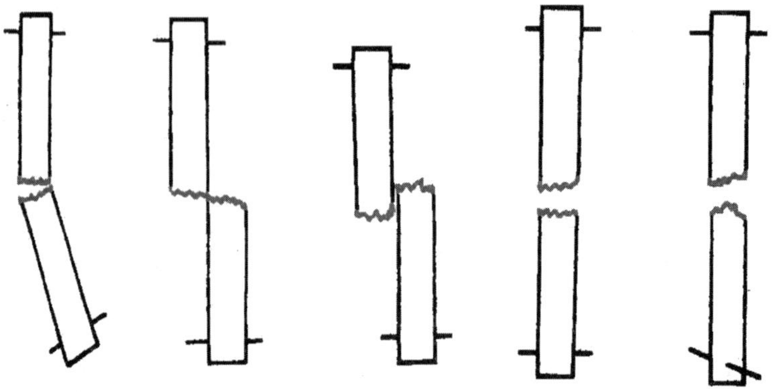

图 26-9　骨折段五种不同的移位

A. 成角移位；B. 侧方移位；C. 缩短移位；D. 分离移位；E. 旋转移位

（三）并发症

1. 骨折早期并发症

(1) 休克：骨折时因剧烈疼痛和大量出血，可引起休克。故对多发性骨折、骨盆骨折、骨干骨折及有严重合并伤的病人，应观察有无创伤性或失血性休克的症状和体征。一旦发现休克的症状和体征，立即开放静脉通路，遵医嘱给予输液、输血、止痛、保暖、给氧等。

(2) 血管、神经损伤：邻近骨折部位的重要动脉、静脉或神经有可能受压或刺破造成肢体远端血液循环障碍和神经功能障碍，严重者肢体坏死或畸形。如肱骨髁上骨折，应观察有无肱动脉损伤导致的桡动脉搏动消失、前臂和手部发凉、疼痛等表现。同时注意正中神经、桡神经、尺神经的损伤。一旦发现立即做好临时固定，减少不必要的搬动，防止再损伤。必要时做好手术探查准备。

(3) 骨筋膜室综合征（OCS）：由于骨折时形成的血肿和严重软组织水肿，导致骨筋膜间室内压力增高，肌肉、神经急性缺血而出现的一系列症候群。常见于前臂（图 26-10）和小腿骨折。骨筋膜室综合征主要表现：①肢体组织因缺血和受压而剧烈疼痛；②局部肿胀和严重压痛；③指或趾呈屈曲状，活动受限，被动牵拉时疼痛加剧；④因动脉供血障碍或静脉回流障碍，表面皮肤苍白或潮红、发绀；⑤远端动脉脉搏动可正常，但严重时可减弱或消失。骨筋膜室综合征一经确诊，应立即配合医生做切开引流。术后早期渗出较多，应即时换药。

考点：骨筋膜室综合征好发部位和主要表现

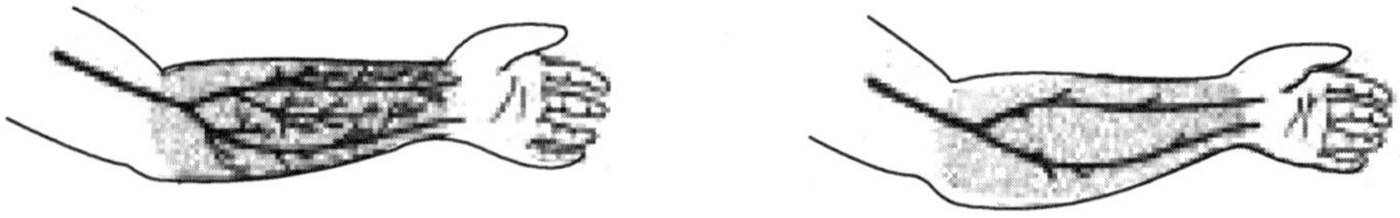

图 26-10　骨筋膜室综合征发展示意图

A.OCS 毛细血管受压；B.OCS 动脉受压致肌肉、神经坏死

(4) 内脏损伤：怀疑内脏损伤时，应密切观察病情变化，一旦确诊内脏损伤，遵医嘱立即做好手术前准备。

(5) 感染：遵医嘱使用抗菌药物，观察伤口的变化，并及时换药。

(6) 脂肪栓塞：一旦出现脂肪栓塞征象，应立即配合医生纠正休克、支持呼吸、使用糖皮质激素、给予利尿剂等。

案例分析 26-1

问题 2 分析：股骨干粉碎性骨折病人出血量较大，如果不能及早处理，会出现失血性休克。

2. 骨折晚期并发症

(1) 关节僵硬：长期固定可引起关节僵硬，骨质脱钙和肌肉萎缩，造成肢体功能严重障碍。

(2) 骨化性肌炎：骨折后骨膜被撕裂移位，在肌组织内骨化，因此又称为损伤性骨化。

(3) 畸形连接和生长畸形：骨折对位不良，有重叠及成角畸形，如不纠正，将发生畸形愈合。

(4) 骨折延迟愈合和骨不连接：在应愈合的时间内尚无愈合称为延迟愈合。因固定不当，骨折局部经常活动，长时间后骨折修复活动停止，骨折端平滑，骨折间隙变宽，骨折端硬化成假关节，骨髓腔闭塞，称为骨不连接。

(5) 创伤性关节炎：关节内骨折致关节面不平滑或肢体骨折后畸形愈合，使关节活动应力紊乱，出现活动时关节疼痛和运动障碍。

(6) 骨无菌性坏死：又称骨缺血性坏死，即骨折后循环血量不足引起骨质坏死，如腕舟状骨骨折后舟状骨坏死、股骨颈骨折后股骨头坏死及距骨骨折后距骨体坏死等。

(7) 缺血性肌挛缩：是肢体重要血管损伤及骨筋膜综合征的后期结果，表现为缺血肌群变性、坏死、机化而出现挛缩，如发生在前臂掌侧即可变形为特殊的“爪形手”畸形，也称 Volkmann 挛缩（图 26-11）。

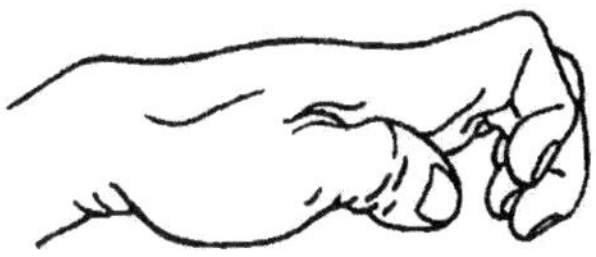
图 26-11　爪形手

（四）辅助检查

X 线摄片或透视可确定骨折类型和移位情况，为骨折诊断提供依据。对于骨折一般要求是摄正、侧位片，同时包括一个邻近关节，有些骨折还需加拍特殊的投照位置。

三、护理问题

1. 焦虑或恐惧　与学习、工作中断或顾虑肢体伤残等因素有关。

2. 躯体移动障碍　与患肢疼痛、肢体固定及卧床有关。

3. 排便异常：便秘　与长期卧床（不能活动）有关。

4. 有感染危险：呼吸道或泌尿系感染等　与长期卧床活动及抵抗力下降等因素有关。

5. 有废用综合征的危险：肌肉萎缩、关节僵硬、肢体畸形等　与长期卧床、肢体制动、畸形愈合诸因素有关。

6. 有皮肤完整性受损的危险：褥疮　与长期卧床或使用外固定有关。

7. 潜在并发症：骨筋膜室综合征、创伤性关节炎、血管神经损伤、内脏损伤等。

四、护理措施

（一）现场急救

骨折急救的目的是抢救生命，保护肢体，预防感染和防止加重损伤，安全而迅速地转运伤员。骨折急救牢记“三原则”：抢救生命第一、挽救功能第二、顾全解剖关系第三。骨折急救的原则如下：

1. 抢救生命 密切观察神志、生命体征的变化，判断有无颅脑、胸、腹部合并伤，如有颅脑伤或昏迷，应注意保持呼吸道的通畅；如发现心搏骤停、窒息、大出血、休克及开放性气胸等，应先有针对性地进行急救。及时输血输液，补充有效血容量；准确记录出入量。

2. 防止继续损伤或污染 镇痛以稳定病人情绪，并且避免过多移动患肢。四肢检查时动作要轻柔，清洁伤口周围皮肤，肢体肿胀较剧烈时应剪开衣袖或裤管，一切操作都要谨慎轻柔；用无菌敷料或现场清洁的布类包扎伤口，以免继续污染。妥善固定骨折部位于功能位，绷带加压包扎止血。外露的骨端一般不进行现场复位，注意伤口有无活动性出血，使用止血带则应注意 1 ～ 2h 放松 2 ～ 3min，注意患肢血液循环。凡有骨折或怀疑有骨折的病人，均应给予临时固定处理。

考点：骨折病人现场要先固定再转运。开放性骨折固定的原则

3. 迅速转运 病人经初步抢救和妥善包扎固定后，应迅速平稳转送到医院，以便及时正规治疗。

护考链接

骨折现场急救，错误的是

A. 重点检查有无内脏损伤　B. 取清洁布类包扎伤口　C. 开放性骨折应现场复位

D. 平托法搬移脊柱骨折病人　E. 就地取材，固定伤肢

分析：为了防止感染，外露的骨端一般不进行现场复位，现场固定后转运。故答案选 C。

（二）一般护理

1. 心理护理 耐心听取病人的诉说与不适，认同病人对焦虑的应对方式，如踱步、哭泣。对病人要表示理解和同情，态度和蔼，多做安慰和鼓励。适时进行康复指导，解释长期卧床需要注意的问题及功能锻炼的方法、意义，教育病人配合治疗、护理计划的实施。

2. 卧床护理 骨科病人常需较长时期卧硬板床。卧床期间要做好相应的生活护理，如协助洗漱、饮食等。做好大小便护理，保持会阴部及床单清洁。鼓励帮助病人勤翻身、常拍背，防止因长期卧床导致褥疮发生及呼吸系统的感染。

考点：骨折病人的饮食护理

3. 饮食护理 供给病人富含营养的易消化普食。应多吃水果蔬菜，以防便秘。长期卧床易发生骨质脱钙，应多饮水，预防泌尿结石和感染。

4. 防止畸形 长期卧床或使用外固定的病人，注意保持肢体的功能位置。对使用外固定的病人，应及时观察患肢感觉、运动及血运情况，以防血管、神经损伤致肢体畸形或残疾。尤其是截瘫病人，一般在足部使用石膏绷带托或支架以防垂足畸形。

5. 功能锻炼 为改善肢体血液循环，防止肌肉萎缩、关节僵硬、骨质脱钙等并发症，应指导长期起卧床或肢体固定的病人合理进行功能锻炼。肢体瘫痪的病人，应做好被动关节活动。

（三）专科护理

1. 小夹板固定病人（图 26-12）**的护理**

(1) 根据骨折部位等选择相应规格的预制夹板，准备软质固定衬垫。

(2) 夹板外捆扎的布带，松紧应适度。一般应使用捆扎带的带结能横向上下移动 1cm。如果捆扎过松会导致固定作用无效，捆扎太紧可能造成肢体软组织或血管、神经等受压致伤。

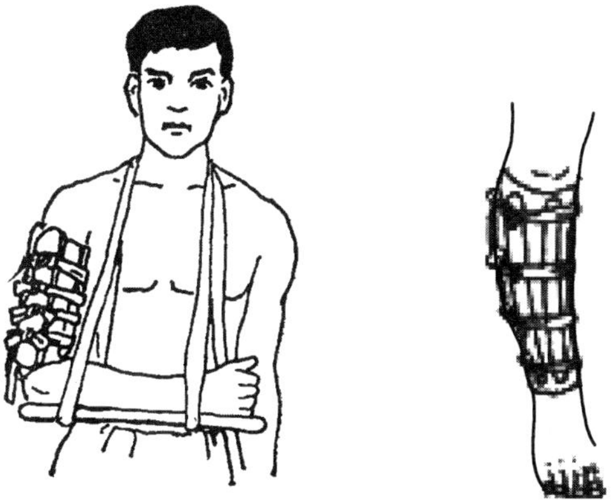

图 26-12　小夹板固定病人

A. 上臂小夹板；B. 小腿小夹板

(3) 小夹板固定前后均应检查患肢末梢的感觉、运动及血液循环情况，以防发生骨筋膜室综合征。

(4) 在患肢固定后 1 ～ 3 天，要特别注意观察患肢末梢的感觉、运动及血液循环情况，每周调整布带的松紧度 1 ～ 2 次，直至骨折愈合。

(5) 抬高患肢，有利于肢体血液回流，减轻疼痛与肿胀。

(6) 固定期间，每天要鼓励和指导病人定时定量地进行伤肢功能锻炼。

(7) 对门诊病人及时进行康复保健知识或相关的医护知识教育。①如有病人远端肿胀、疼痛、青紫、麻木、活动障碍、脉搏减弱或消失等应随时到医院复诊。②随着肢体肿胀加重或肿胀减轻，都可能使夹板松紧变化，应根据当时受伤时间长短及肿胀程度告诉病人复诊日期，以便及时调整。③固定后 2 周内，应根据病情需要及时做 X 线检查，以便了解骨折有无移位，避免发生畸形愈合。④按骨折部位、骨折类型、愈合情况指导病人做好患肢功能锻炼。

2. 牵引病人的护理

(1) 对牵引的病人，尤其皮肤牵引病人，应密切观察患肢的血循环。患肢肢端可因纱布缠绕过紧而压迫血管、神经，引起青紫、肿胀、发冷、麻木、疼痛等感觉运动障碍，应仔细检查，及时报告，或松开绷带重新缠绕，可解除压迫。

(2) 对皮肤牵引的病人，应随时注意胶布或绷带有无松散或脱落，并及时整理。胶布粘贴时会刺激皮肤，可引起皮炎或皮肤溃疡。采用一次性皮肤牵引带，可防止皮肤炎症的发生。

(3) 为保持反牵引，床尾应抬高，一般皮肤牵引抬高 10 ～ 15cm，骨牵引抬高 15 ～ 30cm，而颅骨牵引则抬高床头。

(4) 为保持牵引效能，经常检查有无阻挡牵引的情况，并及时矫正。

1) 被服、用物不可压在牵引绳上。

2) 牵引绳不可脱离滑轮，牵引绳要与患肢在一条轴线上。

3) 在牵引过程中，身体过分得向床头、床尾滑动，以至头或脚抵住了床头和床尾栏杆，而失去身体的反牵引作用，应及时纠正。

考点：牵引护理的要点

4) 牵引的重量是根据病情决定，不可随意放松或减轻。牵引重量应保持悬空，如坠落在地上或旁靠床栏上，都会失去牵引作用，也应及时纠正。

(5) 为防止过度牵引，应定时测定肢体长度。

(6) 预防垂足畸形（足下垂）：膝关节外侧腓骨小头下方有腓总神经通过，由于位置表浅，容易受压，腓总神经受伤后，可导致足背神经无力，发生垂足畸形。所以牵引病人应防止被褥等物压于足背，保持踝关节至90°。

(7) 防止感染：用75%乙醇每日2次点滴针孔处，直至拔除。如局部渗出、结痂，形成一个保护层，可不必去除。另外，为防止牵引针外露部分损伤皮肤或勾破衣被，可用空抗生素药瓶套上（青霉素过敏者，忌用青霉素瓶）。

护考链接

病人，女，30岁，汽车撞伤左大腿致股骨中段闭合性骨折，行骨牵引复位固定。牵引术后，为防止牵引过度应

A. 将床尾抬高15～30cm　B. 鼓励功能锻炼　C. 保持有效的牵引

D. 定时测肢体长度　E. 每天用70%乙醇消毒牵引针孔

分析：为防止过度牵引，应定时测定肢体长度。故答案是D。

3. 石膏固定病人的护理

(1) 配合医生做好手术前准备。

(2) 石膏固定前的肢体或躯干应清洗干净，如有伤口应先换药。

(3) 在寒冷环境中要注意病人的保暖，防止着凉；气候炎热时做好防暑降温工作，尤其是躯体大型石膏，往往因散热不好病人发生中暑。

(4) 石膏干固前，只能用手掌托起，严禁手指捏和压迫，以防局部向内凹陷。

(5) 保持石膏的清洁和干燥。

(6) 拆除管型石膏时，应先在最薄弱部位纵行切开，再将切口逐渐扩大。

(7) 长期应用石膏固定，皮肤表面可有一层死去的上皮组织，应及时清除。可用温热的湿毛巾浸湿擦去，切不可强行撕剥。

(8) 拆除石膏后的肢体可辅以中医治疗，如中药浸泡、熏蒸或按摩、推拿等。

(9) 石膏固定术常见并发症有压迫性溃疡、骨质疏松、关节僵硬、骨筋膜室综合征。大型石膏包扎过紧，导致病人呼吸费力，进食困难。预防方法是包扎石膏时适当留有余地，必要时开窗处理。当病人出现压迫性溃疡时，表现为局部持续性疼痛不适，应及时通知医生行开窗检查及处理。嘱病人和家属不可向石膏内填塞物品。

护考链接

病人，男，31岁，前臂行石膏绷带包扎后1h，自觉手指剧痛，护士观察所见：手指发凉、发绀，不能自主活动，首先考虑

A. 精神损伤　B. 体位不当　C. 静脉损伤　D. 石膏绷带包扎过紧　E. 室内温度过低

分析：前臂骨折后石膏绷带固定，出现疼痛、发凉、发绀，不能自主活动，说明石膏绷带包扎过紧，严重时可引骨筋膜室综合征。故选D。

（四）手术前护理

(1) 讲解合理营养的重要性，给予营养丰富饮食，增强机体抵抗力，减少感染机会。

(2) 卧硬板床休息，疼痛剧烈者给予镇痛剂。开放性骨折病人，需及时使用破伤风抗毒素(TAT)，四肢骨折病人需抬高患肢，局部制动，置患肢于恰当体位，保持骨折处无移动。

讲解患肢肿胀的原因及抬高患肢的重要性，肿胀严重者应注意有无骨筋膜室综合征的发生。

(3) 教会病人有效咳痰、深呼吸及在床上练习使用便器，介绍同种疾病病人的康复情况，介绍手术前后的注意事项及如何配合医生完成手术，增强病人战胜疾病信心。

(4) 向病人介绍疼痛的解决方法及术后伤口引流管的放置时间。根据病人病情制订功能锻炼的计划，于手术前讲解或教会病人。

(5) 做好备皮、配血及药物过敏试验。术前 12h 禁食，4h 禁饮。术晨遵医嘱给术前药。生活能自理者自行洗浴；对于生活不能自理者，应为病人进行床上擦浴。应注意保暖，避免病人着凉。

（五）手术后护理

除按照骨科一般护理常规护理外，应注意以下护理要点。

(1) 将术后病人用足够的人力，平稳地抬上硬床板，注意手术肢体要有专人保护。

(2) 四肢手术，应抬高患肢，利于血液回流，减轻水肿。并注意观察患肢感觉、运动及血运情况，如见异常应查明原因，及时处理。脊柱手术，应保持脊柱平直，按时给予轴向翻身。

(3) 密切观察病人生命体征变化，注意监测体温和血压变化。密切观察切口敷料有无渗血，保持引流管的通畅，观察记录引流液的颜色、性质及引流量。术后石膏固定病人，石膏里面切口出血时，可渗到石膏表面，出血多时可沿着内壁流到石膏外面，污染床单，所以除了观察石膏表面外，还要检查石膏边缘及床单有无血迹。为了判断石膏表面上的血迹是否在扩大，可沿着血迹边界用铅笔做记号，并注明时间，如发现血迹边界不断扩大，应报告医生处理。病人有术后伤口疼痛，应遵医嘱给予止痛剂。

(4) 卧床病人需协助定时翻身，做好防褥疮的护理，每班交接时，应检查病人的骨突部位，下肢石膏固定者，应特别注意足跟和外踝部的皮肤情况。

(5) 由于骨科手术病人卧床时间长，易形成腹胀，因此，术后病人肛门排气后方可进流质饮食，逐渐过渡至普通饮食。

(6) 鼓励病人早期床上活动（患肢关节制动）：可使用牵引床上拉手，抬高躯体，避免褥疮，增加肺活量，促进循环，防止肺部感染；按摩肌肉，防止下肢深静脉血栓。

(7) 功能锻炼：指导病人及早行功能锻炼，目的是恢复肢体功能，防止并发症。

（六）骨折术后功能锻炼指导

功能锻炼是骨科病人治疗的重要阶段，骨折和关节脱位在整复固定之后，功能锻炼立即开始，而且要坚持到底，直至完全恢复。骨科其他疾病病人同样也存在功能恢复问题。不论何种骨病、何种程度，都要进行功能锻炼，只是锻炼的方式、力度、结果不同。总的目标是最大限度地恢复功能。

1. 目的

(1) 保持和恢复关节运动的幅度，防止关节僵硬。

(2) 保持和恢复肌肉力量及耐力，防止肌肉萎缩。

(3) 防止骨质脱钙，预防骨质疏松。

(4) 促进血液循环改善局部条件，促进骨折痊愈。

(5) 早日恢复正常生活和工作。

2. 分阶段锻炼

(1) 早期（伤后 1～2 周）：早期局部肿胀疼痛，主要任务是促血行，消肿胀，防止肌萎缩。运动重点是患肢肌肉舒缩锻炼，固定范围以外的部位在不影响患肢固定情况下进行锻炼。

(2) 中期（伤后 2 ～ 3 周后）：此期患肢肿胀疼痛已消，骨折处已纤维性连接，主要任务是防止肌肉萎缩和关节粘连，运动重点是患肢骨折的远近关节运动为主。

(3) 晚期（伤后 6 ～ 8 周后）：已达骨折的临床愈合，外固定已拆除，任务是促使功能全面恢复，运动以重点关节为主的全身锻炼，此期是功能锻炼的关键阶段，前两期的不足，此期给予弥补。

3. 功能锻炼方法

(1) 被动运动：完全靠自身以外的力量进行运动，适应于瘫痪严重的病人，主要依靠他人或健侧肢体带动。被动运动的方法有按摩、推拿、针灸、理疗、借助器械和被动活动。被动活动力量要柔和，不要过力，防止损伤，以病人不痛或轻痛为度。

(2) 主动运动：依靠病人自身力量进行锻炼，是功能锻炼的主要方法，适应于有活动能力的病人。对主动运动的病人多指导、多鼓励。指导病人进行有利于骨折愈合的运动，鼓励病人微小的进步。

(3) 助力运动：自身力量不足，需要外力协助，尤其在起动时需要帮助。外力可以是他人，也可是健侧肢体或运动器。护理时指导、鼓励和协助。运动器用前检查，确保安全。外力协助不能代替。

(4) 手法治疗：此法虽然是被动运动，但并非一般的被动。适应于关节内粘连已完全机化，关节僵硬已成定型。为创造锻炼条件，采取一次性手法撕裂瘢痕组织。必须在麻醉下进行，手法缓和，护理特别注意的是术后尽早锻炼。

4. 肌肉锻炼的形式

(1) 等长收缩：一般固定器之内的肌肉活动形式，是肌肉锻炼的初期阶段，护士指导病人肌肉收缩方法。

考点： 骨折病人不同时期的锻炼方法

(2) 等张收缩：指导病人活动方法。

(3) 等动收缩（等速收缩）：同样需要指导。

5. 掌握原则　功能锻炼要遵循动静结合，主动、被动结合，循序渐进的原则。

链接

康复锻炼

没有系统的康复，从某种角度上来说，就意味着病人一部分功能的丧失。对于骨折或关节脱位者来说，固定是必须的，但固定也有它明显的不利因素：关节粘连，甚至挛缩、骨质疏松和软骨退化。病人因固定而卧床不起，易引出褥疮、肺炎、尿路感染和尿路结石、下肢静脉血栓形成等并发症。所以在病人的愈合至恢复期，如果骨折或脱位已得到妥善处理，病情已稳定，就应该进行康复锻炼。

但何时开始康复锻炼还须在医生指导下进行，切忌自行主张。

五、健康指导

1. 骨折初期　鼓励及时治疗，多进食营养丰富，易消化，富含优质蛋白和钙的食物，多饮水，多吃水果蔬菜等，保持排便通畅；强调功能锻炼的重要性和必要性，介绍正确的功能锻炼方法，使病人能主动配合、遵循原则。正确地进行功能锻炼。

2. 骨折固定期　保持皮肤的清洁和床铺的平整、干燥，教会病人翻身技巧，锻炼自理能力和自我保护能力，防止发生褥疮。吸烟者应劝其戒烟，并注意适当加减衣物，避免受凉，同时应指导病人做适当的扩胸运动和深呼吸，增加肺活量，鼓励病人有效咳嗽咳痰，防止肺部感染。解除思想顾虑，指导使其掌握正确的功能锻炼方法，注意观察末梢循环，定期复查。

3. 骨折康复期　告诉病人及家属长期卧床易引起并发症的原因及如何预防；定时并坚持长期锻炼，最大限度恢复肢体功能，并嘱其定期复查。

4. 对健康人群　要加强宣传，如遵守交通规则，加强生产、生活环境安全保护措施，避免骨折发生。

第 2 节　常见骨折

一、肱骨髁上骨折

肱骨髁上骨折指肱骨髁上 2cm 以内的骨折。其多见于 10 岁以下儿童，占儿童肘部骨折的 30% ～ 40%，可分为伸直型和屈曲型骨折。伸直型肱骨髁上骨折较常见，是由于跌倒时肘关节在半屈曲或伸直位，手心触地，暴力经前臂传达至肱骨下端，将肱骨髁推向后方，由于重力将肱骨干推向前方，造成的肱骨髁上骨折，容易压迫和损伤肱动脉、正中神经、尺神经和桡神经。屈曲型肱骨髁上骨折是因为肘关节在屈曲位跌倒，暴力由后下方向前上方撞击尺骨鹰嘴，肱骨髁上骨折后远端向前移位，骨折线常为后下斜向前上方，较少损伤血管和神经。

评估病人时应了解上肢受伤情况，特别是受伤时是否为手掌着地用力，伤后做过何种检查和处理。检查局部有无疼痛、肿胀、瘀斑或伤口等，有无骨折的专有体征，肘后三角关系是否正常，肘关节脱位鉴别；有无骨折远侧肢体剧痛、苍白、发凉、麻木、被动伸指疼痛及桡动脉波动消失等肱动脉损伤或受压的症状；有无正中神经、桡神经或尺神经损伤的体征。并查看 X 线片结果，了解骨折类型及移位程度。

考点：伸直型肱骨髁上骨的临床表现

二、桡骨远端骨折

桡骨远端骨折极为常见，多发生在老年妇女。骨折发生在桡骨远端 2 ～ 3cm 范围内，多为闭合性骨折。其可分为伸直型骨折（Colles 骨折）和屈曲型骨折（Smith 骨折）。伸直型骨折最常见。

评估应了解上肢受伤情况，特别是受伤时手着地的部位。伸直型骨折，多为间接暴力致伤。跌倒时腕背屈掌心触地，前臂旋前肘屈曲。屈曲型骨折较少见，骨折发生原因与伸直型相反，故又称“反 Colles”骨折。跌倒时腕掌屈，手背触地，发生桡骨远端骨折。检查有无腕部肿胀、疼痛、活动受限。伸直型骨折移位明显时，可见“餐叉”状及“枪刺样”畸形（图 26-13），量尺试验阳性。X 线摄片有助于了解骨折详细情况。

考点：伸直型骨折（Colles 骨折）的临床特征性表现

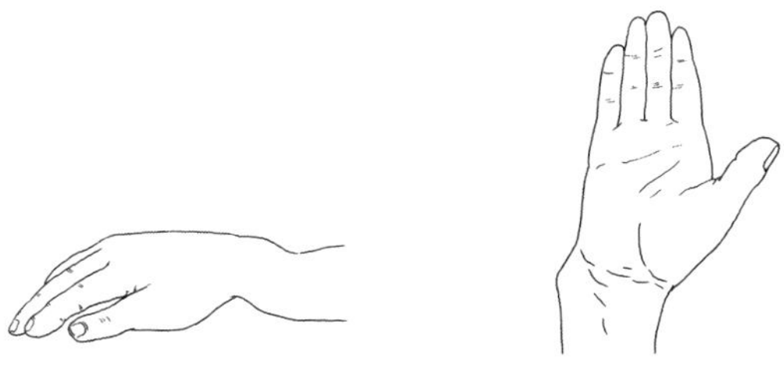

图 26-13　桡骨远端骨折

A.“餐叉”状畸形；B.“枪刺样”畸形

链接

量尺试验是什么？

放量尺在肱骨内上踝和小指内侧，量尺与尺骨茎突间距离，正常为2cm左右，桡骨下端骨折后，因手向桡侧移位，此距离减少或消失（图26-14）。

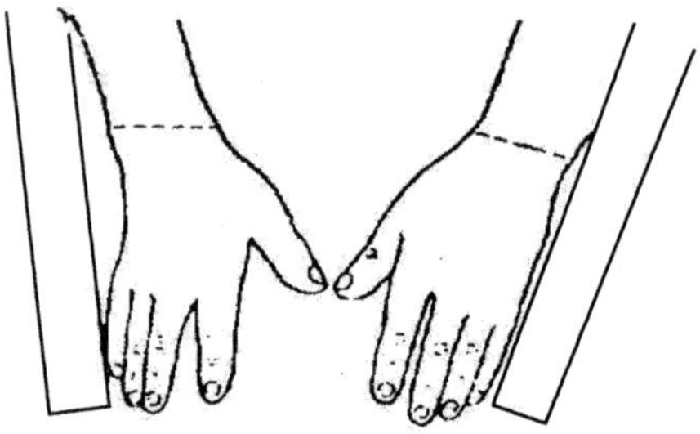

图26-14 量尺试验

三、股骨颈骨折

（一）股骨颈骨折

股骨颈骨折多由间接暴力所致。老年人因骨质疏松，有时仅受到轻微的外力，即可造成骨折。评估主要根据外伤的原因和着地的方式，如老年人平地滑倒。髋关节旋转内收，臀部先着地或髋外侧先着地，股骨颈受到旋转和纵轴冲击力，即可造成骨折。青壮年、儿童则多由车祸、高处坠下等强大暴力，而引起股骨颈骨折。

考点：股骨颈骨折的典型表现

病人可表现为患髋疼痛，活动障碍，患肢呈缩短、外旋畸形（图26-15）。检查可见大转子上移。但嵌插骨折时畸形不明显，仍可勉强行走，摄X线片可明确诊断。

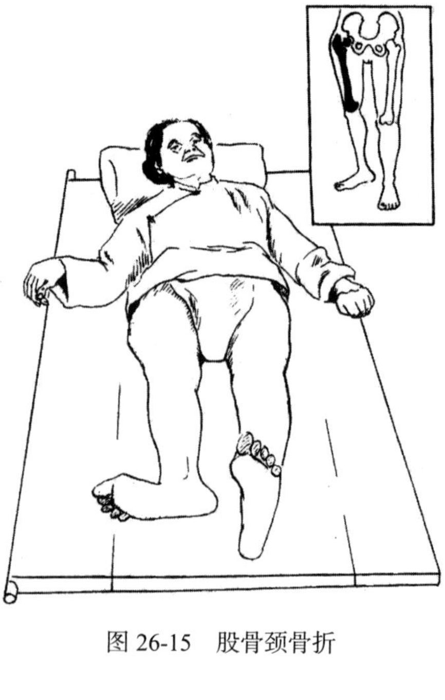

图26-15 股骨颈骨折

（二）股骨干骨折

股骨干骨折指小粗隆下 2 ～ 5cm 至股骨髁上 2 ～ 5cm 的股骨骨折（图 26-16），占全身骨折的 4% ～ 6%，男性多于女性，约 2.8 ： 1。10 岁以下儿童占多数，约为总数的 1/2。多由直接暴力引起应了解下肢受伤的部位与时间、外力的大小和方向，伤后的表现及处理情况等。检查局部有无剧烈疼痛、压痛、明显肿胀、淤血或伤口出血；有无反常活动、畸形、骨擦音或骨擦感等骨折专有体征。有无面色苍白、口渴、心率增快、血压下降、肢端发凉等休克表现。有无动脉损伤或坐骨神经损伤的症状和体征。根据 X 线片结果，可了解骨折类型、部位、移位情况。

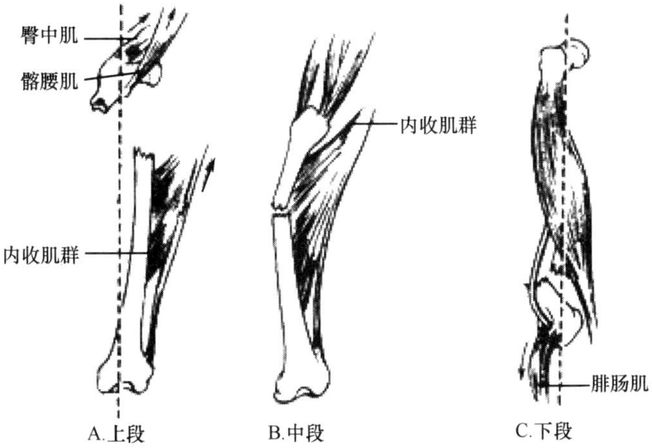

图 26-16　股骨干骨折

护考链接

病人，男，33 岁，塌方事故中致左大腿骨折，接诊时护士首先应注意的并发症是

A. 休克　B. 感染　C. 骨筋膜室综合征

D. 内脏损伤　E. 愈合障碍

分析：股骨骨折出血量很大，可导致休克。故答案选 A。

第 3 节　脊柱骨折及脊髓损伤病人的护理

一、脊柱骨折

脊柱骨折，是一种较严重而且复杂的创伤性疾病，其发病率占全身骨折的 5% ～ 6%。脊髓损伤是脊柱骨折的严重合并发症，常导致截瘫，造成病人终生残疾，还会继发其他系统并发症，危及病人生命。

（一）病因和分类

脊柱骨折（图 26-17）绝大多数由间接暴力引起，少数因直接暴力所致。如从高处坠落，头、肩或足、臀部着地，地面对身体的阻挡使身体猛烈屈曲。所产生的垂直分力可导致椎体压缩性骨折；若水平分力较大，则可同时发生脊椎脱位。弯腰时，重物落下打击头部、肩或背部，也可产生同样的损伤。直接暴力所产生的损伤，多见于战伤、爆炸伤等。

脊柱骨折屈曲型损伤较常见，多发生于胸腰段交界处的椎骨；伸直型损伤极少见，如椎弓骨折合椎体向后脱位；屈曲旋转型损伤可发生椎间小关节脱位；垂直压缩型损伤可引起胸、腰椎粉碎性骨折或寰椎裂开骨折。

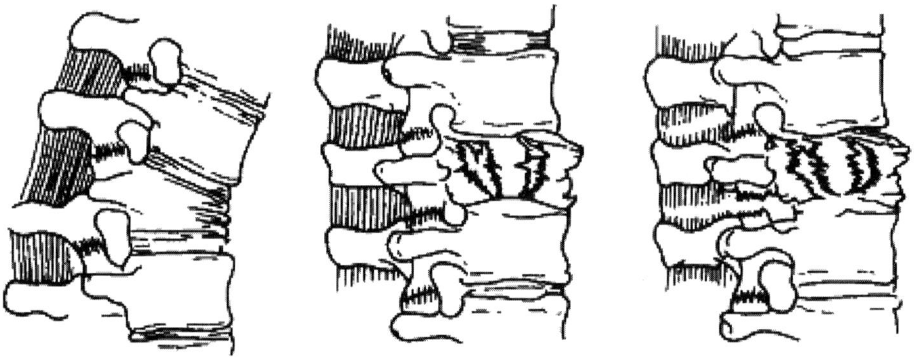

A　　B　　C

图 26-17　常见脊柱骨折

A. 楔形压缩性骨折；B. 稳定性爆破性骨折；C. 不稳定性爆破性骨折

（二）临床表现

受伤局部疼痛、肿胀、畸形、棘突间隙加宽及局部有明显触痛、压痛和叩击痛，脊柱活动受限。胸腰段损伤时，有后突畸形。合并脊髓损伤的症状和体征，有脊髓损伤的症状和体征。可伴有四肢的感觉、运动、肌张力、腱反射及括约肌功能异常等。

（三）辅助检查

1. X线　可显示椎体损伤情况，如压缩、粉碎及移位；椎间孔变小，关节突骨折或交锁；棘突间隙增宽及附件骨折等。有助于进一步明确诊断，确定损伤部位、类型和移位等。

2. CT、MRI　可清楚地显示小关节的骨折及椎管的变化。

（四）处理原则

考点：脊柱骨折病人的搬运方法

1. 伴有其他严重多发伤　如颅脑、胸腹腔器官损伤或休克时，应优先处理，以挽救生命；勿随意搬动病人，以防损伤脊髓（图 26-18）。

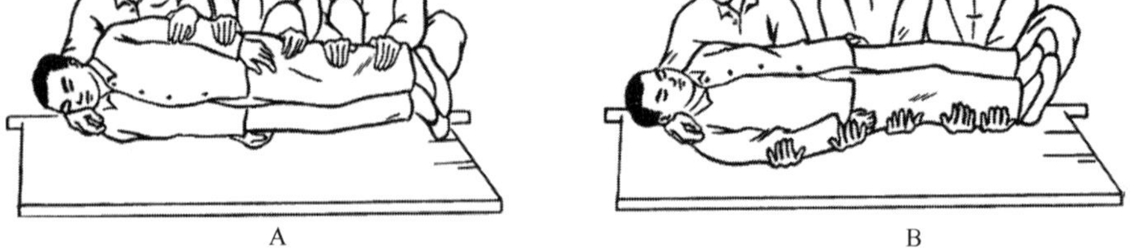

A　　B

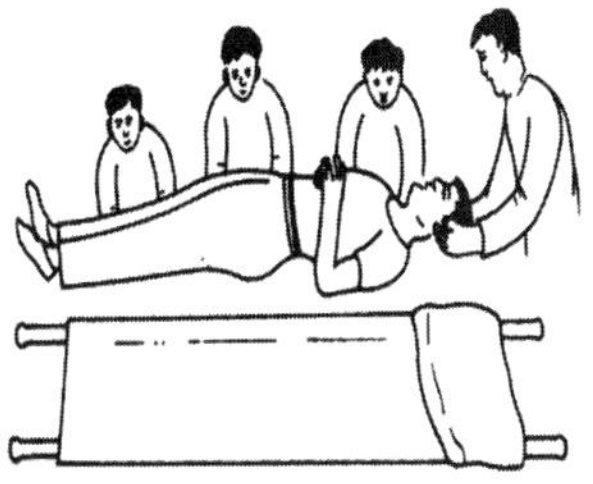

C

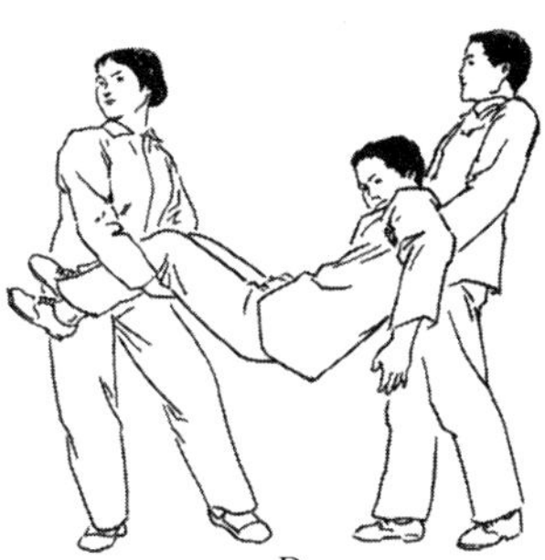

D

图 26-18　脊柱骨折搬运姿势

A. 滚动法；B. 平托法；C. 颈椎骨折牵引法；D. 错误搬运方法

2. 胸腰椎骨折

(1) 单纯压缩型骨折：①椎体压缩不到 1/3 或年老体弱不能耐受复位及固定者。可仰卧于硬板床上，骨折部位垫后枕，使脊柱过伸。3 天后开始锻炼腰背肌，第 3 个月可开始稍下地活动，但以卧床休息为主，3 个月后开始逐渐增加下地活动时间。②椎体压缩超过 1/3 的青少年和中年受伤者，可采用两桌法或双踝悬吊法复位，复位后包石膏背心，固定 3 个月。

(2) 爆破型骨折：①无神经症状且证实无骨折片挤入椎管者：可采用双踝悬吊法复位。②有神经症状和有骨折片挤入椎管者，不宜复位，需手术去除突入椎管的骨折片及椎间盘组织，再做植骨和内固定术。

3. 颈椎骨折

(1) 稳定型颈椎骨折：轻者可用枕颌带悬吊卧位牵引复位，有明显压缩脱位者，采用持续颅骨牵引复位。牵引重量 3 ～ 5kg，复位并牵引 2 ～ 3 周后用头胸石膏固定 3 个月。

(2) 爆破型骨折有神经症状者：原则上应早期手术切除碎片、减压、植骨及内固定。但若有严重并发伤，需待病情稳定后手术。

护考链接

腰椎骨折病人急救运送方法正确的是

A. 1 人抱持搬运　　B. 1 人背负搬运　　C. 2 人抱持于硬板上搬运

D. 3 人平托于硬板上搬运　　E. 2 人平托于软担架上搬运

分析：腰椎骨折病人，伤后勿随意搬动病人，应 3 人平托于硬板上，以防损伤脊髓，故答案为 D。

二、脊髓损伤

脊髓损伤是脊柱骨折的严重并发症，由于椎体的移位或碎骨块突入椎管内，使脊髓或马尾神经产生不同程度的损伤。受伤平面以下，感觉、运动、反射完全消失，括约肌功能完全丧失，称完全截瘫，部分丧失称不完全截瘫。以胸腰段为最多见，大多数为 30 岁左右的年轻人，在平时脊髓损伤大多由于交通、工伤事故不慎发生，在战时或震伤中尤为多见。脊髓损伤最常见的原因是闭合性钝性外伤。

（一）病因和病理

根据脊髓损伤的程度和部位可分为：

1. 脊髓震荡 脊髓遭受强烈震荡，立即发生弛缓性瘫痪，损伤平面以下的感觉、运动、反射及括约肌功能完全丧失，但数分钟或数小时内可以完全恢复。其是脊髓损伤中最轻的一种。

2. 脊髓挫伤与出血 是脊髓的实质性破坏，脊髓内部可有出血、水肿、神经细胞破坏和神经传导纤维的中断。

3. 脊髓断裂 脊髓的连续性中断。

4. 脊髓受压 骨折移位、椎体滑落、碎骨块和破裂的椎间盘突入椎管内，直接压迫脊髓，使脊髓产生一系列的脊髓损伤的病理变化。

5. 马尾神经损伤 表现为受伤平面以下出现弛缓性瘫痪。

（二）临床表现

脊髓损伤由于受损部位、受损原因、受损程度不同而表现出不同的症状和体征。

1. 脊髓震荡 损伤平面以下的感觉、运动、反射及括约肌功能完全丧失。在数分钟或数小时内可完全恢复。

2. 脊髓挫伤、出血以受压 表现为受伤平面以下单侧或双侧同一水平的感觉、运动、反射及括约肌功能全部暂时消失或减弱。其预后取决于脊髓挫伤程度、出血量及受压程度及解除压迫的时间。

3. 脊髓圆锥损伤 会阴部表现为皮肤鞍状感觉障碍，大小便失禁或潴留和性功能障碍。双下肢感觉、运动正常。

4. 脊髓断裂 损伤平面以下的感觉、运动、反射及括约肌功能的完全丧失。

5. 马尾神经 损伤平面以下弛缓性瘫痪，有感觉及运动功能障碍，括约肌功能丧失，肌肉、张力降低，腱反射消失。

6. 胸段脊髓损伤 表现为截瘫。

7. 颈段脊髓损伤 表现为四肢瘫。上颈椎损伤的四肢瘫均为痉挛瘫痪，下颈椎损伤上肢表现为弛缓性瘫痪，下肢为痉挛性瘫痪。

脊髓损伤后各种丧失的程度可用截瘫指数来表示。

“0”代表功能完全正常；“1”代表功能部分丧失或接近丧失；“2”代表功能完全丧失。

分别用相应数字表示某截瘫病人的自主运动、感觉和两便功能情况。代表三项功能的数字之和即为该病人的截瘫指数。例如，某病人，自主运动功能完全丧失，而其他两项部分丧失，其截瘫指数为2+1+1=4。截瘫指数最大为6，最小为0。

截瘫指数大致可反映脊髓损伤的程度、发展情况，便于记录和比较治疗效果。

（三）辅助检查

1. 实验室检查 血尿便常规、全血计数、血中BUN、氯化物、磷酸酶、钠、钾、钙、磷、pH、动脉血氧分压和二氧化碳分压等，均应及时检测。

2. X线 当病人由急诊入院，仍躺在车上未移动前即须做脊髓的X线，包括整个脊柱的正、侧位片，特别是受伤部位的脊椎和胸片。颈椎需拍斜位片，C_1需要张口正位片，以尽快明确脊柱骨折或脱位的部位。

3. 脊髓造影 由颅骨底部的$C_{1\sim2}$侧边穿刺。注入显影剂，当显影剂下流，经过骨折或脱位处，摄影检查显影剂的流动是否有阻断现象。

4. CT、MRI 能清晰显示脊髓压迫的影像，尤其能显示椎管内软件组织的病变轮廓。

（四）处理原则

(1) 及早稳定脊柱：合适的固定，可以防止因损伤部位的移位而产生脊髓的再损伤。

(2) 及早解除脊髓压迫：是保证脊髓功能恢复的关键。

(3) 减轻脊髓水肿和继续发性损伤。

三、护　　理

（一）护理评估

1. 健康史　了解病人受伤的时间、暴力的性质、方向和大小、作用部位，受伤的体位，抢救措施，搬运方法及所用工具等。

2. 身体状况　了解病人疼痛、压痛、叩击痛的特点、部位及伴有的活动受限情况；有无合并脊髓损伤的表现、是否伴神志改变的变化。了解有无高热、大小便失禁、便秘、压疮、坠积性肺炎等并发症的出现。

3. 心理 – 社会状况　了解病人对功能失调的感性认识和对现况的承受能力，病人及其家属对疾病治疗的态度，病人心理状况的改变程度等。

（二）护理问题

1. 低效性呼吸型态或清理呼吸道无效　与呼吸肌神经损伤致活动受限有关。

2. 体温调节无效　与自主神经功能紊乱有关。

3. 躯体移动障碍　与疼痛及神经损伤有关。

4. 自理能力缺陷综合征　与四肢瘫痪后活动或功能受限有关。

5. 知识缺乏：缺乏有关功能锻炼的知识。

（三）护理措施

1. 维持呼吸平稳

(1) 观察病人的呼吸状态、频率、深浅，听诊肺部呼吸音，以了解有无呼吸困难及呼吸道梗阻。

(2) 病人床边应准备各种急救药品和器械，如呼吸兴奋药、氧气、气管切开包、人工呼吸器、电动吸引器等。

(3) 鼓励病人定时进行深呼吸及有效咳嗽训练，以利于肺部膨胀和排痰。对于有肋间肌麻痹的病人，鼓励用膈肌呼吸。咳嗽时，用双手按压上腹部“帮助咳嗽”。吸气时，护士协助病人胸部向上用力，以帮助病人肺部扩张和有效咳嗽。教会病人使用呼吸训练器的方法，每 2 ～ 4h 锻炼一次，用后注意评估效果。

(4) 指导协助病人每 2h 翻身一次，轻轻叩击胸背部，便于痰液排出。对于痰液黏稠者，可给予雾化吸入，使痰液稀释。必要时，用吸引器吸痰，或经气管镜吸痰，以保持呼吸道顺畅，防止感染。

(5) 用呼吸机辅助呼吸的病人，应监测动脉血气分析，以作为调整各项参数的依据。

(6) 高位颈部脊髓损伤（指第 $C_{4\sim5}$ 节段以上的损伤）的病人，应早期实行气管切开，减少呼吸道梗阻和防止肺部感染。气管切开的病人应按气管切开术后常规护理。

(7) 遵医嘱持续或间断吸氧，以增加血氧饱和度。

链接

高位截瘫病人出现呼吸困难，严重时可引起呼吸停止，应及早实行气管切开或辅助机械呼吸并吸氧。

2. 病情观察

(1) 在伤后 48h 内应严密观察病人的生命体征，每 4h 测心率、血压一次，防止低血压和心动过缓的出现。观察病人是否有心动过缓等迷走神经刺激反应，尤其是在翻身或吸痰后，观察病人心血管的反应。

(2) 在受伤 24h 内，每隔 2 ～ 4h 检查病人的感觉、运动、反射等功能有无变化，观察病情有无加重或减轻，如有变化立即通知医生。

(3) 留置导尿管，监测尿量，正确记录每日出入量。

(4) 维持体温正常：①严密监测体温变化：体温异常是病情恶化的征兆。颈部脊髓损伤时，由于自主神经系统功能紊乱，对周围环境的变化，丧失了调节和适应能力，病人常出现高热（40℃以上），或低温（35℃以下）。②高温时，应用物理降温法，如使用冰袋冷敷、乙醇擦浴、冰水灌肠，同时调节环境温度，降低室温、通风散热等。③低温时应注意对病人进行保暖。如加盖毛毯，关闭门窗，升高室温。

3. 生活护理

(1) 增强自理能力

1) 协助病人活动关节，按摩肢体。保持双足呈功能位，防止足下垂。

2) 配合医师、理疗师，帮助病人进行康复锻炼，防止肌萎缩，关节僵直。

3) 护士与医师合作，利用多种辅助工具，教会病人如何自行完成从床上移至轮椅、进食、穿衣、沐浴等基本活动，以提高病人独立生活能力。

4) 损伤后完全丧失行走能力必须依靠轮椅者，应掌握拐杖及轮椅的使用技巧。根据每个病人的特点定做合适的轮椅。四肢瘫病人，需使用特殊的电动轮椅。①使用拐杖时，一般拐杖的高度为病人直立时，腋窝到地面的距离。行走时，应以上肢臂力及腋下拐杖顶共同支撑身体重量。拐杖顶端以软垫包裹，底端应有橡胶垫，以防滑倒。②使用轮椅时，应注意选择合适病人身材的型号。乘坐轮椅时，坐姿应正确，身体置于座位中部，抬头背向后靠。当从轮椅上站起或移动时，应先将闸制动。长期使用轮椅者，应注意预防压疮。

(2) 训练规律排便

1) 排便训练：要求病人每天固定时间排便；如无禁忌，应摄入足够的液体，每天至少 2000ml，以利于排便；增加膳食纤维的摄入，如粗粮、粗纤维蔬菜、新鲜水果等，以刺激肠蠕动；必要时，可应用栓剂或缓泻剂进行治疗。

2) 对于便秘者，可应用结肠方向从右向左做腹部按摩，每日 2 ～ 3 次，以促进蠕动和肠内容物移动。如 2 ～ 3 天未排便时，可予缓泻剂，必要时灌肠。对 6 ～ 7 天未排便的病人，其粪便常不易排出，可戴手套，手指涂润滑剂将干粪块掏出。

(3) 促进规律排尿

1) 仔细观察并记录尿量、颜色及清晰度，定期检查腹部体征，评估病人膀胱功能受伤情况。

2) 急性期后，应用诱导方法剂排尿，如听流水声，会阴部热敷，腹部按摩等。

3) 损伤初期，应留置尿管，每 3 ～ 4h 开放一次。以防止尿潴留，维持膀胱功能等。

4) 在可能的情况下，进行膀胱反射性动作训练。当膀胱满时，可用手由外向内，由轻至重，均匀按摩下腹部，待膀胱收缩为球状，紧按膀胱底，向前下方挤压，使膀胱排尿。排尿后可再次加压，尽量将尿排尽。另外，可加强会阴肌、腹肌功能训练，以辅助排尿等。

5）对于长期留置尿管的病人，定期做尿道口周围清洗及膀胱冲洗。教会病人及家属尿管的护理方法，注意预防尿路感染。

4. 改善营养状况　保证充足营养和水分的摄入；进食时，安排病人尽量保持舒适的座位，避免环境中不良刺激；鼓励病人摄入含蛋白丰富的食物，如瘦肉、鱼肉、鸡肉、鸡蛋、豆类、谷类等。其中豆类及动物蛋白应占总蛋白摄入的 50%；饮食中应多用植物油，以利于润滑肠道，缓解便秘；多进食富含纤维素食物，如粗纤维蔬菜、水果等，以促进蠕动；鼓励病人应多食用酸奶，细嚼慢咽，以利于食物的消化和吸收；消化不良、肠炎、腹泻、便秘的病人应多进食酸奶，有助于减轻腹泻和便秘。

5. 并发症的护理

(1) 压疮：脊髓损伤的病人，因长期卧床，皮肤感觉减弱和消失，自主神经功能紊乱导致局部缺血，身体的骨隆突处易发生压疮且极难愈合。防治措施：每 2 ～ 3h 翻身一次，有条件时可使用特制的翻身床、小床垫、电离分区域充气床垫、波纹垫等，以减轻局部压迫；保持床单清洁、整齐、无折叠；保持皮肤干燥并定期按摩；定期翻身，用气圈或棉垫使骨突处悬空，并于翻身时按摩骨突部位。对已经形成压疮且面积较大、组织坏死较深时，应按外科原则处理创面。

(2) 泌尿系感染：脊髓损伤的病人因膀胱功能障碍、尿潴留、长期留置尿管，或液体摄入不足等，易发生泌尿系感染。防治措施：保持会阴部清洁；尿潴留和排尿失禁的病人，应留置尿管。插导尿管时，需严格无菌操作；注意观察尿管有无受压、扭曲、阻塞等，应及时调整，保持尿管引流通畅；损伤早期，留置尿管应持续开放，使膀胱排空，减少感染发生的机会。2 ～ 3 周后，应夹闭导尿管，每 4 ～ 6h 开放一次，使膀胱充盈，以训练膀胱的自主节律性，避免膀胱萎缩；胀气留置尿管者，一般每 5 ～ 7 天更换导尿管一次，防止导尿管发生阻塞或引流不畅，导致逆行感染，硅胶导尿管可适当延长更换时间；膀胱冲洗：长期留置导尿管的病人，应按常规进行膀胱冲洗，以冲出膀胱内积存的沉渣；体外按摩膀胱排尿：根据情况，某些病人可采取手法按摩，刺激膀胱排尿。指导病人每 2h 在腹部由外向内均匀按摩膀胱，压出尿液；鼓励病人多饮水，每日争取饮水 3000ml，使排尿每日在 1500ml 以上，以利于尿液的稀释，避免结石形成。

(3) 肺部感染：鼓励病人定时进行深呼吸及有效咳嗽训练，定时翻身，拍背，以利于痰液排出。痰液黏稠时，给予超声雾化吸入，雾化液中加入庆大霉素、α - 糜蛋白酶、地塞米松等，以达到抗感染、稀释痰液的目的。每日 2 ～ 3 次，每次 15 ～ 20min。对于年龄较大，分泌物多，且不易排出者，应早期行气管切开术，以防肺部感染。另外注意保暖，避免因受凉而诱发上呼吸道感染。

6. 指导功能锻炼

(1) 根据病人病情，制订合理的功能锻炼计划。

(2) 指导和协助病人进行未瘫痪肌的主动锻炼。按脊柱骨折的训练方法做颈部活动、上肢各关节活动、深呼吸运动、腹背肌锻炼等。

(3) 指导病人利用床上拉手，定期引体上升，以锻炼上肢及腰背力量。

(4) 对瘫痪肢体，应指导病人及家属做关节的全范围被动活动和腰背肌肉按摩。每日 2 ～ 3 次，每次 30 ～ 60min。

(5) 注意适度锻炼。活动度从小到大，手法轻柔，不可过急过猛以防加重损伤。锻炼时间及次数应以病人不感到疲惫为宜。

7. 心理护理 与病人交流，鼓励病人表达对疾病及预后的看法，并说出自己的感受。耐心回答病人提出的问题，尤其是与疾病预后康复有关的问题。

让病人了解由于机体的功能改变引起不良情绪反应是正常的。帮助病人明确如何正确对待身体的各种变化，采取正确的应对措施。指导并协助病人最大限度的自理，减少依赖性，保持病人自尊感，增强自信心。与病人家属、亲友及其社会交成员进行交流，鼓励他们多与病人接触，关心照顾病人，给病人以身体上及心理上的支持。

四、健康指导

(1) 指导病人、家属及亲友应注意病人的安全，保证家庭环境中无有害物体存在，并能满足病人的特殊需要（如轮椅）。

(2) 鼓励病人继续按计划进行功能锻炼。

(3) 指导病人培养自力生活的能力，尽可能自行完成日常生活活动。

(4) 指导病人进行膀胱及直肠功能训练。

(5) 教会病人及家属皮肤护理及预防压疮的方法。

(6) 指导病人及家属所用药物的方法及注意事项。

第4节　关节脱位病人的护理

一、概　　述

构成关节的关节面失去正常的对合关系称为关节脱位。

脱位按原因可分为外伤性脱位、病理性脱位、先天性脱位及习惯性脱位；按脱位程度可分为全脱位（关节面对合关系完全失常）及半脱位（关节面对合关系部分失常）；按远侧骨端的移位方向可分为前脱位、后脱位、侧方脱位和中央脱位等；按脱位发生的时间可分为新鲜脱位（脱位在3周以内）、陈旧性脱位（脱位时间超过3周者）；按脱位后关节腔是否与外界相通可分为闭合性脱位与开放性脱位。

二、护理评估

（一）健康史

评估病人的外伤史。关节脱位是由于直接或间接暴力作用于关节，或关节有病理性改变，使骨与骨之间相对关节面正常关系破坏，发生移位。

（二）身心状况

1. 躯体表现 外伤性关节脱位只有当关节囊、韧带和肌腱等软组织撕裂或伴有骨折时方能发生脱位。具有一般损伤的症状和脱位的特殊性表现。

(1) 一般表现：①疼痛：活动患肢时加重。②肿胀：因出血、水肿使关节明显肿胀。③功能障碍：关节脱位后结构失常，关节失去正常后活动功能障碍。

(2) 特殊表现：①畸形：关节脱位后肢体出现旋转、内收或外展和外观变长或缩短等畸形，与健侧不对称。关节的正常骨性标志发生改变。②弹性固定：关节脱位后，未撕裂的肌肉和韧带可将脱位的肢体保持在特殊的位置，被动活动时有一种抵抗和弹性的感觉。③关节盂空虚：最初的关节盂空虚较易被触知，但肿胀严重时则难以触知。

2. 心理状态　脱位病人，特别是习惯性脱位的病人，因脱位的反复的发生，易对治疗效果产生怀疑，担心留下后遗症，出现疑虑和紧张情绪。

3. 辅助检查　X 线检查关节正侧位片可确定有无脱位、脱位的类型和有无合并骨折，防止漏诊和误诊。

4. 治疗原则　复位、固定、功能锻炼。

(1) 复位：手法复位为主，早期进行效果好。

(2) 固定：复位后将关节固定于适当为主 2 ～ 3 周。

(3) 功能锻炼：防止肌肉萎缩、关节僵硬。固定后就开始功能锻炼，早期舒缩患部周围的肌肉，去除固定后逐渐活动患部关节，主动为主，被动为辅，配合理疗。

考点： 关节脱位的特殊表现和治疗原则

三、护理问题

1. 焦虑或恐惧　与学习、工作中断或顾虑肢体伤残等因素有关。

2. 疼痛　与关节脱位有关。

3. 躯体移动障碍　与患疼痛、肢体固定及卧床有关。

4. 自理残缺　与外固定和肢体制动等因素有关。

5. 有废用综合征的危险：肌肉萎缩、关节僵硬　与肢体制动等因素有关。

6. 潜在并发症：压疮、创伤性关节炎、血管损伤、神经损伤等。

四、护理措施

(1) 做好解释与安慰，消除病人精神紧张的情绪和心理负担。

(2) 尽早实行复位，复位中切忌粗暴，要注意防止附加损伤，如骨折、血管和神经损伤等。复位必须达到解剖复位，复位后给予及时正确的固定。固定是保证软组织损伤修复和防止再脱位的重要措施。护理中应观察患肢远端的感觉，活动及血运情况。

(3) 加强并发症的观察，早期全身可合并多发伤、内脏伤和休克等合并伤，局部可合并骨折和神经血管损伤，应详细检查及时发现和处理。晚期可发生骨化肌炎、骨缺血坏死和创伤性关节炎等，应注意预防。

(4) 需行手术治疗者，按骨科手术后护理常规进行护理。

五、健康指导

注意伤肢的功能锻炼，脱位关节固定后，按功能锻炼原则指导病人进行患肢功能锻炼，以利于功能恢复。如肩关节固定后的当天即可做指、腕、肘的主动练习，一周后增加指、腕、肘的抗阻运动，取悬吊带后可增加肩关节外展、后伸和外旋的主动运动。有习惯性脱位的病人，日常生活中应注意对患肢的保护，避免负重或牵拉等。

第 5 节　常见关节脱位病人的护理

一、肩关节脱位病人的护理

（一）病因及分类

肩关节脱位占全身关节脱位的40%以上，多发于青壮年。肩关节盂小而浅，肱骨头大而圆，其活动范围大而稳定性差。肩关节脱位（图 26-19）按肱骨头的位置分为前脱位、后脱位和下脱位，前脱位多见。在上臂外展、外旋位时，手掌着地，受间接暴力冲击，易发生前脱位。

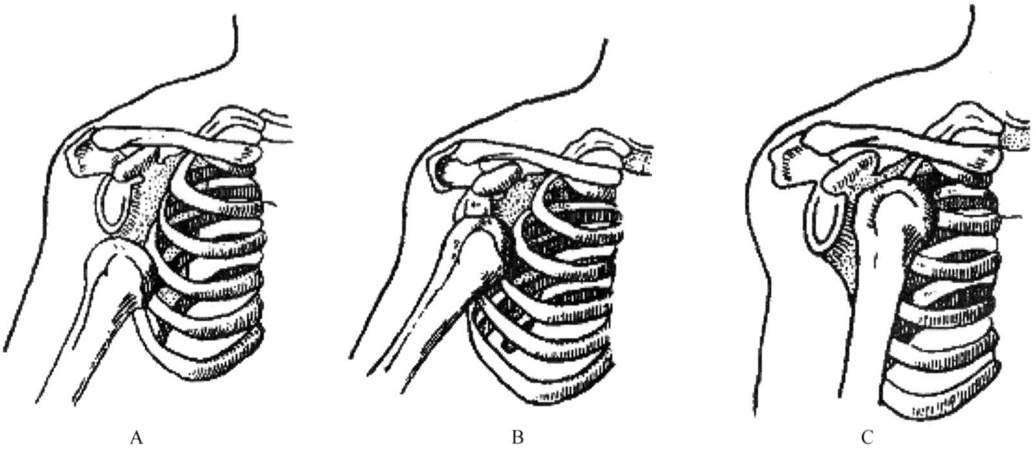

图 26-19 肩关节脱位类型

A. 盂下脱位；B. 喙突下脱位；C. 锁骨下脱位

（二）临床表现

考点：肩关节脱位的临床表现

局部表现疼痛、不能活动，呈“方肩畸形”（图 26-20），关节盂空虚。杜加试验（Dugas 征）阳性（即被动置患侧手掌健侧肩部，患侧肘部不能贴近胸壁；或将患侧肘部贴近胸壁，其手掌不能搭至健肩）。X 线摄片检查，可了解脱位的情况，并可明确有无骨折。

（三）治疗原则

治疗最常用的方法是足蹬复位法（图 26-21）。护理人员应配合医生完成复位，复位过程中陪伴在病人身边，给予安慰和鼓励。复位后将伤肢贴近胸壁，屈肘 90° 固定于胸前约 3 周。

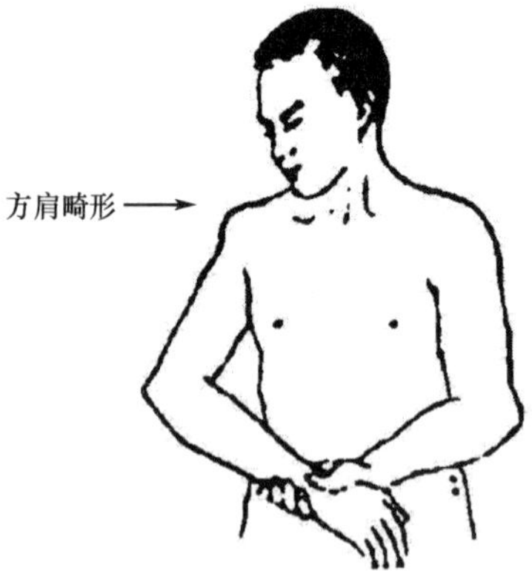

图 26-20 方肩畸形

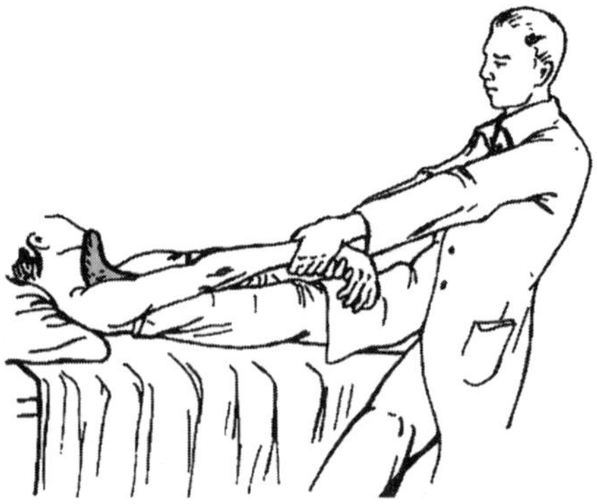

图 26-21 足蹬复位法

固定期间应观察患肢远端感觉、运动及血运情况，注意有无臂从神经损伤症状。若需要手术治疗，遵医嘱做好手术前准备和手术后护理。指导病人在固定期间进行腕部与手指的功能锻炼，告知病人解除固定后，应进行肩关节的主动功能锻炼，以防止关节囊粘连和骨化性肌炎，促进肩关节功能的恢复。

二、肘关节脱位病人的护理

（一）病因及分类

肘关节脱位（图 26-22）较常见，发生率仅次于肩关节脱位，可分为肘关节前脱位和肘关节后脱位。正常肘关节由肱尺、肱桡和尺桡上关节组成，肘关节后部关节囊及韧带较薄弱，易发生后脱位，大多发生于青壮年，多由间接暴力引起。

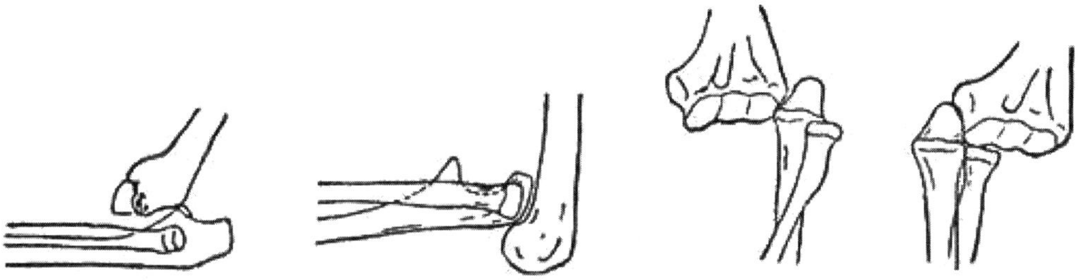

A　　B　　C

图 26-22　肘关节脱位类型

A. 后脱位；B. 前脱位；C . 侧方脱位

（二）临床表现

考点：肘关节脱位的临床表现

病人多可出现局部疼痛、肿胀、活动障碍、肘关节半屈曲位弹性固定；前臂短缩、肘部后尖畸形、肘后三角关系失去正常（图 26-23）。在正常情况下肘伸直位时，尺骨鹰嘴和肱骨内、外上髁三点呈一直线；屈肘时呈一等腰三角形。脱位时上述关系被破坏。肱骨髁上骨折时三角形保持正常，此征是鉴别两者的要点。X 线片检查，可了解移位的情况及是否合并骨折等。

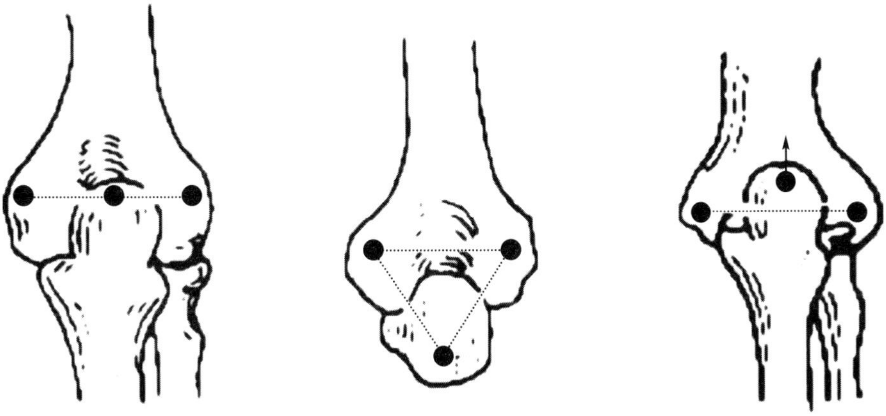

A　　B　　C

图 26-23　肘后三角关系

A. 伸肘；B. 屈肘；C. 肘关节脱位

（三）治疗原则

治疗方法以手法复位为主，必要时可用手术治疗。复位后固定（同肩关节脱位）期间，应观察患肢远端感觉、运动、肿胀、颜色及桡动脉搏动情况，注意有无正中神经损伤、尺神经损伤的表现。若需要手术治疗，遵医嘱做好手术前准备和手术后护理。指导病人在固定期间进行腕部与手指功能锻炼，解除固定后肘关节囊粘连和骨化性肌炎，促进肘关节功能的恢复。

护考链接

病人，男，5岁，跌倒时手掌着地，患儿肘部疼痛，不敢活动患肢。用下列哪种体征可鉴别肱骨髁上骨折和肘关节脱位？

A. 肿胀明显　B. 肘关节活动明显受限　C. 疼痛

D. 畸形　E. 肘后三角关系有无改变

分析：肱骨髁上骨折，肘后三角关系正常，而肘关节脱位，肘后三角失去正常对合关系，可检查肘后三角关系有无改变。

三、髋关节脱位病人的护理

（一）病因及分类

考点：髋关节脱位的肢体畸形特点

髋关节脱位多发生于青壮年，根据股骨头脱位后的位置分为前、后脱位和中心脱位三种类型，临床以后脱位最常见。大多为暴力所致，也可由髋关节结核、化脓性关节炎、肿瘤等导致髋臼和股骨头破坏，引起病理性脱位；髋关节先天发育不良，出生后就发生脱位，属于先天性脱位。

（二）临床表现

髋关节脱位主要表现为下肢弹性固定于屈曲、内收、内旋位，足尖触及健侧足背，患肢缩短。腹股沟部关节空虚，髂骨后可摸到隆起的股骨头，大转子上移（图 26-24）。

（三）治疗原则

髋关节脱位常用提拉法（Allis 法）（图 26-25）、旋转法（Bigelow 法）复位。护理要点是协助医生及时复位，复位后皮牵引 2 周，防止股骨头发生无菌性坏死。牵引期间保持下肢轻度外展中立位，防止足下垂。3 个月后下地活动，但不能负重，6 个月后进行负重劳动。卧床期间加强基础护理，防止并发症。

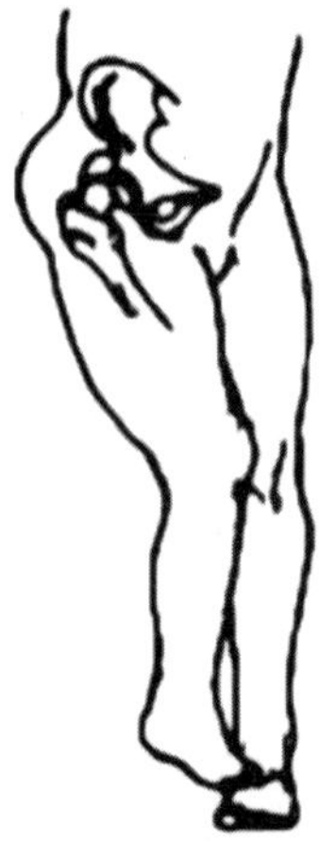

图 26-24　髋关节后脱位

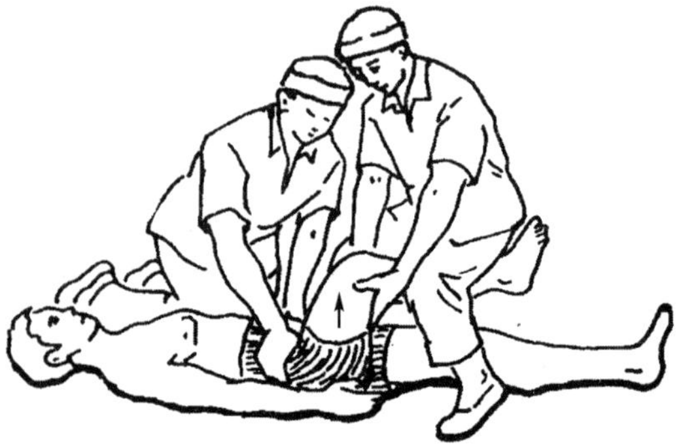

图 26-25　提拉法复位（Allis 法）

第 6 节 急性血源性骨髓炎病人的护理

一、概 述

考点：急性血源性骨髓炎好发人群和好发部位

化脓性致病菌从身体其他部位的感染病灶，通过血液液循环引起局部骨髓、骨质、骨膜发生急性化脓性感染，即急性血源性骨髓炎。致病菌以金黄色葡萄球菌最常见。该病常见于儿童，发病部位多在胫骨、股骨、肱骨等长管状骨的干骺端。干骺端急性感染后可形成脓肿（图 26-26）。

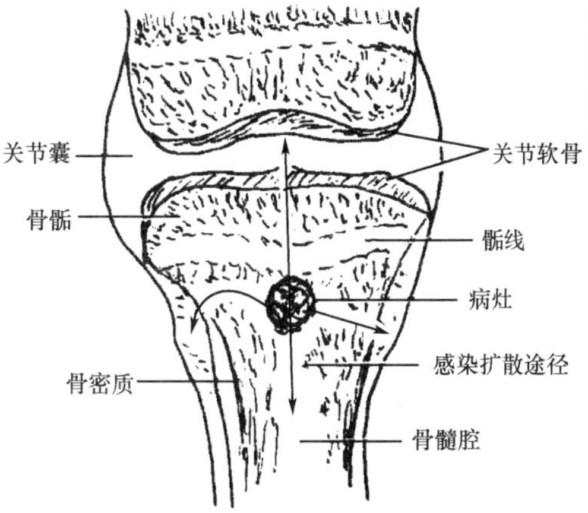

图 26-26 急性骨髓炎病理改变

二、护理评估

（一）健康史

急性血源性化脓性骨髓炎可发生在任何年龄，但以 3 ～ 15 岁儿童和少年多见。病人大多在急性疾病后、营养状况较差、抵抗力弱等情况下发病。应询问发病的过程，发病后的表现、诊断和治疗情况；发病前有无其他部位的化脓性感染病灶，如疖、痈、扁桃体炎、中耳炎等；有无相关关节（如膝关节、肘关节）受伤的病史；有无身体虚弱、营养较差、过度疲劳等情况。

（二）身心状况

1. 躯体表现

(1) 全身症状：急性血源性骨髓炎病人起病急，开始就有明显的全身症状。前驱症状有全身倦怠，继以全身酸痛、食欲缺乏、畏寒，严重者可有寒战，多有弛张性高热达 39 ～ 41℃，烦躁不安，脉搏快而弱，头痛、呕吐，甚至有谵妄、昏迷等表现。

(2) 局部症状：血源性骨髓炎早期有局部剧烈疼痛和跳痛，肌肉有保护性痉挛，肢体不敢活动。患部皮温增高，有深压痛，但早期无明显肿胀。数日后，局部皮肤水肿、发红，为已经形成骨膜下脓肿的表现，如病灶接近关节，则关节亦可肿胀。脓肿穿破骨膜进入软组织后，压力减轻，疼痛缓解，但软组织受累症状明显：局部红、肿、热、痛，并可出现波动感。脓液进入骨干骨髓腔后，整个肢体剧痛、肿胀，骨质因炎症而变疏松，常伴有病理性骨折。当脓肿穿破骨质、骨膜至皮下时，即有波动，穿破皮肤后，形成窦道，经久不愈。

考点：急性血源骨髓炎的临床表现

2. 心理状态 急性血源性骨髓炎病人，常因起病急、全身中毒症状重和局部的剧痛，产生焦虑不安和紧张；慢性骨髓炎病人，又因疾病反复发作，常对治疗效果和预后产生怀疑，易出现悲观、失望、无助等不良情绪反应。

（三）辅助检查

1. 实验室检查 急性血源骨髓炎，早期血培养阳性率较高，局部脓液培养有化脓性细菌，应做细菌培养及药物敏感试验，以便选用细菌敏感的抗生素。血液中白细胞计数及中性粒细胞增高。

2. 影像学检查 早期 X 线检查，无明显变化，发病后 3 周左右可有骨质脱钙、破坏，少量骨膜增生，以及软骨组织肿胀阴影等。

（四）治疗要点与反应

1. 全身支持疗法 给予高蛋白质、高维生素的饮食，充分休息；注意水、电解质平衡，少量多次输血；加强护理预防发生褥疮及口腔感染等。

2. 药物治疗 及时采用足量、广谱有效的抗菌药物，抗生素应继续使用至体温正常、症状消退后 2 周左右。

3. 局部治疗 用适当夹板或石膏托限制活动，抬高患肢，以防止畸形，减少疼痛和避免病理性骨折。但如已形成脓肿，应及时切开引流。

三、护理问题

1. 疼痛 与骨髓炎症和肌肉痉挛有关。

2. 体温过高 与感染有关。

3. 躯体移动障碍 与肢体疼痛和肢体固定有关。

4. 有皮肤完整性受损的危险：压疮 与卧床和使用外固定有关。

5. 生活自理能力缺陷 与肢体固定和限制活动有关。

四、护理措施

1. 营养支持 给予高蛋白质、高维生素的饮食，充分休息，注意水、电解质平衡，必要时可少量多次输血。

2. 按时测量体温、脉搏、呼吸 一般每 4h 1 次，通过体温曲线观察发热情况。高热病人应采用药物或物理降温。使用退热剂时应密切观察病情变化，一般应用量不宜过大，以防虚脱。

3. 及时止痛 适当给予必要的镇静剂、镇痛剂。做好心理护理，解除病人对疾病的紧张心理，树立战胜疾病的信心。

4. 石膏固定或皮牵引固定者 患肢应于功能位置。保持固定效果，限制患肢活动以减轻疼痛，防止病灶扩散，防止病理性脱位或骨折。

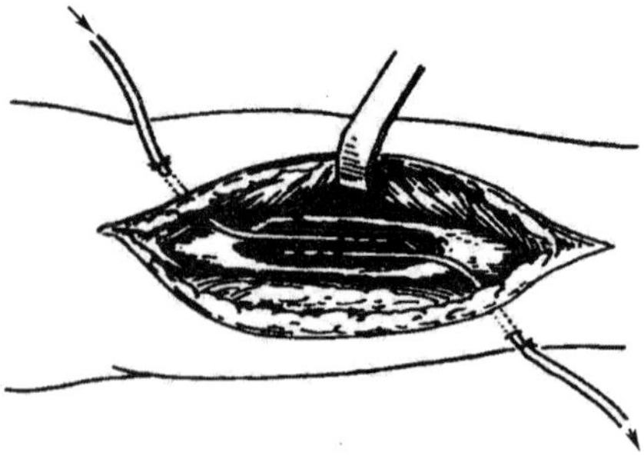

图 26-27 骨髓炎“开窗”引流

5. 根据药敏试验选择使用抗生素 大剂量用药时除应注意观察药物的毒副作用外，还要警惕发生二重感染。

6. 局部“开窗”（图 26-27）**或钻孔冲洗引流护理**

(1) 密切观察引流物质的质、量及颜色，并及时记录。严格交接班，保持出入量的平衡。

(2) 避免冲洗引流管扭曲、受压。输入管的输液瓶应高于患肢 60 ～ 70cm，引流管宜与一次性负压引流袋相连，并保持负压状态。引流袋位置应低于患肢 50cm。

(3) 及时更换清洗液，及时倾倒引流液。严格无菌操作，引流袋每日更换，避免发生逆行感染。

(4) 如发现滴入不畅或引流物流出困难，应立即检查是否有血块堵塞或管道受压扭曲，及时排除故障。

(5) 冲洗液中抗生素可根据细菌培养和药物敏感试验选用，冲洗时应合理调节滴速，随着冲洗液颜色的变淡逐渐减量，直至引流液变得澄清为止。

考点：骨髓炎开窗引流护理的护理要点

7. 长期卧床者　应注意防止肺部感染、褥疮及泌尿道感染。有窦道形成时，应加强局部皮肤的护理。

五、健康教育

急性疾病控制后，应指导病人进行适当的功能锻炼，防止肌肉萎缩。疾病痊愈，X 线片见局部骨包壳坚固时方可负重活动，注意安全，防止跌倒致病理性骨折。

第 7 节　骨关节结核病人的护理

一、概　述

结核分枝杆菌经血侵入骨质或滑膜，在身体抵抗力减弱时引起单纯性骨结核或单纯性滑膜结合，病变发展将形成全关节结核（图 26-28)。局部病理改变为结核性炎性浸润、肉芽增生、干酪样坏死及寒性脓肿形成，滑膜、骨质、关节软骨被破坏，晚期可导致病理性脱位或骨折、肢体畸形或残废。

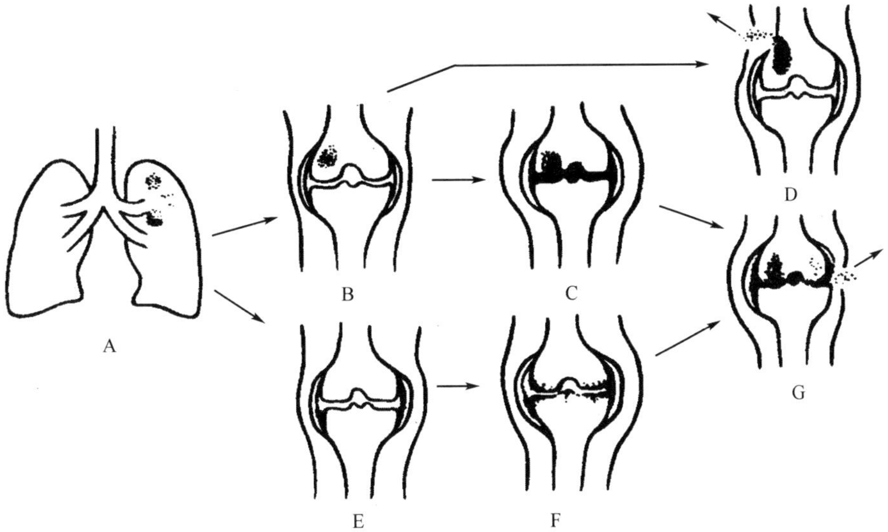

图 26-28　全关节结核的进程图

A. 原发病灶；B. 单纯骨结核；C. 全关节结核；D. 骨结核穿破皮肤形成窦道；E. 单纯滑膜结核；F. 全关节结核；G. 全关节结核穿破皮肤形成窦道

二、护理评估

（一）健康史

本病好发于青少年及儿童。发病部位以脊柱（图 26-29) 最多见，其次是膝、髋、肘、肩、腕关节。常继发于肺结核及全身其他部位结核。应询问个人和家庭有无结核病史和结核病接触史。

（二）身心状况

1. 躯体表现

(1) 一般表现：多有发热、盗汗、乏力、食欲减退、消瘦、贫血等慢性全身中毒表现，在病变活动期表现较明显。

(2) 疼痛：病变关节早期即有轻度疼痛，随病变发展疼痛加重，尤其在活动或负重时疼痛明显。小儿患病时常出现“夜啼”，因为熟睡后，患病关节周围的保护性肌痉挛解除，在活动肢体或翻身时即发生突然疼痛而哭叫。

(3) 功能障碍：病变关节的疼痛及周围肌肉的保护性痉挛，常使肢体关节活动受限或出现异常姿势。如腰椎结核病人，腰椎活动度受限，常挺腰屈膝下蹲状去捡拾地上物品，此征象称拾物试验阳性（图 26-30）。又如髋关节结核早期就有跛行，查体可见托马斯征（Thomas 征）阳性（图 26-31），即在平卧时两下肢平置，见腰部生理前屈加大，让病人双手抱紧健侧膝部，骨盆平置，则患侧髋于膝呈屈曲状态。此征象说明患髋有屈曲畸形存在。

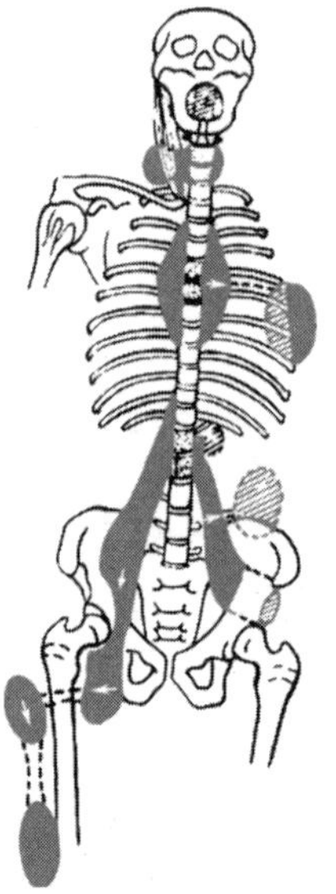

图 26-29　脊柱结核脓肿流注途经

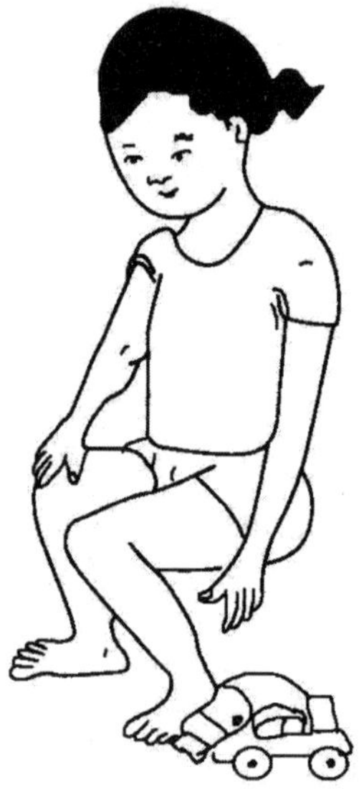

图 26-30　拾物试验阳性

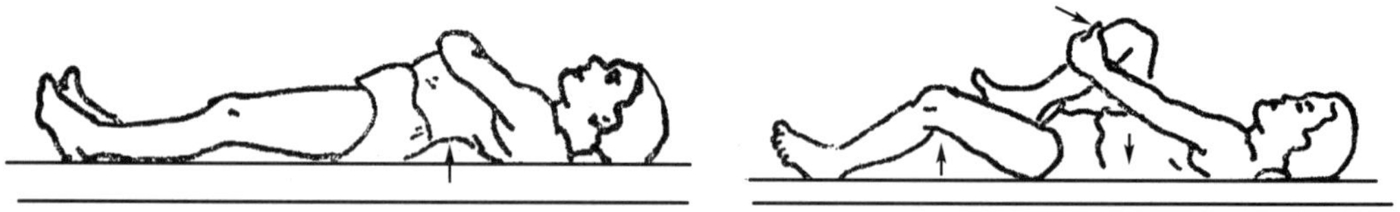

图 26-31　Thomas 征阳性

(4) 肿胀及畸形：早期四肢关节结核可见轻度肿胀。晚期因关节肿胀严重且附近肌肉失用性萎缩，使病变关节呈梭形肿胀，如膝关节结核即呈“鹤膝”畸形，或因积液过多而出现浮髌试验阳性。关节骨质破坏、病理性脱位或骨折、儿童病人骨骺侵犯等也可造成肢体畸形，如脊柱结核可能发生后突畸形，即呈“驼背”，甚至使脊髓受压而发生截瘫。

(5) 寒性脓肿及窦道：寒性脓肿形成后一般局限在病灶附近，但脊柱结核脓肿可以沿着肌肉及筋膜间隙流向远处。脓肿破溃后可形成窦道，经久不愈，常易并发混合性感染。

2. 心理状态 青少年病人因正在学习或工作年龄，结核病程漫长，肢体乏力，活动受限，可导致病人不同程度的焦虑；肢体疼痛、畸形或致残会使病人悲观失望，对生活或前途丧失信心。

（三）辅助检查

血液检查可出现贫血，血沉增速，混合感染时血白细胞增多。X 线或 CT 检查可了解病变进展情况及程度等。

（四）治疗要点与反应

(1) 提高自身抵抗力，适当休息。

(2) 局部制动，用于疼痛剧烈和有严重肌肉痉挛的病人，可采用石膏、牵引、夹板等固定。

(3) 脓肿穿刺，但应注意避免反复穿刺而形成窦道或混合感染。

(4) 合理使用抗结核药物。脓肿穿刺吸脓后，亦可在脓腔内注射抗结核药物。

(5) 非手术疗法不能控制病变发展，或有明显死骨、较大脓肿，经久不愈的窦道，或合并截瘫等，应在积极术前准备下行结核病灶清除术及关节融合术。

三、护理问题

1. 焦虑或恐惧 与病人对疾病的不正确认识有关。

2. 疼痛 与关节病变有关。

3. 有废用综合证的危险 与肌肉萎缩、肢体畸形与肢体活动受限有关。

4. 有皮肤完整性受损的危险 与结核脓肿蔓延、溃破形成窦道有关。

5. 营养失调：低于机体需要量 与消耗过多，补充不足有关。

6. 潜在并发症：病理性骨折、肢体畸形、截瘫、肾功能不全、药物中毒等与病情和长期使用抗结核药有关。

四、护理措施

1. 心理护理 给病人讲解疾病的有关知识，帮助病人正确认识疾病的治疗和预后，使病人树立起战胜疾病的信心，愉快配合治疗护理工作。

2. 一般护理 给予高蛋白、高热量、富含维生素易消化的饮食。必要时输血以提高抵抗力。体温高、全身情况较差者应充分卧床休息。

3. 配合治疗护理

(1) 按医嘱用抗结核药物，注意过敏反应及毒性反应的发生及预防。

(2) 石膏固定或皮牵引者，应患肢制动，有利于缓解疼痛，防止病灶扩散，防止病理性脱位或骨折。注意保持肢体功能位，防止关节畸形。做好安全防护，防止跌倒，避免脱位或骨折等意外损伤。

(3) 需进行手术治疗者，术前应注意需使用抗结核药物至少 2 周，对有窦道者，应使用广谱抗生素至少 1 周。保持引流管的通畅，并指导和鼓励病人术后早期活动。

4. 做好皮肤护理 多窦道换药应严格执行无菌操作，避免混合感染，同时注意消毒隔离工作。

五、健康指导

(1) 积极治疗结核原发病灶是预防骨与关节结核的最主要措施。

(2) 注意休息，进食高蛋白、高热量、高维生素饮食，增加营养，提高抵抗力。

(3) 改善卫生条件，指导病人养成良好卫生习惯，防止结核传染。正确进行功能锻炼，要循序渐进，持之以恒。

(4) 告诉病人遵医嘱坚持用药，不可间断，定期复查。注意药物的毒副作用，如出现耳鸣、听力异常应立即停药，同时注意肝、肾功能受损及多发生性神经炎的发生。

第 8 节　颈肩痛与腰腿痛病人的护理

颈肩痛、腰腿痛是临床常见的一组症状，多由颈肩部和腰腿部的慢性损伤和退行性变引起。颈肩痛是指颈、肩及肩甲等处的疼痛，代表病是颈椎病。腰腿痛是指下腰、腰骶、骶髂、臀部等处的疼痛，可伴有一侧或双侧下肢放射痛和马尾神经症状。腰腿痛的病因较多，腰椎间盘突出症和腰椎管狭窄症是导致腰腿痛的常见疾病。

一、颈椎病病人的护理

（一）概述

颈椎病是因颈椎间盘退行性变本身及其继发性改变，刺激或压迫邻近组织，如脊髓、神经根、椎动脉、交感神经，并引起各种症状和体征者，称之为颈椎病。发病年龄多在中年以上，男性较多，好发部位为颈 5 ～ 6 椎间盘。

1. 颈椎间盘退行性变　是颈椎病发生和发展的最基本原因。随着年龄增长，椎间盘的纤维环和髓核的水分逐渐减少，椎间盘渐变薄，即可造成两方面的改变：一是颈椎力学功能发生紊乱，引起椎体、椎间关节及其周围韧带发生变性、增生、钙化；二是椎间隙变窄，关节囊、韧带松弛，椎间盘向四周膨突，致使相邻的脊髓、神经、血管受到刺激或压迫。

2. 先天性或发育性颈椎管狭窄　由于在胚胎或发育过程中椎弓过短，致使椎管的矢状内径偏小，当小于正常时（正常成人椎管的矢状内径 14 ～ 16mm），即使颈椎退行性变比较轻，也可出现压迫或刺激脊髓、神经、血管的临床症状和体征。

3. 损伤　慢性损伤，如长久伏案工作，对已发生退变的颈椎可加速其退变过程而发病；急性损伤，如颈椎不协调的活动，因加重已退变的颈椎和椎间盘的损害而诱发本病。注意：如果是由于外界暴力致使颈椎骨折、脱位等所发生的脊髓、神经、血管的损害，不属于颈椎病的范畴。

（二）护理评估

1. 健康史　了解病人的年龄，有无先天性畸形，有无颈椎急慢性损伤。

2. 临床表现　根据受压或刺激的组织不同，临床上将颈椎病分为以下几种类型：

(1) 神经根型颈椎病：由于经椎间盘侧后突出、钩椎关节或关节突关节增生肥大，刺激或压迫神经根所致。先出现颈痛及颈部僵硬，短期内加重并向肩部及上肢放射。咳嗽、打喷嚏及活动时疼痛加剧。皮肤可有麻木、过敏等感觉异常。上肢肌力和手握力减退。检查可见颈部肌痉挛，颈肩部压痛，颈部和肩关节活动有不同程度受限。神经系统检查有较明确的定位体征。上肢牵引试验阳性（图 26-32）：术者一手扶患颈部，一手握患腕，向相反方向牵引，此法可使臂丛神经被牵引，刺激受压的神经根而出现放射痛。压头试验阳性（图 26-33）：病人端坐，头后仰并偏向患侧，术者用手掌在其头顶加压，出现颈痛并向患手放射。

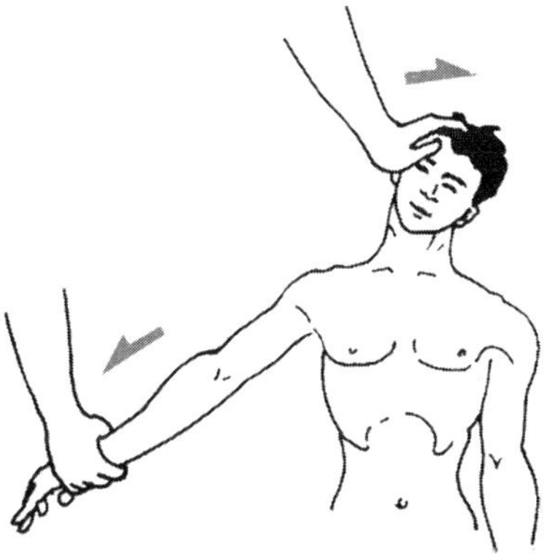

图 26-32　上肢牵引试验阳性

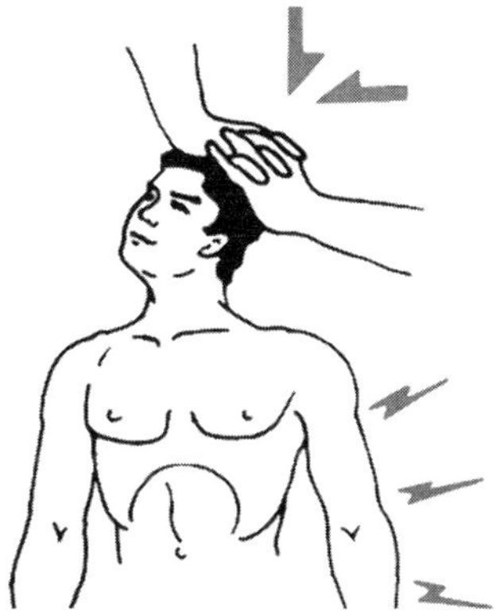

图 26-33　压头试验阳性

(2) 脊髓型颈椎病：后突的髓核，椎体后缘的骨赘，肥厚的黄韧带及钙化的后韧带等导致脊髓受压。出现上肢症状，如手部麻木、活动不灵，尤其是精细活动失调，握力下降，也可有下肢症状，如麻木、行走不稳，有踩棉花样感觉。躯干有紧束感。病情加重发生自上而下的上运动神经元性瘫痪。

(3) 椎动脉性颈椎病：颈椎横突孔骨性纤维性狭窄，上关节突增生肥大，颈椎失稳都可直接刺激、牵拉或压迫椎动脉。临床表现有眩晕、头痛、视物障碍、猝倒等，当头部活动时可诱发或加重。

考点：几种不同类型颈椎病的临床特征性表现

(4) 交感神经性颈椎病：表现主要为交感神经兴奋症状，如头痛或偏头痛、头晕、恶心、视物模糊、心跳加快、心律不齐、血压升高，以及耳鸣、听力下降等。也可表现为交感神经抑制症状，如头昏、眼花、流泪、鼻塞、心动过缓、血压下降，以及胃肠胀气等。

3. 心理状况　颈椎病导致病人不适，而且经久不愈，给病人工作、生活造成较大的影响，从而引起焦虑。多数病人对治疗的预后和危险性存在担忧。

4. 辅助检查

(1) X 线：可见生理性前凸消失、椎间隙变狭窄、椎体前后缘骨质增生，钩椎关节、关节突关节增生等。

(2) CT 和 MRI 可见椎间盘突出，椎管、神经根管狭窄及脊髓、脊神经受压情况。

5. 治疗要点　治疗原则：改善受压，减轻症状，促进循环。

(1) 非手术疗法：包括颈部牵引、颈托和围领限制颈椎活动、推拿按摩、理疗、药物治疗。但脊髓型颈椎病不宜采取此疗法。

(2) 手术治疗：非手术治疗无效、反复发作或脊髓型压迫症状进行性加重者，可采用手术治疗。手术治疗分为前路手术、后路手术等。

（三）护理问题

1. 焦虑 / 恐惧　与担心预后及手术有关。

2. 疼痛　与炎症、神经血管受压或刺激有关。

3. 潜在并发症：术后出血、呼吸困难。

4. 知识缺乏：缺乏功能锻炼与疾病预防的有关知识。

（四）护理措施

1. 术前护理

(1) 术前准备：教会病人做推移气管的训练，以适应术中牵引气管操作。术前 2 ～ 3 天给予抗生素，做好术前常规准备。需植骨者，备皮时注意供骨部位的皮肤准备。准备好术中用品，如 X 线片等。

(2) 心理护理：稳定病人情绪，向病人讲解手术目的、过程、注意事项，多与病人交流，给予心理支持。

2. 术后护理

(1) 一般护理：行植骨椎体融合者，在搬送病人回病房过程中，要特别注意颈部确切固定，一般用围领固定。应有专人护送。回病房后取平卧位。颈部取稍前屈位置，两侧颈肩部放置沙袋限制头颈部偏斜。

(2) 病情观察：①密切观察生命体征的变化，有病情变化，及时报告。②密切观察呼吸状态：前路手术因术中要反复牵拉气管等操作，可使气管黏膜受损而发生水肿。术后要常规进行雾化吸入，鼓励病人深呼吸和有效地咳嗽。呼吸困难是前路手术后最危急的并发症，一般多发生在术后 1 ～ 3 日。当呼吸费力、呈张口状、应答迟缓、发绀时，应即刻通知医生，做好手术处理准备，以及气管切开术的准备。

(3) 伤口护理

1) 观察颈部敷料有无被渗血湿透，一旦湿透及时更换敷料。

2) 观察颈部有无肿胀及软组织的张力。

3) 观察、询问病人是否感到憋气、呼吸困难，因出血量达到一定量时，局部肿胀压力增高而致气管受压。

4) 保持引流通畅，记录引流物量、性质。

5) 病人一旦出现呼吸困难、烦躁、发绀，应在通知医生的同时，立即敞开，剪开颈部切口缝线，以利于积血外溢。解除气管压迫。

6) 如果病人呼吸经清除血肿仍无改善，应协助医生施行气管切开术，术后病人床边要常规备置气管切开包，以备急用。

(4) 并发症的预防和护理：常见并发症有切口感染、肺部感染、压疮等，按医嘱合理应用抗生素，勤翻身，保持床面整洁、干燥等。对植骨手术的病人，要注意植骨块脱落移位压迫气管和脊髓，造成窒息或截瘫。

(5) 心理护理：因颈椎手术的恢复需要较长时间，一般要几个月甚至更长，所以要给病人做详细的病情解释，及时转告病人病情好转的情况，以使病人增强战胜疾病的耐心和信心。

（五）健康指导

考点：术后病情观察护理

(1) 向病人讲明本病的发病原因、临床表现，及时诊治。

(2) 教会病人牵引、推拿按摩的方法及注意事项，一旦发生病情变化及时就诊。

(3) 鼓励病人增加自信心、自尊心，学会自我照顾，保持心态良好。

(4) 教育病人家属科学地照护病人，给予心理支持。

(5) 学会自我保健。在工作中，尤其是办公室工作人员，要定时改变姿势，做颈部及上肢活动，或组织作工间操；睡眠时，宜睡硬板床，注意睡眠姿势，枕头高度适当，一般枕头与肩部高为宜；注意避免头颈部过伸或过屈。

二、腰椎间盘突出症病人的护理

（一）概述

腰椎间盘突出症是指腰椎间盘变性、纤维破坏，髓核组织突出，刺激或压迫马尾神经根所引起的一种综合征。以 20 ～ 50 岁为多发年龄，男性多于女性。

病因：①椎间盘退行性变；②损伤；③遗传因素；④妊娠。

病理：根据病理变化可分为四型：①膨隆型；②突出型；③脱垂游离型；④ Schmorl 结节及经骨突出型。

（二）护理评估

1. 健康史　了解病人年龄，有无急慢性损伤史，有无腰骶部先天异常等。

2. 身心状况

(1) 症状

1) 腰痛，最常见。早期病人仅有腰痛，表现为急性剧痛或慢性隐痛；病程长的病人行走时疼痛难以忍受；病人在弯腰、咳嗽、排便等用力时均可使疼痛加剧。

2) 坐骨神经痛，见于腰 4 ～ 5、腰 5 ～骶 1 椎间盘突出者，多表现为单侧疼痛。疼痛时从下腰部向臀部再向下肢、足背或足外侧放射，可伴有麻木感。中央型椎间盘突出症可有双侧坐骨神经痛，表现为双侧大腿及小腿后侧疼痛。咳嗽、打喷嚏等导致腹内压增高的活动均可使疼痛加剧。

3) 马尾神经受压，中央型突出的髓核或脱垂游离型的椎间盘组织压迫马尾神经，表现为双侧大小腿、足跟后侧及会阴部感觉迟钝，大、小便功能障碍。

(2) 体征

1) 腰椎侧突：是腰椎为减轻神经根受压所引起疼痛的姿态性代偿畸形。

2) 腰部活动受限：腰部各部分方向的活动均受到不同程度的影响，以前屈受限最明显。

3) 压痛、叩痛：在病变椎间隙的棘突间，棘突旁侧 1cm 处有深压痛、叩痛，并伴有向下肢的放射痛。

4) 直腿抬高试验及加强试验阳性：病人平卧，患肢膝关节伸直，被动直腿抬高下肢，至 60° 以内即出现放射痛，称为直腿抬高阳性（图 26-34）。在直腿抬高试验阳性的基础上，缓解降低患肢高度，至放射痛消失，再被动背屈踝关节以牵拉坐骨神经，若引起疼痛，则称为加强试验阳性（图 26-35）。

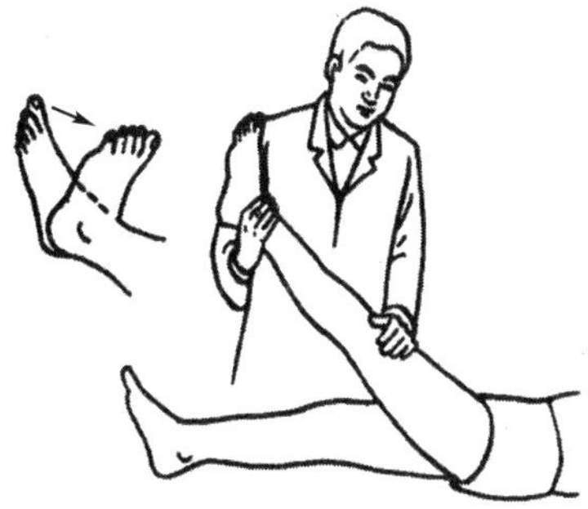

图 26-34　直腿抬高试验阳性

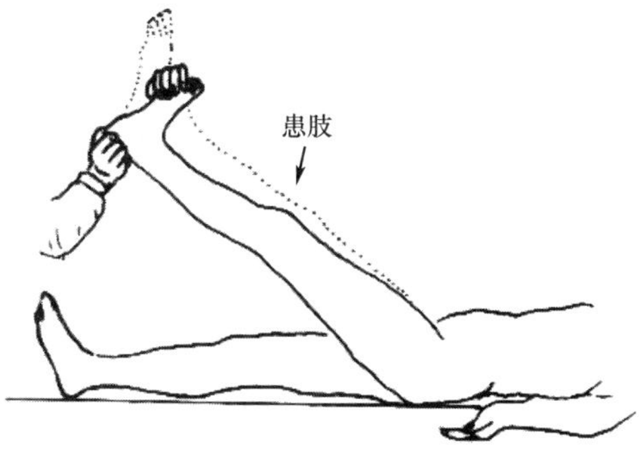

图 26-35　加强试验阳性

5) 神经系统表现：主要为感觉减退、肌力下降及腱反射改变。腰神经受累时，患侧小腿前外侧和足背侧的痛、触觉减退，踇趾背伸力降低。骶1神经根受累时，外踝附近及足外侧的痛、触觉减退，足跖屈无力，踝反射减弱或消失。

(3) 辅助检查：X线平片可提示脊柱侧凸，椎体边缘增生及椎间隙变窄等退行性变。CT和MRI可显示椎管形态、椎间盘突出的程度和方向等；MRI还能显示脊髓、髓核、马尾神经、脊神经根的情况。脊髓造影可间接显示有无腰椎间盘突出及突出的程度。电生理检查，如肌电图等可明确神经受损的范围及程度。

考点：腰椎间盘突出症的特征性表现

(4) 处理要点

1) 非手术治疗：目的是减轻椎间盘对受压神经根的刺激及压迫，消除神经根的炎性水肿。绝对卧床休息；持续牵引；硬膜外注射皮质激素；理疗、推拿和按摩。中央型禁忌。

2) 手术治疗：非手术治疗无效或巨大、骨化椎间盘、中央型椎间盘压迫马尾神经者，可采取腰间盘突出物摘除术或经皮穿刺髓核摘除术。

（三）护理问题

1. 疼痛 与椎间盘突出、肌痉挛、不舒适的体位有关。

2. 躯体移动障碍 与疼痛、肌痉挛有关。

3. 焦虑\恐惧 与预后及手术有关。

4. 潜在并发症：肌萎缩，神经根粘连。

（四）护理措施

1. 术前护理

(1) 疼痛护理：①绝对卧硬床板休息，卧床3～4周后，可考虑戴腰围下床活动。②抬高床头20°膝关节屈曲，放松背部肌，增加舒适感。③牵引期间注意观察病人体位、牵引力线及重量是否正确，维持反牵引。经常进程牵引带压迫部位的皮肤有无疼痛、发红、破损、压疮等。加强基础护理，如做好清洁卫生工作，协助病人床上使用便盆等。④遵医嘱适当给予镇静剂等药物，缓解疼痛，以保证充足睡眠。

(2) 活动与功能锻炼：①指导病人采用正确的方法下床，具体做法：将身体先移向床的一侧，用胳膊将身体掌握，移坐在床的一侧，将脚放在地上，利用腿部肌收缩使身体由坐位改为站立位。躺下是按相反的顺序依次进行。②指导病人进行未固定关节的全范围关节活动及腰背肌的功能锻炼。若病人不能主动进行练习，在病情许可的情况下，可由医护人员或家属帮助病人活动各关节、按摩肌肉，以促进血液循环，防止肌萎缩和关节僵直。③协助能下床的病人逐渐加大活动量及范围。④嘱病人避免做弯腰、长期站立或上举重物等动作，以防腰部肌痉挛，加重疼痛。

(3) 术前准备：向病人解释手术方式及手术后暂时出现的问题，如疼痛、麻木等。训练正确翻身、床上使用便盆及术后功能锻炼的方法，以适应术后医疗护理的需要。做好术前常规准备。

(4) 心理护理：①向病人解释疾病的发生，发展情况及影响因素。②讲明减少或预防疼痛发作的措施，减轻病人的心理负担。③鼓励病人与家属的交流，使家属能够积极帮助病人克服困难及心理压力。同时介绍病人与病友进行交流，以增加病人的自尊和信心。

2. 术后护理

(1) 一般护理：①为了压迫止血，术后24h平卧。根据手术和病人的恢复情况决定卧床时间，一般持续卧床1～3周。②术后24h后应给予病人翻身，一般采取2人翻身。

(2) 病情观察：遵医嘱及时监测生命体征，并做好记录。

(3) 切口护理：观察切口敷料有无渗湿，注意渗出的量、性质。敷料渗湿后要及时更换。

(4) 引流的护理：观察、记录引流液的量、颜色、性质，根据引流情况，一般引流管于术后 24 ～ 48h 拔出。

(5) 并发症的预防：常见并发症为神经根粘连和肌萎缩。术后 1 周就要指导病人进行腰肌、臀肌的等长收缩活动，以防肌萎缩。根据病情。协助病人坐直腿抬高锻炼，以防神经根粘连。

（五）健康指导

(1) 教会病人及家属有关腰腿痛的防治知识。

(2) 脊髓受压的病人，应戴围腰 3 ～ 6 个月，直至神经压迫症状解除。

(3) 指导病人采取正确的坐、卧、立、行和劳动姿态，以减少急、慢性损伤发生的机会（图 26-36）。

1) 卧硬床板侧卧位时屈髋屈膝，两腿分开，上褪下垫枕。避免脊柱弯曲的“蜷缩”姿势；仰卧位时可在膝、腿下垫枕，避免头前倾、胸部凹陷的不良姿势；俯卧位时可在腹部及踝部垫薄枕，以使脊柱肌放松。

2) 保持正确姿势，行走时抬头、挺胸、收腹有助于支持腰部；坐时最好选择高度合适、有扶手的靠背椅，注意身体与桌子的距离适当，使膝与髋保持同一水平，身体靠向背椅并在腰部一靠垫；站立时应尽量使腰部平坦伸直，收腹、提臀。

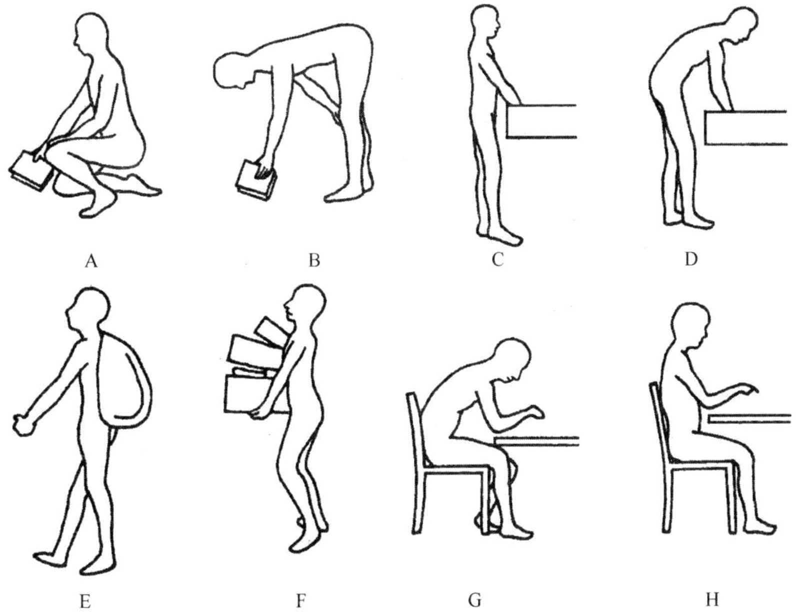

图 26-36　腰部活动姿势示意图

正确（A，C，E，H），错误（B，D，F，G）

3) 避免长时间用同一姿势站立或坐位。站立一段时间后，将一只脚放在脚踏上，双手放在身前，身体稍前倾。长时间伏案工作者，应积极参加工间操活动，以避免慢性肌劳损。勿长时间穿高跟鞋站立或行走。

4) 正确应用人体力学原理劳动，避免损伤。如站立举重物时，因高于肘部；避免膝、髋关节过伸；蹲位举重物时，背部应伸直勿弯；搬运重物时，宁推勿拉；搬抬重物时，应将髋膝弯曲下蹲，腰背伸直，主要应用股四头肌力量，用力抬起重物再行走，避免采取不舒适的或紧张的体位或姿势。

5) 腰部劳动强度大时应佩戴有保护作用的宽腰带。参加剧烈运动时，应注意运动前的准备活动和运动中的保护措施。

(4) 积极参加适当体育锻炼，尤其注意腰背肌功能锻炼（图 26-37），以增加脊柱的稳定性。同时加强营养，减缓机体组织和器官的退行性变。在医师许可下开始适当活动；活动前应先有预备活动，活动时避免腰背部过伸或做一些引起腰痛的活动，如直腿抬高或弯腰。活动后有恢复活动，切忌活动骤起骤停，应循序渐行。

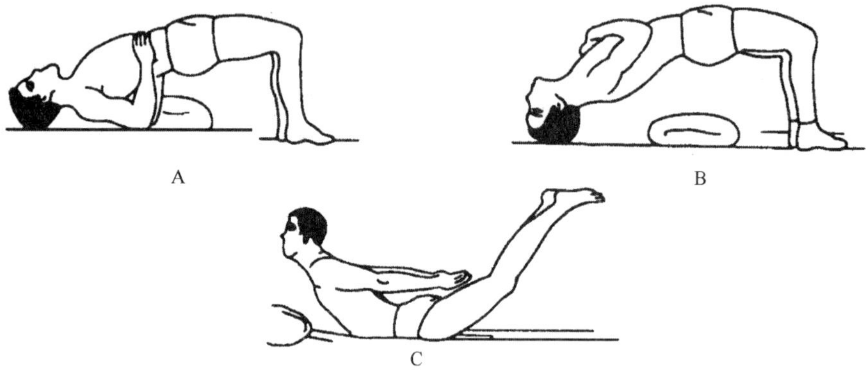

图 26-37　腰背肌功能锻炼

A. 五点支撑法；B. 三点支撑法；C. 飞燕式锻炼法

第 9 节　骨肿瘤病人的护理

一、概　　述

骨肿瘤是指骨组织（骨膜、骨和软骨）及骨附属组织（骨的血管、神经、脂肪、纤维组织等）所发生的肿瘤（图 26-38）。骨肿瘤的发病具有年龄特点：如骨肉瘤多见于青少年，骨巨细胞瘤多见于青壮年人，骨髓瘤多见于老年人，发病率占所有肿瘤的 2% ～ 3%。

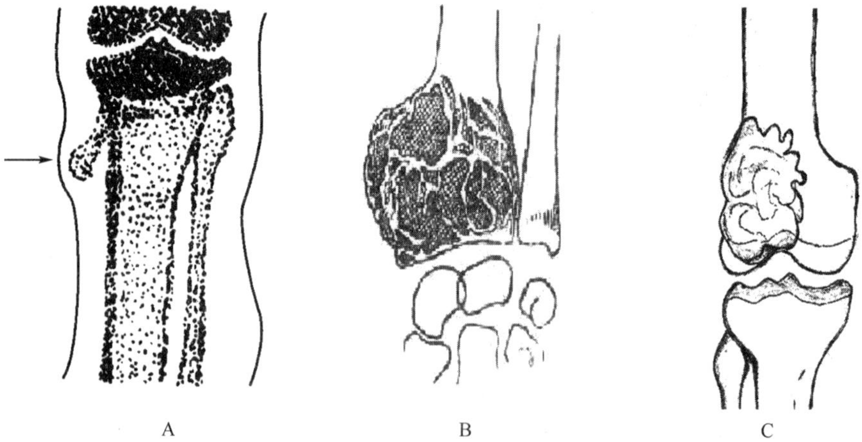

图 26-38　常见骨肿瘤

A. 骨软骨瘤；B. 骨巨细胞瘤；C. 骨肉瘤

骨肿瘤分为原发性和继发性两大类，原发性骨肿瘤是由骨组织及其附属组织本身所发生的肿瘤；继发性骨肿瘤是由其他器官或组织发生的恶性肿瘤通过血液循环、淋巴转移到骨组织及其附属组织所发生的肿瘤或直接浸润到骨组织及其附属组织所发生的肿瘤。按骨肿瘤的细胞来源可有骨性、软骨性、纤维性、骨髓性、脉管性、神经性等。根据肿瘤组织的形态、细胞的分化程度及细胞间质的类型，可分为良性、中间性和恶性三大类。恶性以骨肉瘤占首位。

二、护理评估

1. 健康史　了解病人的年龄、性别、职业、工作环境、生活习惯、既往有无肿瘤病史或手术治疗史和家族中有无肿瘤病人。了解病人的一般健康状况。评估病人的营养状态即对手术治疗的耐受力，重要器官的功能状态等；注意疼痛的性质和进展情况，用什么措施可缓解或减轻疼痛；肢体肿胀情况，是否有压迫或转移症状；了解畸形的部位和活动受限的原因。

2. 身心状况

(1) 骨软骨瘤：是一种常见的良性肿瘤，多发于青少年，可分为单发和多发两种，多数有家族史，可恶变，多发性骨软骨瘤发生恶变的机会要比单发性的多。骨软骨瘤早期无症状，多见于生长活跃的干骺端，如股骨下端、胫骨上端和肱骨上端。当肿瘤生长到一定大时，可因压迫周围组织，如肌腱、神经、血管等感到隐痛而影响功能。大多数病人是在无意中发现骨性肿块而就诊的。X 线片显示长管骨的干骺端骨性凸起，形如菜花状、蒂状、或鹿角状。骨软骨瘤虽属良性，因有恶变可能，应早期手术切除。

(2) 骨巨细胞瘤：起源于松质骨的溶骨性肿瘤，好发年龄 20 ～ 40 岁，女性多于男性，属潜在恶性，好发于长形管状骨的骺端。主要症状为局部疼痛，随肿瘤的生长而疼痛加重，多见于股骨下端或胫骨上端。若侵及关节软骨，将影响关节功能。X 线平片示骨端病灶呈偏心性溶骨性破坏，骨端呈肥皂泡样膨胀，骨密质变薄，当破溃后肿瘤可侵入软组织。以手术治疗为主，化疗无效，放疗虽有效，但易发生照射后肉瘤变。

(3) 骨肉瘤：是恶性程度很高的骨肿瘤，是原发性恶性骨肿瘤中常见的肿瘤，多见于年轻人。常见于股骨下端，胫骨或腓骨上端、肱骨上端的干骺端。主要症状是进行性加重的疼痛，开始时呈间歇性发作的隐痛，逐渐转为持续性剧痛。患肢关节有不同程度的功能障碍。病变局部肿胀，很快形成肿块，局部皮温增高，静脉怒张。X 线片示病变部位骨质浸润性破坏，边界不清，病变区可有排列不齐、结构紊乱的肿瘤骨（图 26-39）。可以使骨膜突起，形成骨膜下三角形新骨（Codman 三角），形成的反应骨和肿瘤骨呈日光放射状，即影像学中的“日光射线”现象（图 26-40），周围有软组织肿块阴影。实验室检查可有贫血、血沉加快、碱性磷酸酶增高。

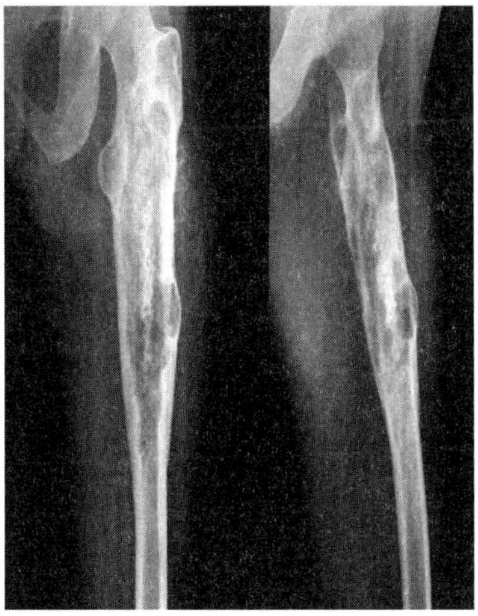

图 26-39　骨质破坏、结构紊乱

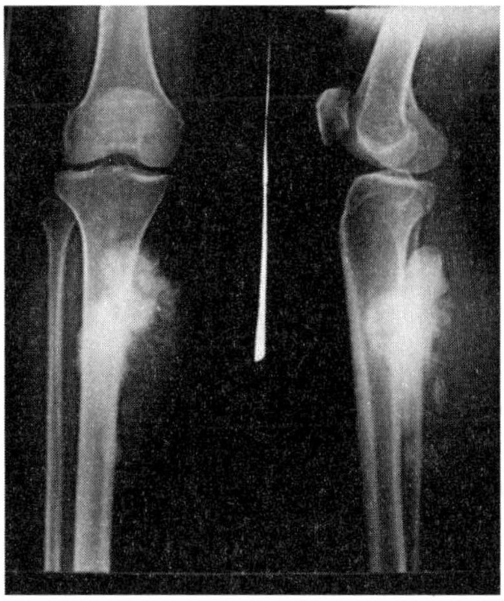

图 26-40　“日光射线”现象

治疗的措施是在术前进行化疗3～8周，然后做瘤段切除后假体植入等保肢术或截肢术，术后再继续进行化疗的综合治疗。

(4) 心理-社会状况：了解病人的心理状况，对手术治疗的并发症及生理功能改变的心理承受能力。家庭人员对本病的认识程度即家庭对病人治疗的经济承受能力。

三、护理问题

1. 焦虑、恐惧 与肢体功能丧失或担心预后有关。

2. 疼痛 与肿瘤浸润或压迫神经有关。

3. 躯体移动障碍 与疼痛或肢体功能损失有关。

4. 潜在并发症：病理性骨折。

5. 知识缺乏：对疾病的诊疗措施、预后等缺乏应有的了解。

四、护理措施

（一）术前护理

1. 一般护理

(1) 营养护理：饮食易清淡，易消化。鼓励病人摄取足够营养，合理进食高蛋白、高热量、高维生素饮食。必要时进行少量多次输血和补液，以增强抵抗力，为手术治疗创造条件。

(2) 适当的活动和休息：应嘱咐病人下地时患肢不要负重，以防发生病理性骨折和关节脱位而发生意外损伤；脊柱肿瘤的病人应绝对卧床休息，避免下床活动以防止脊柱骨折造成截瘫，指导病人做松弛活动。对于允许下床活动而不能走动的病人，可利用轮椅帮助病人每天有一定的室外活动时间。对无法休息和睡眠的病人，应注意改善环境，必要时睡前给予适量镇静止痛药物，以保证病人休息。

(3) 疼痛护理：疼痛可按照“三级止痛”方案用药（详见第9章：肿瘤病人的护理）。

2. 术前准备

(1) 脊柱、下肢手术者，手术前一日晚肥皂灌肠，防止术后长时间卧床而腹胀。

(2) 骶尾部手术，术前3天服用肠道抗菌药物，术前一日晚清洁灌肠。

3. 心理护理 观察并理解病人的心理变化，给以心理安慰和支持，消除害怕和焦虑，使病人情绪稳定；耐心向病人解释病情，根据病人的心理状态，要注意保护性医疗措施。解释治疗措施尤其是手术治疗对挽救生命、防止复发和转移的重要性。通过语言、表情、举止和态度给病人以良性刺激，使病人乐观的对待疾病和人生。同时要注意社会因素对病人心理的影响，做好亲属的心理指导。

（二）术后护理

1. 病情观察

(1) 密切观察残肢端创口的情况，注意有无出血、水肿、水疱、皮肤坏死及感染。及时更换敷料。

(2) 用石膏外固定时，注意肢端血运情况，鼓励病人适当做肌收缩活动，石膏解除后，加强锻炼，促进功能恢复。

2. 控制感染 遵医嘱及时应用抗生素，预防感染。

3. 指导病人进行残肢锻炼 以增强肌力，保持关节活动的正常功能，鼓励病人使用辅助工具（拐杖），早期下床活动，为安装假肢做准备。

4. 心理护理 截肢或关节离断术后，病人往往出现某些神经失常症状，称为“创伤性精神病”，所以要有专人护理，防止病人发生意外。术后出现幻肢痛应解释原因，对症处理。

五、健康指导

(1) 向病人讲解一些骨肿瘤的情况，随着肿瘤的综合性治疗的发展，树立战胜疾病的信心，稳定情绪，促进身心健康。

(2) 告诉病人合理应用镇静止痛药物，提高病人的生活质量。

(3) 指导病人进行各种形式的功能锻炼，最大限度地提高病人的生活自理能力。

(4) 嘱咐病人按时复查，出现异常情况如局部肿胀、疼痛等应及时就诊。

小结

本章学习了骨折、关节脱位、急性血源性骨髓炎、骨及关节结核、骨肿瘤、腰腿痛及颈肩痛等病病人的护理。各病存在某些共同护理诊断：如疼痛、躯体移位障碍、自理缺陷、有皮肤完整性损伤的危险等；也有共性的护理措施：包括安置合适的卧位，指导病人休息与活动，遵医嘱给予止痛药物，提供生活照顾，做好皮肤护理，预防肺部感染及泌尿系感染、结石，做好小夹板固定、石膏绷带固定和牵引固定病人的护理，帮助病人拟定功能锻炼计划，指导病人进行功能锻炼等。骨及关节疾病的病因不同，治疗方法各异。骨折和脱位的治疗原则是复位、固定、功能锻炼，应配合复位和固定治疗，并根据具体病情指导病人进行功能锻炼。急性血源性骨髓炎、骨及关节结核，属于感染性疾病，应遵医嘱给予抗菌药物，观察药物的疗效及不良反应；加强营养支持疗法；若需手术治疗，还应做好手术前、后护理。骨肿瘤是指骨组织（骨膜、骨和软骨）及骨附属组织（骨的血管、神经、脂肪、纤维组织等）所发生的肿瘤。其中骨肉瘤是恶性程度很高的骨肿瘤，是原发性恶性骨肿瘤中常见的肿瘤，多见于年轻人。应术前进行化疗 3～8 周，然后做瘤段切除后假体植入等保肢术或截肢术，术后再继续进行化疗的综合治疗。

（闵晓松　郝　强）

自测题

A_1/A_2 型题

1. 骨折、脱位共有的特殊体征是
   A. 弹性固定　B. 异常活动
   C. 骨擦音　D. 畸形
   E. 关节部位空虚
2. 下列哪项不是骨折的专有体征
   A. 功能障碍　B. 创伤处畸形
   C. 假关节活动　D. 骨擦音
   E. 骨擦感
3. 最常见的关节脱位是
   A. 肩关节　B. 肘关节
   C. 膝关节　D. 髋关节
   E. 踝关节
4. 下列哪种骨折为不完全性骨折
   A. 横骨折　B. 斜骨折
   C. 青枝骨折　D. T 形骨折
   E. 螺旋形骨折
5. “餐叉”和“枪刺形”畸形，可出现于
   A. 肱骨髁上骨折　B. 桡骨远端骨折
   C. 肘关节脱位　D. 肩关节脱位

E. 以上均不对

6. 脊柱骨折病人的搬运方法，错误的是

A. 搬运工具可用木板

B. 搬运中保持脊柱伸直

C. 三人同时平托病人至木板上

D. 一人抬头、一人抬脚

E. 怀疑颈椎骨折时，一人托扶头部

7. 牵引术后病人，一般床头或床尾应抬高

A. 10 ～ 15cm　　B. 15 ～ 20cm

C. 20 ～ 25cm　　D. 25 ～ 30cm

E. 15 ～ 30cm

8. 下列哪项不是牵引的并发症

A. 足下垂　　B. 压疮

C. 营养不良　　D. 血栓性静脉炎

E. 坠积性肺炎

9. 高位截瘫指第（　　）颈椎节段以上的损伤

A. 1 ～ 2　　B. 2 ～ 3

C. 3 ～ 4　　D. 4 ～ 5

E. 6 ～ 7

10. 属于稳定性骨折的类型是

A. 股骨颈嵌插骨折

B. 胫腓骨干粉碎骨折

C. 股骨干螺旋骨折

D. 肱骨干粉碎骨折

E. 股骨干斜形骨折

11. 可作为诊断骨折依据的是

A. 局部疼痛　　B. 局部瘀血斑

C. 假关节活动　　D. 肢体功能障碍

E. 局部肿胀

12. 骨折病人必不可少的检查方法是

A. 血液化验　　B. MRI 检查

C. CT 检查　　D. X 线检查

E. 局部穿刺

13. 属于骨折的晚期并发症的是

A. 脊柱骨折后发生截瘫

B. 肱骨干骨折后发生腕下垂

C. 前臂开放性骨折后发生创伤性骨髓炎

D. 胫腓骨骨折后发生骨筋膜室综合征

E. 肱骨髁上骨折后发生缺血性肌挛缩

14. 关于肱骨髁上骨折，叙述不正确的一项是

A. 指肱骨髁上 5cm 以内的骨折

B. 伸直型骨折多见

C. 肘后三角关系正常

D. 可合并肱动脉损伤

E. 可合并肘内翻畸形

15. 关于肩关节脱位，叙述不正确的一项是

A. 多为前脱位　　B. 有方肩畸形

C. Dugas 征阳性　　D. 多用足蹬法复位

E. 复位后固定于肩关节外展位

16. 急性血源性骨髓炎少见于

A. 肱骨　　B. 股骨

C. 胫腓骨　　D. 脊柱

E. 尺骨

17. 关于急性血源性骨髓炎，叙述不正确的一项是

A. 发病前可有身体其他部位的化脓性病灶

B. 常发生于长骨的干骺端

C. X 线摄片可提供早期诊断依据

D. 骨开窗引流是常用的治疗手段

E. 患肢制动可缓解疼痛，防止畸形和病理性骨折

18. 关于血源性骨髓炎病人的护理，不正确的是

A. 观察生命体征和意识

B. 指导病人摄取高营养饮食

C. 观察抗生素的不良反应

D. 做好骨开窗冲洗和负压引流护理

E. 发病后早期指导病人做肢体负重练习以防肌肉萎缩，关节僵硬

19. 骨关节结核最常见的部位是

A. 髋关节　　B. 脊柱

C. 膝关节　　D. 肘关节

E. 肩关节

20. 骨关节结核病人因疼痛出现的相应症状和体征不包括

A. 小儿夜啼　　B. 跛行

C. 鹤膝　　D. 拾物试验阳性

E. 托马斯征阳性

21. 关于骨关节结核病人的护理，不正确的措施是

A. 做好病人的心理护理

B. 指导病人摄取高营养饮食

C. 术前使用抗结核药物治疗一周

D. 观察抗结核药物的不良反应

E. 术后做好外固定的护理

22. 李某，12 岁，车祸后，诊断为右股骨干中段

闭合性骨折，骨折断端重叠移位 3cm。宜采用的治疗方法是

A. 水平皮肤牵引　　B. 皮肤悬吊牵引
C. 股骨髁上骨牵引　　D. 切开复位内固定
E. 经皮穿针固定

23. 高某，38 岁，左前臂骨折手法复位小夹板固定术后，病人回家休养治疗。护士对病人做了如下交代，其中不正确的是

A. 注意捆绑夹板绷带的松紧，一般以能上、下各移动 1cm 为宜
B. 左侧上肢不能做任何活动，以防骨折移位
C. 夹板的松紧会随肿胀程度的变化而变化，请按要求来医院调整
D. 2 周内请按要求到医院做 X 线检查
E. 当出现左手严重肿胀、麻木、青紫、疼痛时及时来院复诊

24. 赵某，65 岁，因右胫腓骨粉碎性骨折行石膏绷带包扎固定，护士对病人进行以下指导，其中不正确的是

A. 应按要求做肌肉和关节功能锻炼
B. 右小腿应垫高，以超过心脏水平为宜
C. 保持石膏清洁干燥，防止受潮和折断
D. 石膏固定部位疼痛属于正常现象，不必特殊处理
E. 一般 3 个月左右，X 线片证实骨折临床愈合后，即可拆除石膏

A_3 型选择题

（25 ～ 27 题共用题干）

孙某，9 岁，奔跑中跌倒致右手受伤 2h 入院。自诉摔倒时右手掌着地，从地上爬起后感觉肘部疼痛，不敢活动。查体：右上臂缩短，但肘后三点关系正常，右肘部明显肿胀。左手活动正常。医生告诉病人家属，小孩右手骨折，需要拍片进一步检查。

25. 该病人最可能发生了

A. 肱骨干骨折　　B. 肱骨髁上骨折
C. 尺骨干骨折　　D. 肘关节内骨折
E. 桡骨远端骨折

26. 导致病人骨折的原因是

A. 直接暴力　　B. 肌肉拉力
C. 间接暴力　　D. 积累性劳损
E. 以都不是

27. 病人最适宜的治疗方法是

A. 手法复位后小夹板或石膏绷带固定
B. 切开复位钢针内固定
C. 手法复位后外固定器固定
D. 尺骨鹰嘴牵引固定
E. 屈肘 90° 胸前悬吊固定

（28 ～ 30 题共用题干）

吴某，40 岁，因高空坠落致脊柱骨折 10h 入院，查体：脐以下平面感觉消失，腹壁反射消失，双下肢运动消失，膀胱充盈，肛门括约肌反射消失。

28. 该病人的截瘫指数是

A. 2 分　　B. 3 分
C. 4 分　　D. 5 分
E. 6 分

29. 该病人不可能存在的护理诊断或合作性问题是

A. 有皮肤完整性受损的危险
B. 潜在并发症：肺部感染
C. 潜在并发症：泌尿道感染和结石
D. 有便秘的危险
E. 营养失调：高于机体需要量

30. 不正确的护理措施是

A. 安慰病人和家属
B. 留置尿管持续导尿
C. 指导病人双下肢主动锻炼
D. 定时协助病人翻身
E. 鼓励深呼吸和咳嗽

27

第 27 章　皮肤病与性病病人的护理

皮肤病是日常生活中常见的疾病，有的比较轻微，人们常熟视无睹，但也有些皮肤病会严重危害人们的健康。性传播疾病在 20 世纪 80 年代初期又在我国死灰复燃，而且发病率逐年增高。那么，我们如何去了解它、认识它，并帮助病人解除身心的痛苦呢？让我们共同进行下面的学习吧。

第 1 节　皮肤病病人的护理

一、概　　述

皮肤及性传播疾病按病变的性质大致分为变态反应性皮肤病、感染性皮肤病、红斑鳞屑性皮肤病、色素性皮肤病、物理性皮肤病、性传播疾病等。其临床表现除自觉症状外，还能看到明显的皮肤或黏膜改变，通常称皮肤损害，简称皮损或皮疹。有的呈一过性发作，可不治自愈，有的迁延多年。轻者仅表现为皮肤损害，重者可因并发重要脏器功能损害而威胁到病人的生命。治疗上一般多采用外用药治疗、内用药治疗及物理疗法等综合性措施。

二、护理评估

（一）健康史

1. 既往史　因很多皮肤病有复发特点，故应多了解既往有无类似病史，尤其是过敏史，有无药物过敏史、接触过敏史等。

2. 工作和生活环境　因很多疾病的发生与接触环境有关，故应详细了解工作、生活环境可能接触的各种物质，周围人中是否有类似病症。例如，了解病人是否接触强酸、强碱等急性刺激物，工作中是否长期接触肥皂、洗涤剂、汽油等慢性刺激物；了解发病前是否接触下列具有致敏原性的物质：动物皮毛、羽绒、昆虫等。植物中的花、荨麻，化妆品中的香水、染发剂，药物中的碘酊、红汞，化工原料、染料，农药敌敌畏、六六六等。

3. 家族史　对遗传性和传染性疾病，应询问家族中有无类似遗传疾病及传染病史，是否近亲结婚。

4. 精神因素　精神紧张及抑郁常是某些疾病发病的诱因，如湿疹、银屑病、痤疮等。

5. 其他　对女性病人，根据病情需要，了解月经、妊娠、生育史。

（二）身心状况

1. 躯体表现

(1) 症状评估：询问病人有无瘙痒、疼痛、烧灼感及麻木等症状，了解其发生的诱因、严重程度，是否影响睡眠、生活和工作。严重瘙痒见于湿疹、接触性皮炎、荨麻疹、疥疮等病人；明显疼痛见于带状疱疹、疖、丹毒等疾病。此外，还应了解是否伴有畏寒、发热、头痛、乏力、食欲缺乏、关节痛等全身症状。

(2) 护理体检：检查有无斑疹、丘疹、斑块、风团、结节、水疱、大疱、脓疱、囊肿等原发性皮肤损害；有无鳞屑、浸渍、糜烂、瘢痕、皲裂、抓痕、瘢痕、痂（浆液痂、脓痂、血痂）、苔癣样变、萎缩等继发性皮肤损害。观察以上皮损的部位、数目、大小、形状、颜色、边缘与界限、排列、分布等情况。检查后应对皮损做出判断：是全身泛发还是局限，是散在还是群集，在暴露部位还是非暴露部位，是对称性分布和非对称性分布等。

2. 心理－社会状况 了解病人对病情的认识，有些皮肤疾病经久不愈，同时会影响病人形象、增加经济负担，导致病人烦躁、焦虑。

（三）辅助检查

斑贴试验，用于协助查找接触性过敏源。病原学检查，了解病原体情况。其他如免疫学检查等。

（四）治疗要点与反应

1. 全身疗法 即内服药物疗法。常用的药物有：

(1) 抗组胺类药：常用氯苯那敏、苯海拉明、赛庚啶、异丙嗪等。主要用于各种变态反应性皮肤病及瘙痒性皮肤病的治疗。不良反应可导致病人乏力、嗜睡、头晕、注意力不集中，护理时应向病人交代清楚，而且高空作业者、精细工作者、驾驶员禁用或慎用。而阿司咪唑、特非那定、西替利嗪、氯雷他定不产生或仅有轻微嗜睡作用，对以上特殊人员比较适用。

(2) 糖皮质激素：常用低效的氢化可的松、中效的泼尼松、高效的地塞米松等。主要用于某些重症病人的治疗。长期应用可引起感染、高血压、糖尿病、胃十二指肠溃疡或穿孔、消化道出血、骨质疏松等不良反应，应严格掌握用药指征和方法。

(3) 抗生素：常用青霉素类、头孢菌素类、大环内酯类抗生素。用于感染性皮肤病或皮肤病并发感染者。

(4) 抗病毒药：常用阿昔洛韦、利巴韦林、干扰素等。用于带状疱疹等病毒感染性皮肤病。

(5) 抗真菌药：常用制霉菌素、伊曲康唑、特比萘酚等。用于手、足、体癣等真菌感染性皮肤病。用药时应注意肝功能的检测。

(6) 其他：免疫制剂、维生素类、钙剂等。

2. 局部治疗 即外用药疗法。常用不同种类、不同剂型的外用药物，起到清洁、保护、润肤、散热、消炎、止痒、收敛等作用。

三、护理问题

1. 焦虑 与突然发病，皮疹广泛有关。

2. 睡眠形态紊乱 与皮肤瘙痒有关。

3. 皮肤完整性受损 与皮疹有关。

4. 自我形象紊乱 与暴露部位病损有关。

5. 有感染的危险 与皮肤损害有关。

四、护理措施

（一）心理护理

病人皮损明显，病情反复发作，都会造成病人焦虑、烦躁，对治疗缺乏信心，而有些皮肤病会因不良的精神刺激而诱发及加重。因此，应以和蔼的态度对待病人和亲属，对他们的心情表示理解，耐心介绍有关疾病预防、保健和简单处理的常识，说明精神因素对疾病的不良影响，设法消除疾病给病人带来的紧张心理，鼓励病人面对疾病现实，树立信心，积极配合治疗，以期达到早日康复。

（二）一般护理

1. 饮食护理 加强营养，多食水果、蔬菜等易消化食物及植物性蛋白食品（如豆制品等）。皮肤病病人忌食辣椒、酒、浓茶等辛辣刺激性食物；变态反应性疾病病人要避免食用某些动物蛋白，尤其是海鲜类食物，如鱼、虾、蟹、牛奶、牛羊肉等。

2. 生活护理 对药疹病人，应避免使用致敏药物；有传染性的病人，应做好消毒隔离；光敏感的病人，应避免日光照射；瘙痒病人，应避免搔抓；皮疹忌用热水洗烫；皮肤干燥者，不要用碱性大的肥皂；渗液多或有外用药污染者，应及时更换内衣裤及床单、被罩。

（三）观察病情

尤其应注意皮疹的特征，如部位、数目、大小、形状、颜色、边缘与界限、表面情况、硬度、排列、分布等。对危重病人，还应注意观察体温、脉搏、呼吸、血压等变化及精神状态，若有异常，及时告知医生。

（四）配合治疗护理

1. 换药护理

(1) 换药前的清洁：换药时应将鳞屑、痂皮、残留的药物或坏死组织用液体石蜡或植物油棉球软化，轻轻擦掉，再用干棉球和消毒棉擦去液体石蜡和植物油。痂皮厚不易除去者可涂上 0.2 ～ 0.5cm 厚的凡士林或 2% ～ 3% 的水杨酸软膏，包扎 24h，痂皮软化后去除。无感染的大疱，消毒后用一次性无菌注射器抽出疱液；若感染呈脓疱，应除去疱皮，用棉球吸干脓液后换药。口腔、眼睑、鼻腔、外耳道的分泌物、痂皮可用生理盐水或其他溶液浸湿的棉球或棉签轻轻擦去；外阴、肛门周围以 1 ：(5000 ～ 8000) 高锰酸钾溶液冲洗，湿敷或坐浴。

(2) 外用药液的作用及使用方法：在进行换药时，首先应明确每一种药物的作用、用途，同时应熟悉其具体的使用方法：

1) 溶液：如生理盐水、3% 硼酸溶液、1 ：5000 高锰酸钾等。有散热、消炎及清洁作用，多用于冷湿敷，特别是开放性冷湿敷，用药前将患部身下垫上油布或塑料薄膜，以 6 ～ 8 层纱布或无菌小毛巾二层，放入药液中浸透，提起拧至不滴水为度，摊开后紧贴于皮损上，每天湿敷 2 ～ 4 次，每次持续 1 ～ 2h，每 10 ～ 20min 更换敷料一次。湿敷面积一般不宜超过体表 1/3，以免药物吸收中毒或着凉，面积较大可以分批进行。

2) 粉剂：如氧化锌粉、滑石粉、炉甘石粉等。有保持皮肤干燥、减轻外界对皮肤的摩擦及散热、止痒的作用。用棉球沾粉或纱布包粉撒布，每日 3 ～ 4 次，注意不能用于糜烂及渗液处，不宜用于多毛部位。

3) 洗剂：如炉甘石洗剂。具有消炎、散热、干燥、止痒、保护作用。用药摇匀，用排笔或棉签沾药外涂，每日数次，多毛部位不宜使用。

4) 糊剂、软膏：如氧化锌糊等。有保护、润肤、消炎、止痒等作用。用时将双层纱布铺于平板上，用压舌板将药物均匀涂在纱布上，贴于患处，外加适当包扎。每日 1 ～ 2 次，多毛部位不宜使用。

5) 乳剂：如皮康霜、达克宁霜等。有保护、润滑皮肤、消炎、止痒等作用。洗手后用手指将药物涂于患部，可稍用力按摩以利于药物渗入。

链接

你知道在皮肤病的不同时期，该怎样选择外用药剂型吗？

皮炎、湿疹类皮肤病，一般可分为急性期、亚急性期、慢性期三个时期，每个时期皮损不同，剂型选择也不相同：①急性炎症性皮损：仅有红斑、肿胀、丘疹、水疱而无糜烂渗出者，选用洗剂或粉剂，如有大量渗出或糜烂溃疡，宜用水溶液作冷湿敷；在湿敷间歇期，可敷油剂以保护皮损。忌用软膏或有刺激性药物。②亚急性炎症性皮损：有糜烂但无渗液或仅有小量渗液，首选糊剂，也可用油剂；如无糜烂，仅有红斑、丘疹、水疱、轻度皮肤增厚，可选用乳剂或洗剂。③慢性炎症性皮损：角化过度，皮肤增厚，苔癣样变，选用软膏、硬膏、乳剂、酊剂、涂膜剂等。④单纯瘙痒无皮损者，可选用乳剂、酊剂。

2. 内用药治疗护理　遵医嘱进行内用药治疗时，一定要明确每种药物的治疗目的，同时要了解药物的不良反应，当病人因药物不良反应产生不适时，应心中有数，及时向病人进行解释，同时对较严重的不良反应应注意观察、监测，及时将结果告知医生。

五、健 康 指 导

(1) 教育社会人群注意个人卫生，勤洗澡，勤换衣，保持皮肤清洁，不利于病菌生长。

(2) 保持乐观的生活态度，注意劳逸结合，保持良好的生活规律，对于许多疾病的预防十分重要。

(3) 变态反应皮肤病病人，应避免再接触致敏物质，避免吃鱼、虾、蟹、牛奶、牛羊肉以及酒、辣、酸等刺激性食物。

(4) 最好选择柔软、宽松的棉质内衣，衣着不可过厚，避免大汗。

(5) 职业性皮肤病应改善劳动条件或更换工作，避免再次接触过敏因素。

(6) 教会简单的外用药方法，耐心坚持，按时用药，直至治愈。

(7) 指导家属给予病人协助及心理支持。

第 2 节　变态反应性皮肤病病人的护理

一、接触性皮炎病人的护理

（一）概述

接触性皮炎（contact dermatitis）是皮肤或黏膜因接触某些外界物质后，在接触部位发生的急性或慢性炎症反应。按发病机制分原发性刺激和变态反应性两种，前者指刺激物本身具有较强的刺激作用，任何人接触后都可发生皮炎。而后者，为典型的迟发型变态反应，只有少数过敏性体质的人接触后才发病。主要表现为红斑、肿胀、丘疹、水疱、甚至坏死。临床上需采取内用药疗法、外用药疗法等综合措施给予处理（图 27-1）。

（二）护理评估

1. 健康史

(1) 了解病人是否接触强酸、强碱等急性刺激物，工作中是否长期接触肥皂、洗涤剂、

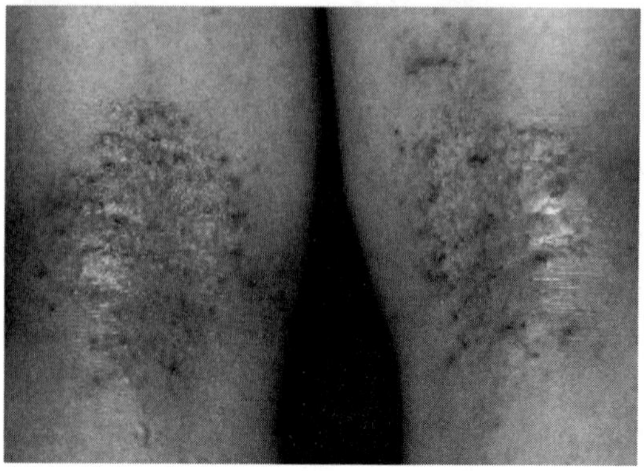

图 27-1　接触性皮炎

汽油等慢性刺激物，这些都是引起原发刺激的常见化学物。

(2) 了解发病前是否接触下列具有致敏原性的物质：动物皮毛、羽绒、昆虫等。植物中的花、荨麻，化妆品中的香水、染发剂，药物中的碘酊、红汞，化工原料、染料，农药敌敌畏、六六六等。特别注意的是初次接触后有 4 ～ 20 天潜伏期（平均 7 ～ 8 天），使机体致敏，再次接触后 12 ～ 72h 发生皮炎。

2. 身心状况

(1) 躯体表现

1) 症状评估：局部有无瘙痒、灼热、或胀痛感，而瘙痒往往是最突出的感觉。有无畏寒、发热、恶心、头痛等全身症状，这往往见于少数严重的病人。

2) 护理体检：检查皮损是否发生在暴露部位或接触部位。皮损扩散至身体其他部位，考虑接触物可能为粉尘、气体。查体见局部皮损为红斑、肿胀、丘疱疹，多为轻症，如出现水疱、大疱、糜烂，甚至坏死，表示病情较重。皮损若为暗红色，皮肤增厚，或呈苔癣样变多为慢性期表现。

3) 并发症：主要并发症为继发感染。若病人出现了畏寒、发热、局部分泌物为脓性时，考虑感染。

(2) 心理 - 社会状况：病因不好确定，病程较长或反复发作，会使病人产生烦躁、焦虑的心理，会对治疗失去信心，不能很好地配合治疗和护理。

3. 辅助检查　斑贴试验可以帮助查找过敏源。

4. 治疗要点与反应　明确病因，避免接触，对症处理，必要时选皮质类固醇激素内用治疗，同时可应用钙剂治疗。继发感染者应用有效的抗生素。

链接

染头发时为什么会过敏？

爱美之心，人皆有之，可有些人就是不能染发，一染发就会在头皮、面部出疹子，轻者形成红斑，重者可变成水疱、糜烂、双眼肿胀、结膜充血。这是由于染发剂的主要成分对苯二胺是一种较强的致敏原，当接触皮肤后，会引起皮肤产生迟发型变态反应，形成接触性皮炎。故对染发剂过敏者不能染发，不能确定是否过敏者，应在染发前 48 ～ 72h 做斑贴试验，无红肿、痒痛者才可使用。

（三）护理问题

1. 睡眠型态紊乱　与皮肤瘙痒有关。

2. 皮肤完整性受损　与皮疹有关。

3. 焦虑　与皮损重、病程长有关。

（四）护理措施

1. 心理护理　关心和同情病人的痛苦，主动介绍有关疾病防治的知识，解除病人的疑虑，减轻焦虑的心理，树立战胜疾病的信心，积极配合治疗和护理。

2. 一般护理　彻底清除原发性刺激物或致敏物质，可用流水冲洗 10 ～ 30min。对酸或碱性刺激物，可用肥皂液或醋中和，中和时间不宜过长，随后用清水冲去中和剂。告知病人避免再次接触，避免自行乱用刺激性强的外用药或易致敏的药物。忌食辛辣食物，避免搔抓。保持皮肤清洁，尽可能使用温和的、刺激性小的清洁剂洗脸、洗手和洗澡。

3. 配合治疗护理

(1) 局部皮疹的护理：注意观察皮损的特点，红斑、丘疹、丘疱疹无渗液时，可选择炉甘石洗剂或皮质类固醇霜外用；渗出多时，可用生理盐水或 3% 硼酸溶液冷湿敷，每日 2 ～ 4 次，每次 30 ～ 40min；有大疱时应先用无菌注射器抽出疱液后再行冷湿敷，待皮肤干燥后改用皮质类固醇霜外用。

(2) 瘙痒护理：应保持环境凉爽，避免过厚的衣服和被子。局部冷湿敷，必要时全身应用抗组胺药物，如口服扑尔敏、息斯敏等。

(3) 内用药治疗护理：对于严重或泛发者，可遵医嘱选用皮质类固醇激素内用治疗，如口服泼尼松片，或静脉滴注氢化可的松或地塞米松。同时可应用钙剂治疗。继发感染者遵医嘱应用有效的抗生素。

（五）健康指导

(1) 注意个人卫生，保持皮肤清洁。

(2) 避免接触刺激性物质和易致敏性物质，一旦不小心接触后应立即采取有效措施去除。

(3) 如工作需要接触，应改善劳动条件，做好个人防护。

二、湿疹病人的护理

（一）概述

湿疹 (eczema) 是多种内外因素相互作用引起的一种急性或慢性皮肤炎症反应。病因复杂多样，一般认为与变态反应有关。皮损以红斑、丘疹及丘疱疹为主的多形性损害，可对称分布，有渗出倾向，瘙痒剧烈，易复发或迁延形成慢性。治疗上应注意去除病因，采取内外结合及中医中药等综合治疗措施（图 27-2）。

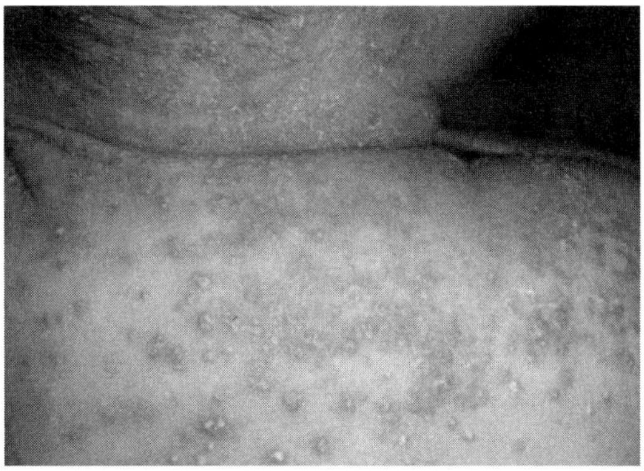

图 27-2　湿疹

（二）护理评估

1. 健康史

(1) 询问病人家族中是否有同种病人。受遗传因素影响的过敏性体质，是发病的重要因素。

(2) 询问病人的精神状态及工作情况，忧虑紧张、情绪激动、过度劳累是主要的诱因，并能使疾病加重。

(3) 询问是否接触过敏源，如食物性的鱼、虾、蟹、蛋、奶；化学性的化学纤维、肥皂、染料；生物性的花粉；动物性的皮毛等。

(4) 了解是否有慢性感染、肠道寄生虫病、内分泌代谢紊乱、妊娠、月经等因素。

2. 身心状况

(1) 躯体状况

1) 症状评估：了解病人是否有瘙痒、瘙痒的程度及何时较重。是否伴有灼痛。

2) 护理体检

(1) 急性湿疹：仔细观察皮损是否对称分布，是否好发于面部、四肢、外阴及肛门等处。皮损是否呈多形性，是否可见到皮肤弥漫性潮红、密集针尖大小的红色丘疹、丘疱疹和水疱。是否见到皮肤糜烂、渗出和结痂，此多因搔抓或热水洗烫形成。

(2) 亚急性湿疹：仔细观察皮损是否以小丘疹、鳞屑、结痂为主，仅有少数是水疱、糜烂。亚急性湿疹多由急性发展而来。

(3) 慢性湿疹：观察皮损的特点，皮肤是否有粗糙、肥厚、呈苔癣样变，伴有抓痕及结痂。此型湿疹主要是由急性、亚急性湿疹反复发作引起。

3) 并发症：处理不当可继发感染，形成脓疱、脓液及脓痂。

(2) 心理-社会状况：急性、亚急性湿疹奇痒难忍，可引起病人烦躁、焦虑，慢性湿疹迁延不愈，可引起病人对治疗失去信心。

(3) 治疗要点与反应：去除病因，避免搔抓，不能用热水洗烫，消炎、止痒，严重者全身应用钙剂及皮质类固醇激素。

链接

如何区分急性湿疹和接触性皮炎

从发病原因上看，急性湿疹多不明确，不易查找，而接触性皮炎有明显的致敏物或原发性刺激物；从发病部位看，前者可发生于身体任何部位，对称、泛发，而后者多见于直接接触部位或身体暴露部位；从皮损的特点上看，前者为多形性，界限不清楚，而后者较单纯，境界清楚；从自觉症状上看，前者瘙痒剧烈，后者痒或灼热感；从病程上看，前者常迁延复发，后者去除病因后很快痊愈。

(三) 护理问题

1. 睡眠形态紊乱　与瘙痒夜间加重有关。

2. 皮肤完整性受损　与皮损有关。

3. 焦虑　与瘙痒、病情反复发作有关。

4. 潜在感染　与搔抓、皮肤防御能力下降有关。

(四) 护理措施

1. 心理护理　关心病人的感受，通过药物和分散精力的方法减轻瘙痒，减轻病人的烦躁、焦虑的心理。向病人解释精神因素对疾病的影响，对反复发作的病人应多鼓励其坚定信心，配合治疗，争取早日康复。

2. 一般护理　去除病因，避免食用辛辣及致敏食物，如鱼、虾、蟹、蛋、奶等，多食水果、蔬菜。嘱病人避免搔抓，不能用热水洗烫，保持皮肤清洁，内衣裤及床、被单最好用棉质布料，不用化纤材质。让病人注意休息，保持平和乐观的心境，减少精神上的不良刺激。

3. 配合治疗护理

(1) 局部护理：急性无渗出时，可选用炉甘石洗剂外用，炎症控制后，选用皮质类固醇霜外用；急性期渗出明显时，用生理盐水、3% 硼酸溶液等冷湿敷；亚急性期时选用糊膏或霜剂，如氧化锌糊或皮质类固醇激素霜等；慢性湿疹以软膏剂型为主，如煤焦油软膏、肤轻松软膏等；伴感染者用皮康霜等有抗菌成分的制剂外用。

(2) 瘙痒的护理：遵医嘱给予扑尔敏等抗组胺药及镇静剂，使用止痒药水、霜、膏外用。

(3) 病情较重者遵医嘱全身应用钙剂及皮质类固醇激素，结合中药治疗。

（五）健康指导

(1) 注意休息，减少疲劳，注意饮食，忌食刺激性及致敏性食物。

(2) 注意个人卫生，保持皮肤清洁。

(3) 系统检查，清除病灶，防止复发。

(4) 内衣禁止穿化纤、皮毛制品，以棉质为宜。

(5) 对慢性或反复发作的病人教会其合理用药的方法，坚持用药、直至治愈。

三、药疹病人的护理

（一）概述

药疹 (drug eruption) 又名药物性皮炎，指药物通过任何途径进入人体引起皮肤黏膜的急性炎症。常见的途径有口服、注射、吸入、灌肠等。按发病机制不同，可分为非免疫性和免疫性两大类。前者常与药物剂量有关；后者常与个体的过敏性体质有关。临床上药疹分为固定型药疹、荨麻疹型药疹、麻疹样或猩红热样药疹、多形红斑型药疹、大疱性表皮松解型药疹、剥脱性皮炎型药疹，其中前三种最常见（图 27-3）。

（二）护理评估

1. 健康史

(1) 了解病人是否为过敏性体质，是否有药物过敏史。

(2) 了解病人是否用过容易引起药疹的药物，如抗生素类、磺胺类、解热镇痛药、血清制品等。

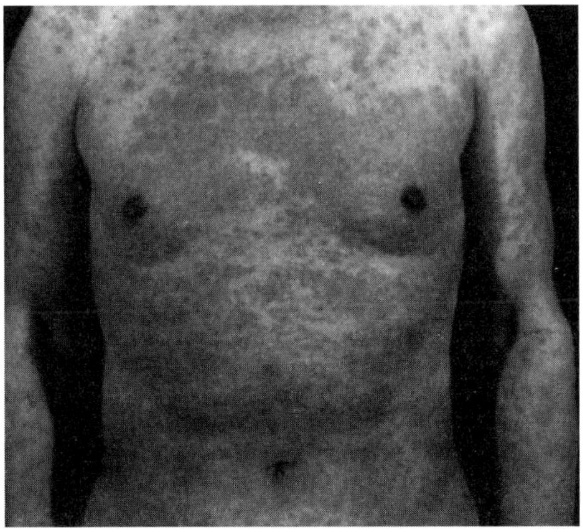

图 27-3　药疹

(3) 对于有过药疹病史的人，了解是否用了与原致敏药结构相似的药物引起了再次发病。

(4) 注意潜伏期：首次用药多在 4 ～ 20 天内（平均 7 ～ 8 天）发生，重复用药则常在 24h 内发生。

链接

哪些药物易引起药疹

①抗生素类：青霉素类、头孢菌素类较多，如青霉素等；②解热镇痛药：阿司匹林、安乃近、索密痛等；③磺胺类：复方新诺明；④安眠镇静、抗癫痫药：鲁米那、苯妥英钠等；⑤异种血清制剂及疫苗：狂犬疫苗、TAT 等。

2. 身心状况

(1) 躯体状况

1) 症状评估：询问病人患处是否有瘙痒及灼痛感。

2) 护理体检

A. 固定型药疹：注意观察皮肤黏膜交界处，如口唇、外生殖器、肛门等处。是否有圆形或椭圆形紫红斑，直径是否为数毫米至数厘米不等，境界是否清楚，中心是否有水疱。红斑消退后是否留有色素沉着斑。

B. 荨麻疹型药疹：注意观察是否以风团为主，呈鲜红色，持续时间较长。是否同时伴有血清病样症状，如发热、关节痛、淋巴结肿大、血管神经性水肿，甚至蛋白尿等。多由抗生素、血清制品及呋喃唑酮等引起。

C. 麻疹样或猩红热样药疹：又称发疹型药疹。注意观察皮损是否为针帽至米粒大的斑疹，散在或密集，对称分布，泛发全身，多为麻疹样药疹；了解皮损是否从小片开始，逐渐遍布全身，为猩红热样药疹。多由解热镇痛药、巴比妥类、青霉素等引起。

D. 大疱性表皮松解型药疹：注意观察病人全身是否出现大小不等的松解型大疱，大疱易破裂，留下鲜红的湿润面，类似浅Ⅱ° 烧伤。

E. 剥脱性皮炎型：观察病人是否引起全身广泛脱屑，手足呈手套或袜套样剥脱。

3) 并发症：肝肾功能损害、胃肠出血及感染等。

(2) 心理 - 社会状况：突然发生的皮疹可造成病人焦虑不安，广泛的风团、松解型大疱及表皮剥脱，又会导致病人恐惧。

(3) 辅助检查：可采用皮肤过敏试验、药物激发试验和体外过敏试验等。

(4) 治疗要点与反应：停用致敏药物，促进致敏药物的排泄，内用抗组胺药、钙剂、维生素 C，必要时给予皮质类固醇激素。

（三）护理问题

1. 皮肤完整性受损　与皮疹有关。

2. 焦虑、恐惧　与皮损严重及病情演变迅速有关。

3. 有体液不足的危险　与疱疹大量渗液有关。

（四）护理措施

1. 心理护理　耐心向病人解释防病治病的常识，让病人了解疾病演变的过程，解除其焦虑，对于病情较重者，应加强心理疏导，时刻关心病人的感受，并加以安慰，以解除恐惧，安心治疗。

2. 一般护理　避免使用一切可以导致或可疑导致药疹的药物，重症病人应注意休息，给予高热量、高蛋白、高维生素饮食，各项护理应严格遵守无菌操作，病人的衣物、床单及病室空气应定期消毒灭菌。

3. 配合治疗护理　立即停用致敏药物，嘱病人大量饮水或静脉补液，以促进致敏药的排出。轻型病人，无渗液的皮疹，依病情给粉剂或洗剂。渗液较多时，可采用冷湿敷的方法，内用抗组胺药，钙剂、维生素 C，必要时给予皮质类固醇激素。重症病人除以上的处理外，应注意观察病人的体温、脉搏、呼吸、血压的变化，注意创面的护理，防止继发感染，遵医嘱补液，需要时可输入少量新鲜血液。

（五）健康指导

(1) 告知病人滥用药的危害。

(2) 记住哪些药物过敏，以免再次应用。

(3) 注意皮肤的清洁，防止继发感染。

四、荨麻疹病人的护理

（一）概述

荨麻疹 (urticaria) 俗称“风疹块”，是由于皮肤黏膜的小血管扩张及通透性增加，血浆渗出形成的局部水肿。其主要表现为皮肤黏膜的局限性、瘙痒性、暂时性潮红和风团。其发生与下列因素有关：某些食物、药物、吸入物、感染、蚊虫叮咬、理化刺激、某些内脏疾病、遗传及精神因素等。临床上按病程及病变特点，可分为急性荨麻疹、慢性荨麻疹、人工荨麻疹、压迫性荨麻疹、寒冷性荨麻疹、日光性荨麻疹、胆碱能性荨麻疹等（图 27-4）。

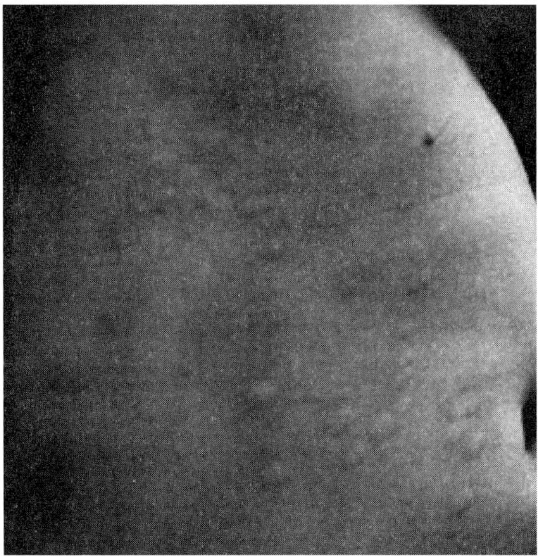

图 27-4　荨麻疹

（二）护理评估

1. 健康史

(1) 了解病人是否为致敏性体质，家族中是否有同类疾病的发生。

(2) 了解发病前是否有下述诱因

1) 是否食用鱼、虾、蟹、蛋、牛羊肉、牛奶等动物性蛋白，是否食用草莓、可可、番茄等植物致敏物。

2) 是否用过青霉素、血清、疫苗、磺胺类等可引起变态反应的药物，或吗啡、可待因、阿司匹林、阿托品等组胺释放剂。

3) 是否接触花粉、羽毛、灰尘等吸入性致敏物。

4) 近期是否有细菌、病毒、寄生虫等感染。

5) 是否有黄蜂、蜜蜂、毛虫等的叮咬。

6) 局部是否有冷、热、日光及机械性刺激。

7) 近期是否发生某些内脏疾病，如红斑性狼疮、风湿病，某些肿瘤等都可诱发荨麻疹的发生。

2. 身心状况

(1) 躯体状况

1) 症状评估：询问病人起病的急缓，询问患处是否瘙痒及瘙痒的程度。是否出现恶心、呕吐、腹痛、腹泻，说明胃肠道黏膜受累；是否出现胸闷、呼吸困难，甚至窒息，说明喉黏膜受累。

2) 护理体检

A. 急性荨麻疹：了解是否突然起病，是否突发皮肤瘙痒，继之出现局限性、水肿性红斑，或大小不等的风团，形状不一，呈现红色或苍白色，持续数分钟至数小时，消退后不留痕迹。皮疹是否反复或成批出现，或泛发全身，或局限于局部。

B. 慢性荨麻疹：询问病人风团是否时多时少，反复发生达数月或数年。

C. 皮肤划痕征：又称人工荨麻疹。指甲或钝器划皮肤后，是否沿划痕很快出现条状隆起，伴瘙痒，不久消退。

D. 寒冷性荨麻疹：发作与冷刺激是否有关，分获得性和家族性两种。前者较多见，多发于青年女性，接触冷风、冷水、冷物后，暴露或接触部位是否产生风团，约半小时消失。后者少见，于出生后不久发病，可持续终生，遇冷可出现瘙痒、风团。

E. 胆碱能性荨麻疹：是否于运动、发热出汗、情绪激动时发生。皮疹是否为泛发 1～3mm 的小风团，周围有明显红晕，有时可只有瘙痒，无明显风团，可反复发作。

3）并发症：严重荨麻疹可引起休克、窒息等并发症。

（2）心理 - 社会状况：有些荨麻疹病程较长，反复发作，病人往往失去治疗信心，严重的瘙痒，大面积的皮损，可致病人不安和焦虑。

3. 辅助检查 冰块试验，用于证明寒冷性荨麻疹；皮肤划痕试验，常用于人工荨麻疹的判断。

4. 治疗要点与反应 抗过敏、对症治疗。若发现过敏性休克及呼吸困难、窒息倾向，应及时抢救，首选肾上腺素 0.5mg 皮下注射。还可以静滴地塞米松 10mg。喉头水肿者立即吸氧，必要时配合医生行气管切开。

链接

冰块试验及皮肤划痕试验

1. 冰块试验：将冰块放在前臂片刻后移除，待回暖时局部出现风团者为阳性，用于获得性寒冷荨麻疹的诊断。

2. 皮肤划痕试验：用钝圆的硬物尖端，以适当压力划过皮肤，划痕处出现三联反应：划后 3～15s 划痕处出现红色线条，为第一联反应；划后 15～45s 线条两侧出现红晕，为第二联反应；划后 1～3min，在划痕处出现条形风团，为第三联反应。常见于人工荨麻疹。

（三）护理问题

1. 皮肤完整性受损 与皮疹有关。

2. 自我形象紊乱、焦虑 与暴露部位皮损有关。

3. 有窒息的危险 与喉头黏膜水肿有关。

4. 睡眠形态紊乱 与瘙痒有关。

（四）护理措施

1. 心理护理 耐心细致地做好病人的安慰工作，鼓励慢性病人树立信心，积极配合治疗，对泛发的危重病人，应时刻陪伴病人身边，解释抢救和护理的必要性，做到有条不紊，忙而不乱，以取得病人的信任，减轻其焦虑不安和恐惧心理。

2. 一般护理 注意停用可疑诱发疾病的药物及食物。饮食应清淡，多饮水，忌食辛辣。教会病人自己留意皮疹发生的诱因及规律，以便采取有利措施进行预防。皮疹处应尽量防止搔抓，防止摩擦、受压、冷风吹或接触冷物。脱离易致敏的环境，调整衣着，不可过厚，过热出汗，保持情绪稳定。

3. 配合治疗护理

（1）遵医嘱应用抗组胺药物及镇静剂，睡前可加大剂量，减少瘙痒，保证睡眠，同时应用钙剂、维生素 C 等辅助治疗，必要时可选用皮质类固醇激素。

(2) 对急性泛发性荨麻疹。应注意观察血压、脉搏、呼吸变化，如发现过敏性休克及呼吸困难、窒息倾向，应及时告知医生，配合抢救，遵医嘱首选肾上腺素 0.5mg 皮下注射。还可以静滴地塞米松 10mg。喉头水肿者立即吸氧，必要时配合医生行气管切开。

(3) 对少数风团长时间不退，瘙痒较重者，可外涂炉甘石洗剂及皮质类固醇激素霜，以减轻瘙痒。

链接

寒冷脱敏疗法

对寒冷性荨麻疹病人，可试验此疗法。具体方法为：开始时用 20℃左右的冷水浸泡手足，1～2 次 / 日，15～20 分 / 次，每两周降温 3℃，直至 8℃止。常年坚持以 8℃左右的冷水洗脸、洗足、甚至擦身，可预防寒冷性荨麻疹。

（五）健康指导

(1) 嘱病人留意风团的诱发原因，如饮食、寒冷、运动等，以便有效预防。

(2) 避免辛辣、刺激性食物。

(3) 保持情绪稳定，避免过度紧张和激动。

(4) 教会慢性荨麻疹病人自己用药的方法及复诊的时间。

(5) 寒冷性荨麻疹病人可试用寒冷脱敏治疗，逐渐增加适应性。

第 3 节　感染性皮肤病病人的护理

一、脓疱疮病人的护理

（一）概述

脓疱疮 (impetigo) 俗称“黄水疮”，是一种常见的化脓性皮肤病，好发于儿童，具有较强的接触传染和自体接种感染的特性，可暴发流行，多发于夏秋季节，面部、四肢等暴露部位最易受累。该病主要的致病菌为金黄色葡萄球菌，其次为溶血性链球菌，亦可为两者的混合感染。皮损主要表现为丘疹、水疱或脓疱，破溃后形成脓痂。治疗上局部用药和全身应用抗生素相结合（图 27-5）。

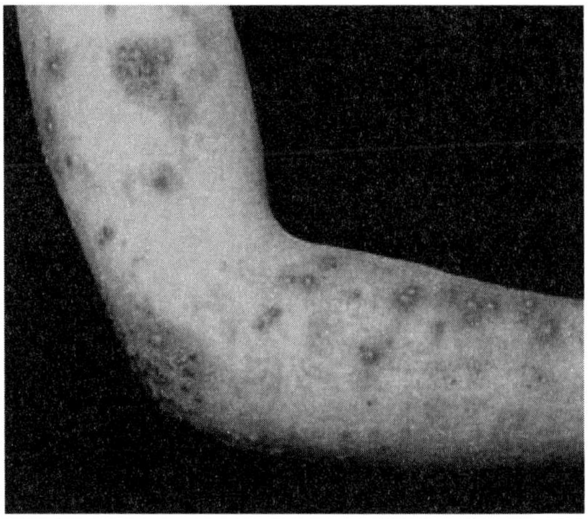

图 27-5　脓疱疮

（二）护理评估

1. 健康史

(1) 了解病人是否有接触史，儿童所在幼儿园、学校里是否有流行。

(2) 外界环境是否闷热。病人多汗，皮肤浸渍，加之卫生较差易患此病。

(3) 是否有瘙痒性皮肤病，搔抓皮肤破溃易导致本病。

2. 身心状况

(1) 躯体状况

1) 症状评估：详细询问病人有无局部瘙痒，发热等症状。

2）护理体检：①寻常性脓疱疮：亦称接触性传染性脓疱疮，注意观察皮损是否为点状红斑、丘疹、水疱，或皮薄、紧张、易破、混浊的脓疱。是否可见红色糜烂面或蜜黄色厚痂。查体温是否升高，浅表淋巴结炎是否肿大。②大疱性脓疱疮：注意观察皮损是否为米粒大水疱或脓疱，是否有豌豆大甚至更大的脓液常沉积在疱下方呈半月形的脓疱，此为本病的特征。是否可见环状脓疱。结痂脱落处是否留有色素沉着。

3）并发症：严重者可并发败血症及急性肾小球肾炎。

(2) 心理 - 社会状况：病人隔离期间离开集体环境往往会产生孤独感。

3. 辅助检查 血常规，白细胞及中性粒细胞比例增高。

4. 治疗要点与反应 以消炎、杀菌、清洁、收敛、去痂为主。内用抗组胺药物止痒。发热、淋巴结肿大或脓疱较多者可选用抗生素。

（三）护理问题

1. 皮肤完整性受损 与脓疱破溃有关。

2. 睡眠形态紊乱 与瘙痒有关。

3. 体温过高 与严重感染有关。

（四）护理措施

1. 心理护理 病人隔离期间离开集体环境往往会产生孤独感，护士应通过与病人及家属的交谈，了解其感受，并加以疏导、安慰。

2. 一般护理 加强消毒隔离，对婴儿室、幼儿园、学校等集体单位发现本病时应采取隔离措施，病儿的被褥、衣服、玩具等要给予消毒处理。接触病人时应穿隔离衣，处理完病人后要洗手。换下的敷料应焚烧或灭菌处理。剪短病人指甲，嘱病人不要搔抓或摩擦皮损，以免自身接种传染。

3. 配合治疗

(1) 局部治疗护理：局部创面可用 0.1% 依沙吖啶或 1 ∶ 5000 高锰酸钾清洗或湿敷。较大未破的脓疱可用消毒注射器抽出脓液，用 0.1% 依沙吖啶湿敷或抗生素糊膏外涂。对痂皮较厚者应先软化痂皮，然后涂抗生素软膏，待炎症减轻，无脓液时，用 1% 碳酸炉甘石洗剂外涂止痒。

(2) 全身治疗护理：根据病人的全身中毒症状，酌情选用抗生素或磺胺类药物。小儿注意维持电解质平衡，加强支持疗法，必要时遵医嘱输入少量新鲜的全血或肌内注射丙种球蛋白。高热病人应注意监测体温的变化，体温超过 39℃时给予物理降温。

（五）健康指导

(1) 注意个人卫生，保持皮肤清洁、干燥。

(2) 有痱子或其他瘙痒性皮肤病应及时治疗，避免搔抓感染。

(3) 指导病人及有关人员隔离及消毒工作，以免引起互相传染。

(4) 教会病人及家属正确的用药方法。

二、浅部真菌感染病人的护理

（一）概述

浅部真菌感染又称皮肤癣菌病，俗称“癣”，是由浅部真菌引起的传染性皮肤病。浅部真菌一般只侵犯皮肤、毛发、指（趾）甲中的角质，很少侵及深部组织及内脏。临床按发病部位不同分为头癣、体癣、股癣、手癣、足癣及花斑癣等。接触分直接接触和间接接触，前者如和病人及动物生活在一起密切接触可被感染；后者如头癣是通过理发工具梳子、枕巾、帽子及患病的猫、狗等传染；体癣、股癣通过污染的被子、衣服、浴巾、浴盆等传染；手、足癣通过毛巾、袜子、拖鞋等媒介传染（图 27-6）。

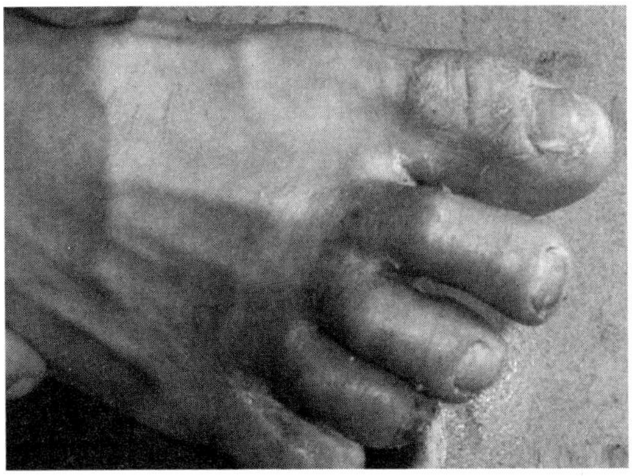

图 27-6　真菌感染

（二）护理评估

1. 健康史

(1) 详细了解是否接触患病的人或动物，及其污染的物品。

(2) 了解是否长期应用糖皮质激素及其他免疫抑制剂，是否患有糖尿病，或其他慢性疾病，皮肤局部是否长期潮湿、多汗，这些都是浅部真菌容易侵袭的因素。

2. 身心状况

(1) 躯体状况：注意了解皮疹的特点，区分不同类型的浅部真菌病。

1) 头癣 (tinea capitis)：是局限头发和头皮的真菌感染。常见的有黄癣、白癣、黑点癣三种。

A. 黄癣：多见于儿童，亦可见于成人，多散发，俗称“秃疮”。

症状评估：询问头部皮损是否剧烈瘙痒。是否有鼠臭味。

护理体检：注意观察毛孔周围是否有发红，是否有脓疱、盘状黄痂，毛发光泽是否正常，有否折断。是否有脱发和萎缩性瘢痕。

B. 白癣：城市儿童多见，可在集体单位流行。

症状评估：询问头部是否瘙痒。

护理体检：注意观察是否有灰白色鳞屑性母斑，周围是否有多个相似的较小的子斑，呈卫星状分布。病发在离头皮上 0.3 ～ 0.8cm 处是否有折断。残留毛干上是否有灰白色套状鳞屑包绕的“菌鞘”。

C. 黑点癣：少见，多见于儿童，成人亦可发病，病发露出头皮就折断，形成黑点状，可终年不愈，愈后留有瘢痕、脱发。

2) 体癣、股癣：体癣指发生在头皮、掌跖、甲板以外的皮肤癣菌感染。股癣是指发生在股内上侧、腹股沟区，邻近生殖器和肛门的皮肤癣菌感染。

症状评估：询问局部是否有瘙痒、灼痛。

护理体检：注意观察患处是否有红斑、丘疹、丘疱疹、水疱、鳞屑，圆形或类圆形，边缘隆起，中央有愈合倾向，伴脱屑和色素沉着，皮肤是否有搔抓及继发感染或苔癣样变。

3) 足癣：分三型。

A. 角化过度型

症状评估：询问局部是否有瘙痒、疼痛。

护理体检：注意观察患处是否有皮肤过度角化而增厚，脱屑，皲裂、出血。

B. 浸渍糜烂型

症状评估：询问局部是否有剧烈瘙痒、灼痛。是否有臭味。

护理体检：注意观察第三、四和第四、五趾缝间，皮肤是否浸渍变红，是否露出红色糜烂面，是否继发感染形成淋巴管炎和淋巴节炎。

C. 水疱型

症状评估：询问局部是否有瘙痒。

护理体检：注意观察足底，是否有疱皮厚、内容透明的水疱。水疱周围皮肤是否正常，是否有干燥脱屑。

4）手癣：俗称“鹅掌风”。皮损与足癣相似，皮损主要为水疱型和过度角化型，病程缓慢，可多年不愈。

5）甲癣：俗称“灰指甲”。

症状评估：询问局部是否有瘙痒。

护理体检：注意观察患病甲板是否失去光泽、增厚、变形，是否呈灰白色、污黄色。甲板是否变脆和破损，是否有甲板与甲床分离。

(2) 心理状态：头癣、脱发影响美容，体癣的剧烈瘙痒以及手、足甲癣的迁延不愈，都会造成病人烦躁、焦虑。

3. 辅助检查 真菌直接镜检阳性可以确诊。

4. 治疗要点与反应 以外用药物为主，可根据不同类型病情选用不同剂型的抗真菌药。

（三）护理问题

1. 皮肤完整性受损 与皮疹有关。

2. 自我形象紊乱 与头癣等暴露部位皮损有关。

3. 睡眠型态紊乱 与瘙痒有关。

4. 焦虑 与瘙痒及病程较长有关。

（四）护理措施

1. 心理护理 安慰病人，介绍浅部真菌感染的防治常识，耐心解释病人提出的问题，解除病人的焦虑心理，积极配合治疗，争取早日康复。

2. 一般护理 病人使用过的毛巾、枕套、帽子、梳子、内衣、被罩、袜子、鞋垫等应经常采取煮沸等方法灭菌。头痒病人应每周剪发一次，每日用硫磺香皂或2%酮康唑洗剂洗头一次；手足癣每日洗手、洗脚后涂药；体癣、股癣注意皮肤清洁，干燥，夏季可用酸性扑粉扑撒皮肤；股内侧等细嫩部位的皮肤忌用刺激性强的药物。

3. 配合治疗护理

(1) 局部治疗的护理：遵医嘱采取不同剂型的外用药物，头癣选5%～10%硫磺软膏或其他咪唑类抗真菌剂，1～2次/日；体癣、股癣选用水杨酸苯甲酸酊、1%～2%咪唑类霜等；足癣、手癣：浸渍糜烂型，有渗出、糜烂者先用3%硼酸冷湿敷，皮肤干燥后选择咪唑类霜剂治疗。角化过度型，先用复方苯甲酸软膏使角质层松解软化后，再用咪唑类药物；甲癣患者一般多用各种抗真菌的指甲油、指甲药盒综合处理。

(2) 全身治疗的护理：对泛发性和严重的皮肤真菌感染，在使用内用抗真菌药时应注意胃肠道症状及肝脏造血功能损害，最长每月做一次肝功能、血常规，以了解药物的不良反应情况。

（五）健康指导

(1) 在积极治疗的同时，应注意隔离，家中有其他感染者也应同时治疗，防止相互感染。

(2) 保持皮肤清洁，干燥。勤洗澡，勤换衣。

(3) 病人用过的毛巾、内衣、床单、被罩、袜子等应经常煮沸灭菌，病人用过的理发用具、澡盆、脸盆、拖鞋等也应用5%碳酸液等消毒液浸泡消毒。

(4) 教会病人局部用药的方法，说明全身用药的注意事项。解释规律性、长期性用药对根治疾病的意义。

(5) 家中的宠物，特别是猫和狗，也是主要的传染源，如果患病，同时也需隔离和处理。

三、带状疱疹病人的护理

（一）概述

带状疱疹（herpes zoster）俗称“缠腰龙”，由水痘 - 带状疱疹病毒引起，初发或原发感染为水痘或隐性感染，多见于儿童。以后带状疱疹病毒长期潜伏于脊神经后根或神经节的神经元内，当身体抵抗力下降时，病毒活动繁殖而发生带状疱疹，多见于成人。临床特点为簇集水疱，沿着一侧周围神经呈带状分布，同时伴有明显的神经痛（图 27-7）。

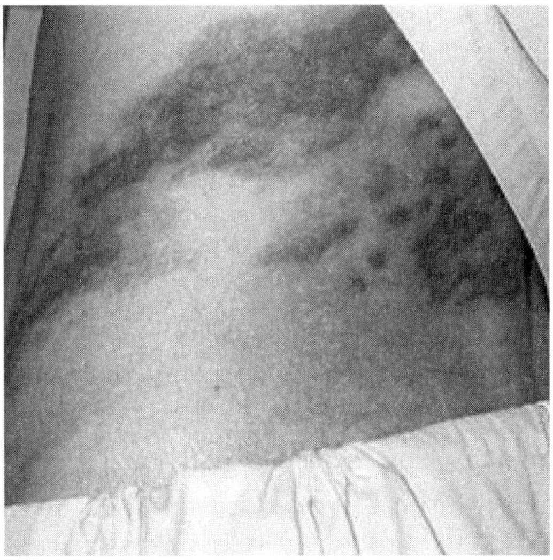

图 27-7　带状疱疹

（二）护理评估

1. 健康史　了解病人发病前是否有身体抵抗力下降，是否患有恶性肿瘤、系统性红斑狼疮、传染病或有外伤等情况，是否大量或长期应用皮质激素或其他免疫抑制剂。这些都是诱发因素。

2. 身心状况

(1) 躯体状况

1) 症状评估：了解病人出现疱疹前是否出现患部感觉过敏，是否有周身不适、乏力、食欲缺乏等全身症状。是否有严重的神经痛。部分老年病人皮疹消退后是否仍留有顽固性神经痛。

2) 护理体检：观察皮疹特点：是否好发于头面部及躯干，与神经节段是否相关，长度在躯干处是否超过前后正中线。是否看到簇集粟粒至绿豆大小的红色丘疹，或圆形水疱，疱壁紧张，疱液澄清，水疱周围有红晕，极少融合。是否有干涸的结痂及痂皮脱落后留下的色素沉着。

(2) 心理 - 社会状况：疼痛会导致病人烦躁，较长时间的顽固性神经痛会导致病人焦虑、失去治疗信心，会影响正常的工作和休息。

3. 辅助检查　化验检查：血中淋巴细胞和单核细胞可增多。

4. 治疗要点与反应　抗病毒、止痛、消炎、缩短病程、保护局部、防治继发感染。

（三）护理问题

1. 疼痛　与感觉神经受损有关。

2. 皮肤完整性受损　与皮疹有关。

3. 焦虑　与疼痛有关。

（四）护理措施

1. 心理护理　耐心细致地向病人解释病情，心理安慰减轻烦躁，对遗留有顽固性神经痛的老年人应更多地给予关心，增强治疗的信心，使其能够主动配合治疗。

2. 一般护理 保持局部皮肤清洁，防止继发感染。穿宽松衣服，减少摩擦。

3. 配合治疗护理

(1) 局部治疗护理：遵医嘱选用炉甘石洗剂、1%～2%甲紫溶液外用。继发感染时用0.5%金霉素溶液湿敷。也可采用物理疗法，如激光照射、波谱治疗仪照射等，可缩短病程。

(2) 全身治疗的护理：遵医嘱应用抗病毒剂，如无环鸟苷、阿糖胞苷、干扰素等。神经营养剂，如B族维生素等。酌情使用皮质类固醇激素。

(3) 疼痛护理：转移病人的注意力，安慰病人解除对疼痛的恐惧，适当使用止痛剂，如阿司匹林、吲哚美辛、强痛定等。也可采用封闭疗法。

（五）健康指导

适当锻炼，增强免疫力。工作不能过于疲劳，注意劳逸结合。

四、疥疮病人的护理

（一）概述

疥疮（scabies）是由疥螨引起的接触传染性皮肤病。在集体环境中容易传播。疥螨寄生于人体的表皮层内，生活史可分为卵、幼虫、若虫、成虫4个阶段。疥螨在表皮内掘成隧道，并在其中啃食角质组织、生活、繁殖。粪便、卵壳、死虫及钻行可引起皮肤损害及瘙痒。成虫寿命2个月左右，离开人体还可活2～3天。传染方式可分直接传染和间接传染，前者是人与人直接接触而传染，如同卧一床，相互握手等。后者是使用病人用过的被褥、衣服、毛巾、鞋袜、浴巾而被传染（图27-8）。

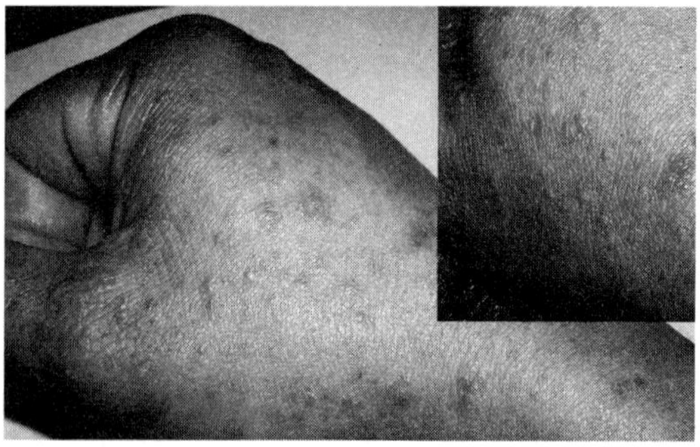

图27-8 疥疮

（二）护理评估

1. 健康史 了解周围环境中是否有人患此病，是否有过直接或间接接触。

2. 身心状况

(1) 躯体状况

1) 症状评估：患处是否有剧烈瘙痒，是否瘙痒夜间更重。

2) 护理检查：①观察皮疹是否好发于指间、指缝、腕屈侧、肘窝、腋窝、乳房下、脐周、下腹部、股内侧及生殖器。②了解皮损的形态特征：是否为针头大丘疹，丘疱疹和水疱，散在分布，呈淡红色和正常肤色。在指缝是否可找到灰白色或浅黑色线行匍行疹。③查找疥疮结节：在阴囊、阴茎、大阴唇处是否有疥疮结节。

3) 并发症：搔抓后继发感染引起脓疱疮、疖、淋巴结炎。

(2) 心理-社会状况：剧烈瘙痒使病人夜不能寐，烦躁、焦虑不安。

3. 辅助检查 显微镜下查到疥虫和虫卵可以确诊。

4. 治疗要点与反应 以外用药物为主，换下的衣服要消毒处理。如有继发感染，加用抗生素。

（三）护理问题

1. 睡眠型态紊乱 与夜间剧烈瘙痒有关。

2. 焦虑　与瘙痒有关。

（四）护理措施

1. 心理护理　多关心病人，理解病人的感受，瘙痒难忍者，采用各种方法分散其注意力，必要时可配合抗组胺药及镇静剂止痒。

2. 一般护理　注意病人的隔离，根据治疗的需要更换内衣及床单被罩，换下的污染衣物应用开水烫洗灭虫。不能烫洗者，可在阳光下暴晒后放置一周以后再用。告知病人避免搔抓，以免引起继发感染。

3. 配合治疗护理　擦药应从颈部以下，遍擦全身，病重处可适当多用。治疗前及疗程结束后次日嘱病人用热水肥皂洗澡，衣物、用品用开水烫洗灭虫。常用药物有：①硫磺软膏，成人用 10%、儿童用 5% 浓度，从颈部以下遍擦全身，每晚一次，连用 4 天为一个疗程。搽药期间不洗澡，不更衣，第 5 天洗澡后换清洁衣物。治疗后观察两周，如有复发，应重复治疗。② 1% 丙体六六六霜（又称林丹霜，疥灵霜），洗澡后晾干半小时，搽药一次，维持 24h 洗澡。疗效好，但皮肤吸收后有潜在的毒性，孕妇、婴幼儿不应使用。③二氯苯醚菊酯：疗效与林丹相同，但其经皮不吸收，故毒性可以忽略，对儿童尤为适用（外用 5% 霜剂）。

（五）健康指导

(1) 指导病人注意隔离，避免感染扩散。家中或集体中其他患病人员必须同时治疗。

(2) 教会病人将穿过的衣服，用过的被褥及时煮沸或开水洗烫灭虫，不能烫洗者，可在阳光下暴晒后放置一周以后再用。

(3) 教会病人洗澡、涂药、更换衣服的方法。

(4) 加强集体和个人卫生，防止疾病复发。

第 4 节　其他皮肤病病人的护理

一、银屑病病人的护理

（一）概述

银屑病 (psoriasis) 俗称“牛皮癣”，是一种常见的慢性红斑鳞屑性皮肤病，常反复发作。病因尚未完全明确。基本损害为红色斑疹或斑丘疹，表面覆盖银白色鳞屑。本病有明显的季节性，多数病人夏季病情自然缓解，秋冬季加重。好发于青壮年。银屑病一般可分为寻常型、脓疱型、关节病型与红皮病型，其中寻常型最多见。本节仅对寻常型银屑病的特点及护理做以介绍（图 27-9）。

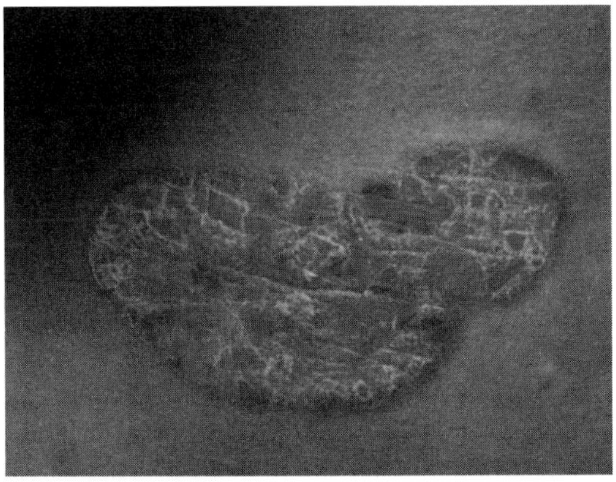

图 27-9　银屑病

（二）护理评估

1. 健康史

(1) 了解家族史：询问家族中是否有同类病人。

(2) 了解感染史：询问有无急性扁桃体炎、上呼吸道感染等各种感染病史。感染是促发或加重银屑病的主要因素。

(3) 了解病人近期工作、生活情况：询问病人睡眠、休息怎样，是否处于精神紧张、焦虑或情绪波动状态，有无吸烟、饮酒等嗜好。这些都可能是银屑病的诱因。

(4) 了解病史：询问病人近期是否有外伤、手术、妊娠史及用药情况。这些原因都能诱发银屑病。

2. 身心状况

(1) 躯体状况

1) 症状评估：了解有无瘙痒不适及程度。

2) 护理体检：①了解皮损特点：重点观察有无鳞屑性红斑、蜡滴现象、薄膜现象、点状出血现象、同形反应等特征性皮损。②了解好发部位：注意皮损是否好发于头皮、四肢伸侧，特别是肘、膝部位。腰骶、背部也多可见。观察是否对称分布。

链接

银屑病病程分期

按皮损情况可分为三期：①进行期：皮损不断增多扩大，色潮红，鳞屑明显，周围有红晕。皮肤破损后可在患处发生新皮疹，这种现象称同形反应。②稳定期：病情稳定，基本无新皮疹出现，旧皮疹也不消退。③退行期：红斑浸润逐渐消退，鳞屑减少，皮疹缩小变平，数目减少。周围出现色素减退晕，皮损消退后留有色素减退斑或色素沉着斑。

(2) 心理-社会状况：由于本病病程长，很难根治，反复发作，病人常有焦虑、烦躁、悲观、抑郁等心理。对治疗失去信心，甚至不配合治疗。同时，疾病又给病人的社交、工作、生活带来很多不便。

3. 治疗要点与反应 采用中、西医结合综合疗法。多数病情轻者，以局部治疗为主，结合中药调整机体抗病能力控制发病。对于皮疹广泛、反复发作的严重病人，可选用免疫抑制剂、皮质激素等进行全身治疗。

（三）护理问题

1. 皮肤完整性受损 与皮肤出现皮损改变有关。

2. 焦虑 与病程长、反复发作、迁延不愈有关。

（四）护理措施

1. 心理护理 由于病程长，反复发作，病人常有焦虑、烦躁、悲观、抑郁等心理。对治疗失去信心，甚至不配合治疗。护理中应体贴和关心病人，耐心倾听病人的感受，并适时地向病人讲解疾病防治的常识，使病人解除思想顾虑，树立战胜疾病的信心，积极地配合治疗和护理。

2. 一般护理

(1) 饮食：指导病人养成良好的饮食习惯，避免刺激性的饮食，如酒、辛辣食物等。

(2) 休息：告知病人避免过劳，适当休息。

(3) 避免诱因：禁烟。消除精神创伤，避免精神刺激。避免外伤。及时治疗各种感染。避免滥用药。

(4) 皮肤护理：指导或帮助病人保持皮肤的清洁卫生，鳞屑多时可用温水洗澡，更换衣着、被褥。瘙痒严重时勿搔抓，遵医嘱服用镇静或抗组胺药。

3. 配合治疗护理

(1) 指导病人或家属局部用药的方法：遵医嘱选择外用药物。向病人和亲属讲解涂敷的方法和原则，用药前应用温水尽量去除鳞屑。首次使用外用药物，宜从小面积低浓度开始，不用具有刺激性的外用药，注意观察，如发现新疹增多，涂药处红肿、糜烂、渗出增多，应立即停药。药液不要涂到皮损范围以外，以免对正常皮肤造成刺激。皮损面积较大时，应分批涂药，以防吸收中毒。

(2) 内用药治疗护理：遵医嘱给予免疫抑制剂、维生素制剂、抗生素类、糖皮质激素等内用药物。用药期间，应注意观察药物的毒副作用。若出现毒性反应，应及时告知医生，立即停药。尤其是使用免疫抑制剂的病人，应定期化验检查有无白细胞减少、氨基转移酶升高等骨髓抑制和肝功能损害等情况。

（五）健康指导

(1) 帮助病人明确各种可能的诱发因素，保持心情舒畅，防止呼吸道感染，禁烟、忌辛辣及刺激性饮食，防止外伤。

(2) 教会病人及家属外用药的方法，及皮疹观察的方法。

(3) 告知病人遵医嘱用药，定期随访。

二、神经性皮炎病人的护理

（一）概述

神经性皮炎 (neurodermatitis) 又名慢性单纯性苔藓，是一种以阵发性剧烈瘙痒和皮肤苔癣样变为特征的慢性炎症性皮肤病。病因尚不明确，但多与神经精神因素有明显的关系，如精神紧张、失眠、情绪激动、过度疲劳等。另外，局部皮肤刺激、饮酒、进辛辣食物、日晒等均可诱发或加重本病。护理时注意避免过度劳累和解除精神紧张，禁用烟酒，限制辛辣食品及浓茶、咖啡等（图 27-10）。

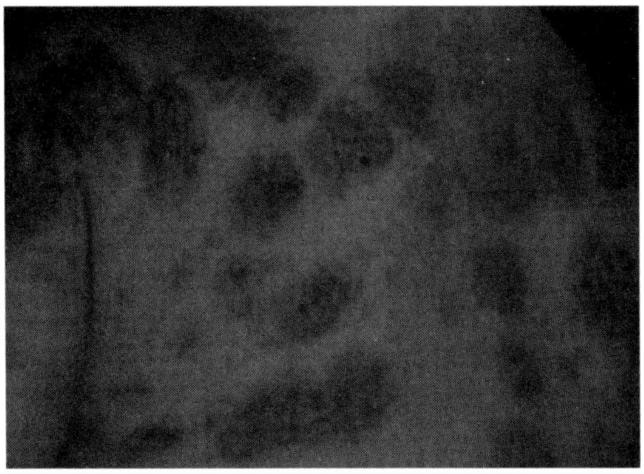

图 27-10　神经性皮炎

（二）护理评估

1. 健康史

(1) 了解神经精神因素：询问病人是否经常处于精神紧张、焦虑不安、劳累过度、情绪波动状态。

(2) 了解饮食习惯：询问病人有无饮酒、饮浓茶、咖啡、喜食辛辣刺激性食物的习惯。

(3) 了解局部刺激情况：询问病人局部是否经常受到衣物等毛纤品的摩擦，是否过度搔抓、日晒。

2. 身心状况

(1) 躯体状况

1) 症状评估：病人有无精神紧张、焦虑不安、情绪波动、剧烈瘙痒、睡眠不良等症状。

2) 护理体检：仔细观察有无散在或密集的针头至粟粒大圆形或多角形扁平丘疹，表面是否有少许鳞屑；是否有典型的苔藓化斑，是好发于颈项部、肘部、腰骶部的局限性，还是广泛分布的泛发性。

(2) 心理 - 社会状况：病人因瘙痒难忍，久治不愈，常出现焦虑不安，失去治疗信心，同时影响正常的工作和生活。

3. 治疗要点与反应 瘙痒治疗以止痒为主，外用皮质类固醇激素制剂。皮损苔藓化明显者可用肤疾宁硬膏贴患处或应用封包疗。酌情给予内用药物，如镇静剂、抗组织胺药物、维生素类等。

（三）护理问题

1. 睡眠型态紊乱 与皮肤剧烈瘙痒有关。

2. 焦虑 与病情反复发作、久治不愈有关。

3. 皮肤完整性受损 与皮肤苔癣样变有关。

（四）护理措施

1. 心理护理 帮助病人消除精神紧张、焦虑和急躁情绪。耐心倾听病人诉说，并解释精神因素与疾病的因果关系，告知病人克服病因、遵医嘱坚持治疗，病情就能够得到控制，也能完全治愈。使病人恢复乐观情绪，建立信心，积极配合治疗。

2. 一般护理

(1) 饮食指导：告知病人戒酒。避免辛辣刺激性的饮食，限制浓茶、咖啡等食物。

(2) 皮肤护理：指导或帮助病人保持皮肤的清洁卫生，可用矿泉浴、淀粉浴等，勿以热水肥皂洗烫。告知病人避免汗液刺激及日光照射，避免搔抓、摩擦，瘙痒剧烈时可遵医嘱服用镇静药或抗组胺药。

3. 配合治疗护理

(1) 局部疗法：遵医嘱给病人外用皮质类固醇激素制剂、焦油类和止痒类药物，并向病人或家属讲解涂药的方法。皮损苔藓化明显者可用肤疾宁硬膏贴患处或应用封包疗法。

(2) 全身治疗：遵医嘱给予内用药物，如镇静剂、抗组胺药物、维生素类等。

（五）健康指导

(1) 告知病人保持乐观情绪，对疾病防治极为重要。

(2) 告知病人保持良好的饮食和生活习惯，禁烟戒酒，限制辛辣食品及浓茶、咖啡。避免过劳。

(3) 指导病人保持皮肤清洁，避免摩擦、搔抓、热水洗烫，过度日晒等不良刺激。

链接

神经性皮炎病人的物理疗法

对一般疗法无效的顽固病例，尤其是局限型，可采用浅层X线放射治疗、同位素90Sr或32P局部敷贴。亦可用液氮冷冻、氦氖激光、二氧化碳激光、磁疗、蜡疗等疗法。对于泛发性神经性皮炎，亦可采用光化学疗法。

三、稻田皮炎病人的护理

（一）概述

稻田皮炎（rice field dermatitis），是农民稻田生产劳动中发生的一种皮炎，由于致病原因不同，可分为浸渍糜烂型皮炎和尾蚴皮炎两种，前者主要因长期浸泡于高温水田中，皮肤浸渍，田泥、秧苗摩擦刺激所致。后者为动物血吸虫尾蚴侵入人体皮肤所致。护理上以预防为主，加强健康指导，同时遵医嘱配合以干燥、收敛、止痒、消炎处理（图 27-11）。

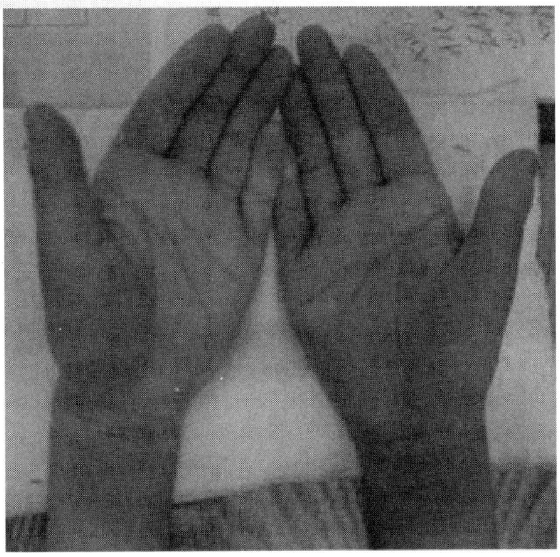

图 27-11　稻田皮炎

（二）护理评估

1. 健康史　询问是否有从事水田作业史。

2. 身心状况

(1) 躯体状况

1) 症状评估：了解局部有无瘙痒，灼痛，有无畏寒、发热、乏力、食欲减退等并发感染症状。

2) 护理体检：①注意观察皮损部位，皮损主要局限于手足部，尤其是指（趾）间及掌跖部；注意观察局部皮肤是否出现轻度肿胀、变白、起皱、松软，表皮擦破，露出鲜红糜烂面，掌跖部是否出现蜂窝状表皮剥脱。以上多为浸渍糜烂型皮炎的特点。②注意观察皮损是否好发于与水接触的小腿、踝、前臂等处，而埋在泥土中的足部不发病；注意观察是否出现粟粒状红斑和丘疹、丘疱疹、风团及瘀斑。以上多为尾蚴皮炎的特点。③检查局部皮损有无化脓、附近淋巴结有无肿大。注意观察非接触水田部位有无皮损。

(2) 心理 - 社会状况：由于瘙痒灼痛，影响农业生产，故病人常产生焦虑心理。

3. 治疗要点与反应　皮损、瘙痒明显时，外用炉甘石洗剂、皮质激素霜等药物，酌情服用抗组胺药物。继发细菌感染时，选择有效的抗生素治疗。

（三）护理问题

1. 皮肤完整性受损　与皮损有关。

2. 焦虑　与瘙痒及皮损有关。

3. 有感染的危险　与皮损浸渍，糜烂、搔抓有关。

（四）护理措施

1. 心理护理　向病人解释本病具有自限性，及时治疗很快就能治愈，以解除病人的焦虑，积极配合治疗。

2. 一般护理

(1) 指导病人局部保护：下水前在浸水部位涂防护油，或穿着水田鞋，劳动结束后，及时用清水洗净皮肤上的污泥，然后扑撒干粉，保持皮肤干燥。

(2) 指导病人合理调整劳动时间：减少连续在水田中作业的时间，尽量避开田水温度较高时从事水田劳动，或者采取干、湿轮换作业。

(3) 告知病人避免搔抓、摩擦和其他不良刺激，防止感染，瘙痒剧烈时可遵医嘱服用镇静药或抗组胺药。糜烂处不要用热水肥皂洗涤。

3. 配合治疗护理 本病多具有自限性，停止下水后一周左右可自愈。皮损、瘙痒明显时，遵医嘱给病人外用炉甘石洗剂、皮质激素霜等药物。酌情服用抗组胺药物。继发细菌感染时，应遵医嘱选择有效的抗生素治疗。

（五）健康指导

(1) 告知病人加强自身劳动保护：下水前在浸水部位涂防护油，或穿着水田鞋，劳动结束后，及时用清水洗净皮肤上的污泥，然后扑撒干粉，保持皮肤干燥。减少连续在水田中作业的时间，尽量避开田水温度较高时从事水田劳动，或者采取干、湿轮换作业。

(2) 一定要把禽畜粪便无害化处理后再施肥；用氨水、碳酸氢铵等药物杀灭椎实螺及尾蚴。

第 5 节　性传播疾病病人的护理

一、淋病病人的护理

（一）概述

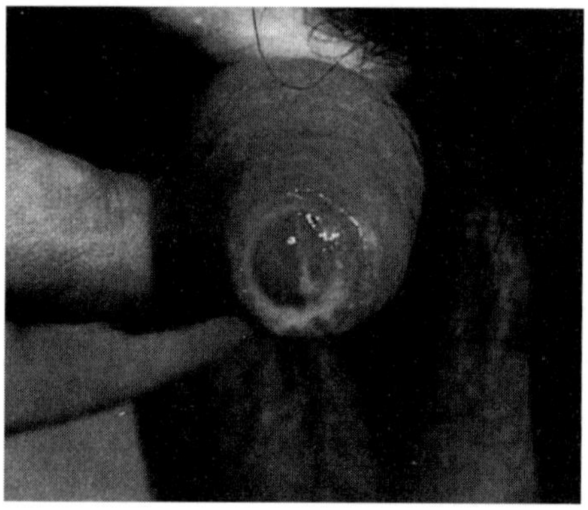

图 27-12　淋病

淋病（gonorrhea），是由淋病双球菌所致的泌尿生殖系统化脓性感染，是性传播疾病中最常见的一种。人是淋球菌唯一的天然宿主，故淋病病人是传染源，多通过不洁性交直接接触传染，也可通过接触病人分泌物污染的内衣、被褥、毛巾、浴盆等间接传染，胎儿通过母体产道时被感染，可引起淋菌性结膜炎。治疗原则是早期、足量选用敏感抗生素进行治疗（图 27-12）。

（二）护理评估

1. 健康史

(1) 既往史：询问病人既往是否患过淋病或其他性传播疾病。检查、用药、治疗情况如何。

(2) 接触史：了解病人近 2 ～ 10 天有无不洁性交史、间接接触史。性伴侣是否有淋病或类似症状。

2. 身心状况

(1) 躯体状况

1) 症状评估：了解病人有无尿频、尿急、尿痛、外阴部灼痛、钝痛或下坠感，脓性白带增多、发热等症状。

2) 护理体检：①男性病人注意观察尿道口是否红肿，是否有稀薄黏性分泌物，或大量黄白或黄绿色脓性分泌物，包皮、龟头是否有红肿、糜烂，甚至溃疡，腹股沟淋巴结是否肿大。②女性病人注意观察尿道口是否有红肿及脓性分泌物，宫颈是否有红肿、糜烂，阴道口是否有脓性白带，前庭大腺开口处是否有红肿、溢脓，伴明显压痛。检查腹股沟淋巴结有无肿大。

3) 主要并发症：男性可引起前列腺炎、精囊炎、输精管炎、附睾炎。女性可引起前庭大腺炎、输卵管炎、子宫内膜炎、不孕不育等合并症。

(2) 心理 - 社会状况：病人常对自己的行为感到羞愧和内疚，怕受到歧视，怕影响婚姻和家庭，常隐瞒病情，在病情加重后才不得不就医，同时表现为明显的抑郁、焦虑和恐惧。

3. 辅助检查　取尿道、宫颈分泌物涂片，可找到革兰阴性双球菌。必要时做淋菌培养，做药敏试验，以指导治疗。

4. 治疗要点与反应　保持局部清洁，及时、足量、规则应用有效抗生素。性伴侣也须同时进行治疗。

（三）护理问题

1. 自尊紊乱　与病人自己感到羞愧和内疚及社会对该病的歧视有关。

2. 焦虑　与病人对愈后担心及害怕影响家庭及工作有关。

（四）护理措施

1. 心理护理　耐心和病人沟通，倾听病人提出的各种疑问，关心病人的心理感受，做到不歧视病人，并为其隐私保守密秘，同时详细讲解病人提出的有关问题，让病人对疾病有所了解，解除焦虑和恐惧，帮助病人树立信心，使其能够积极配合治疗，早日康复。

2. 一般护理

(1) 注意隔离：告知病人在未治愈前应禁止性生活，避免共用浴具，不与家人同床就寝，对病人污染的衣物、用具应及时清洗消毒。

(2) 饮食指导：告病人治疗期间避免进刺激性的食物及烈性饮料，如辛辣食品、酒、浓茶、咖啡等。鼓励病人多饮水，增加尿量，达到冲洗尿道、促进淋球菌及炎性分泌物尽快排出的目的。

(3) 局部清洁：保持外阴清洁，可用 1 ∶ 5000 的高锰酸钾溶液或 0.1% 新洁尔灭溶液清洗外阴。

(4) 注意休息，避免过劳。

3. 配合治疗护理　遵医嘱早期、足量、规范应用有效的抗生素，如头孢三嗪、壮观霉素、阿奇霉素、氟嗪酸等。同时动员配偶或性伴侣一起接受治疗，以便彻底根治，防止复发。

（五）健康指导

(1) 告知病人严禁不洁性交，防止淋病的复发。

(2) 动员病人配偶或性伴侣接受检查，以便及时发现病情及早治疗，防止交叉感染。

(3) 治疗结束后第 4 天及第 8 天两次从患处取材涂片和培养，结果均为阴性才算治愈。

二、尖锐湿疣病人的护理

（一）概述

尖锐湿疣 (condyloma acuminatum) 又称性病疣，是由人类乳头瘤病毒 (HPV) 感染所致的生殖器、会阴部及肛周的菜花状或鸡冠状良性增生物。本病发生的主要原因是直接性接触传播，少数可通过日常生活用品间接接触感染，为目前我国最常见的性传播疾病之一 (图 27-13)。

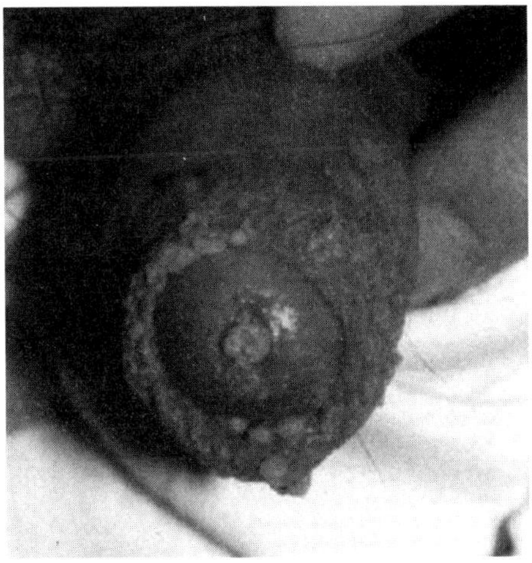

图 27-13　尖锐湿疣

（二）护理评估

1. 健康史

(1) 了解男性病人有无包皮过长，女性病人有无白带过多。

(2) 了解病人有无不洁性交史、间接接触史。

(3) 了解病人患病后是否做过其他检查，详细询问既往用药及治疗情况。

2. 身心状况

(1) 躯体状况

1) 症状评估：详细询问病人有无生殖器、肛周瘙痒及不适紧缩感。

2) 护理体检：详细观察病人生殖器、肛周有无乳头状、菜花状或鸡冠状增生物。局部皮损表面有无渗出、糜烂及化脓。注意观察有无其他性病征象。

(2) 心理 - 社会状况：病人常因疾病久治不愈而焦虑、烦躁，影响工作和生活。

3. 治疗要点与反应 以局部药物治疗为主，酌情选用激光、冷冻等物理治疗。

（三）护理问题

1. 自尊紊乱 与病灶部位及社会对病人的歧视有关。

2. 皮肤完整性受损 与皮疹有关。

（四）护理措施

1. 心理护理 耐心和病人沟通，倾听病人提出的各种疑问，根据病人的心理反应，耐心细致地解释有关问题，做到不歧视病人，并为其隐私保守密秘，解除焦虑和恐惧，帮助病人树立信心，使其能够积极配合治疗，早日康复。

2. 生活护理

(1) 皮肤护理：告知病人保持局部皮肤和黏膜的清洁卫生、干燥，尽量减少活动，穿宽松纯棉内裤，避免局部皮肤受到摩擦而形成糜烂，防止继发化脓感染。治疗期间禁止性生活。

(2) 隔离消毒：告知病人在未治愈前应禁止性生活，避免共用浴具，不与家人同床就寝，对病人污染的衣物、用具应及时清洗消毒。

(3) 饮食指导：告知病人避免刺激性的饮食，如浓茶、酒、咖啡及辛辣食物。

3. 配合治疗护理

(1) 外用药物：常用 5% 5- 氟尿嘧啶霜或 5- 氟尿嘧啶注射液、3% 肽丁胺霜外搽，每日 1 ～ 2 次；亦可用 10% ～ 25% 足叶草脂酊或 0.5% 足叶草毒素酊外搽，用时注意保护周围皮肤及黏膜；也可根据疣体的大小及数目多少选择液氮冷冻、高频电刀电灼、CO_2 激光、微波等治疗；全身治疗，可肌内注射干扰素、聚肌胞，内服阿昔洛韦等。

遵医嘱给病人涂敷外用药物，注意保护周围正常皮肤或黏膜，掌握搽药次数及面积，减少毒副作用。

(2) 内用药物：遵医嘱给予内用药物，如干扰素、白细胞介素 -2、聚肌胞、阿昔洛韦等。

(3) 物理疗法：协助医生对病人进行激光、微波等的治疗。术前帮助病人清洁局部皮肤，术后帮助病人保持局部皮肤干燥和清洁卫生。

（五）健康指导

(1) 向病人及家属介绍尖锐湿疣的预防、保健知识，以减少复发和并发症。

(2) 告知病人严禁不洁性交，防止复发。

(3) 动员病人配偶或性伴侣进行检查，以便及时发现病情及早治疗。

(4) 孕妇在临产时发现有尖锐湿疣时，积极做好解释工作，动员做剖宫产，以防传染给新生儿。

三、梅毒病人的护理

（一）概述

梅毒（syphilis），是由苍白螺旋体（即梅毒螺旋体）引起的一种全身性慢性性传播疾病。早期主要侵犯皮肤黏膜，晚期几乎可侵犯全身各个器官组织，产生多种多样的症状和体征。梅毒主要通过性接触直接传染，少数可通过接吻、接触病人污染物（如衣物、毛巾、剃刀、输血等）、哺乳等被间接传染，患梅毒的孕妇在妊娠 4 个月以后亦可通过胎盘传染给胎儿。根据传染途径的不同，梅毒可分为后天梅毒与先天梅毒。后天梅毒包括早期梅毒与晚期梅毒，早期梅毒病期在两年以内，如一期（硬下疳）、二期梅毒，此期传染性较强。晚期梅毒病期在两年以上，又称三期梅毒，此期传染性较小，但对组织破坏性大，可侵犯内脏。先天梅毒亦称胎传梅毒，早期先天梅毒皮疹与后天二期梅毒疹相似，晚期先天梅毒与后天三期梅毒疹相似。另有部分梅毒病人临床上无症状，仅梅毒血清反应阳性，称潜伏梅毒。梅毒的治疗原则是早确诊、治疗、剂量足、疗程规则、治疗后追踪观察。同时对性伴侣要进行检查、治疗（图 27-14）。

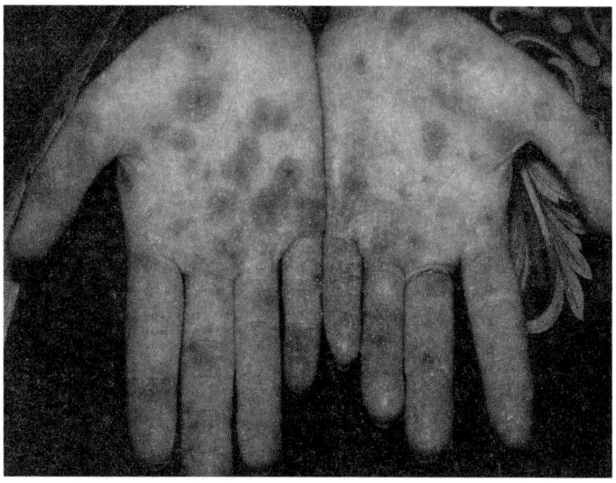

图 27-14　梅毒

（二）护理评估

1. 健康史

(1) 接触史：询问病人有无不洁性交史、间接接触史。性伴侣是否有类似症状。

(2) 即往史：即往是否出现过皮疹，是否做过检查，用药及治疗情况情况如何，了解病人有无药物过敏史（尤其是青霉素）。

2. 身心状况

(1) 躯体状况

1) 症状评估：详细询问病人有无局部瘙痒不适，有无发热、头痛、头晕、骨痛、关节痛、厌食、恶心呕吐等流感样综合征，有无视力、听力下降等表现。

2) 护理体检：仔细观察病人外阴部有无硬下疳，有无泛发的二期梅毒疹，注意口腔及生殖器黏膜有无灰白色黏膜白斑，头发有无虫蚀样脱落，浅表淋巴结是否肿大，有无结节性皮疹、树胶样肿等体征。对可疑胎传梅毒者，仔细观察有无泛发的丘疹、脓疱、大疱，口周放射状皲裂等早期先天梅毒表现；有无鞍鼻、桑椹齿、哈钦森牙、胸锁关节增厚、视力、听力减弱或丧失等晚期先天梅毒的标志性改变。

(2) 心理 - 社会状况：由于疾病本身的损害、社会歧视的压力及对今后婚姻、生活、工作的担忧，病人可能出现焦虑、烦躁、甚至悲观失望。

3. 辅助检查　梅毒螺旋体检查，有助于确定早期梅毒；血清学检查，对潜伏期梅毒意义最大；脑脊液检查，用于诊断神经梅毒。明确上述检查，有利于护理工作中的健康指导。

4. 治疗要点与反应　按治疗方案系统用药，首选青霉素。青霉素过敏者，可选用四环素、多西环素、红霉素等。

链接

什么是“桑椹齿”、“哈钦森牙”？

为晚期先天梅毒病人的标志性损害。桑椹齿：病人第一臼齿较小，其牙尖较低，且向中偏斜，形如桑椹。哈钦森牙：半月形门齿，上宽下窄，牙体短而厚呈柱状，齿列不齐，间距稀疏。

（三）护理问题

1. 自尊紊乱 与病变所致形体改变及社会对病人的歧视有关。

2. 皮肤完整性受损 与广泛、多型皮损有关。

（四）护理措施

1. 心理护理 耐心和病人沟通，倾听病人提出的各种疑问，关心病人的心理感受，对病人的处境表示理解和同情，做到不歧视病人，并为其隐私保守秘密，同时详细讲解病人提出的有关问题，让病人对疾病有所了解，取得病人的信赖，解除病人的焦虑和烦躁，帮助病人树立信心，使其能够积极配合治疗，早日康复。

2. 生活护理

(1) 注意隔离：告知病人在治疗期间应禁止性生活，避免共用内衣、浴具、剃须刀等，对病人污染的衣物、用具、治疗器具等应及时消毒处理。

(2) 饮食指导：告病人治疗期间避免进刺激性的食物及烈性饮料，如辛辣食品、酒、浓茶、咖啡等。

3. 配合治疗 遵医嘱按治疗方案用药，首选青霉素。用药期间注意观察有无过敏反应征象。青霉素过敏者，可选用四环素、多西环素、红霉素等。告知病人一定要遵医嘱坚持正规治疗，切勿中断。

（五）健康指导

(1) 鼓励病人及时来院诊治，一旦确诊后治疗越早，效果越好。

(2) 告知病人患病的原因、如何传播、临床分期、治疗方法及按时正规治疗的重要性。告知病人预防传播的方法和措施。

(3) 动员病人配偶或性伴侣进行检查。以便及时发现病情及早治疗，防止传播蔓延。

(4) 随访：疗程结束后应定期跟踪观察 2 ～ 3 年，第 1 年每 3 个月复查 1 次，以后每半年复查 1 次。

小结

皮肤性传播疾病的发生与诸多因素有关，如细菌、病毒、真菌感染、变态反应、物理性损害、遗传因素、营养与代谢障碍等。身心状况改变包括自觉症状，如瘙痒、疼痛、烧灼感、麻木等；他觉症状主要表现在各种原发疹和继发疹。虽然皮肤性传播疾病种类很多，但其共同的护理诊断主要体现在焦虑、恐惧、睡眠形态紊乱、皮肤完整性受损等方面。在护理措施上应重视生活护理，注意饮食及营养，避免食用某些特殊的动物蛋白及辛辣刺激性食品；细致观察病情，熟悉皮疹的特性，危重病人应注意生命体征的变化；

小结

学会换药护理，熟悉各种外用药液的使用方法；加强心理护理，主动和病人沟通，建立相互信任的医患关系。解除病人焦虑及恐惧的心理，积极配合治疗。注意健康指导，教会病人简单的用药方法及预防疾病复发的常识。

（闵晓松）

自测题

A_1/A_2 型题

1. 过敏性皮肤病人不应该吃
   A. 水果　B. 蔬菜
   C. 猪肉制品　D. 鱼、虾、蟹
   E. 豆制品
2. 关于皮肤病人的护理，以下不正确的是
   A. 忌食辣椒、酒等辛辣刺激性食物
   B. 瘙痒病人应避免搔抓
   C. 皮损处应用热水洗烫
   D. 皮肤干燥者，不用碱性大的肥皂
   E. 光敏感的人，应避免日光照射
3. 不能外用糊剂的部位是
   A. 面部　B. 头皮
   C. 皱褶部　D. 四肢
   E. 躯干
4. 换药前除去鳞屑、痂皮常用的药物是
   A. 液体石蜡　B.3% 硼酸
   C. 0.1% 雷夫奴尔溶液　D.3% 水扬酸
   E.5% 甲醛
5. 寻常脓疱疮最常见的致病菌是
   A. 溶血性链球菌　B. 金黄色葡萄球菌
   C. 绿脓杆菌　D. 大肠杆菌
   E. 表皮白色葡萄球菌
6. 大疱性脓疱疮的特征性表现是
   A. 瘙痒　B. 水疱及脓疱
   C. 无全身症状　D. 脓液沉积于疱下方呈半月形
   E. 红斑
7. 神经性皮炎病人护理中不正确的是
   A. 戒酒　B. 矿泉浴
   C. 避免日光照射　D. 用热水肥皂洗烫
   E. 瘙痒剧烈时服抗组胺药

实训指导

实训1　各种液体的性质和用途

外科病人经常需要通过补充（或限制）某些液体来维持人体的体液平衡。

【实训目的】

熟悉外科常用的各种液体的性质和用途。

【实训准备】

5% 葡萄糖溶液、10% 葡萄糖溶液、0.9% 氯化钠溶液、林格溶液（复方氯化钠）、10% 氯化钾、5% 碳酸氢钠、11.2% 乳酸钠、右旋糖酐、羟乙基淀粉，聚维酮、氧化聚明胶。

【操作流程及护理配合】

通过教师示教，学生分组讨论的方法进行实训。

一、讨论葡萄糖、各种晶体溶液，介绍其成分、性质和用途

（一）性质

分子小，在血管内存留时间短，对维持细胞内外水分的相对平衡意义重大，能有效纠正水电解质及酸碱平衡失调。

（二）各类葡萄糖、晶体溶液成分、性质和用途

(1) 5% 葡萄糖溶液：等渗溶液，含糖 50g，补充水分及热量，用于静脉给药的载体和稀释剂。

(2) 10% 葡萄糖溶液：等渗溶液，含糖 100g，补充水分及热量，用于静脉给药的载体和稀释剂。

(3) 0.9% 氯化钠溶液：即生理盐水，为等渗电解质溶液，钠离子和氯离子浓度均为 154mmol/L，用于补充水分及钠盐，维持体液容量和渗透压平衡。

(4) 复方氯化钠溶液：为等渗电解质溶液，钠离子浓度 147 mmol/L、钾离子 4 mmol/L、钙离子 2 mmol/L、氯离子浓度均为 157mmol/L，用于补充水分及多种电解质。

(5) 3% 氯化钠溶液：为高渗溶液，钠离子和氯离子浓度均为 510 mmol/L，用于纠正重度低渗性脱水。

(6) 10% 氯化钾：为高渗溶液，钾离子和氯离子浓度均为 1340 mmol/L，用于补充钾盐，防治低血钾。

(7) 5% 碳酸氢钠：为高渗碱性溶液，用于纠正代谢性酸中毒。

(8) 11.2% 乳酸钠：为高渗碱性溶液，用于纠正代谢性酸中毒。

(9) 乳酸钠林格溶液：又称平衡盐溶液，等渗，钠离子为 130 mmol/L，钾离子 4 mmol/L、

钙离子 2 mmol/L、乳酸根离子 27 mmol/L、氯离子浓度 111 mmol/L 用于扩充血容量。

(10) 碳酸氢钠等渗盐水：又称平衡盐溶液，等渗，钠离子为 153 mmol/L，碳酸氢根离子 50 mmol/L、氯离子浓度 103 mmol/L，用于扩充血容量。

二、讨论各种胶体溶液，介绍其成分、性质和用途

（一）性质

胶体溶液分子大，存留时间长，有效维持胶体渗透压，改善微循环，提高血压。

（二）各类胶体溶液成分、性质和用途

(1) 右旋糖酐：水溶性多糖高分子聚合物，有中分子和低分子右旋糖酐，中分子提高胶体渗透压，低分子 Dextran 40 除可以扩充血容量的作用外，还可以降低血液黏度，改善微循环，可用于失血、创伤、烧伤、中毒等引起的休克。

(2) 羟乙基淀粉：化学名称为聚（氧 -2- 羟乙基）淀粉 130/0.4：为无色略带黏性的澄明液体，显轻微的乳光，味咸。规格 500ml，含羟乙基淀粉 130/0.4：30g 与氯化钠 4.5g，用于治疗和预防血容量不足，急性等容血液稀释（ANH）。

(3) 蛋白类制品：5% 清蛋白和血浆蛋白可提高胶体渗透压，增加血容量等。

(4) 血浆：等渗钠离子浓度 142 mmol/L、钾离子 5 mmol/L、钙离子 2.5 mmol/L、镁离子 1 mmol/L、碳酸氢根离子 24 mmol/L、乳酸根离子 5 mmol/L、氯离子 103 mmol/L。

【实训评价】

1. 采用教师评价、小组互评与学生自评相结合。

2. 从学生实践主动性、操作技能、团队协作、沟通礼仪等方面进行综合评价。

【实训作业】

本次实践结束后，学生完成一份实践报告，总结静脉输液常用的各种液体的性质和用途。

实训 2　中心静脉压的测定、休克病人病情的观察与监测

中心静脉压（CVP）是指右心房及上、下腔静脉胸腔段的压力。它可判断病人血容量、心功能与血管张力的综合情况，有别于周围静脉压力。后者受静脉腔内瓣膜与其他机械因素的影响，故不能确切反映血容量与心功能等状况。

【实训目的】

(1) 了解：如何判断原因不明的急性循环衰竭的病人，鉴别是否存在血容量不足或心功能不全。

(2) 熟悉：大手术后或需大量补液时，如何监测血容量动态变化。

【实训准备】

1. 用物准备　中心静脉穿刺包，中心静脉测压管，一次性三通，预充式封管液，生理盐水 100ml，无菌手套，碘伏棉签，一次性输液器。

2. 操作者准备　着装整洁，洗手，剪指甲，戴口罩，帽子。

【操作流程及护理配合】

(1) 多媒体演示：多媒体演示围绕 CVP 的测定，休克病人病情的观察与检测，组织学生观看相关影像资料。

(2) 技能实训：在实训室，教师示教中心静脉穿刺，学生分组在模拟人上练习观测 CVP 的度数，监测血容量动态变化，以鉴别是否存在血容量不足或心功能不全。

【实训评价】

1. 采用教师评价、小组互评与学生自评相结合。

2. 从学生实践主动性、无菌观念、操作技能、团队协作、沟通礼仪等方面进行综合评价。

【注意事项】

1. 操作过程应严格执行无菌技术原则。

2. 测压时病人尽量避免深呼吸、咳嗽，避免应用呼吸机 PEEP。

3. 测压零点必须与右心房在同一水平，过高或过低均可影响测压数值。

4. 当液面下降较快时，中心静脉压可能为负值，此时应及时关闭三通接头，防止空气进入静脉导管。

5. 中心静脉压（CVP）正常值为 5 ～ 12cmH_2O，当 CVP>14cmH_2O 时，表明血容量相对过多或有心功能不全的可能，应减慢输液速度，并采取利尿等措施，当 CVP<5cmH_2O 时，提示血容量相对不足，需加快补液速度。

【实训作业】

本次实践结束后，学生完成一份实践报告，总结 CVP 的测定、休克病人病情的观察与监测的方法和注意事项要点，归纳实践体会。

实训 3　常用手术器械识别与传递

手术器械是指在临床手术中所使用的医疗器械，除常规手术器械外，还有一些专科用的器械。

【实训目的】

(1) 了解：手术室工作需要良好的心理素质、严格的无菌观念、严谨的工作作风。

(2) 熟悉：常用的手术器械及使用方法、传递配合。

【实训准备】

1. 操作者准备

(1) 衣帽整齐，仪表端庄、大方，姿势规范，态度严谨。

(2) 洗手，戴口罩。

2. 用物准备　常用手术器械：①切割类：手术刀、手术剪等；②夹持、钳制类：止血钳、组织钳、持针钳、布巾钳、海绵钳、胃钳、肠钳、有齿镊、无齿镊等；③牵拉器械：胸、腹腔牵开器和各种拉钩（“S”形拉钩、肌肉拉钩等）；④缝合类：圆针、三角针、缝线；⑤吸引器头。

【操作流程及护理配合】

操作步骤	要点说明	备注
1. 备齐用物，分类，摆放整齐	◆邀请一人合作（扮医生接器械）	
2. 手术刀（柄、刀片）	◆用持针器夹持刀片背侧缘，将刀片卡入刀柄槽，装上 名称、装卸 ◆用持针器夹持刀柄背侧尾端，轻轻上抬，推出刀片 作用和使用方法 ◆用于切割组织，传递 ◆持刀柄中段，刀锋向上，使术者接刀柄处	

续表

操作步骤	要点说明	备注
3. 手术剪（圆头、尖头、弯直剪）	名称、作用、使用方法 ◆线剪：术中剪线 ◆组织剪：剪开或分离组织传递 ◆手持手术剪远端，用柄轻击术者手掌，传递给术者 ◆弯剪：弯曲部向上，递给术者	
4. 止血钳（大小、弯直、有无钩等多种规格）	名称、作用、使用方法 ◆钳夹血管或出血点止血和钝性分离组织 ◆直血管钳用于皮下止血 ◆弯血管钳用于深部止血 ◆蚊式钳用于精细操作 ◆有钩钳用于钳夹较厚而易滑脱的组织传递 ◆手持尖端或轴部，用柄轻击术者手掌，传递给术者 ◆弯钳：弯曲部向上，递给术者	
5. 组织钳（鼠齿钳）	名称、作用、使用方法 ◆夹持组织以便牵引	
6. 布巾钳	名称、作用、使用方法 ◆用于固定手术野的无菌单类，或肋骨牵引用传递 ◆ 4 个可一并传递	
7. 海绵钳（卵圆钳）（弯直、有无纹）	名称、作用、使用方法 ◆有齿纹者夹持敷料，作皮肤消毒 ◆无齿纹者夹持及牵引脏器	
8. 肠钳	◆夹持肠管	
9. 胃钳	◆夹持胃组织	
10. 持针钳	名称、作用、使用方法 ◆夹持缝针 ◆夹持缝针的中、后 1/3 交界处，穿线	
11. 缝针（圆针、三角针）	◆缝合组织 名称、作用、使用方法 ◆圆针对组织损伤小，用于缝合肌肉、脏器、血管、神经等软组织 ◆三角针带有三角刃，用于缝合皮肤、肌腱、软骨等坚韧组织传递 ◆左手托缝线，右手握持针钳轴部，针锋向上，传递给术者	
12. 手术镊（组织镊）（有齿，无齿，大、中、小）	名称、作用、使用方法 ◆夹持、提出组织 ◆有齿镊：夹持皮肤、筋膜、肌腱等坚韧组织 ◆无齿镊：夹持肠管、血管等较脆弱组织 ◆大、中号夹持深部组织	
13. 拉钩（牵开器）	名称、作用、使用方法 ◆用于牵开组织、显露深部手术区 ◆直角拉钩用于牵开腹壁 ◆ “S”形拉钩用于牵引腹腔脏器 ◆自动牵开器用于显露胸腹腔	
14. 吸引器头	名称、作用、使用方法 ◆用于吸除手术野的积血、积液和空腔脏器切开时漏出的内容物等	
15. 整理器械、归类		

【注意事项】

1. 任何器械的传递都要将柄传递给术者。

2. 用器械柄轻击术者手掌。

3. 注意无菌操作，勿离台面过高，不高于肩，不低于腰平面，切忌在背后传递。

4. 钳类的用法右手拇指、环指分别穿两环，示指把持关节处固定，中指辅助。

【实训评价】

1. 让学生展示练习的操作。

2. 抽查学生对器械的识别、传递。

【实训作业】

本次实践结束后，学生完成一份实践报告；总结常用的手术器械及使用方法、传递配合要点，归纳实践体会。

实训4　手术人员无菌准备

正确的无菌技术是确保术后无感染，手术成功的重要环节。

【实训目的】

(1) 了解：手术人员应具有高度健康的体质、健全的人格、良好的心理素质和较好的医护团队合作能力。

(2) 熟悉：熟练掌握手术人员无菌准备的操作原则。

(3) 掌握：术前外科手消毒、穿无菌手术衣、戴无菌手套的方法。

【实训准备】

1. 用物准备　肥皂、消毒肥皂液、无菌毛刷、无菌小毛巾、皮肤消毒液、无菌手套、无菌手术衣、无菌持物钳及污物桶。

2. 操作者准备　更换洗手衣裤、拖鞋，戴一次性无菌帽子和口罩。口罩必须遮住口鼻，帽子完全遮住头发。上衣束于裤子内。摘去佩戴的项链、戒指等饰物，指甲修剪，除去甲缘下积垢。

【操作流程及护理配合】

操作流程	操作要点
职业规范	(1) 着装整洁、规范、符合要求
	(2) 环境准备符合要求
	(3) 用物齐全、放置合理
外科洗手	(1) 将双手及双臂部用肥皂及清水按普通洗手法清洗一遍
	(2) 用无菌毛刷沾取肥皂液，按顺序刷洗双手臂
	(3) 清水冲洗，保持双手指向上，双肘向下
	(4) 取无菌小毛巾，擦干双手，用旋转法擦干手臂
	(5) 涂抹消毒液，双手用六步洗手法，双臂用交叉法
	(6) 双手拱状放于胸前

续表

操作流程	操作要点
穿手术衣（对开式手术衣）	⑴ 手臂消毒后，从已打开的无菌衣包内取出无菌手术衣一件
	⑵ 双手提起衣领两端，认清手术衣无菌面，抖开手术衣，反面朝向自己
	⑶ 将手术衣向空中轻掷，两手臂顺势对准袖口插入袖内，并向前平举伸直
	⑷ 由助手在身后协助提拉衣领内侧，并系好背部衣带，穿衣者将手向前伸出衣袖
	⑸ 上身略向前倾使腰带悬空，两手交叉提起腰带中段，将手术衣带递与助手；助手从背后系好腰带
	⑹ 穿好手术衣后，双手呈拱手姿势，举在胸前无菌区
戴手套（传统式）	⑴ 穿好手术衣后，助手协助打开手套包，一手持手套翻折部将手套取出
	⑵ 对好手套使双侧拇指对向前方并靠拢，一手提起手套，另一手插入相应的手套内
	⑶ 戴好手套的手指插入另一手的手套套口翻折内，协助另一手插入手套内
	⑷ 双手交替将手套套口翻折部向上翻折并包盖于手术衣袖口上
	⑸ 双手合拢举在胸前无菌区
护理评价	⑴ 无菌观念强，操作符合无菌原则
	⑵ 操作熟练，动作流畅
	⑶ 能正确叙述操作中的注意事项

【实训评价】

1. 采用教师评价、小组互评与学生自评相结合。
2. 从学生实践主动性、无菌观念、操作技能、团队协作、沟通礼仪等方面进行综合评价。
3. 无菌操作原则、操作正确与熟练程度、团队协作是本次实践评价的重点内容。

【注意事项】

（一）外科洗手

1. 同一遍刷洗中不可上下来回刷。
2. 注意指缝及皮肤皱褶处刷洗，刷洗时要用力。
3. 冲洗时指尖朝上，肘朝下，避免臂部的水流向手部，造成污染。
4. 泡手毕，手取出乙醇桶时不可触及桶边，然后保持拱手姿势，双手不得下垂，不能接触未经消毒的物品。
5. 刷手中已刷部位一旦被污染，应重刷。
6. 擦过肘部的毛巾不可再擦手部，以免污染。
7. 紧急情况下可用碘伏涂抹手及前臂。先戴手套，后穿手术衣，袖口压在手套外面，然后再戴一副手套。

（二）穿无菌手术衣

1. 手术衣潮湿、破损必须更换。
2. 紧急洗手时先戴手套后穿手术衣，袖口压在手套外，再戴一副手套。
3. 手术衣穿好后，肩以上、背部、腰以下均视为污染区不可接触。

【实训作业】

本次实践结束后，学生完成一份实践报告；总结术前外科手消毒、穿无菌手术衣、戴无菌手套的方法要点，归纳实践体会。

实训5 常用手术体位的安置

保证患者的安全与舒适和手术的顺利操作，便于麻醉及监测。

【实训目的】

掌握常用手术体位的安置。

【实训准备】

1. 操作者准备 更换手术室衣、帽、鞋，洗手，戴口罩。

2. 用物准备 多功能手术床（有麻醉架、托手架、支腿架、挡板等）、各种规格的约束带、垫枕等。

3. 患者准备 向患者解释操作目的，使患者有信赖感、安全感，愿意配合。

4. 环境准备 手术室内温度20～25℃，相对湿度50%～60%。

【操作流程及护理配合】

操作步骤	要点说明	备注
1. 接患者于手术室，核对、解释	◆仔细核对患者的姓名、手术名称和手术部位，并进行解释	
2. 将患者平置于手术床上，根据需要脱衣、戴帽		
3. 根据手术要求摆放体位		
●仰卧位（颈部、乳房、腹部等手术）	◆适用于从人体前面路径施行的手术	
手术台平置，患者仰卧，头下垫薄枕	◆全身肌肉自然松弛、呼吸道通畅	
手臂外展平放于托手板上，掌心向上，用约束带固定前臂于托手板上	◆如有静脉输液，须妥善固定，上臂外展不可大于90°	
脊柱腰曲、膝部各垫一软枕	◆使膝部放松，腹肌松弛	
足跟部用软垫保护	◆减轻局部受压	
膝部用宽约束带固定于手术床上		
	◆颈部手术：手术台上部抬高15°～20°，颈部、肩后加软垫，使头部后仰，颈部过伸，头两侧用软垫固定，上臂用中单包裹固定于体侧，掌心向下	
	◆肝、胆、脾手术：摇高腰桥，使季肋部突起	
	◆乳腺手术：术侧靠近台边，肩胛下垫软枕，上臂外展，固定于壁托；对侧手臂固定于体侧	
	◆适用于从人体侧方施行的手术	
●侧卧位（肺、肾、胸腹联合手术等）		
⑴ 全侧卧位（胸部、肾部手术）		
侧卧90°，术侧向上，肾部手术手术台腰桥对准患者第11、12肋	◆先移患者于手术床一侧，再侧卧	
头下垫头圈，腰下、肋下各垫一软枕，上腿屈曲，下腿伸直，两下肢接触处置一软枕	◆摇高腰桥使凹陷的腰区变平坦；上腿伸直，下腿屈曲，使肾区转平；头部垫头圈防止耳朵受压	

续表

操作步骤	要点说明	备注
下侧手臂固定于托板上，上侧手臂固定于支架上	◆防止下侧手臂的血液循环和神经受压	
背、胸部置软垫后用挡板固定，宽约束带固定髋部、膝部		
手术台头、尾部摇低，使腰部抬高		
(2) 半侧卧位（胸腹联合手术）侧卧呈 30°～50°，术侧向上肩、背、腰、臀部各放一软枕并用挡板固定	◆以维持全侧卧位	
术侧上肢固定于托手架上 宽约束带固定膝部		
●半坐卧位（鼻部手术、扁桃体切除等）		
手术床头端抬高 80°，床尾摇低 45°，整个手术床后仰 15°		
双腿屈曲，头与躯干靠于手术台上	◆主要用于背部路径的手术	
双手用中单固定于体侧		
●俯卧位（脊柱、背部手术）	◆使腹悬空，以免影响呼吸	
俯卧，头偏向一侧，头下垫头圈，双手稍屈曲，置于头旁	◆适用于会阴、尿道、肛门部手术	
胸部、耻骨、两侧髋下垫软枕膝部宽约束带固定		
●截石位（会阴部、尿道和肛门部手术）	◆根据患者调整高度，固定牢固，防止下滑	
患者仰卧，臀部位于手术床中段摇折处	◆防止血管、神经受压	
装两侧支腿架于手术床上		
两腿穿袜套，分别置于两侧支腿架上 腘窝部垫软枕 约束带固定于小腿处		
4. 调整角度	◆根据手术的特殊要求，将多功能手术床摇到合适角度；固定	

【注意事项及手术体位安置的基本原则】

1. 患者上手术台后首先要安定情绪，说明保持一定体位的目的，取得合作。
2. 充分暴露手术区域，避免不必要的裸露。
3. 患者肢体和托垫必须摆放平稳，不能悬空，上臂外展不可超过 90°。
4. 维持正常呼吸功能，避免挤压胸部、颈部。
5. 维持正常的循环功能，避免因挤压或约束带过紧、过窄影响血液循环。
6. 避免压迫神经、肌肉。

【实训评价】

1. 手术野暴露充分。
2. 患者体位舒适，肢体固定牢靠、安全。
3. 肌肉、神经无受压，血液循环良好，呼吸通畅。

【实训作业】

本次实践结束后，学生完成一份实践报告；总结常用手术体位的安置方法和注意事项要点，归纳实践体会。

实训6 手术区皮肤准备

手术区皮肤准备是预防切口感染的重要环节，包括剃除毛发、清洁手术区皮肤。择期手术患者，当医生开出手术医嘱后，护士应在手术前为患者进行手术区皮肤准备，时间应越接近手术时间越好，若皮肤准备时间已超过24h，应重新准备。急症手术患者，应立即备皮。一般患者，在换药室内备皮；卧床患者，用屏风遮挡后，在病室床上备皮。

【实训目的】

清除皮肤上的污垢、毛发，利于消毒，预防术后切口感染。

【术前评估】

1. 患者的病情和手术部位。

2. 皮肤准备范围，有无感染或皮肤病。

3. 患者的心理状态，对术前准备相关知识了解及配合程度。

【实训准备】

1. 护士准备

(1) 衣帽整齐，仪表端庄，姿势规范，展示出护士良好的职业风采。

(2) 洗手，戴口罩。

2. 用物准备　一次性备皮包内或治疗盘内放：安全剃刀、治疗巾、弯盘、换药碗（200ml 肥皂液或 0.5% 碘伏）、软毛刷；治疗盘外放：纱布、绷带、棉签、75% 乙醇溶液、汽油、手电筒、脸盆（盛温水）、毛巾等。

3. 患者准备　向患者及家属解释备皮的目的和注意事项，使患者愿意合作、有安全感。

4. 环境准备　将患者移至换药室，关闭门窗，调节室温，遮挡患者。若需在病房备皮，用屏风遮挡。环境清洁，空气清新，光线充足。

【操作流程及护理配合】

操作步骤	要点说明	备注
1. 核对（备齐用物推至床旁，核对、解释）	◆确认患者，取得合作	
2. 关门窗、遮挡屏风，暴露备皮部位	◆注意保暖、照明	
3. 铺巾	◆保护床单位	
4. 剃除毛发	◆用软毛刷蘸取肥皂液涂局部皮肤 ◆一手持纱布（或手套）绷紧皮肤，另一手持安全剃刀剃毛 ◆刀架与皮肤呈 45°，从左到右、从上到下剃去毛发	
5. 清洁皮肤	◆用温热毛巾擦净皮肤 ◆脐孔用松节油棉签清除污垢后，再用乙醇擦净	
6. 检查	◆用手电筒照射，在水平视线上，是否剃净，皮肤有无刮伤	
7. 整理	◆取出治疗巾，整理患者衣服和床单位，帮助患者取舒适卧位	
8. 清理用物		
9. 洗手、记录		

【注意事项】

1. 备皮应按顺序，自上而下，避免出现盲区。并应顺行剃除毛发，用力均匀，动作轻柔，以免损伤毛囊。

2. 随时清除刀内毛发，以免影响刀片锐利。

3. 备皮范围原则是以手术切口为中心，周围 20cm 范围内的皮肤都应进行清洁处理。

4. 特殊部位的备皮要求

(1) 颅脑手术：术前 3 天剪短头发，每日洗头一次（急症例外）。术前 2h 剃净头部及项部毛发，保留眉毛，剃后洗净，戴一次性帽子。

(2) 颜面部手术：尽量保留眉毛，多洗面部。

(3) 骨、关节、肌腱手术：术前 3 天开始准备皮肤；术前 3 天、2 天每日用肥皂液洗净，75% 乙醇消毒，无菌巾包扎；术前一天剃净毛、擦净，75% 乙醇消毒，无菌巾包扎；手术日晨再次消毒包扎。

(4) 阴囊、阴茎部手术：入院后每日用温水坐浴，肥皂液洗净，术前一天剃毛。手术日晨再次清洁。

(5) 小儿手术：一般不剃毛，只做清洁处理。

【实训评价】

1. 采用教师评价、小组互评与学生自评相结合。

2. 从学生实践主动性、无菌观念、操作技能、团队协作、沟通礼仪等方面进行综合评价。

3. 患者及家属了解术前备皮目的，愿意配合，有安全感。

4. 备皮区域毛发剃净、清洁，无刮伤。

【实训作业】

本次实践结束后，学生完成一份实践报告，总结备皮的方法和注意事项要点，归纳实践体会。

实训 7　换药（拆线）技术

换药也称更换敷料，是为患者更换伤口敷料，保持伤口清洁，预防、控制伤口感染，促进伤口愈合。

【实训目的】

1. 观察伤口变化，了解伤口愈合情况。

2. 清洁伤口分泌物、除去坏死组织，促进伤口愈合。

3. 保持引流通畅，控制感染。

【术前评估】

1. 核对医嘱　核对患者姓名、床号、手术部位及伤口情况。

2. 患者的评估

(1) 全身情况：病情、手术种类，术后恢复情况，是否可以下床活动。

(2) 局部情况：伤口敷料是否干燥，有无渗血、渗液，伤口大小、深度、有无引流物。

(3) 心理状态及认知情况：有无紧张、焦虑、恐惧感，理解能力与合作程度，是否了解换药的作用。

3. 环境评估　清洁、干燥、明亮，符合换药条件。

4. 护士自我评估　了解患者病情，熟悉换药操作的基本要求。

【实训准备】

1. 护士准备

(1) 衣帽整齐，仪表端庄，姿势规范，展示出护士良好的职业风采。

(2) 安排换药顺序：应先换无菌伤口，次换污染伤口，最后换感染伤口。传染性伤口应有专人负责换药并尽量使用一次性物品。

(3) 洗手，戴口罩。

2. 用物准备　无菌换药包内备：有齿镊 2 把，治疗碗 1 个、无菌持物钳 1 把、弯盘 2 个、纱布、0.5% 碘伏棉球数个，装于治疗缸内；每人每次一巾；有的伤口还需准备引流物、探针等。另备胶布、剪刀、棉签、手套等。

3. 患者准备　向患者家属解释换药的目的和注意事项，使患者愿意合作、有安全感。将患者移至换药室，关闭门窗，调节室温，遮挡患者，如需在病房换药，需用屏风遮档。

4. 环境准备　换药前半小时内不可铺床及打扫。

【操作流程及护理配合】

操作步骤	要点说明	备注
1. 核对医嘱，准备并检查用物		
2. 核对患者，告知目的，评估并指导患者		
3. 协助患者取舒适体位，必要时遮挡患者		
4. 洗手，戴口罩		
5. 铺治疗巾于伤口下，放弯盘		
6. 检查并按要求打开换药包，取消毒棉球		
7. 换药操作程序		
第一步：揭去伤口污染敷料，戴手套	◆用手揭开绷带和外层敷料，用镊子取下内层敷料（方向与伤口纵轴平行），若敷料粘连，用生理盐水棉球或纱布湿润后再取下	
第二步：清洁创口，更换引流物	◆双手持镊：一镊子接触伤口（污染），一镊子传递无菌物品（无菌），无菌镊高于污染镊，两镊不可相碰	
(1) 评估伤口	◆有无渗血、渗液、红肿	
(2) 用消毒棉球消毒伤口周围的皮肤 5cm 以上，2 ～ 3 遍	◆无菌伤口由内向外，感染伤口由外向内 ◆勿使消毒液流入伤口 ◆拭净分泌物、脓液，清除坏死组织、痂皮，探查伤口等 ◆有引流者	
(3) 用生理盐水棉球沾拭、处理创面 (4) 更换引流物	◆接触伤口的敷料完整面朝下，外层敷料完整面朝外，敷料摆放方向与伤口方向一致	
第三步：覆盖无菌敷料 4 ～ 8 层，脱手套，固定，手消毒	◆胶布粘贴方向应与肢体或躯干长轴垂直，不可环绕肢体，胶布接触皮肤的长度不可超过敷料边缘 5 ～ 6 cm，胶布不易固定时可用绷带包扎	
8. 协助患者取舒适体位，整理床单位		
9. 整理用物	◆敷料：倒入套黄色垃圾袋的污物桶 ◆刀、剪：消毒液浸泡 1h →清洗→擦干→消毒液浸泡 2h，备用 ◆镊子、弯盘、换药碗：消毒液浸泡 1h →洗净，擦干，打包→高压蒸汽灭菌	
10. 洗手，记录		

【注意事项】

1. 严格执行无菌操作原则，换药所用的镊子，一把接触伤口，一把夹取、传递无菌物品，应严格分开，不可混用，操作时无菌镊在上，接触伤口镊在下，不可相碰。

2. 包扎伤口时注意松紧度适宜，从远端到近端，促进静脉回流，保持良好的血液循环。

3. 特殊感染伤口必须做好隔离，传染性伤口的换药器械、敷料应专用并尽量使用一次性治疗巾。

4. 拆线者，换药操作程序第二步为：0.5% 碘伏棉球消毒伤口周围皮肤两遍，用无齿镊夹起缝线结，使埋入皮肤内的缝线露出少许，以剪刀尖贴近皮肤剪断缝线，向切口方向拉出线头（勿向相反方向，以免切口裂开），再用 0.5% 碘伏棉球消毒切口两遍。盖好敷料，固定。

【评价】

1. 沟通流畅。

2. 无菌观念强。

3. 动作轻巧、熟练，顺序清晰，患者舒适。

实训 8　脑室引流护理技术

脑室引流是经颅骨穿孔行脑室穿刺后或在开颅手术中，将带有数个侧孔的引流管前端置于脑室内，末端外接于一脑室引流瓶，将脑脊液或血液引流出体外的一项技术，是神经外科常用的急救手段，尤其是颅内高压患者。

【实训目的】

(1) 保持引流通畅，防止逆行感染。

(2) 脑室内手术后，引流血性脑脊液，减少脑膜刺激征及蛛网膜粘连。

(3) 观察脑室引流液的颜色、性状、量。

【操作前评估】

1. 患者的病情、生命体征。

2. 患者有无头痛等主观感受。

【实训准备】

1. 护士准备

(1) 衣帽整齐，仪表端庄，姿势规范。

(2) 洗手，戴口罩。

(3) 理解脑室引流的原理、目的，掌握操作程序及技能。

2. 用物准备　治疗盘内置：治疗碗、无菌纱布、镊子、止血钳；治疗盘外置：弯盘、治疗巾、引流袋、0.5% 碘伏消毒液、棉签、手套、量杯。

3. 患者准备

(1) 解释：向患者讲解脑室引流的目的、注意事项、配合方法。

(2) 协助患者取舒适卧位。

4. 环境准备　光线适宜、整洁、安静，温、湿度适宜。

【操作流程及护理配合】

操作步骤	要点说明	备注
1. 备齐用物，携至床旁，核对患者床号和姓名并解释	◆确认患者，取得合作	
2. 检查引流情况，手消毒	◆检查引流管有无移位、脱落、扭曲，引流是否通畅	
3. 协助患者取合适体位		
4. 铺治疗巾，放弯盘，戴手套	◆在头部更换引流管连接处垫治疗巾	
5. 分离原引流袋接头	◆用止血钳夹闭近侧端引流管	
6. 消毒引流管接口，连接新引流袋接口	◆检查连接是否牢固，不可漏气	
7. 松开止血钳	◆观察引流是否通畅、患者的反应	
8. 撤去治疗巾，脱手套	◆将原引流袋放入医疗垃圾袋	
9. 妥善固定引流管	◆保持引流管开口高于侧脑室 15 ～ 20 cm	
10. 观察引流液的量、颜色和性状，手消毒	◆正常脑脊液无色透明、无沉淀，一般每日引流量不宜超过 500ml	
11. 协助患者取正确舒适卧位，整理床单位		
12. 整理用物	◆按规范处理医疗垃圾	
13. 洗手，记录	◆规范洗手后，记录引流液性状及引流量、患者反应	

【注意事项】

1. 引流早期注意引流速度，防止引流过快。
2. 搬动患者时先夹闭引流管，待患者安置稳定后再打开引流管。
3. 帮助患者翻身时，避免引流管牵拉、滑脱、扭曲、受压。
4. 患者出现精神症状、意识障碍时，应当适当约束。
5. 患者发生引流不畅时，应告知医生。

【健康教育】

1. 向患者解释并指导取合适卧位的意义及重要性。
2. 告诉患者不能随意移动引流袋位置。
3. 保持伤口敷料清洁，不可抓挠伤口。

【实训评价】

开展学生互评、自我评价和教师评价，激发学生的学习主动性。

1. 严格遵守无菌原则，操作过程中引流装置未受污染。
2. 患者配合，有安全感。
3. 操作熟练，动作轻柔，引流通畅，无不良反应。
4. 患者了解脑室引流的相关知识。

【实训作业】

本次实践结束后，学生完成一份实践报告，总结脑室引流护理的方法和注意事项，归纳实践体会。

实训 9　甲状腺功能亢进症病人的护理

甲状腺功能亢进症，是由于甲状腺合成释放过多的甲状腺激素，造成机体代谢亢进和交感神经兴奋，引起心悸、出汗、进食和便次增多和体重减少的病症。多数患者还常常同时有突眼、眼睑水肿、视力减退等症状。

案例设计

病人，女，35 岁。甲状腺肿大 2 年，近半年来性情急躁，心悸，怕热、多汗，食欲亢进，明显消瘦，伴有突眼。

体检：甲状腺弥漫性肿大，质地柔软，随吞咽上下移动，腺体上极可闻及血管杂音。P 116 次 / 分，BP 130/80mn/Hg，双手震颤。诊断为原发性甲亢，拟行甲状腺大部切除术。

讨论：

1. 该病人的基础代谢率是多少？甲亢程度如何？
2. 根据病例提供的护理评估资料，写出该病人手术前主要的护理诊断及问题。
3. 手术前碘剂准备的目的是什么？应如何准备？

【实训目的】

(1) 了解：术后并发症的观察和护理。

(2) 熟悉：学会对甲状腺功能亢进病人基础代谢率（BMR）测定及程度的评估。

(3) 掌握：学会对甲状腺功能亢进病人进行术前护理评估，根据护理评估，能够提出主要护理诊断，并拟定护理措施。掌握术前碘剂准备的方法。

【实训准备】

1. 用物准备　血压计、听诊器、计时器等。
2. 操作者准备　着装整洁，剪指甲、洗手，戴口罩。

【操作流程及护理配合】

(1) 临床见习：在带教老师指导下，依据护理程序对病人进行观察、沟通及必要的体检，记录评估要点，进一步熟悉已实施的护理过程及具体方法。了解护理环境，感受职业道德及索质要求，树立救死扶伤的职业理念。针对护理评估的结果，进行资料整理、分析，提出护理诊断及合作性问题，拟定护理计划。

(2) 多媒体演示：多媒体演示围绕甲状腺功能亢进的病人的身体状况及护理，术后并发症的观察和护理，组织学生观看相关影像资料。

(3) 技能实训：在实训室，同学之间进行基础代谢率的测定，计算得出结果，操作中应强调基础代谢率测定的注意事项。

(4) 案例分析：启发学生独立思考，提高评判能力和理论指导实践的运用能力。

【实训评价】

1. 采用教师评价、小组互评与学生自评相结合。
2. 从学生实践主动性、无菌观念、操作技能、团队协作、沟通礼仪等方面进行综合评价。

【注意事项】

了解基础代谢率的影响因素：①年龄与性别：女性的基础代谢率略低于男性；②环境温度与气候：环境温度对基础代谢有明显影响，在舒适环境（20 ～ 25℃）中，代谢最低；③甲状腺素的增多即可引起基础代谢率的升高；④影响人体基础代谢率的还有药物及交感神经活动等。

【实训作业】

本次实践结束后，学生完成一份实践报告，总结甲状腺功能亢进患者的护理的方法和注意事项要点，归纳实践体会。

实训 10　乳房自我检查

乳腺增生、乳腺纤维瘤、乳腺癌等这些疾病都严重影响着女性的健康。近年来，我国城市女性乳腺癌的发病呈明显上升趋势，如何能够做到尽早发现、尽早治疗是很多女性朋友迫切需要知道的。那么，乳房自检是发现疾病的主要方法，护士应首先学会，并能对女性进行健康指导。

【实训目的】

学会乳房自我检查的方法。

【实训准备】

1. 用物准备　乳房检查模型、穿衣镜等。

2. 操作者准备　着紧身衣，戴好乳房模型。剪指甲、洗手。

【操作流程及护理配合】

乳房自我检查第一步：视诊。

首先，站在镜前，裸露上身，双臂垂于两侧，观察自己乳房的外形。熟知自己正常乳房的外观很重要，一旦有什么异常，就可以察觉出来。不过，一侧乳房比另一侧稍大，并非不正常现象。接着，将双臂举过头顶，转动身体，察看乳房的形态是否有变化。然后，双手叉腰向右向左慢慢旋转身体，察看乳头及乳房是否有凹陷、红肿或皮肤损害。最后，将双手掌撑在臀部，并使劲向下压，同时转动身体，这样会使乳房的轮廓显得清晰。注意观察乳房的形态有无异常变化，如发现异常变化，需要与另一侧进行比较，察看双侧乳房是否对称。如果不对称，则要提高警惕，及时就医。

乳房自我检查第二步：触诊。

立位或坐位检查。

首先，将左手举起放在头后，再用右手检查左侧乳房。乳房检查的正确范围：上到锁骨下，下至第六肋，外侧达腋前线，内侧近胸骨旁。检查的正确手法：三个手指并拢，触摸乳房的次序由乳房的外上、外下、内下、内上区域，最后是乳房中间的乳头及乳晕区，由于乳房的外上部分可延伸至腋下，检查时不能忽略了乳房的角状突出部分。检查时手指不能脱离皮肤，用力要均匀，掌握力度为以手指能触压到肋骨为宜。此法被称为指压循环按摩法。检查完左侧乳房后，将您的右手举起放在头后，用左手检查右侧乳房，检查方法同上。

卧位检查。

身体平躺在床上，肩下垫只小枕头或折叠后的毛巾，使整个乳房平坦于胸壁，以便于检查乳房内有无异常肿块。由于坐位或立位时乳房下垂，特别是体型较胖的女性，容易漏检位于乳房下半部的肿块，所以卧位检查同样是十分必要的。检查的范围和手法同坐位或立位检查相同。

乳房自我检查第三步：按压。

在检查完整个乳房后，用示指、中指和拇指轻轻地提起乳头并挤压一下，仔细查看有无分泌物。如果发现有分泌物，则应去医院做进一步检查。

最后，检查腋窝上、下、前、后和正中部位有无增大的结节。

【实训评价】

采用教师评价、小组互评与学生自评相结合。

【注意事项】

1. 触诊宜在月经期后 7 ～ 10 天进行，以免经前乳腺增生影响检查效果，月经不规则者和已绝经的女性每月应固定一个时间进行检查。

2. 采用手指掌面而不是指尖作触诊，勿用手指抓捏乳房组织，否则会将捏到的腺组织误认为肿块，同时切忌重按乳房。

【实训作业】

本次实践结束后，学生完成一份实践报告，总结乳腺癌患者的护理的方法和注意事项要点，乳房自我检查方法，归纳实践体会。

实训 11　胸腔闭式引流护理

胸腔闭式引流是将引流管一端放入胸腔内，而另一端接入比其位置更低的水封瓶，以便排出气体或收集胸腔内的液体，使得肺组织重新张开而恢复功能。作为一种治疗手段广泛地应用于血胸、气胸、脓胸的引流及开胸术后，对于疾病的治疗起着十分重要的作用。

【实训目的】

(1) 了解：具有良好的人文精神和护患交流能力，关爱病人，减轻病人痛苦，维护健康。

(2) 熟练掌握胸腔闭式引流病人的护理措施。

【实训准备】

1. 用物准备　治疗车、治疗盘、治疗巾、消毒水封瓶、换药碗（内装无齿镊二把，碘伏棉球，纱布一块）、血管钳二把，外用生理盐水，胶布、别针、弯盘、无菌手套等。

2. 操作者准备　着装整洁，剪指甲、洗手，戴口罩。

【操作流程及护理配合】

操作流程	操作要点
职业规范	符合护士执业规范要求
评估	(1) 护士洗手，核对，解释
	(2) 患者病情、呼吸状态
	(3) 患者胸腔引流情况
	(4) 患者心理状态及合作程度
操作前准备	(1) 护士：洗手、戴口罩
	(2) 用物：检查备齐用物，放置合理
	(3) 环境：整洁、安全
	(4) 患者：理解并配合操作
操作	(1) 携用物至患者床前
	(2) 核对，解释
	(3) 协助患者取舒适卧位，引流管侧靠近床边
	(4) 打开无菌胸腔引流瓶，倒入生理盐水，使长玻璃管埋于水下 3 ～ 4cm，在水平线上注明日期和水量
	(5) 铺垫巾，用两把止血钳双重夹闭胸腔闭式引流管，戴清洁手套
	(6) 松开引流管连接处，消毒、连接更换水封瓶，将引流瓶放于安全处，保持引流瓶低于胸腔 60 ～ 100cm（如有负压吸引，连接负压吸引管）

续表

操作流程	操作要点
操作	(7) 松开血管钳，观察引流瓶中长玻璃管水柱波动情况，检查引流管是否通畅，妥善固定
	(8) 密切观察患者的反应及引流液性状
	(9) 协助患者取舒适卧位，整理床单位
指导	正确指导患者
处置	用物、生活垃圾及医疗废弃物分类正确处置
洗手	流动水洗手
观察记录	观察引流液的量、颜色、性质及患者的反应并记录
评价	(1) 操作规范、熟练、管道固定稳妥，连接正确
	(2) 符合无菌技术、标准预防原则
	(3) 体现人文关怀
	(4) 患者 / 家属知晓告知事项

【指导内容】

1. 嘱患者不要拔出引流管及保持密闭状态，引流瓶低于胸腔。

2. 每隔 2 ～ 3h 做深呼吸锻炼 8 ～ 10 次，促进肺膨胀，将多余的气体、液体排出。

【注意事项】

1. 术后患者若血压平稳，应取半卧位以利引流。

2. 水封瓶应低于胸部以下，不可倒转，维持引流系统密闭，接头牢固固定。

3. 保持引流管长度适宜，翻身活动时防止受压、打折、扭曲、脱出。

4. 保持引流管通畅，注意观察引流液的量、颜色、性质，并做好记录。若引流液量增多，及时通知医师。

5. 更换引流瓶时，应用止血钳夹闭引流管防止空气进入。注意保持引流管与引流瓶连接的牢固紧密，切勿漏气。操作时严格无菌操作。

6. 搬动患者时，要注意保持引流瓶低于胸膜腔。

7. 如接负压吸引时，注意压力不得过高。

8. 拔除引流管后 24h 内要密切观察患者有无胸闷、憋气、呼吸困难、气胸、皮下气肿等。观察局部有无渗血、渗液，如有变化，要及时报告医师处理。

【实训作业】

病人，男，65 岁。有肺气肿病史多年。昨夜用力排便后出现右侧胸痛，出现进行性加重的呼吸困难，发绀，冒冷汗。护理体检：气管向左侧移位，右侧胸廓饱满，叩诊呈鼓音，呼吸音消失，胸部有皮下气肿。诊断为自发性气胸。立即采用胸腔闭式引流治疗。

问题：

①该病人呼吸困难、发绀的主要原因是？

②讨论病人目前存在及潜在的护理问题有哪些？

③需采取主要的护理措施？

实训12　胃肠减压术护理

胃肠减压术是腹部外科常用的护理操作技术，其目的是引流胃内积液及胃肠道内积气，减轻腹胀及缝合口张力，利于伤口的愈合。

【实训目的】

(1) 熟悉：具有良好的人文精神和护患交流能力，关爱病人，减轻病人痛苦，维护健康。

(2) 掌握：胃肠减压的操作方法。

【实训准备】

1. 用物准备　托盘内盛：弯盘、纱布、棉签、冷开水、75%乙醇、别针、胶布、治疗巾、血管钳、引流袋或瓶、量杯、手套、注射器(60ml)、消毒片、纸笔。

2. 操作者准备　着装整洁，剪指甲、洗手，戴口罩。

【操作流程及护理配合】

操作流程	操作要点
职业规范	仪表、着装符合规范要求
评估	(1) 核对，解释
	(2) 患者的病情及伤口情况
操作前准备	(1) 抄写核对医嘱
	(2) 擦治疗盘、治疗台、治疗车
	(3) 洗手、戴口罩
	(4) 备齐用物
	(5) 检查负压装置完整性
患者准备	(1) 再次核对
	(2) 环境准备，保护患者隐私，平卧位
	(3) 夹管
	(4) 铺治疗巾，放置弯盘
	(5) 撕旧胶布
	(6) 手必须扶持胃管，防止脱出
	(7) 擦胶布痕迹
	(8) 清洁鼻孔
	(9) 贴胶布
更换过程	(1) 戴手套，更换引流装置
	(2) 调节负压
	(3) 放松血管钳，观察引流是否通畅
	(4) 妥善固定引流管，长度合适，无扭曲
	(5) 协助患者取舒适体位
	(6) 整理床单位，处理用物，再次核对

续表

操作流程	操作要点
操作后处理	(1) 观察、测定胃液颜色、质、量，并记录
	(2) 胃液、引流袋等用物：按消毒隔离规范处理
	(3) 洗手、脱口罩
	(4) 正确记录
熟练程度	(1) 动作轻巧、稳当、准确
	(2) 顺序清晰，时间为 10 ～ 15min
口述	(1) 简述胃肠减压护理或拔管指征
	(2) 简述拔管方法或胃肠减压作用

【注意事项】

1. 根据病情、年龄选择合适的胃管，有食管静脉曲张或食管梗阻的患者不宜插胃管。

2. 如插胃管的过程中发生咳嗽、呼吸困难、发绀等现象应立即拔出，休息片刻后再重新插入。

3. 使用胃肠减压器之前必须检查其完整性、有无漏气。使用过程中需保持负压吸引状态和保持胃管的通畅。

4. 注意胃肠减压引流物的色、质、量及腹部症状、体征，若有异常立即通知医生。

5. 胃肠减压期间，注意口腔卫生，每日做好口腔护理。

【实训评价】

采用教师评价、小组互评与学生自评相结合。

【实训作业】

本次实践结束后，学生完成一份实践报告，总结胃肠减压术的护理的方法和注意事项要点，归纳实践体会。

实训 13　结肠造口护理

结肠造口又称人工肛门，是通过手术将近端结肠固定于腹壁外，粪便由此排出体外的方法。

【实训目的】

(1) 了解：护理沟通的重要性和健康教育的必要性。

(2) 熟悉：指导病人使用人工肛门袋。

(3) 掌握：学会护理结肠造口病人的方法。

【实训准备】

1. 用物准备　结肠造口护理用换药车、敷料、液状石蜡、造口测量尺、造口袋、洗手消毒液、两脸盆内置两条小毛巾、温水、剪刀、纸巾、手套、弯盘、治疗巾、氧化锌软膏、人工肛门袋、0.5% 碘伏、消毒棉签等。

2. 操作者准备　着装整洁，剪指甲、洗手，戴口罩。

3. 患者准备（模拟人）

(1) 解释：向患者讲解造口护理的目的、注意事项及配合方法。

(2) 协助患者取舒适卧位，必要时遮挡屏风。

4. 环境准备　整洁、宽敞、光线适宜。

【操作流程及护理配合】

操作步骤	要点说明	备注
1. 备齐用物，携至床旁，核对、解释	◆确认患者，取得合作	
2. 取合适体位，暴露造口部位	◆开放初期取左侧卧位，防止粪便污染腹部切口。所用物品按顺序放置，便于取用	
3. 铺橡胶巾及治疗巾于造口侧下方		
4. 戴手套，取造口袋	◆由上向下分离已用造口袋，并观察内容物	
5. 清洁造口及周围皮肤	◆用温水或生理盐水棉球擦洗，注意观察造口及周围皮肤情况	
6. 更换造口袋	◆测量造口大小并做标记、剪切造口袋、撕去贴纸、凹槽与底盘扣牢、尾端反折用外夹关闭	
7. 观察造口处及周围皮肤有无异常	◆观察更换后局部情况 ◆脱手套，洗手	
8. 协助患者整理衣服，取舒适卧位，整理床单位		
9. 整理用物	◆按垃圾分类处理	
10. 洗手，记录	◆规范洗手后，记录排泄物性质、量	

【注意事项】

1. 造口袋内容物于 1/3 满或有渗透时应更换。

2. 造口袋背面所剪的洞口尺寸应大于造口，预防造口处摩擦损伤。

3. 分离造口袋时应注意保护皮肤，防止皮肤损伤。

4. 注意造口与伤口距离，注意保护伤口，防止袋内容物排出污染伤口。

5. 贴造口袋前应当保证造口周围皮肤干燥。

6. 造口袋裁剪方向与实际造口方向相反，不规则造口应注意裁剪方向。

7. 造口袋底盘与造口袋黏膜之间保持适当空隙（1 ～ 2 mm），缝隙过大，粪便刺激皮肤易引起皮炎；缝隙过小，底盘边缘与黏膜摩擦将会导致不适甚至出血。

8. 若造口处肠段有回缩、脱出或皮肤异常等情况，应及时通知医生。

【健康教育】

1. 向患者解释造口袋管理的重要性，强调患者学会的必要性，护理过程中注意向患者详细讲解操作步骤。

2. 向患者介绍造口的特点，引导其尽快接受造口的现实而主动参与造口自我护理。

3. 教会患者观察造口周围皮肤的血运情况，并定期用手扩张造口，防止造口狭窄。

【实训评价】

1. 采用教师评价、小组互评与学生自评相结合。

2. 从学生实践主动性、无菌观念、操作技能、团队协作、沟通礼仪等方面进行综合评价。

【实训作业】

本次实践结束后，学生完成一份实践报告，总结结肠造口患者的护理的方法和注意事项要点，归纳实践体会。

实训14　T形管引流护理

T形管引流是在胆总管探查或切开取石术后，在胆总管切开处放置T形管，从腹壁切口将T形管引出体外，接引流袋引流胆汁或做胆道冲洗，以恢复胆道正常功能的技术。

【实训目的】

(1) 了解：良好的人文精神和护患交流能力，关爱病人，减轻病人痛苦，维护健康。

(2) 掌握：T管的护理方法。

【实训准备】

1. 护士准备

(1) 衣帽整齐，仪表端庄，姿势规范。

(2) 洗手，戴口罩。

(3) 掌握T形管引流护理的操作技能。

2. 用物准备　治疗盘内备：治疗碗、无菌棉球、无菌纱布、镊子、止血钳；治疗盘外备：弯盘、引流袋、0.5%碘伏消毒液、棉签、治疗巾、手套、量杯。

3. 患者准备

(1) 解释：向患者及家属解释操作的目的、配合方法、注意事项。患者愿意配合，有安全感。

(2) 协助患者取舒适体位，屏风遮挡。

4. 环境准备　整洁、宽敞、光线适宜。

【操作流程及护理配合】

操作步骤	要点说明	备注
1. 备齐用物推至床旁，核对、解释	◆确认患者，取得合作	
2. 洗手，戴口罩，协助患者摆好体位	◆暴露T形管及右腹壁，平卧位，引流管低于腋中线	
3. 检查引流管及皮肤情况	◆检查引流管有无移位、扭曲，引流管周围皮肤有无红肿、糜烂	
4. 挤捏引流管，观察是否通畅，松开固定，手消毒	◆从引流管的近端向远端挤压	
5. 打开新的引流袋包装，放于治疗盘内		
6. 铺治疗巾，放弯盘，戴手套	◆在更换引流管连接处铺治疗巾	
7. 止血钳夹闭T形管		
8. 分离T形管及引流袋	◆纱布包裹引流管接口，将引流袋放于医用垃圾袋	
9. 更换手套，消毒T形管接口	◆①先环行消毒T形管口2次；②再螺旋行由内向外消毒T形管内2次；③最后纵行从管口端向近端消毒T形管外2次	
10. 管道不畅，抽吸或冲洗	◆若有轻度阻塞可负压吸引或低压冲洗	
11. 连新引流袋	◆注意检查引流袋与T形管连接是否牢固 ◆标注更换时间	
12. 打开止血钳，观察引流情况，脱手套，洗手		
13. 清洁T形管周围皮肤或更换敷料	◆若皮肤发红，消毒后涂氧化锌软膏保护	
14. 协助患者取舒适卧位，整理床单位		
15. 整理用物	◆按规范处理医疗垃圾	
16. 洗手，记录	◆规范洗手后，记录引流液性状及引流量、病人反应	

【注意事项】

1. 严格执行无菌操作，保持胆道引流通畅。

2. 妥善固定好，操作时防止牵拉，以防T形管脱落。

3. 注意观察病人生命体征及腹部情况，如有发热、腹痛，及时报告医生处理。

4. T形管一般放置12～14天，拔管前试夹闭1～2天，拔管后残留窦道口用凡士林纱布覆盖，并注意观察患者的反应。

【健康教育】

1. 向病人讲解T形管引流的意义及重要性，使其主动配合，提高自护能力。

2. 告知病人及家属病人活动时妥善固定引流管，防止牵拉脱出，坐位、站立或行走时引流管远端不可高于腹部切口。

3. 向带T形管出院的患者，进行家庭护理指导，如有不适及时就医。

【实训评价】

1. 采用教师评价、小组互评与学生自评相结合。

2. 从学生实践主动性、无菌观念、操作技能、团队协作、沟通礼仪等方面进行综合评价。

(1) 操作熟练，符合无菌操作原则，无污染。

(2) T形管引流通畅、有效，患者满意，有安全感。

(3) 护患沟通有效，患者学会引流管自我护理知识。

【实训作业】

本次实践结束后，学生完成一份实践报告，总结胆道疾病病人的护理的方法，T形管引流的护理及注意事项要点，归纳实践体会。

实训15　膀胱冲洗技术

膀胱冲洗是通过导尿管或耻骨上膀胱造瘘管，反复向膀胱灌入适量冲洗液进行冲洗的方法，包括密闭式冲洗法和开放式冲洗法两种。

密闭式冲洗法：通过密闭管道进行持续膀胱冲洗的方法。

【实训目的】

(1) 了解：具有细致严谨的工作作风和良好职业道德，尊重、关心和爱护病人，保护病人的隐私，减轻病人痛苦，维护健康。

(2) 掌握：膀胱冲洗的方法。

【实训准备】

1. 护士准备

(1) 衣帽整齐，仪表端庄，姿势规范，展示出护士良好的职业风采。

(2) 洗手，戴口罩。

(3) 了解操作目的，掌握操作程序及技能。

2. 用物准备

(1) 治疗盘内备：输液管、治疗巾、橡胶单、无菌手套、治疗碗、止血钳、镊子、Y形管、消毒用棉球、开瓶器。

(2) 冲洗液：遵医嘱备冲洗液。

(3) 其他用物：便器、便器巾。按需备输液架。

3. 患者准备（模拟人）

(1) 解释：向病人及家属解释膀胱冲洗的目的和注意事项，使病人愿意合作，有安全感。

(2) 协助病人取舒适体位。

4. 环境准备　整洁、安静、舒适，屏风遮挡病人。

【操作流程及护理配合】

操作步骤	要点说明	备注
1. 备齐用物携至床旁，核对病人床号和姓名并解释	◆确认病人，取得合作	
2. 屏风遮挡，洗手，戴口罩，铺治疗巾于患者臀下	◆保持病床干净、整洁	
3. 检查留置导尿管的固定情况，手消毒	◆无留置导尿者，按导尿术插好导尿管并固定	
4. 打开引流管，排空膀胱，手消毒	◆降低膀胱内压力，使药液与膀胱壁充分接触	
5. 打开冲洗液瓶盖，插入输液器	◆开启冲洗液瓶盖中心→消毒瓶盖→打开输液器→插入瓶盖	
6. 将冲洗液瓶倒挂于输液架上排气	◆瓶内液面距床面约 60cm，排气后夹闭冲洗管	
7. 戴手套，分离导尿管和集尿袋引流管接口，消毒各连接管口	◆用洁尔碘先环行消毒尿管口，再纵行从管口向近端消毒尿管	
8. 连接 Y 形管	◆ Y 形管一头连接冲洗管，另外两头分别连接导尿管和集尿袋（如用三腔导尿管，不用 Y 形管），Y 形管低于耻骨联合	
9. 打开冲洗管，夹闭集尿袋引流管，向膀胱内注入药物	◆根据医嘱调节冲洗速度，一般为 60 ～ 80 滴 / 分，每次注入 200 ～ 300ml	
10. 夹闭冲洗管，开放集尿袋引流管，排出冲洗液，如此反复冲洗	◆待冲洗液全部引流出来后，再夹闭引流管（若向膀胱注入药物，根据需要延长保留时间）	
11. 冲洗结束处理，脱手套，洗手	◆取下冲洗管→消毒导尿管及集尿袋接口→连接集尿袋→清洁外阴→固定导尿管（集尿袋低于膀胱）	
12. 协助病人取舒适卧位，整理床单位		
13. 整理用物	◆按规范处理医疗垃圾	
14. 洗手，记录	◆规范洗手后，记录冲洗液名称、冲洗量、引流液性质、引流量及病人反应	

【注意事项】

1. 严格执行无菌操作，防止医源性感染。

2. 冲洗时若病人感觉不适，应当减慢冲洗速度，减少冲洗液量，必要时停止冲洗。若病人感到腹痛或者引流液变为鲜红色，应立即停止，通知医生处理。

3. 如注入药物，须在膀胱内保留 30min 或根据需要延长保留时间。

4. 天气寒冷时，冲洗液可加温到 35 ～ 37℃，以防冷水刺激引起膀胱痉挛。

5. 冲洗过程中注意观察引流管是否通畅。

【健康教育】

1. 向病人讲解膀胱冲洗的作用及意义、操作过程中的配合方法及注意事项。

2. 向病人讲解多饮水的重要性，鼓励病人每天饮水 2000 ml，利用尿液冲洗尿道，预防感染。

【实训评价】

1. 采用教师评价、小组互评与学生自评相结合。

2. 从学生实践主动性、无菌观念、操作技能、团队协作、沟通礼仪等方面进行综合评价。

实训16　骨科外固定/骨牵引术后护理

牵引技术就是应用作用力与反作用力的远离，对抗软组织的紧张和回缩，使骨折或脱位得以整复，预防和矫正畸形。

【实训目的】

(1) 了解：具有健康的体质、良好的心理素质和较好的医护团队合作能力，关心、爱护病人，减较病人痛苦，维护健康。

(2) 熟悉：能独立观察（骨牵引）针眼处感染。

(3) 掌握：能主动配合医生进行骨牵引针道护理的操作。

【用物准备】

1. 用物准备　治疗盘内盛：2%碘伏或75%的乙醇、无菌棉球、无菌棉签、10ml或20ml注射器。

2. 操作者准备　着装整洁，洗手，剪指甲。

3. 病人准备　骨牵引模拟人。

【操作流程及评分标准】

操作流程	操作要点
职业规范	仪表、着装符合规范要求
评估	(1) 护士洗手，核对，解释
	(2) 病人的病情及伤口情况
操作前准备	(1) 护士：洗手、戴口罩
	(2) 用物：核对、检查并按需备齐用物，放置合理
	(3) 病人：知晓操作的目的、方法、注意事项、配合要点
	(4) 环境：整洁、安全
操作	(1) 核对，解释
	(2) 协助病人取适宜体位
	(3) 将75%乙醇吸入10ml或20ml注射器内
	(4) 用注射器将75%乙醇缓慢滴入外固定（骨牵引）针穿皮肤出口处，致周围敷料渗湿或用2%碘伏消毒针眼处2～4次
	(5) 安置好病人，整理用物
指导	正确指导病人
处置	用物、生活垃圾及医疗废弃物分类正确处置
洗手	流动水洗手
评价	(1) 病人舒适满意，无不良反应
	(2) 操作动作熟练、准确，符合标准预防及无菌操作原则
	(3) 指导沟通到位，体现人文关怀

【注意事项】

1. 如针眼周围有结痂，指导病人或家属勿自行清除。

2. 针眼周围避免污染。

3. 外固定或骨牵引期间坚持功能锻炼。

【实训作业】

本次实践结束后，学生完成一份实践报告，总结牵引术和石膏绷带包扎病人的护理的方法，护理配合和注意事项要点，归纳实践体会。

实训 17　关节腔 / 骨髓腔冲洗引流护理

【实训目的】

冲洗、引流骨与关节感染病灶局部的渗液，使病人感染得到控制。

【实训评估】

评估病人的病情及伤口引流情况。

【实训准备】

1. 护士准备

(1) 衣帽整齐，仪表端庄，姿势规范，展示出护士良好的职业风采。

(2) 洗手，戴口罩。

2. 用物准备　治疗盘内盛：皮肤消毒液、无菌棉签、一次性治疗巾、输血器、20 ～ 50ml 注射器、冲洗液。

3. 患者准备　向病人及家属解释操作目的及操作方法，使病人愿意合作、有安全感。

4. 环境准备　环境清洁，空气清新，光线充足。

【操作流程及护理配合】

操作流程		操作要点	备注
1	职业规范	◆仪表、着装符合规范要求	
2	评估	◆洗手，核对，解释 ◆评估病人的病情及伤口、引流情况	
3	准备	◆护士准备：洗手，戴口罩 ◆冲洗液准备：根据医嘱配置冲洗液 ◆用物准备：核对、检查并按需备齐用物，放置合理 ◆患者：知晓操作的目的、方法、注意事项、配合要点	
4	操作	◆核对、解释 ◆协助病人取适宜体位 ◆将一次性治疗巾置于患者引流管连接处 ◆遵循无菌原则连接引流袋，并妥善固定；做好标识 ◆观察引流情况：引流液的量、颜色、性质 ◆冲洗液连接输血器，核对后挂于输液架：并排气 ◆消毒冲洗管末端，连接冲洗液 ◆打开调节器 ◆调节冲洗液滴速，观察病人的反应及引流是否通畅 ◆冲洗后撤去一次性治疗巾，妥善固定冲洗液进入管 ◆安置好病人，整理用物	
5	指导	◆正确指导病人	
6	处置	◆用物、生活垃圾及医疗废弃物分类正确处置	

【注意事项】

1. 妥善固定冲洗液进入管和引流管，避免松动、脱出、扭曲、折叠。

2. 开始冲洗引流 24 ～ 48h 以内，定时巡视，记录冲洗液量和引流液量，如引流量 < 冲洗量提示引流不畅；如引流液颜色鲜红，量多，提示有活动性出血。

3. 固定患肢于功能位，固定期间坚持功能锻炼。

4. 更换冲洗液、引流液时注意无菌操作。

5. 指导病人和家属勿随意调节冲洗速度。

【相关知识点】

1. 预防引流管堵塞：引流管堵塞多系血块、脓栓所致。可用 20 ～ 50ml 注射器在无菌条件下从引流管处进行抽吸，严禁加压逆行冲洗；严禁挤压引流管。预防引流管堵塞措施：

(1) 冲洗液进入管可采用输血管，以保证液体进入速度；引流管内径＞ 1cm 以利于引流。

(2) 术后 24h 冲入速度要快，每隔 1h 使冲入液似流水样冲入 5min；冲入量要足，可达 25L/d，以后逐日递减 10L。3 天后维持量为 5L，且每 2h 快速灌入 2min。7 天后维持量为 3L，每 4h 快速灌入约 2min。骨髓腔灌洗量稍小于关节腔灌洗量。

2. 灌洗液的配置和使用：灌洗液的配置：快速灌洗使用生理盐水；维持灌洗则用 500ml 生理盐水加入庆大霉素 8 万 U、呋喃西林，外用甲硝唑。

3. 持续灌洗 7 ～ 14 日至引流液已清亮，引流液连续 3 次培养阴性停止灌洗，但引流管仍持续引流数日至无液体引出，局部症状和体征消退，可考虑拔管。

【实训评价】

1. 采用教师评价、小组互评与学生自评相结合。

2. 从学生实践主动性、无菌观念、操作技能、团队协作、沟通礼仪等方面进行综合评价。

【实训作业】

本次实践结束后，学生完成一份实践报告，总结牵引术和石膏绷带包扎病人的护理的方法，护理配合和注意事项要点，归纳实践体会。

（闵晓松　李重庆）

外科护理教学大纲

（126 课时）

一、课程性质和任务

《外科护理》是中职护理、助产专业的一门主干专业课程，它涉及外科护理总论，普通外科护理、颅脑、胸部、泌尿、骨关节等系统的护理和常见皮肤性病护理，以及常用的外科护理操作技术（包括手术室技术），是针对外科疾病向病人进行身心整体护理的科学。

本课程按照卫生事业及现代护理科学发展的需求，培养学生在整体护理观念的指导下，运用所掌握的必备的护理基本知识、护理实践技能，更好地为护理对象服务。

二、课程教学目标

（一）职业素养目标

1. 具有良好的职业道德，重视护理伦理，自觉尊重服务对象的人格，保护其隐私。
2. 具有良好的医疗安全与法律意识，自觉遵守医疗卫生法律法规，依法实施护理工作。
3. 具有健康的心理和认真负责的职业态度，关爱护理对象，减轻痛苦，维护健康。
4. 具有较好的护患交流和和医护团队合作能力。
5. 有学习、尝试外科护理新理论、新方法、新技术的创新意识。

（二）专业知识和技能

1. 掌握与外科护理专业相关的基础医学、临床医学和预防保健知识。
2. 具有对外科常见病病人进行护理评估和参与实施整体护理的能力。
3. 具有提供保健服务的初步能力。
4. 具有实施常用护理操作技术、常用手术护理配合的能力。

三、教学内容和要求

教学内容	教学要求			教学活动
	了解	理解	掌握	
第1章　绪论				理论讲授
一、外科护理的性质与内容		√		分组讨论
二、学好外科护理学的指导思想和方法	√			
三、外科护士应具备的职业素质		√		
第2章　体液平衡失调病人的护理				理论讲授
第1节　水和钠代谢失调病人的护理				多媒体演示
一、概述		√		分组讨论
二、缺水与缺钠病人的护理				案例分析
(一)护理评估			√	
(二)护理问题	√			
(三)护理措施			√	
(四)健康指导		√		
三、水中毒病人的护理	√			
第2节　钾代谢失调病人的护理				
一、概述		√		
二、低钾血症病人的护理				
(一)护理评估			√	
(二)护理问题	√			
(三)护理措施			√	
(四)健康指导		√		
三、高钾血症病人的护理				
(一)护理评估			√	
(二)护理问题	√			
(三)护理措施			√	
(四)健康指导		√		
第3节　酸碱失衡病人的护理				
一、概述		√		
二、代谢性酸中毒病人的护理				
(一)护理评估			√	
(二)护理问题	√			
(三)护理措施			√	
(四)健康指导		√		
三、代谢性碱中毒病人的护理				
(一)护理评估		√		
(二)护理问题	√			
(三)护理措施		√		
(四)健康指导		√		
四、呼吸性酸中毒病人的护理	√			
五、呼吸性碱中毒病人的护理	√			
六、混合性酸碱平衡失调	√			
第3章　休克病人的护理				
一、概述		√		
二、护理评估			√	理论讲授
三、护理问题	√			多媒体演示
四、护理措施			√	分组讨论
五、健康指导		√		案例分析
第4章　麻醉病人的护理				理论讲授
第1节　麻醉前准备				多媒体演示
一、概述		√		分组讨论
二、麻醉前病人的护理		√		案例分析
第2节　全身麻醉病人的护理				
一、概述		√		
二、护理评估		√		
三、护理问题	√			
四、护理措施			√	

续表

教学内容	教学要求			教学活动
	了解	理解	掌握	
五、健康指导		√		
第3节 椎管内麻醉病人的护理				
一、概述		√		
二、护理评估			√	
三、护理问题	√			
四、护理措施			√	
五、健康指导		√		
第4节 局部麻醉病人的护理				
一、概述		√		
二、局部麻醉病人的护理			√	
第5章 外科围术期的护理				理论讲授
第1节 手术前护理工作				多媒体演示
一、概述		√		分组讨论
二、护理评估			√	示教演示
三、护理问题	√			情境模拟
四、护理措施			√	
五、健康指导		√		
第2节 手术室护理工作				
一、手术室的设置与管理	√			
二、常用手术器械和物品的准备与使用		√		
三、手术室护士分工与职责			√	
四、手术室护理技术			√	
第3节 手术后护理工作				
一、概述	√			
二、护理评估			√	
三、护理问题	√			
四、护理措施			√	
五、健康指导		√		
第6章 外科病人营养支持的护理				理论讲授

教学内容	教学要求			教学活动
	了解	理解	掌握	
第1节 概述				多媒体演示
一、外科病人代谢特点和营养需求	√			
二、营养代谢支持的途径		√		
第2节 外科病人营养代谢支持的护理				
一、概述	√			
二、护理评估		√		
三、护理问题	√			
四、护理措施			√	
五、健康指导	√			
第7章 外科感染病人的护理				理论讲授
第1节 概述				多媒体演示
一、病因与分类		√		分组讨论
二、发病机制与转归	√			案例分析
第2节 常见浅表软组织和手部化脓性感染病人的护理				
一、浅表软组织和常见手部化脓性感染				
(一)疖		√		
(二)痈		√		
(三)急性蜂窝组织炎		√		
(四)丹毒		√		
(五)急性淋巴管炎和淋巴结炎		√		
(六)脓肿		√		
(七)甲沟炎		√		
(八)脓性指头炎		√		
二、浅表化脓性感染病人的护理				
(一)护理评估			√	
(二)护理问题	√			
(三)护理措施			√	
(四)健康指导		√		
第3节 全身化脓性感染病人的护理				

续表

教学内容	教学要求			教学活动
	了解	理解	掌握	
一、概述	√			
二、护理评估		√		
三、护理问题		√		
四、护理措施			√	
五、健康指导		√		
第 4 节　特异性感染病人的护理				
一、破伤风病人的护理				
(一)概述		√		
(二)护理评估			√	
(三)护理问题	√			
(四)护理措施			√	
(五)健康指导		√		
二、气性坏疽病人的护理				
(一)概述	√			
(二)护理评估		√		
(三)护理问题	√			
(四)护理措施		√		
(五)健康指导	√			
第 8 章　损伤病人的护理				理论讲授
第 1 节　创伤病人的护理				多媒体演示
一、概述		√		教学示教
二、护理评估			√	情境模拟
三、护理问题	√			
四、护理措施			√	
五、健康指导	√			
第 2 节　烧伤病人的护理				
一、概述		√		
二、护理评估			√	
三、护理问题	√			
四、护理措施			√	
五、健康指导		√		
第 3 节　毒蛇咬伤病人的护理				
一、概述	√			
二、护理评论及护理要点		√		
第 4 节　伤口护理				
一、清创术		√		
二、换药		√		
第 9 章　肿瘤病人的护理				理论讲授
一、概述		√		多媒体演示
二、护理评估			√	案例分析
三、护理问题	√			
四、护理措施			√	
五、健康指导		√		
第 10 章　颅脑疾病病人的护理				理论讲授
第 1 节　颅内压增高病人的护理				多媒体演示
一、概述		√		案例分析
二、护理评估			√	
三、护理问题	√			
四、护理措施			√	
五、健康指导		√		
第 2 节　头皮损伤病人的护理				
一、概述	√			
二、护理评估		√		
三、护理问题	√			
四、护理措施		√		
五、健康指导	√			
第 3 节　颅骨骨折病人的护理				
一、概述		√		
二、护理评估			√	
三、护理问题	√			
四、护理措施			√	
五、健康指导		√		

续表

教学内容	教学要求			教学活动
	了解	理解	掌握	
第4节 脑损伤病人的护理				
一、概述		√		
二、护理评估		√		
三、护理问题	√			
四、护理措施			√	
五、健康指导		√		
第11章 颈部疾病病人的护理				理论讲授
第1节 甲状腺功能亢进症病人的护理				多媒体演示
一、概述		√		案例分析
二、护理评估			√	
三、护理问题	√			
四、护理措施			√	
五、健康指导		√		
第2节 甲状腺肿瘤病人的护理			√	
第3节 常见颈部肿块的护理		√		
第12章 乳房疾病病人的护理				理论讲授
第1节 急性乳腺炎病人的护理				多媒体演示
一、概述		√		分组讨论
二、护理评估			√	案例分析
三、护理问题	√			
四、护理措施			√	
五、健康指导		√		
第2节 乳腺癌病人的护理				
一、概述		√		
二、护理评估			√	
三、护理问题	√			
四、护理措施			√	
五、健康指导		√		
第3节 乳腺囊性增生病人的护理		√		

教学内容	教学要求			教学活动
	了解	理解	掌握	
第4节 乳房纤维腺瘤病人的护理		√		
第5节 乳管内乳头状瘤病人的护理		√		
第13章 胸部疾病病人的护理				
第1节 胸部损伤病人的护理				
一、概述		√		
二、护理评估			√	
三、护理问题	√			
四、护理措施			√	理论讲授
五、健康指导		√		多媒体演示
第2节 脓胸病人的护理				分组讨论
一、概述	√			案例分析
二、护理评估		√		情景情境
三、护理问题	√			
四、护理措施		√		
五、健康指导		√		
第3节 胸腔闭式引流病人的护理				
一、目的与适应证		√		
二、置管位置和管径要求	√			
三、装置		√		
四、护理措施			√	
第4节 胸部肿瘤病人的护理				
一、肺癌病人的护理				
(一)概述		√		
(二)护理评估			√	
(三)护理问题	√			
(四)护理措施			√	
(五)健康指导		√		
二、食管癌病人的护理				
(一)概述	√			

续表

教学内容	教学要求			教学活动
	了解	理解	掌握	
(二)护理评估			√	
(三)护理问题	√			
(四)护理措施			√	
(五)健康指导		√		
第14章 腹外疝病人的护理				理论讲授
第1节 概述				多媒体演示
一、病因		√		分组讨论
二、病理解剖	√			案例分析
三、病理类型		√		
第2节 常见腹外疝病人的护理				
一、护理评估			√	
二、护理问题	√			
三、护理措施			√	
四、健康指导		√		
第15章 急性化脓性腹膜炎与腹部损伤病人的护理				理论讲授
第1节 急性化脓性腹膜炎病人的护理				多媒体演示
一、概述	√			分组讨论
二、护理评估			√	情境教学
三、护理问题	√			案例分析
四、护理措施			√	
五、健康指导		√		
第2节 腹部损伤病人的护理				
一、概述		√		
二、护理评估			√	
三、护理问题	√			
四、护理措施			√	
五、健康指导		√		
第3节 胃肠减压术病人的护理				
一、目的		√		
二、种类与装置	√			
三、护理措施		√		
第16章 胃、十二指肠疾病病人的护理				理论讲授
第1节 胃、十二指肠溃疡的外科治疗及护理				多媒体演示
一、概述		√		讨论
二、护理评估			√	案例分析
三、护理问题	√			
四、护理措施			√	
五、健康指导		√		
第2节 胃癌病人的护理				
一、概述	√			
二、护理评估			√	
三、护理问题	√			
四、护理措施			√	
五、健康指导		√		
第17章 肠道疾病病人的护理				理论讲授
第1节 急性阑尾炎病人的护理				多媒体演示
一、概述		√		案例分析
二、护理评估			√	
三、护理问题	√			
四、护理措施			√	
五、健康指导		√		
第2节 肠梗阻病人的护理				
一、概述		√		
二、护理评估			√	
三、护理问题	√			
四、护理措施			√	
五、健康指导		√		
第3节 大肠癌病人的护理				
一、概述		√		
二、护理评估			√	

续表

教学内容	教学要求			教学活动
	了解	理解	掌握	
三、护理问题	√			
四、护理措施			√	
五、健康指导		√		
第 18 章　直肠肛管疾病病人的护理				理论讲授
第 1 节　痔病人的护理				多媒体演示
一、概述	√			案例分析
二、护理评估			√	
第 2 节　肛裂病人的护理				
一、概述		√		
二、护理评估		√		
第 3 节　直肠肛管周围脓肿病人的护理				
一、概述	√			
二、护理评估		√		
第 4 节　肛瘘病人的护理				
一、概述	√			
二、护理评估		√		
第 5 节　直肠息肉病人的护理				
一、概述	√			
二、护理评估		√		
第 6 节　直肠肛管疾病病人的护理问题	√			
第 7 节　直肠肛管疾病病人的护理措施			√	
第 8 节　直肠肛管疾病病人的健康指导		√		
第 19 章　门静脉高压症病人的护理				理论讲授

教学内容	教学要求			教学活动
	了解	理解	掌握	
一、概述	√			案例分析
二、护理评估			√	
三、护理问题	√			
四、护理措施			√	
五、健康指导	√			
第 20 章　原发性肝癌病人的护理				理论讲授
一、概述	√			多媒体演示
二、护理评估			√	案例分析
三、护理问题	√			
四、护理措施			√	
五、健康指导	√			
第 21 章　胆道疾病病人的护理				理论讲授
第 1 节　胆道疾病的特殊检查与护理		√		多媒体演示
第 2 节　常见胆道疾病病人的护理				情境教学
一、概述		√		案例分析
二、护理评估			√	
三、护理问题	√			
四、护理措施			√	
五、健康指导		√		
第 22 章　胰腺疾病病人的护理				理论讲授
第 1 节　急性胰腺炎病人的护理				多媒体演示
一、概述	√			案例分析
二、护理评估			√	
三、护理问题	√			
四、护理措施			√	
五、健康指导		√		
第 2 节　胰腺癌病人的护理				
一、概述	√			
二、护理评估			√	
三、护理问题	√			

续表

教学内容	教学要求			教学活动
	了解	理解	掌握	
四、护理措施			√	
五、健康指导		√		
第23章　外科急腹症病人的护理				理论讲授 病例讨论
一、概述		√		
二、护理评估		√		
三、护理问题	√			
四、护理措施		√		
五、健康指导	√			
第24章　周围血管疾病病人的护理				理论讲授 多媒体演示 案例分析
第1节　下肢静脉曲张病人的护理				
一、概述	√			
二、护理评估			√	
三、护理问题	√			
四、护理措施			√	
五、健康指导		√		
第2节　血栓闭塞性脉管炎病人的护理				
一、概述		√		
二、护理评估			√	
三、护理问题	√			
四、护理措施			√	
五、健康指导		√		
第25章　泌尿与男性生殖系统疾病病人的护理				理论讲授 多媒体演示 案例分析
第1节　常见症状和诊疗操作护理				
一、常见症状	√			
二、诊疗操作的护理	√			
第2节　泌尿系统损伤病人的护理				
一、概述	√			
二、护理评估		√		
三、护理问题	√			
四、护理措施			√	
五、健康指导		√		
第3节　泌尿系统结石病人的护理				
一、概述		√		
二、护理评估			√	
三、护理问题	√			
四、护理措施			√	
五、健康指导		√		
第4节　良性前列腺增生病人的护理				
一、概述	√			
二、护理评估			√	
三、护理问题	√			
四、护理措施			√	
五、健康指导		√		
第5节　泌尿系结核病人的护理				
一、概述	√			
二、护理评估		√		
三、护理问题	√			
四、护理措施		√		
五、健康指导		√		
第6节　泌尿系统肿瘤病人的护理				
一、概述	√			
二、护理评估		√		
三、护理问题	√			
四、护理措施			√	
五、健康指导		√		
第26章　骨与关节疾病病人的护理				理论讲授 多媒体演示 情境教学 案例分析
第1节　骨折病人的护理				
一、概述	√			
二、护理评估		√		

续表

教学内容	教学要求			教学活动
	了解	理解	掌握	
三、护理问题	√			
四、护理措施			√	
五、健康指导		√		
第 2 节　常见骨折				
一、肱骨髁上骨折		√		
二、桡骨远端骨折		√		
三、股骨颈骨折		√		
第 3 节　脊椎骨折及脊髓损伤病人的护理				
一、脊椎骨折		√		
二、脊髓损伤		√		
三、护理		√		
四、健康指导		√		
第 4 节　关节脱位病人的护理				
一、概述		√		
二、护理评估			√	
三、护理问题	√			
四、护理措施			√	
五、健康指导		√		
第5节　常见关节脱位病人的护理				
一、肩关节脱位病人的护理		√		
二、肘关节脱位病人的护理		√		
三、髋关节脱位病人的护理		√		
第 6 节　急性血源性骨髓炎病人的护理				
一、概述	√			
二、护理评估		√		
三、护理问题	√			
四、护理措施			√	
五、健康指导	√			
第 7 节　骨关节结核病人的护理				
一、概述	√			
二、护理评估		√		
三、护理问题	√			
四、护理措施		√		
五、健康指导	√			
第 8 节　颈肩痛与腰腿痛病人的护理				
一、颈椎病病人的护理		√		
二、腰椎间盘突出症病人的护理		√		
第 9 节　骨肿瘤病人的护理				
一、概述	√			
二、护理评估		√		
三、护理问题	√			
四、护理措施		√		
五、健康指导		√		
第 27 章　皮肤病与性病病人的护理				理论讲授
第 1 节　皮肤病病人的护理				多媒体演示
一、概述	√			课间见习
二、护理评估		√		
三、护理问题	√			
四、护理措施		√		
五、健康指导	√			
第 2 节　变态反应性皮肤病病人的护理				
一、概述	√			
二、护理评估		√		
三、护理问题	√			
四、护理措施		√		
五、健康指导	√			
第 3 节　感染性皮肤病病人的护理				

续表

教学内容	教学要求			教学活动
	了解	理解	掌握	
一、概述	√			
二、护理评估		√		
三、护理问题	√			
四、护理措施		√		
五、健康指导	√			
第4节　其他皮肤病病人的护理				
一、概述	√			
二、护理评估		√		
三、护理问题	√			
四、护理措施		√		
五、健康指导		√		
第5节　性传播性疾病病人的护理				
一、概述	√			
二、护理评估		√		
三、护理问题	√			
四、护理措施		√		
五、健康指导		√		
实训1:各种液体的性质和用途		√		
实践2:中心静脉压的测定、休克病人病情的观察与监测		√		
实训3:常用手术器械识别与传递		√		
实训4:手术人员无菌准备			√	
实训5:常用手术体位的安置			√	
实训6:手术区皮肤准备			√	
实训7:换药(拆线)技术		√		
实训8:脑室引流护理技术		√		
实训9:甲状腺功能亢进症病人的护理		√		
实训10:乳房自我检查			√	
实训11:胸腔闭式引流护理		√		
实训12:胃肠减压术护理			√	
实训13:结肠造口护理			√	
实训14:T型管引流护理			√	
实训15:膀胱冲洗技术	√			
实训16:骨科外固定/骨牵引术后护理		√		
实践17:关节腔/骨髓腔冲洗引流护理		√		

四、学时分配建议（126学时）

序号（章）	教学内容	学时数		
		理论	实践	合计
1	绪论	1		1
2	体液平衡失调病人的护理	4	2	6
3	休克病人的护理	3	1	4
4	麻醉病人的护理	3		3
5	外科围术期护理	4	6	10

续表

序号（章）	教学内容	学时数		
		理论	实践	合计
6	外科病人营养支持的护理	2		2
7	外科感染病人的护理	4		4
8	损伤病人的护理	4	2	6
9	肿瘤病人的护理	4		4
10	颅脑疾病病人的护理	5	2	7
11	颈部疾病病人的护理	3	1	4
12	乳房疾病病人的护理	4	2	6
13	胸部疾病病人的护理（肺癌食管癌病人护理）	4	2	6
14	腹外疝病人的护理	3		3
15	急性化脓性腹膜炎与腹部损伤病人的护理	3		3
16	胃、十二指肠疾病病人的护理	3		3
17	肠道疾病病人的护理	5	3	8
18	直肠肛管疾病病人的护理	3		3
19	门静脉高压症病人的护理	2		2
20	原发性肝癌病人的护理	1		1
21	胆道疾病病人的护理	4	2	6
22	胰腺疾病病人的护理	2		2
23	外科急腹症病人的护理	1		1
24	周围血管疾病病人的护理	2		2
25	泌尿与男性生殖系统疾病病人的护理	6	2	8
26	骨与关节疾病病人的护理	9	4	13
27	皮肤病与性传播疾病病人的护理	6		6
	机动	1	1	2
	总学时	96	30	126

五、教学大纲说明

（一）适用对象与参考学时

本大纲主要供中等卫生职业教育护理、助产专业教学使用。在第3、4学期开设，总时数为126学时（含皮肤病及性病护理6学时），其中理论为96学时，实践为30学时。

（二）教学要求

1. 本课程对理论教学部分教学要求分为掌握、理解、了解三个层次。掌握：指对基本知识、基本理论有较深刻的认识，并能综合、灵活地运用所学的知识解决实际问题。理解：指能够领会概念、原理的基本含义，解释护理现象。了解：指对基本知识、基本理论能有一定的认识，能够记忆所学的知识要点。

2. 本课程重点突出以能力为本位的教学理念，在实践能力方面分为熟练掌握和学会2

个层次，熟练掌握：指能独立、正确按照护理程序的工作方法解决相应的护理实际问题，规范且熟练地完成所涉及的外科护理技术操作。学会：指在教师的指导下能初步按照护理程序要求实施整体护理，正确完成所涉及的外科护理技术操作。

（三）教学建议

1. 教学时做到理论联系实际，采用灵活多种的教学方法，贴近护理岗位情境，多采用现代化教学手段，以激发学生的学习兴趣及对外科护理工作过程的感性认识。

2. 实践教学应在实训室或临床见习环境下进行，通过实践教学增加学生对理论知识的理解，培养灵活运用知识的能力、临床思维能力及规范的专科护理技术操作能力。

3. 教学中实施评价不仅要关注学生知识的掌握和能力的提高，还要关注护生的情感态度与价值观的形成与发展，评价中要不断渗透和强化护理人文关怀照料，以人为本的服务理念，同时实施评价要关注学生学习的结果，要关注学生在获得结果的过程中所作的努力。教师要坚持形成性评价与终结性评价相结合，且以形成性评价为主的评价方式。可通过平时提问、实践观察与报告、技能考核和理论考试等多种形式对学生的知识、能力及态度进行综合考评。

参考文献

陈孝平 . 2003. 外科学 . 北京：人民卫生出版社
党世民 . 2011. 外科护理 . 第 2 版 . 北京：人民卫生出版社
黎梅 . 2015. 妇产科护理 . 第 3 版 . 北京：科学出版社
刘梦清，余尚昆 . 2014. 外科护理学 . 北京：科学出版社
罗琼 . 2015. 妇产科护理 . 第 2 版 . 北京：科学出版社
闵晓松，孙倩 . 2012. 外科护理 . 北京：科学出版社
南桂英 . 2015. 妇产科护理 . 北京：科学出版社
唐少兰，赖青 . 2011. 外科护理学 . 第 2 版 . 北京：科学出版社
田彪 . 2009. 外科护理 . 南京：东南大学出版社
吴再德 . 2008. 外科学 . 第 7 版 . 北京：人民卫生出版社
谢幸，苟文丽 . 妇产科学 . 第 8 版 . 北京：人民卫生出版社
熊云新 . 2008. 外科护理 . 第 2 版 . 北京：人民卫生出版社
严鹏宵，王玉升 . 2008. 外科护理 . 北京：人民卫生出版社
赵小义 . 2011. 外科护理 . 西安：第四军医大学出版社
朱梦照 . 2012. 妇产科护理 . 北京：科学出版社

自测题参考答案

第 2 章

1.C 2.B 3.C 4.C 5.A 6.B 7.E 8.B 9.A 10.D 11.C 12.D 13.D 14.D 15.C 16.A 17.E 18.C

第 3 章

1.B 2.B 3.D 4.D 5.C 6.C 7.D 8.B 9.A 10.E 11.E 12.B 13.C 14.B 15.B 16.C 17.A 18.D 19.C 20.B 21.E 22.D

第 4 章

1.E 2.D 3.A 4.E 5.B 6.B 7.E 8.E 9.D 10.C

第 5 章

1.C 2.E 3.A 4.A 5.C 6.A 7.B 8.E 9.C 10.A 11.C 12.C 13.A 14.E 15.E 16.E 17.B 18.E 19.C 20.E 21.B 22.B 23.C 24.A 25.E 26.D 27.C 28.C 29.E 30.C

第 6 章

1.A 2.E 3.D 4.A 5.D 6.A 7.B

第 7 章

1.B 2.D 3.B 4.C 5.E 6.A 7.C 8.A 9.D 10.D 11.B 12.E 13.E 14.C 15.B 16.A 17.E 18.E 19.D 20.C 21.C 22.D 23.C 24.B 25.C 26.D 27.E 28.D 29.C 30.D 31.E 32.D 33.D 34.D 35.B 36.A 37.B 38.A 39.A 40.D 41.B 42.D 43.E 44.D 45.B

第 8 章

1.A 2.C 3.E 4.B 5.D 6.D 7.D 8.E 9.D 10.D 11.A 12.D 13.A 14.B 15.E 16.C 17.B 18.C 19.E 20.C 21.A 22.A 23.C 24.D 25.E 26.A 27.D

第 9 章

1.B 2.E 3.C 4.E 5.B 6.E 7.B 8.B 9.C 10.B 11.B 12.B 13.D 14.A 15.A

第 10 章

1.B 2.B 3.B 4.E 5.A 6.E 7.A 8.D 9.D 10.E 11.A 12.B 13.B 14.E 15.B 16.A 17.C 18.D 19.B 20.C 21.B 22.A

第 11 章

1.E 2.E 3.E 4.C 5.E 6.C 7.E 8.D 9.B 10.E 11.D 12.A 13.D 14.A 15.E 16.C

第 12 章

1.C 2.A 3.C 4.B 5.B 6.D 7.C 8.E 9.B 10.B 11.A 12.D

第 13 章

1.C 2.D 3.D 4.E 5.A 6.D 7.B 8.E 9.D 10.A 11.C 12.A 13.C 14.C 15.C 16.D 17.C 18.A 19.E 20.D 21.E 22.D 23.E 24.A 25.A 26.D 27.D

28.E 29.D 30.D

第 14 章

1.C 2.A 3.D 4.C 5.A 6.D 7.C 8.D 9.C 10.E 11.D 12.A 13.C 14.D 15.B 16.A 17.D 18.D

第 15 章

1.E 2.D 3.C 4.D 5.E 6.C 7.B 8.C 9.B 10.C 11.D 12.A 13.B 14.B 15.A 16.C 17.C 18.B

第 16 章

1.A 2.D 3.B 4.C 5.B 6.D 7.C 8.D 9.C 10.A 11.C 12.D 13.A

第 17 章

1.E 2.D 3.A 4.B 5.C 6.B 7.D 8.E 9.D 10.C 11.C 12.A 13.B 14.A 15.B 16.C 17.D 18.C 19.C 20.A 21.B 22.B 23.D 24.C 25.B 26.B 27.A 28.A 29.C 30.A 31.A 32.B 33.C 34.C 35.B 36.E 37.B 38.B 39.C 40.E 41.C 42.C 43.D 44.C 45.E 46.B 47.D

第 18 章

1.C 2.B 3.D 4.E 5.B 6.B 7.D 8.B 9.D 10.C 11.A 12.E 13.A 14.A 15.C 16.E 17.C 18.B 19.C

第 19 章

1.E 2.B 3.B 4.D 5.A 6.B 7.D 8.C 9.E 10.B 11.D 12.C 13.D 14.E 15.C 16.C

第 20 章

1.A 2.B 3.A 4.C 5.C 6.D 7.A 8.C 9.C

第 21 章

1.D 2.A 3.C 4.E 5.A 6.C 7.B 8.B 9.A 10.D 11.C 12.A 13.B 14.C 15.D

第 22 章

1.B 2.D 3.D 4.B 5.B 6.D 7.D 8.A 9.B 10.C 11.B 12.E 13.D 14.B 15.D 16.D 17.C

第 23 章

1.B 2.A 3.B 4.A 5.C 6.A 7.D 8.B 9.B 10.E 11.C 12.B 13.E 14.D 15.C 16.D

第 24 章

1.A 2.E 3.E 4.B 5.C 6.B 7.C 8.E 9.C 10.B 11.E 12.D 13.A 14.E 15.C

第 25 章

1.D 2.D 3.A 4.E 5.D 6.A 7.D 8.B 9.E 10.B 11.B 12.C 13.C 14.A 15.B 16.E 17.B 18.B 19.D 20.C 21.C 22.E 23.A 24.D 25.A 26.A 27.C 28.B 29.D 30.D 31.A 32.E 33.D 34.B 35.B 36.E 37.E 38.E 39.E 40.D 41.E 42.A

第 26 章

1.D 2.A 3.A 4.C 5.B 6.D 7.E 8.C 9.D 10.A11.C 12.D 13.E 14.A 15.E 16.D 17.C 18.E 19.B 20.C 21.C 22.C 23.B 24.D 25.B 26.C 27.D 28.E 29.E 30.C

第 27 章

1.D 2.C 3.B 4.A 5.B 6.D 7.D